노년기간호학

Gerontological Nursing

老年看護学概論

편집

마사키 하루에 치바대학대학원 간호학연구과
사나다 히로미 동경대학대학원 의학계연구과
건강과학 · 간호학 전공

집필

이데 사토시 방송대학
오노 사치코 미야기대학 간호학부 · 대학원
간호학연구과
타니모토 마리코 치바대학 대학원 간호학연구과
노구치 미와코 오키나와 현립 간호대학
마사키 하루에 치바대학 대학원 간호학연구과
도리타 미키요 치바 현립 보건의료대학 건강과학부
간호학과
타도코로 요시유키 치바대학 대학원 간호학연구과
다카하시 요시유키 치바대학 대학원 간호학연구과
나가하타 타요 오사카 부립대학 간호학부
마츠모토 케이코 야마자키 의료복지대학 의료복지학부
보건간호학과
세야노 아야코 사구대학 간호학부
코니시 에미코 사구대학 간호학부
다카하시 카요코 나싱구홈의 기노사또
도리타 히로미 준텐도대학 의료간호학부
이데 나루미 야마나시 현립 간호학부
이마무라 에미코 치바대학 대학원 간호학연구과
아이다 노부코 나고야대학 의학부 보건학과
유아사 미치요 준텐도대학 의료간호학부
그와타 미요코 오메게이우 병원간호부
다가미치 카오리 국립 장수의료연구센터 간호부
도쿠이 미노리 세이로까마리아병원 지역연계실
요시오카 사치코 마쓰오까 시립병원 간호국
오오완 아케미 오키나와 현립 간호대학
나가지마 기에코 일본 간호협회 간호연수학교
가카오카 마리 다카시대학 의학부 간호학과
오가타사야카 뉴욕 주 유니온 · 헬스 센터
프라이마리 케어과

노년기간호학

Gerontological Nursing

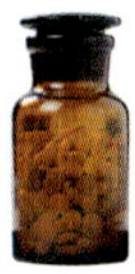

저　자 마사키 하루에 · 사나다 히로미

편집위원 유광수 · 강경숙 · 공은숙
장미영 · 정미영 · 홍세화

공동역자 유광수 전북대학교
강경숙 남부대학교
강지숙 원광대학교
고영숙 광양보건대학교
공은숙 예수대학교
김현경 전북대학교
노영희 동강대학교
문명자 목포가톨릭대학교
선정주 청암대학교
안혜란 남부대학교
오미성 청암대학교
임현숙 호원대학교
장미영 광주대학교
장수정 우석대학교
정미영 목포과학대학교
정지영 원광보건대학교
홍세화 전북과학대학교

JMK

역자 서문

현재 우리나라는 고령화 사회에서 고령 사회로 진입하면서 정치 경제는 물론 모든 분야에서 중대한 영향을 미치고 있으며, 보건의료 분야에서도 노인 의료, 노인 간호가 강조되면서 노인 간호는 중요성이 한층 강조되고 있다. 인간은 누구나 가령과 더불어 나이를 먹게 되면서 노년기에 들어선다는 사실은 인간에게 당면하는 문제일 것입니다.

노인들 중에는 건강하고 행복한 노인도 많으나 육체적으로나 정신적으로 건강한 생활을 누리지 못한 노인들도 적지 않습니다. 건강하지 못한 노인, 삶의 의미를 상실한 노인들을 지지하고 그들 가족을 지원하여 이러한 노인들이 지역사회에서 살아가도록 하는 것이 간호사의 과제입니다.

노년기 간호는 가능한 노화의 진행을 억제하여 노인들의 건강을 유지시키고 질병을 감소하게 하여 수명을 연장시키는 역할은 물론, 노인이 지역사회에서 생활을 영위하는 데 삶의 의미가 있는 생활을 계속하게 한다는 점에서 큰 의미가 있다고 생각합니다. 따라서 간호사는 노인 문제 중에서 노인의 건강을 깊게 이해하고 노인병 대책을 포함하여 노인이 지금까지 살아 익숙한 가정에서 건강한 생활을 영위할 수 있도록 대처해나가야 할 것입니다. 이를 위해서는 노인에 대한 특성을 이해하고 나아가서는 노년기 생활을 잘 지낼 수 있도록 제도와 요양보호에 대해 잘 알도록 해야 할 것이다.

이 책은 총 10개 장으로 구성되었으며, 제1장은 노년기 간호를 이해하기 위한 기반, 제2장은 노인 간호의 개념과 목표, 제3장은 노인 간호 대상의 특징, 제4장은 노인 간호에 활용할 수 있는 이론과 접근법, 제5장은 노년 간호 대상의 사정방법, 제6장은 건강한 노년과 평온한 임종을 위한 간호, 제7장은 시설에 입소한 노인의 간호, 제8장은 존엄성 유지와 노인 간호, 제9장은 활기찬 지역사회 형성, 제10장은 노인간호학의 과제이다.

원서에서는 일본의 고령자에 대한 통계치와 예가 있는데, 본서에서는 한국의 통계치와 예를 삽입하여 일본과 한국을 비교할 수 있도록 하였습니다. 그리고 각 장과 각 절에서 학습목표와 학습결과, 사례를 제시하여 각 절에서 학습한 것을 요약 정리하도록 하였습니다.

이번 출판은 역자들의 공동 노력으로 이루어졌으며, 학생들의 강의와 실습, 연구 등으로 시간이 부족함에도 불구하고 참여해 주신 교수님들께 감사드립니다. 앞으로 계속 노력할 것을 약속드리며 많은 지도와 편달바랍니다. 그리고 출판사의 여러 가지 어려움에도 불구하고 책을 출판하도록 해주신 사장님과 이종탁 상무님의 성의와 열의 및 여러 임직원들의 노고에 감사하는 마음을 전하는 바입니다.

2014년 7월

대표 역자

머리말

고령자는 풍부한 인생 경험 속에서 우리가 모르는 세계나 역사를 체험하고 꿋꿋이 살아 온, 현재 시대를 만든 사람들이다. 그러나 그들 중 일부는 현재 케어의 대상이다. 심신이 쇠약해 가는 것, 여러 가지 능력이나 사람과의 관계를 잃어가는 것, 죽음을 맞이하지 않고는 안 되는 것을 고령자를 간호하는 자가 어떻게 받아들이는가는 간호의 질에 영향을 준다.

집필자들은 「노년기를 산다」는 것이 무엇을 의미하는 것일까? 라는 과제를 생각하면서 집필하게 되었다.

본서에서는 고령자의 자아 발달에 기본을 두면서 노년기 간호의 3가지 목표 "① 「건강하고 활기차게 늙고, 편안하게 영면한다」, ② 존엄 있는 개호와 간호, ③ 살아서 보람 있는 지역만들기"를 향하여 개성있는 풍요한 생을 창조하여 가는 존재라는 것을 믿고서, 그것을 어떻게 수행할 것인지에 주안점을 두었다.

본서의 특징은 다음과 같다.

1. 인간 생활과 생활력에 대한 시야를 넓혀 그들을 풍요롭게 만들기 위한 포괄적인 지식 기반을 구축한다. 노년기 간호 대상의 생물학적인 노화와 그 주관적 의미를 이해하고, 고령자 정책 등 사회적인 변화 속에서 고령자를 파악하는 것이다.
2. 고령자는 오랜 기간의 인생 경험이 축적되어 그만의 사람다움이 형성된 존재로 몸이나 삶에 있어 각기 다른 노후 방식이 있다. 이러한 다양성이나 개별성은 고령자에 대한 견해를 제시한다.
3. 고령자는 항상 환경과 상호작용에 있는 존재이므로 개인에 대한 케어, 가족을 포함한 케어, 지역사회 관점에서의 케어로 발전시켜야 한다.

「케어를 하면 어떠한 신체 조건과 생활 조건에서도 인간적으로 살 수가 있다.」

노년간호학은 그 신념을 육성하고, 그것을 실천하는 구체적인 간호방법을 제시하는 것이다. 본서가 이에 일조하기 바란다.

2011년 6월

마사키 하루에

사나다 히로미

차례

제1장 노년기 간호의 이해 01

제1절 노화의 개념 02

1. 「노화」와 문화 02
    1) 노화를 이해하는 방법 02
        (1) 노화의 연장 02
        (2) 현대의 노화 02
    2) 노화를 향한 태도 03
    3) 노화에 대한 가치관 04
        (1) 전통적인 노화에 대한 가치관 04
        (2) 오늘날의 노화에 대한 가치관 04
        (3) 사회 변화에 의한 노화에 대한 가치관의 변화 05
        (4) 노화에 대한 새로운 가치관의 탄생 05

2. 노화와 가족 05
    1) 노화와 가족구조 05
        (1) 자녀 가치관의 변화 05
        (2) 노인 세대의 증가 07
    2) 가족주기로 보는 노화의 과제 07
        (1) 가족주기의 변화 07
        (2) 노후생활 08
    3) 가족의 요양보호 문제로서 노화 09
        (1) 가족에 의한 요양보호의 형태 09
        (2) 성별(gender)과 노화 09
        (3) 가족에 의한 노인학대 10

3. 노화와 사회 11
    1) 노인의 건강문제 11
        (1) 불균형한 구조 11
        (2) 생활의 장 문제 11
        (3) 사회의 방향성 11
    2) 노인의 생활문제 12
        (1) 노화의 격차 12
        (2) 생활기반 13
        (3) 노인의 경제활동 13
        (4) 노인의 사회 참가 14
    3) 노인을 둘러싼 환경문제 15
        (1) 사회와 노인에 대한 차별 15
        (2) 노인의 성에 대한 차별 15
        (3) 포지티브 에이지즘(positive ageism) 16
        (4) 권리옹호(advocacy) 16

4. 노화와 자신 16
    1) 노화와 생활사 16
    2) 노화를 형성하는 것 17
        (1) 그 사람다움이란? 17
        (2) 그 사람다운 노화 17
    3) 노화의 의미 18
        (1) 자신과의 대치 18
        (2) 위탁받은 과제 19

제2절 노년기의 이해 20

1. 노년기란? 20
    1) 인간 발달론에 의한 노년기 20
    2) 발달단계로서의 노년기 21
    3) 발달과정에서의 노년기 23

2. 가령(노화) 이론 25
    1) 가령과 노화 25
        (1) 가령과 노화 25
        (2) 생리적 노화와 병적 노화 25
    2) 다양한 가령(노화)이론 26
        (1) 생물학적 노화이론 26
        (2) 가령의 심리학적 이론 27
        (3) 가령의 사회학적 이론 28

3. 노인성 변화 28
    1) 노년기 사람의 노인성 자각 28
    2) 신체적인 노인성 변화 29
    3) 정신심리적인 노인성 변화 31
    4) 사회적인 노인성 변화 31
    5) 노인의 상실 체험과 적응 32

제3절 노인을 위한 사회제도 35

1. 노인인구의 추이 35
    1) 우리나라의 고령화 35
        (1) 급속한 고령화 35
        (2) 노인인구의 고령화 36

2) 성별로 보는 고령화 36
3) 지역별 차이 37

2. 노인의 건강 38
1) 기대여명과 건강수명 38
2) 질병 구조의 변화 40
(1) 건강지표 40
(2) 노인의 만성질환 유병률 40
(3) 진료를 받는 상황 41

3. 노인의 요양생활과 의료제도 42
1) 건강보험제도의 특징 42
(1) 국민건강보험의 실현 42
(2) 직장과 지역으로 분화된 제도 42
2) 고령화와 의료제도 43
(1) 노인의료의 확보 43
(2) 노인복지법 43
(3) 노인복지법에 따른 보건 · 복지 조치 44

4. 노인의 요양보호 · 복지시책 45
1) 노인장기요양제도의 배경 45
(1) 노인장기요양제도의 배경 45
(2) 노인장기요양보험법의 목적 45
(3) 노인장기요양보험제도의 특징 46
2) 노인장기요양보험제도의 구조와 동향 46
(1) 장기요양 대상자 46
(2) 장기요양인정 46
(3) 장기요양급여 서비스 47
(4) 장기요양보험 노인의 출현율과 동향 48
3) 요양보호예방 49
(1) 요양보호예방이란? 49
(2) 지역지원사업 49
(3) 요양보호예방사업 50
(4) 지역포괄지원센터 50
4) 건강증진대책 51
(1) 국민건강증진법 51
(2) 평생건강관리체계 51
(3) 건강 프론티어 전략 52
5) 노인에 대한 사회적 지지 52

5. 노인의 권리옹호 53
1) 노인의 윤리적 과제와 법적 정비의 동향 53
2) 노인학대 방지를 위한 법률 54
(1) 노인학대 방지를 위한 법률이란? 54
(2) 노인과 보호자에 대한 대응 시스템 55
3) 성년후견제도 56

제2장 노인 간호의 개념과 목표 61

제1절 노인 간호의 개념과 목표 62

1. 노인 간호의 개념 62
1) 노인의 자아발달 특징과 간호 62
2) 노인의 자아발달에 관한 사례 연구 63
3) 노인 간호의 개념 64

2. 노인 간호의 목표 64
1) 건강한 노년과 평온한 임종 지원 64
2) 노인의 존엄성 유지와 요양보호 65
3) 노인 친화적인 지역 조성 65

제3장 노인 간호 대상의 특징 67

제1절 신 체 68

1. 노인 신체 기능의 특징 68
1) 생리적 노화와 특징 68
2) 노인의 신체 기능간 상호 관련성 69
(1) 신체 기능 간 상호 관련성 70
(2) 신체 기능이 외적 자극으로부터 받는 영향 71

2. 노인의 신체 사정 71
(1) 생리학적 관점에서 찾는다 72
(2) 개인력에서 찾는다 72
(3) 주관이나 직감에서 찾는다 72

제2절 마 음 75

1. 마음이란 무엇인가? 75

2. 노인의 마음 상태에 영향을 미치는 요인 75
(1) 쇠퇴 및 상실을 경험하는 세대 76
(2) 오랜 인생의 역사를 가진 존재 76
(3) 쇠퇴의 방향성과 성숙의 방향성을 함께 가진 존재 76
(4) 죽음에 가까운 존재 77

3. 노인의 마음을 이해하는 방법 77
(1) 노인의 반응을 주의 깊게 관찰하고, 관찰한 것을 근거로 노인의 마음을 파악한다 77
(2) 심신의 기능을 사정하여 노인의 마음 상태에 미치는 영향을 생각한다 78
(3) 노인의 마음에 관심을 기울여 이해하려고 노력을 계속한다 78

제3절 관 계 79

1. 노인의 관계 79
1) 발달단계의 특징에 따른 생활의 변화에 영향을 받는다 79
2) 노인이 새로 형성하고, 유지하고 있는 풍부한 관계 79

2. 노인의 입장에서 관계를 이해한다 80

3. 관계할 수 있는 것의 영향을 이해한다 81

4. 노인의 관계 파악방법 82
(1) 노인측의 요인이 관계에 미치는 영향을 생각한다 82
(2) 관계가 노인에게 미치는 영향을 생각한다 82
(3) 관계를 행하고 있는 현장이나 상황을 생각한다 83

제4절 생 활 84

1. 노인의 생활 : 생활의 구조 84
1) 노인의 가족 · 세대구성 84
2) 생활의 장 : 주택과 환경 86
3) 생활을 지지하는 수입 · 생계 88

2. 노인의 생활 리듬과 생활습관 90
1) 노인 생활리듬의 다양성 90
2) 노인의 생활습관 · 생활양식의 다양성 92

3. 노인의 생활 사정방법 92
(1) 청취 기술뿐 아니라 관찰하는 기술을 몸에 익힌다 92
(2) 노인이 살아온 시대 · 문화 · 사회 배경에 대한 지식을 갖추고 흥미를 갖는다 92
(3) 노인의 생활력을 과거, 현재, 미래로 보는 시간축, 1일 생활의 시간축 2개로 파악한다 92
(4) 일상생활 행동이나 자가간호 행동, 다른 사람 · 환경과의 관련성에 초점을 맞춘다 93

제5절 사는 보람 94

1. 「사는 보람」 이란? 94
(1) 「사는 보람」의 사전적 의미 94
(2) 「사는 보람의 대상」과 「사는 보람의 느낌」 94

2. 노인에 있어서 「사는 보람」이란? 95
1) 역할에서 「사는 보람」 95
2) 취업 · 고용에서 「사는 보람」 96
3) 사회활동과 여가활동에서 「사는 보람」 96
4) 일상생활 속에서 「사는 보람」 98

3. 노인의 「사는 보람」 사정방법 99
(1) 「사는 보람」을 직접 묻는다 99
(2) 매일의 역할, 취업상황이나 사회활동 등의 참가상황을 묻는다 99
(3) 주변 개념으로부터 묻는다 99

제6절 생활사 102

1. 생활사 102
1) 생활사란? 102
2) 생활사의 사정방법 103
(1) 생활의 시대배경을 파악한다 103
(2) 생활사는 단순한 연대순이 아니다 103
(3) 말하고 듣는 환경을 조성한다 103
(4) 노인이 편안하게 하는 이야기부터 듣는다 103
(5) 생활사의 청취법 103

2. 노인의 건강력 104
1) 건강력이란? 104
2) 건강력의 청취방법 105
(1) 청취하는 환경을 조성한다 105
(2) 노인의 이해력을 고려한다 105
(3) 노인이 이야기하는 순서대로 듣는다 106
(4) 이야기 내용에서 이해하도록 한다 106

3. 노인이 가진 문화와 가치관 106

1) 문화 · 가치관이란? 106
2) 노인의 문화나 가치관의 중요성 107
3) 문화나 가치관의 파악방법 107
맺으면서 107

제4장 노인 간호에 활용할 수 있는 이론과 접근법 111

제1절 건강의 개념 112

1. 노인 간호에 활용할 수 있는 건강의 개념 112
1) 건강의 개념 112
2. 생활기능 사정 113
(1) 건강의 개념에 의한 파악방법 114
(2) 건강의 개념을 활용한 간호활동 115

제2절 성공적인 노화 117

1. 성공적인 노화의 개념 117

2. 성공적인 노화의 사정 118
(1) 규정조건 ① : 만족 118
(2) 규정조건 ② : 도전 118
(3) 규정조건 ③ : 건강 118
(4) 규정조건 ④ : 자부심 118
(5) 규정조건 ⑤ : 참가 119
(6) 규정조건 ⑥ : 자기 보존 119

3. 사례연구 119

제3절 건강지향적 접근법 123

1. 건강지향적 접근법의 개념 123

2. 사례연구 124
(1) 건강지향적 접근법에 의한 파악방법 124
(2) 건강지향적 접근법을 활용한 간호활동 125

제4절 안위지향적 접근법 127

1. 안위지향적 접근법의 개념 127
1) 안위지향적 접근법을 활용하는 의의 127
2) 안위지향적 이론의 개요 127
(1) 경험의 네 가지 맥락 128
(2) 안위지향적 접근법의 3가지 타입 129

2. 사례연구 129

제5절 인생사 접근법 133

1. 인생사 접근법의 개념 133
1) 인생사 접근법을 활용하는 의의 133
2) 인생사 접근법의 개요 134

2. 사례연구 134
(1) 인생사 접근법에 의한 파악방법 135
(2) 인생사 접근법을 활용한 간호활동 135

제6절 임파워먼트 접근법 137

1. 임파워먼트 접근법의 개요 137
1) 임파워먼트 접근법의 의의 137
2) 임파워먼트 접근법의 개요 138

2. 사례연구 139
(1) 임파워먼트 접근법에 따라 노인의 「강점」을 파악하는 것의 중요성 139
(2) 임파워먼트 접근법을 활용한 간호활동 139
(3) 개인의 임파워먼트를 집단이나 지역사회에 활용 140

제7절 영성지향적 접근법 143

1. 영성지향적 접근법의 개요 143

2. 영성지향적 접근법 이론 144
1) 영성지향적 접근법의 대상과 결정요인 144
2) 영성지향적 접근법의 기능과 효력 144
3) 영성지향적 접근법과 노인의 건강 및 건강증진과의 관계 145
4) 영성지향적 접근법의 효력에 대한 근거와 그 해석 146

3. 영적 간호 147

1) 영적 사정 147
2) 영성지향적 접근법과 「연계」 촉진 148
3) 영적 간호의 구현 : 영적 간호사 148

제5장 노인 간호 대상자의 사정방법 151

제1절 노인의 특성 152

1. 5가지 측면(몸, 마음, 관계, 삶, 사는 보람)의 관련성 152

2. 개별성과 다양성 153

3. 타인과의 관계성 154
1) 관계성 속에서 살아가는 존재 154
2) 관계의 변화 154
3) 가족과의 유대 154

4. 자아성찰과 방향 설정 155

5. 문화적인 존재 156

제2절 노인의 이해 160

1. 총체적 인간 160
1) 인간을 전체론적 관점에서 통합된 총체로서 이해하는 것의 의의 및 필요성 160
2) 통합된 총체적 인간으로 노인을 이해하는 관점 161
(1) 균형이나 조화로부터 보는 관점 161
(2) 노인 자신과 자신의 인생 축을 기준으로 파악하는 관점 161

2. 환경 안에서의 인간 163
1) 인간의 환경, 노인의 환경 163
2) 환경을 보는 관점과 이해하는 방법 164
3) 환경의 영향을 고려한 노인의 이해 164
4) 환경의 일부로서의 간호사 165

3. 상호작용하는 인간 166
1) 상호작용을 통한 노인 이해란? 166
2) 상호작용을 통한 노인 이해의 의의 166
3) 상호작용을 통한 노인의 이해방법 166

4. 노인에 대한 인식 개선 168

제3절 노인 간호에 활용 가능한 척도와 도구 173

1. 노인사정 173
(1) 건강사정 시 노인의 특징 174
(2) 노인 건강사정 수행 시 유의점 174
(3) 치매 노인의 건강사정 175

2. 생활기능평가(ICF) 175
1) 생활기능평가(ICF)란? 175
2) 생활기능평가(ICF) 176
3) 생활기능평가(ICF)의 평가 점수 178
4) 생활기능평가(ICF)의 활용과 문제점 179

3. 포괄적 노인평가(CGA) 180
1) 포괄적 노인평가(CGA)란? 180
2) 포괄적 노인평가(CGA)의 실시와 과제 180

4. 기본적 일상생활동작(BADL)과 수단적 일상생활동작(IADL) 182
1) 기본적 일상생활동작(BADL), 수단적 일상생활동작(IADL)의 개요 182
2) 기본적 일상생활동작(BADL)과 수단적 일상생활동작(IADL)의 평가방법 183

5. 인지기능 사정도구 184
1) 인지기능 사정도구의 의의 · 목적 184
2) 인지기능 사정도구 184
(1) 질문법 185
(2) 관찰법 186
(3) 시간의 경과에 따른 평가 186
(4) 임상평가 187
(5) 인지장애 프로필의 파악과 다면적 평가 187
3) 인지기능을 사정할 때의 주의점 188

제6장 건강한 노년과 평온한 임종을 위한 간호 191

제1절 노화와 임종 192

1. 노화의 의미 192

2. 노화의 발견과 죽음의 수용 195

제2절 풍요로운 삶을 위한 지원 198

1. 노인의 삶의 질 향상 198
 1) 노인의 삶의 질 향상을 위한 지원방법 199
  (1) 자가간호를 유지하는 것 199
  (2) 자존심을 상하지 않게 할 것 199
  (3) 노인과의 대화를 소중히 할 것 199
  (4) 대인관계 · 사회 교류를 창출하는 것 200
  (5) 노인과 신뢰관계를 형성하는 것 200

2. 노인의 환경적응 지원 200
 1) 재택에서의 생활환경 변화 201
 2) 시설이라는 새로운 환경으로 인해 발생한 고뇌 201
 3) 환경적응 지원 202
  (1) 노인의 자기결정권 존중 202
  (2) 새로운 환경에서 「거처」 만들기 203
  (3) 자연과 교감할 수 있는 환경 조성 204

제7장 시설에 입소한 노인의 간호 205

제1절 노인의 특유한 증후군과 간호 206

1. 노년증후군의 개요 206
 1) 노년증후군의 3분류 206
 2) 노년증후군을 일으키는 요인과 관련 질환 207
  (1) ADL과 노년증후군의 관련 207
  (2) 약물관련 노년증후군 207
  (3) 파킨슨병과 파킨소니즘 207

2. 노년증후군의 이해와 간호 208
 1) ICF 생활기능평가 모델에 의한 노년증후군의 이해 208
 2) 노년증후군의 간호 209

3. 연습문제 ① 209

제2절 약물요법을 받는 노인의 간호 211

1. 약물요법과 부작용 211

2. 노화와 약물동태 및 약역학 212
 1) 약물요법의 종류와 약물동태 212
  (1) 약물요법의 종류 212
  (2) 약물동태 213
 2) 연령증가에 따른 약물동태와 약역학의 변화 213
  (1) 약물흡수 213
  (2) 약물대사 213
  (3) 약물분포 214
  (4) 약물배설 214
  (5) 약역학 214

3. 약물요법에 따른 위험관리 214
 1) 부작용 예방 214
 2) 노인의 복용이행도 향상을 위한 원조 215

4. 연습문제 ② 216

제3절 수술받는 노인의 간호 218

1. 수술 전 노인의 신체 기능평가 218

2. 수술 전 정보 제공 및 수술동의서 받기와 간호의 역할 219
 1) 노인의 의료행위 결정에 대한 지원 219
 2) 의사결정 능력이 없는 노인의 대리판단 220

3. 수술 전 · 중 · 후의 간호 222
 1) 수술 전 간호 222
  (1) 예측되는 수술 전 간호의 실수와 그 요인 222
  (2) 수술 전 교육 222
  (3) 신체 억제에 대한 사전확인 222
 2) 수술 중의 간호 222
 3) 수술 후의 간호 223

제4절 재활치료를 받는 노인의 간호 225

1. 노인재활의 개요 225

2. 노인가족의 지원 226
1) 노인의 생활 · 곤란한 삶 · 인생을 지원하기 위해 충분한 설명에 입각한 전문가와 당사자 간의 협동작업에 근거한 개별 재활 226
2) 건강수준과 필요성에 부응한 일관된 재활의 제공 228
(1) 급성기 재활 229
(2) 회복기 재활 229
(3) 유지기 재활 230
3) 재활을 받는 노인 부양가족에 대한 지원 230

제5절 병원을 이용하는 노인의 간호 232

1. 입원과 퇴원 시 간호 232
(1) 65세 이상의 입원 · 외래환자 수 232
(2) 노인들의 병원 이용 환경 변화 232
(3) 입원 시 평가 233
(4) 치료 · 간호계획 설명 233
(5) 입원으로 인한 스트레스 완화 233
(6) 퇴원계획 및 지원 234
(7) 퇴원곤란의 요인 234
(8) 지역제휴 임상경로 234

2. 외래진료 및 검사 시 간호 234
(1) 외래 진료환자 지지 235
(2) 검사 시의 간호 235
(3) 외래진료 시 실시되는 검사 · 수술 간호 235

제6절 치매 노인의 간호 237

1. 조기 진단 및 치료 238

2. 치매 원인과 증상의 사정 239
1) 치매와 유사한 증상을 나타내는 섬망 · 우울증과의 감별 239
2) 치매의 증상을 악화시키는 요인 239
3) 연령증가에 따른 영향 사정 240

3. 심리 간호 240
1) 불안을 유발하지 않는 의사소통 240
2) 자존심의 존중 241
3) 말이나 행동에 포함된 의미를 생각한 대응 241

4. 생활 간호 242
1) 치매의 증상을 파악한다 242
2) 기억장애, 인지장애를 보완한다 242

5. 합병증의 예방 243

6. 가족과 요양보호사에 대한 지원 244
1) 간호의 질 보장 244
2) 결정장면에서 지원 245

7. 연습문제 ③ 245

제8장 존엄성을 고려한 노인 간호 249

제1절 노인의 존엄성 유지를 위한 간호 250

1. 의사결정 지원 250
1) 노인에 대한 간호사의 태도 250
(1) 노인의 생각을 존중한다 250
(2) 존경심으로 대한다 250
(3) 간호사의 태도를 자아 성찰하고 윤리적 태도를 몸에 익힌다 250
2) 노인의 의사에 대한 존중 및 지원 251
3) 동의 구하기 251

2. 관계성 지원 252
1) 노인과의 관계 형성 252
(1) 노인을 부르는 방법 252
(2) 노인에게 인사하는 방법 252
(3) 노인에게 적합하지 않는 말투 252
2) 언어장애를 가진 노인과의 관계성 유지 253
3) 의사소통 장애를 가진 노인과의 관계성 유지 254
4) 가족과의 관계성 유지 254
(1) 노인과 가족 254
(2) 가족의 편안함 254
(3) 가족 간호 255

제2절 임종 간호 256

1. 임종 준비에 대한 개요 256
1) 노인의 죽음 256
2) 노인의 사망 현황 256
(1) 평균수명과 기대수명 256
(2) 노인의 사망 원인 258
(3) 노인 간호 장소 259

2. 평온한 임종맞이 259
1) 종말기와 관련된 용어 259
(1) 종말기 간호와 터미널 간호 259
(2) 종말기의 정의 260
(3) 완화 간호 260
(4) 생애말기 간호 260
2) 종말기의 생활 태도와 죽음 맞이하기 261
(1) 사전동의서 261
(2) 사전지시와 존엄사 261
(3) 존엄사와 안락사 261
3) 종말기 과정 262
4) 종말기를 맞는 가족의 불안 및 부담감의 경감 263
(1) 가족 간호 263
(2) 적절한 정보 제공 263
(3) 노인과 가족이 지내는 장소의 환경 조정 263
(4) 가족 상실에 대한 불안 : 예측되는 비탄 263
5) 종말기 지원 팀의 접근법 264
(1) 지원 팀 접근법의 중요성 264
(2) 팀 구성원의 상호 지원 264
(3) 정보의 정리 : 임상 윤리의 4분류표 264
6) 일상생활 간호는 더 좋은 죽음에 대한 준비 264

3. 임종 간호 265
1) 종말기의 신체 징후 265
2) 통증 완화 266
3) 안위 간호 266
(1) 생활 지원 266
(2) 물리적 생활환경 조성 지원 268
(3) 인적 환경조성 지원 268

4. 노인 간호 269
1) 더 좋은 여행을 위한 조정 269
(1) 돌봄 제공자의 생과 죽음에 대한 관점 269
(2) 노인의 종말기 간호 269
2) 노인 간호활동 사례 270

제3절 가족 돌봄 제공자를 위한 생활 지원 273

1. 간호 문제에 직면하는 가족 273

2. 가족 돌봄 제공자에 대한 간호사 관점 273
1) 간호 대상으로 보는 관점이 필요하다 273
2) 가족 구성원의 특성에 따라 신뢰관계를 구축한다 274
3) 가족이 가진 힘을 이끌어낸다 274
4) 가족 간호의 사정 276

3. 가족 돌봄 제공자의 건강과 간호력 276
1) 노인과 돌봄 제공자의 관점에서 본 가족 돌봄 제공자의 갈등 276
(1) 돌봄 제공자가 노인의 아들인 경우 276
(2) 돌봄 제공자가 노인인 경우 277
(3) 돌봄 제공자와 노인이 부모와 자식 관계인 경우 277
2) 간호하는 가족의 스트레스 278
(1) 돌봄 제공자의 스트레스, 정서적 동요 278
(2) 간호 스트레스에 의해 생기는 신체적 · 정신적 반응 278

4. 연습문제 ④ 279

제4절 임종 말기의 가족 지원 282

1. 지역에서 간호하는 경우 282
1) 재가간병과 가족 지원 282
2) 재가간호를 위한 준비 282
(1) 재가 환자 서비스 지원 내용 283
(2) 야간 · 휴일 · 긴급 시의 대응에 대하여 283
(3) 돌봄 제공자와 결정권을 가진 사람 파악 283
3) 노인을 간호하는 가족 지원 284
(1) 노인에게 예측되는 상황을 설명한다 284
(2) 간호를 함께 수행하면서 시범을 보인다 284
(3) 노인의 평소 생각과 생활태도를 회상하도록 돕는다 284
(4) 가족 구성원의 신체적 · 정신적 피로 완화를 위한 지원 284
(5) 임종 직전과 직후에 대한 지도 284
(6) 사후의 비탄 간호 지원(grief care) 285

2. 급성기 병원에서 간호하는 경우 285
1) 급성기 병원의 종말기 간호 특징 285

2) 간병하는 가족의 지원 285
(1) 환자상태를 예측하면서 돕는다 285
(2) 노인 가족과 함께 하는 환경을 조성한다 286
(3) 노인의 존엄성을 유지하는 간호를 제시한다 286
3) 간병을 끝낸 가족 지원 287
(1) 임종 자세를 정리한다 287
(2) 지원체계의 구축 287

3. 노인 요양시설에서 간호한다 287
1) 시설에서 간병하는 가족의 생각–가족의 생각을 안다 287
2) 시설에 입소한 노인의 가족을 위한 비탄 간호 288
3) 시설에서 간병을 끝낸 가족 생활의 재구축 288

4. 가족에게 좋은 여운을 남긴다–가족생활의 재구축 288

5. 연습문제 ⑤ 289

제9장 활기찬 지역사회 형성 291

제1절 안전한 환경 조성 292

1. 안전한 지역이란? 292

2. 지역과 환경 292
1) 지역 292
2) 환경 293

3. 환경 사정 294
1) 물적 환경 295
(1) 일상생활을 지원하는 여러 가지 복지용구 295
(2) 일상생활을 안전 · 쾌적하게 지낼 수 있는 주거 295
(3) 안심하고 살 수 있는 지역 296
2) 인적 환경 296
(1) 가족 296
(2) 지역의 관계자 296
(3) 노인을 지원하는 전문직 297

제2절 장소에 따른 환경 조성 299

1. 병원의 환경 조성 299
1) 치료의 장의 환경 조성 299
2) 물적 환경 조성 300
3) 인적 환경 조성 300
(1) 전문직 종사자의 환경 조성 300
(2) 가족이나 지역 관계자의 환경 조성 300
4) 일상생활의 장으로 돌아오는 환경 조성 300

2. 요양시설의 환경 조성 301
1) 요양시설의 환경 조성 301
(1) 물적 환경 조성 301
(2) 인적인 환경 조성 301
(3) 일상생활 공간의 환경 조성 303

3. 가정 및 지역의 환경 조성 304
1) 일상생활 환경 조성 304
(1) 물적인 환경 조성 304
(2) 인적인 환경 조성 304
(3) 일상생활을 계속하기 위한 환경 조성 306

4. 연습문제 ⑥ 306

제10장 노인간호학의 과제 309

제1절 보건의료복지제도 변화와 노인 간호의 과제 310

1. 노인 간호의 과제 310
1) 병원에서 노인 간호의 과제 310
2) 요양시설에서 노인 간호의 과제 311
3) 재택에서 노인 간호의 과제 312
4) 지역에서 노인 간호의 과제 312

2. 바람직한 노인 간호 313

제2절 노인 간호의 전망 315

1. 노년말기 간호 316

2. 치매 간호 317

3. 노인 간호사의 역할 확대 319

제3절 노인간호학 연구의 발전 321

1. 노인 간호영역에 있어서 임상연구 321
1) 간호연구의 특징 321
2) 복잡한 간호현상을 연구하는 시점 321

2. 노인간호학 연구의 전망 322

제4절 전문간호사 현황 324

1. 미국의 전문간호사 324

2. 일본의 전문간호사 326

3. 우리나라의 전문간호사 327

부록 평가도구 · 사정도구 329

찾아보기 342

제1장

노년기 간호의 이해

이 장의 학습목표

1. 노화를 문화, 가족, 사회라고 하는 다양한 측면에서 설명할 수 있다.
2. 노년기의 발달 과제와 다양한 노화 이론, 노화의 특징과 노인에 대해 설명할 수 있다.
3. 노인을 둘러싼 여러 가지 사회제도의 성립 배경과 그 목적 · 역할을 설명할 수 있다.

제1절 노화의 개념

학습목표

1. 노화를 둘러싼 여러 가지 상황에서 노년기를 사는 노인의 자세를 설명할 수 있다.
2. 가족과의 관계에서 노년기에서 간호자가 직면하는 과제를 설명할 수 있다.
3. 오늘날 한국 사회에서 노화를 어떻게 받아들이고 있는가를 파악할 수 있다.

사람은 이 세상에 태어난 존재로서 어떠한 노력을 하여도 죽음을 회피할 수 없는 것처럼 「노화」라고 하는 생체의 변화를 피할 방도는 현재 아무것도 없다. 피할 수가 없고 경험해야만 하는 노화에 대한 이유와 그 의미를 찾아야 하고, 찾아오는 노화에 대해 준비하여야 한다. 그러나 노화에 어떠한 의미가 있는가, 또 무엇이, 누가 노화에 의미를 줄 수 있는 것인가? 그것은 현재 노화과정에 있는 당사자와 앞으로 노화와 직면하게 되는 당사자와 노화에 관련하려고 하는 자 모두가 뒤섞이는 상황 속에서 나타나는 것인지도 모른다.

여기서는 먼저, 노년기간호학의 이해를 위하여 다각적인 시점에서 노화에 관련되는 제반 사항을 관찰하고, 노화의 개념에 접근을 시도하고자 한다.

1. 「노화」와 문화

1) 노화를 이해하는 방법

(1) 노화의 연장

노화에 대해서 사전을 찾으면 「초로」는 40세의 별칭으로서 노경(늘그막)의 문턱에 있는 사람을 의미하는 것을 알 수 있다. 지금부터 약 300년 전 한국 사람들은 거의 이와 같이 살아왔다. 그러나 300년이라는 시간이 흐른 오늘날, 우리나라는 확고하고 요지부동한 세계적인 장수국이 되었다. 인생 50년이라고 생각하고 있던 시대로부터 이제는 평균수명이 80년을 넘는 시대가 되었고, 대략 30년이라고 하는 인생의 연장시간을 「노인」이라고 하는 시대를 맞이하고 있다.

(2) 현대의 노화

지금 오늘을 사는 사람들은 노인을 어떻게 이해하고 있을 것인가? 2011년 정부의 노인생활실태조사에 따르면, 노인이라고 생각하는 연령기준을 살펴보면 70~74세가 59.1%로 가장 많았고, 80세 이상 13.3%, 65~69세가 12.9%, 75~79세 11.3%, 60~64세 34%, 60세 미만은 전혀 없는 것으로 나타났다. 일본에서는 2003년에 실시한 고령사회대책에 관한 조사에서「몇 살 이상인 사람이『노인』이라고 생각하는가?」라고 하는 질문에서「70세 이상」이 48.7%로 반수 이상을 차지하였고,「65세 이상」이 18.5%,「75세 이상」이 12.9%로 나타나서「80세 이상」의 6.0%를 합하면, 응답자의 약 70%가 70세 이상인 사람을「노인」이라고 대답하였다. 300년이라고 하는 시대의 흐름은 수명을 연장했을 뿐만 아니라 그곳에 사는 사람들의 노인에의 의식에도 변화를 가져왔다고 할 수 있을 것이다.

또한 동일한 조사에서「어떠한 시기부터가『노인』이라고 생각하는가?」라고 하는 질문에서「신체의 자유를 발휘하지 못한다고 느끼게 된 시기」라는 대답이 39.8%,「연금을 수급하게 된 시기」가 23.1%,「업무에서 은퇴하고, 제일선을 물러난 시기」가 12.3%로 나타났다. 이들 상위 3개의 응답에서 보면 신체적 · 경제적 · 사회적인 요인이 노인과 결부되어,「노인」에 따라 다니는 오늘의 중요한 과제를 반영하고 있다고 볼 수 있다. 인생 50년이라고 생각되고 있던 시대부터 평균수명 80년을 넘는 시대로 변천하여 가는 속에서 사람들이 어떻게 노화를 이해하고 살아왔는가는 단순히 연령이라고 하는 숫자상의 문제만이 아니라 질환 · 장애라고 하는 건강이나 요양보호의 문제, 노화의 시간을 어떻게 구축할 것인가 하는 생활기반의 문제, 또 노인을 둘러싼 사회와 어떠한 관계를 가지면서 살아갈까 하는 문제 등 길어진 수명 등 많은 요인이 영향을 주고 있다. 사람들의 노화에 대한 의식은 사람들이 활기 있게 살아온 시대나 문화의 영향에 의해서 큰 변화를 이루고 있다고 할 수 있다.

2) 노화를 향한 태도

우리나라 정부가 실시한 2011년 노인 실태조사에 따르면 전체 노인의 37.7%가 노후생활을 준비하였다고 응답하여 전체 노인의 1/3 정도가 노후생활을 준비해왔음을 알 수 있었다. 그리고 가장 중요한 노후생활 준비는 건강한 신체 50.1%, 경제적 준비가 44.7%로 나타나 노후생활 준비의 대부분을 차지하고 있었다.

일본에서는 2009년에 실시한「국민생활에 관한 여론조사」를 보면 평소의 생활 속에서「번민이나 불안을 느끼고 있다」고 대답한 자 중에서「노후의 생활설계에 대해서」가 54.9%로 가장 높고, 그 다음이「자신의 건강에 대해서」가 49.2%,「이후의 수입이나 자산의 전망에 대하여」가 43.9%,「가족의 건강에 대하여」가 41.4%의 순으로 나타났다(복수 응답). 이들의 응답은 모두 노화와 관련된 것들이다. 수명이 연장되어 과거보다 훨씬 길어진 인생을 사는 현대 노인들의 의식은 양적으로 증가한 삶을 어떻게 살 것인가에만 골몰하고 있어, 인생의 질적인 면이 고려되지 않아 항시 불안이 함께 내재되어 있다.

최근, 안티에이징(Anti-aging)이라고 하는 말을 흔히 사용하고 있다. 우리 말로 바꾸어 말하면「나이를 먹는 것에 저항한다」고 하는 의미가 될 것이다. 안티에이징과 더불어 노화를 극복하기 위한 방안으로 뇌 트레이닝(두뇌훈련)이라고 말하는 활동이 행해지고 있다. 그러나 실제 사람의 노화를 막을 수 있는 묘약과 과학은 아직 찾아내지 못하고 있다. 늙어가는 것, 즉 노화에 대한 불안이 증가하는 사회일수록 오히려 노화에 저항하고, 회피하는 문화에로 이끌려 가는 것은 아닐까. 다만, 인간의 숙명인 노화, 또한 그 앞에 있는 죽음을 기피해야 할 것으로서 생각하고 인생의 질적인 면이 고려되지 않은 채 건강이나 젊음만을 유지하기 위하여 살아 온 현실에서 그러한 상황을 수정하는 것이 앞으로 노년기 간호가 담당해야 할 주요 역할이 될 것이다.

다케나카(竹中)[1]는「건강이라는 것은 바람직하게 질병을 예방하는 계획도 중요하지만 그것이 80세, 90세를 사는 삶의 중심 과제가 아니라, 그때까지의 인생에 상응하게 사는 것을 모색하고 사회가 사람의 건강을 지원하는 것이 중요하다」고 하였다.

누구나가 경험하는「노화」를 회피하는 것이 아니라 노인 자신이 스스로 노화에 직면하여 충분한 생활을 보내도록 하기 위하여 노년기 간호가 지원을 제공해야 할 것이다.

3) 노화에 대한 가치관

(1) 전통적인 노화에 대한 가치관

옛부터 서양인들은 한국을 가리켜 예의 바르고 노인을 공경하며 중요시 하는 나라로 인식하였다. 과연 그들의 말대로 한국은 정말로 노인을 공경하고 중요시 하는 문화를 육성하여 온 것일까? 경축일에는 노인의 날이 있고, 유교적인 경노정신이 한국 문화 속에 지금도 흐르고 있지만 유교사상인 논어에「늙어서 죽지 않는 사람은 도둑이다」라고 하는 문구가 말해 주듯이 노화를 무조건으로 찬미하고 있지만은 않다. 또한 한국어 표현 속에서 늙음의 뜻을 가진「노(老)」라고 하는 문자를 사전에서 찾아보면 노련미(老鍊味: 오랜 경험을 쌓아 어떤 일에 아주 익숙하고 능란한 솜씨)나 노익장(老益將: 나이를 먹을수록 기력이 좋아지는 것)과 같이 좋은 의미로 사용되는 말이 있는 반면에, 노화(老化: 나이가 먹어 본래의 성질이나 기능이 쇠퇴함), 노후(老朽: 늙어서 쓸모 없음) 등과 같이 오히려 부정적인 이미지로 사용되는 경우가 더 많아 혼란을 주고 있다.

(2) 오늘날의 노화에 대한 가치관

오늘날의「노인」에 대한 이미지를「2011년 저출산 고령화에 대한 국민의식조사결과 보고서」(보건복지부, 2011년)에서 따르면 노후생활에서 염려되는 점은 아프거나 건강을 잃게 되는 것이 90.1%로 나타나 노후를 부정적인 이미지로 해석되고 있다. 한편, 긍정적인 이미지로서는「경험이나 지혜가 풍부하다」라는 응답이 가장 많았으나 응답수는 43.5%에 머물고 있었다. 이러한 것은 노인을 현자로서 존경하는 문화를 계속 이어받고는 있지만 눈에 보이는 신체적인 쇠약에 의한 부정적 이미지를 동시에 갖고 있는 양면성을 가지고 있는 사람이 많다는 것을 알 수 있었다. 또한 문자로 보는 우리나라의 전통적인 노화에 대한 가치관과 대조해 보아도 일치하는 응답 결과라고 할 수 있다.

(3) 사회 변화에 의한 노화에 대한 가치관의 변화

해방 후 고도 경제 성장기의 미국적인 가치관이 노도(怒濤)와 같이 유입되자 기능주의, 합리주의가 사회를 석권하고 그 속에서 젊은 사람 중심의, 생산성만이 모든 것을 할 수 있다고 하는 가치관이 당연한 것으로서 인식되게 되었다. 예전에는 노인들이 사회 속에서 갖고 있던 현자로서 노인들의 위치가 흔들리게 되었다.

그뿐만 아니라, 사회에서 노인의 비율이 계속 증가하고 있고 사회 자체가 노인이라는 존재를 이전과 같은 가치관에서 탈피할 수 밖에 없게 되었다.

(4) 노화에 대한 새로운 가치관의 탄생

노화에 대한 부정적인 이미지가 강한 것은 전통적인 의식뿐만 아니라 기능주의와 합리주의의 사고와 노인 비율의 증가 등이다. 이와 같은 현상에서 누구나가 안심하게 노화를 맞이하여 건강한 노년기를 보낼 수 있는 사회를 구축하기 위해서는 노화에 대한 새로운 가치관이 필요하다.

와시다 세이치(鷲田清一)는 누구나 언젠가는 맞이해야 할 노화에 대해서 사회 전체가 희망을 찾아내지 못하고 노화 그 자체를 사회 속에서 지원할 수 없는 오늘날의 상황을 「노화의 공백」이라 표현하였다. 이제부터는 누구나가 사회 속에서 주체적으로 살아갈 수 있는 노화, 즉 「노화의 공백」을 메우는 무엇인가를 한 사람 한 사람이 모색하여 가는 것이 필요할 것이다. 그것이 사회에 있어서 새로운 노화의 가치관의 탄생이다.

2. 노화와 가족

1) 노화와 가족구조

(1) 자녀 가치관의 변화

'가치(價値)'란 사람들이 인정하는 상대적 가치(value)와 실제 그 자체가 가진 절대적 가치(worth)로 구분될 수 있다. 따라서 자녀 가치(value of children)는 상대적 개념이며, 자녀를 가짐으로써 발생되는 이득과 손실을 의미한다(김승권, 2005a). 일반적으로 자녀 가치는 시대와 사회에 따라 달리 나타난다. 과거 농경사회에서는 가계 계승, 노동력 창출, 노후 부양에의 기대 등 다양한 측면에서 자녀가 매우 중요시 되었고, 재산과 동등한 개념으로 인식되기도 하였다. 그러나 근대 산업사회에서는 많은 수의 자녀는 부부의 자녀부양 부담을 증가시키고, 개인주의적 가치관은 자녀를 노후 부양에 도움을 줄 수 있는 대상으로 인식하지 않는 등 자녀에 대한 가치는 상대적으로 약화되고 있는 추세이다. 아울러 부부 중심의 가족생활을 강조함으로써 소자녀관 정착은 더욱 가속화되고 있는 추세이다. 따라서 본 절에서는 가족 가치관의 한 영역으로서 부인의 자녀 가치관을 '자녀의 필요성'에 의하여 살펴본다. 이는 부부의 가치관이 반드시 자녀의 규모 및 성 구성을 결정하는 것은 아니지만 가장 큰 영향을 미치는 요인임이 틀림없다고 판단하기 때문이다. 2009년 전국 출산력 및 가족보건 · 복지 실태조사에서 이상 자녀수는 1982년의 2.5명에서 지속적으로 감소하여 1985~1988년에는 2.0명이었고, 1997년에는 2.3명으로 다시 조금씩 증가하였으며, 2000년과 2003년 2.2명으로 감소하였다가 2006년 이후 2.3명으로 증가하였다. 이와 같은 결과는 일반적으로 합계 출산율과 이상 자녀수가 개발도상국과 선진국에서 그 내용은 다르지만 반비례하는 측면이 있기 때문으로 사료된다. 즉 높은 합계 출산율을 보이는 개발도상국에서는 출산율이 이상 자녀수보다 높게 나타나고, 낮은 출산율을 유지하고 있는 선진국에서는 이상 자녀수가 합계 출산율보다 높게 나타나는 경향이 있기 때문이다.

표 1-1 15~44세 유배우 부인의 특성별 이상 자녀수에 대한 의견 (단위: %, 명)

특성	이상 자녀수 있음	잘 모르겠음	계(수)	x^2
전체	97.9	2.1	100.0(4,868)	
지역				
동부	97.8	2.2	100.0(4,223)	3.7*
읍 · 면부	98.9	1.1	100.0(645)	
연령				
15~24세	98.7	1.3	100.0(76)	
25~29세	98.9	1.1	100.0(567)	
30~34세	97.9	2.1	100.0(1,081)	
35~39세	98.0	2.0	100.0(1,637)	
40~44세	97.3	2.7	100.0(1,508)	
교육수준				
중학교 이하	94.9	5.1	100.0(197)	
고등학교	97.9	2.1	100.0(2,367)	
대학 이상	98.2	1.8	100.0(2,303)	
취업여부				
취업	97.3	2.7	100.0(2,200)	6.7*
비취업	98.4	1.6	100.0(2,668)	
현존 자녀수				
0명	96.2	3.8	100.0(494)	
1명	97.7	2.3	100.0(1,136)	
2명	98.2	1.8	100.0(2,725)	
3명	98.5	1.5	100.0(474)	
4명 이상	100.0	–	100.0(39)	

〈출처〉 연구보고서 2009-33 2009년 전국 출산력 및 가족보건 · 복지실태조사 The 2009 National Survey on Fertility, Family Health and Welfare in Korea. 김승권 · 김유경 · 조애저 · 김혜련 · 임성은, 한국보건사회연구원

(2) 노인 세대의 증가

보건사회연구원의 「2011년 노인실태조사」에 의하면 세대구조는 노인 독거가 16.6%, 노인 부부가 47.4%, 자녀 동거가 29.9%, 기타가 6.1%로 나타났다. 1920년대 중반의 전형적인 가족구성이 변모하고 있는 상황이 엿보인다. 또한 연령별로는 노인 독거가구가 70~74세(23.9%)까지 비율이 증가하다가 75~79세 이상에서는 감소하여 85세 이상은 7.1%로 나타났다. 노인 부부가구는 70~74세 이하 노인이 80% 이상을 차지하고 있었다. 고령화의 영향은 세대구조에도 현저하게 나타나 있다.

생존 자녀가 있는 노인 자녀와의 동거 유형은 자녀와 함께 살고 있는 노인은 60세 이상이 31.8%(65세 이상 기준 29.8%)로 나타나 다수의 노인이 자녀와 동거하고 있지 않음을 알 수 있다. 성별로 보면, 자녀와 동거하는 비율이 남성 노인 29.5%, 여성 노인이 33.6%로 나타나 여성 노인이 남성 노인에 비해 자녀와의 동거 비율이 더 높음을 알 수 있다.

60세 이상 노인의 기혼 자녀와 동거 이유 중 가장 큰 동거 이유로 자녀와 사는 것이 당연하다(40.7%)라는 규범적 이유를 언급한 노인이 가장 많았다. 그 외 자녀에게 가사와 양육의 도움을 줄 수 있다(15.2%)와 자녀의 경제적 도움이 필요하다(12.9%)가 다음으로 많은 비율을 차지했다.

일본의 국립사회보장 · 인구문제연구소의 세대수의 장래추계(2005년 8월 추계)에서는 65세 이상인 자가 있는 세대수는 2025년까지 모든 도 · 도 · 부 · 현에서 증가하고, 또한 세대주가 75세 이상인 세대수의 증가율은 2025년까지 모든 도 · 도 · 부 · 현에서 30% 이상이라고 보고하였다. 세대의 세분화의 진행은 가족의 유대를 서서히 낮게 하고 있다.

2) 가족주기로 보는 노화의 과제

(1) 가족주기의 변화

최근 우리나라에서 여성들의 사회 진출, 결혼에 대한 가치관 변화 등으로 여성들의 결혼연령 시기가 크게 늦어지고 있는 경향을 고려해 볼 때, 결혼기로부터 시작되는 가족의 생활주기는 적합하지 않다. 그리고 증가하고 있는 이혼 및 별거로 나타나는 한 부모가족, 조손가족 등의 다양한 형태는 정상 가족의 생활주기와는 다를 수 있다. 따라서 중류층의 정상 가족을 대상으로 한 Carter와 McGoldric(1988)의 생활주기 분류에 따라 과업의 내용은 우리나라 상황에 적용하여 설명하려고 한다(표 1-2).

성인 자녀독립 시기 가족은 성인 자녀가 원 가족을 떠나 결혼 전까지 기간이다. 결혼기 가족은 두 사람이 만나 결혼을 하고, 첫 자녀를 낳기 전까지의 기간이다. 아동기 가족은 첫 자녀를 출산하고, 그 자녀가 청소년이 되기 전까지의 시기이고, 청소년기 가족은 첫 자녀의 청소년기부터 성인이 되기 전까지 시기이다. 자녀 진수기 가족은 첫 자녀가 성인이 되어 결혼을 하고 집을 떠남으로써 부부만이 남는 시기이고, 노년기 가족은 부부가 직장 또는 일로부터 은퇴하여 양 배우자의 죽음까지를 말한다. 발달과업으로는 신체적 기능의 감소에 직면해서 자신 또는 부부간의 기능과 관심 유지와 노인의 경험과 지혜를 위한 체계내 공간 만들기, 배우자, 자녀, 동료의 상실에 대한 관리와 죽음에 대한 준비인데, 노인 부부는 지금까지 살아온 것에 대해 뒤돌아보고, 마무리되지 않은 일이나 사람에 대해서 정리를 한다. 또한 배우자, 자녀, 동료의 상실이 있는 경우, 사별과정을 경험하고, 자신의 죽음에 대해서 있는 그대로 인정하고 기꺼이 죽을 수 있는 준비를 갖춘다.

표 1-2 가족의 생활주기별 과업

Duvall, E. M. (1977)		Carter, B., & McGoldrick, M.(1988)		
생활주기	기간	생활주기	기간	과업
결혼기 가족	결혼해서 첫 자녀 출생 전	성인 자녀 독립 시기 가족	성인 자녀가 원 가족을 떠나 결혼 전	• 원 가족과의 관계에서 자신을 분리 • 친밀관계 수립 • 일과 관련된 자아 성립과 재정적 독립
		결혼기 가족	결혼해서 첫 자녀 출생 전	• 부부 정체성 확립 • 배우자를 포함한 확대가족으로의 관계 재정립 • 부모됨에 대한 결정
출산기 가족	첫 자녀 출생부터 2.5세 전	아동기 가족	첫 자녀 출생 부터 청소년되기 전	• 자녀를 위한 공간을 만들기 위해 부부체계 조정 • 자녀 양육, 재정, 가사업무 • 성적 친밀감 • 부모됨과 조부모됨을 포함한 확대가족 관계의 재조정
학령전기 가족	첫 자녀 2.5세부터 6세 전			
학령기 가족	첫 자녀 6세부터 13세 전			
10대 가족	첫 자녀 13세부터 20세 전	청소년기 가족	첫 자녀가 청소년이 되어 성인기 전	• 청소년이 부모를 떠날 수 있도록 허용하는 부모-자녀 관계의 변화 • 부부생활과 직업에 대한 재정립 • 노인 관리를 위한 시발점
진수기 가족	첫 자녀 결혼부터 막내 결혼까지	자녀 진수기 가족	첫 자녀 결혼부터 막내까지 결혼하여 자녀들이 집을 떠나 부부만이 남게 됨	• 부부만의 가족관계 재협상 • 성장한 자녀와 부모간의 성인 대 성인의 관계 개발 • 성장한 자녀와 자녀의 배우자와의 관계 재배열 • 조부모의 죽음과 무능에 대한 관리
중년기 가족	자녀들이 집을 떠난 후 은퇴 전	노년기 가족	은퇴 후부터 사망까지	• 신체적 기능의 감소에 직면해서 자신 또는 부부간의 기능과 관심 유지 • 노인의 경험과 지혜를 위한 체계 내의 공간 만들기 • 배우자, 자녀, 동료의 상실에 대한 관리와 죽음에 대한 준비
노년기 가족	은퇴 후부터 사망까지			

(2) 노후생활

막내가 독립한 후 생활을 하는 경우 세대구조의 변천으로부터 이른바 「독신생활 세대」나 「부부만의 세대」로서 남은 인생을 살기 시작하게 되는 경우가 많다. 이러한 시기를 사는 노인이 건강하고 자립한 생활을 보낸다면 문제는 생기지 않을 것이다. 그러나 현실은 극소수 노인들만이 원기왕성하고 건강한 노후생활을 맞이하고 있을 뿐 대부분의 노인들은 그렇지가 못한 것이 현실이다.

사람은 인생 후반에 3가지의 큰 고비를 맞는다. 첫 번째는 업무로부터 은퇴, 두 번째는 요양보호가 필요한 것, 세 번째는 죽음을 맞이하는 것이다. 전업주부나 자영업자와 같이 정년이 확실하지 않은 사람도 있는가 하면 요양보호를 전혀 필요하지 않게 갑자기 죽는 사람도 있을 것이다. 그러나 대부분의 사람들은 이들 3가지의 고비를 차례로 맞이하게 된다. 보건복지부의 「2008년도 요양보호보험사업 상황보고(연보)」에 의하면 전기 노인(65~74세)에서 요양보호인정을 받고 있는 자의 수는 45.5만명이고, 이것이 후기 노인(75세 이상)이 되면 286.8만명으로 75세 이상의 21.6%에 해당한다. 요지원의 7.6%를 합하면 75세 이상에서는 4명에 1명 이상이 무엇인가의 요양보호를 필요로 하는 상황에 있다.

3) 가족의 요양보호 문제로서 노화

(1) 가족에 의한 요양보호의 형태

서울대학교 노화고령연구소(2008년)의 노인 장기요양 서비스의 부양부담 경감 효과(수발자 부양부담 경감 및 가족관계 개선에 관한 실태조사)에서 배우자가 수발하는 경우는 48.%, 자녀가 수발하는 경우는 48.4%, 기타는 3.6%로 나타나 가족이 대부분 간병하고 있어 요양보호가 필요한 경우 의지하고 싶은 사람으로 가족이 첫 번째 선택이 되고 있었다. 또한 노인의 41.9%에서 노인 장기요양 서비스 이용 후 부양자와 노인과의 관계가 좋아졌으며, 주 부양자는 배우자가 39.0%, 자녀가 45.9%로 나타나 배우자보다 자녀에서 서비스 이용 후 노인과의 관계가 좋아졌다고 느끼는 정도가 더 높았다. 또한 다른 가족과의 관계가 좋아졌다고 응답한 비율도 34.1%에 달했다.

시대와 함께 변천한 가족형태의 변화는 노화와 가족에게 새로운 상황을 만들어내고 있다. 그 중에서도 손자가 조부모의 요양보호를 부양하게 되는 3층 구조의 요양보호라고 하는 상황이나, 부모와 조부모의 부양을 하면서 동시에 자기 아들도 돌보아 주는 복잡한 역할이 가족에게 부가되는 상황도 나타나고 있다. 또한 요양보호하는 자와 받는 자 양자의 연령이 높아짐으로써 이른바 노노요양보호라고 하는 70~80대의 노인이 90~100대의 노인을 부양하는 지금까지의 가족주기에 있어서 생각할 수 없는 상황도 나타나고 있어, 가족형태의 변화에 따른 새로운 대책이 필요하게 되고 있는 현상이 나타나고 있다.

(2) 성별(gender)과 노화

우리나라 사회에 있어서 남성은 항상 지도적인 입장이 되고, 여성은 그 지시하에 종사한다고 하는 역할 분담의 구조가 암암리에 형성되어 왔다. 즉 남성이라는 것은 지배하는 성을 의미하고, 사회 속에서 표준이 되는 것은 무의식적으로 남성을 기준으로 하여 구조가 구축되어 왔다. 그리고 남성도 여성도 태어나면서부터 그러한 비대칭적인 차이와 구조 속에서 성장하고, 아무런 의심도 없이「남자는 이렇게 해야 한다」,「여자는 이렇게 하지 않으면 안 된다」고 하는 사고방식을 사회 속에서 갖게 된 것이다. 그러나 최근, 남자도 여자도 일체성을 가진 인간으로서 억압적인 의미를 갖는 것이 아니라 서로 다양한 차이를 인정하고 함께 협력하여 서로 공존하는 성 해방(gender free)의 사회를 구축할 필요성이 있다고 강력히 주장하고 있다.

2008년 서울대학교 노화고령연구소의 요양보호자 부양부담 경감 및 가족관계 개선에 관한 실태조사를 보면 노인 요양보호자의 대다수가(60.8%) 여성이고, 60세 이상 고령 요양보호자가 58.4%(요양보호자의 평균연령은 62세)에 달해 부양에 따른 신체적인 어려움이 상당한 것으로 추정된다 이 숫자는 노인 수의 급증에 의해서 생기기 시작한 요양보호의 문제가 역사적 · 문화적 · 사회적 압력과 함께 여성을 무겁게 누르고 있다는 것을 나타내고 있다. 결국, 이러한 요양보호 상황은 성별이라고 하는 구조 속에서 암암리에 생겨나게 된 것이다.「가족의 요양보호는 여성의 일」이라고 하는 도식하에서 여성에게 아무런 결정권도 주어지지 않은 채로 요양보호가 떠맡겨진 결과이다. 이러한 여성에 대한 차별적인 취급 배경에는「남자는 일이 제일」,「가족은 남자가 일하여 부양함」이라는 것들이 남성을 붙들어 매어 성(gender)에 영향을 주고 있다는 지적이다.

요양보호 문제를 비롯하여 노화와 관계되는 제반 문제를 성의 개념으로 보지 말고 노인 전반의 건강과 요양보호하는 가족의 생활과 건강을 유지하기 위해서는 어떠한 형태가 가장 바람직할 것인가 하는 것을 남녀 역할을 도모하여 가장 적절한 형태로 문제해결이 이루어지도록 하는 것이 노화와 가족 면에서 필요할 것이다.

(3) 가족에 의한 노인학대

「2012년도 노인학대현황 보고서」(보건복지부)에 의하면 노인의 학대 사례는 2012년 9,340건이고, 2011년에는 8,603건으로 전년도 대비 8.6%가 증가하였다. 노인학대가 발생한 곳은 가정 내가 2,909건(85.0%), 생활시설이 216건(6.5%), 공공장소가 86건(2.5%)이었고, 학대 발생빈도는 1주일에 한 번 이상이 1,282건(37.45%), 매일이 859건(25.1) 순으로 나타났고, 학대 행위자는 아들이 1,586명(41.2%), 배우자가 494명(12.8%), 딸이 463명(12.0%)으로 나타나서 아들, 배우자, 딸, 며느리, 사위, 친척 등 친족의 경우가 2,954건으로 학대 행위자의 대부분을 차지하고 있었다.

아들의 배우자(며느리)에 의한 학대는 미국과는 달리 우리나라의 특징이라고 할 수 있다. 이 배경에는 우리나라에서의 결혼이나 가족의 본연의 상태가 우리나라 사회문화적인 구조 그 자체에서 이해하여 갈 필요가 있을 것이다.

3. 노화와 사회

1) 노인의 건강문제

(1) 불균형한 구조

우리나라 사회에서 「노화」가 주목해야 할 과제로서 직접적인 동기는 단기간에 급격히 증가하는 노인 수가 사회에서 어떠한 의미를 가지는가를 사람들이 느끼기 시작한 것이다. 노인 증가에 반하여 생산연령 인구수 감소는 지원하는 자와 지원받는 자라고 하는 사회구조의 한계를 의미한다. 노인 수가 증가한다고 하는 것은 단지 건강한 노인만이 증가하지는 않고 질환이나 장애를 가진 노인의 수도 건강한 노인과 함께 증가하고 그 수에 비례하는 노인 의료비도 똑같이 많아지게 되는 것이다. 지원받는 자, 즉 노인이 사용하는 의료비가 많아지면 그 부담은 지원하는 자를 압박하게 되지 않을 수 없게 된다. 노인보건법의 제정이나, 건강보험법과 장기요양보험법에 관련되는 토론도 이러한 지원자와 지원받는 자의 불균형에서 생긴 재정문제를 누가 어떻게 비용을 부담할 것인가 하는 문제에서 발단하고 있다. 노화를 사회의 중심에 포함시킨 것은 노인의 건강에 관한 재정적인 문제가 현저하게 나타나고 있는 것을 어떻게 해결할 것인가이다.

(2) 생활의 장 문제

노인 건강을 생각하는 경우, 단순히 건강과 불건강, 질병이 있다와 있지 않다고 하는 2분법적인 사고방식으로 이해하는 것이 아니라 노화에 수반하는 신체적인 기능저하나, 어떤 질환이나 장애를 가지면서 요양한다고 하는 노년기 특유의 생활을 기반으로 한 건강에 대한 이해 방법이 필요하다. 오늘날 사회에서 노인의 건강문제는 건강상으로 문제를 일으키고 있는 질환을 치료한다는 접근뿐만 아니라 질환이나 장애를 가지면서 생활하면서 생기는 건강상의 문제를 어떻게 해결하고 완화하여갈 것인가 하는 시점에서의 접근도 필요하다.

이것은 노인의 건강문제가 병원 등의 의료기관만의 문제가 아니라, 시설이나 재택 등에서 건강의 문제를 가진 노인이 어떠한 케어를 받으면서 생활할 것인가 하는 치료와 요양의 장과 생활의 장이라고 하는 시점에서의 시책이 필요하다는 것을 의미한다. 정부의 노인복지 추진 10개년 전략이나 노인장기요양보험법에 게재된 시설 등의 목표수는 노인 건강에 대한 케어의 장을 확보하려는 목적이 있었다. 또한 의료기관에 입원하는 노인의 사회적 입원 문제나 최근 요양병원 증가는 정치적인 동향과 관계된다.

(3) 사회의 방향성

노인의 수 증가와 함께 요양보호를 필요로 하는 노인의 수도 서서히 증가하고, 「2004년 보건복지부」에서 질환 노인과 치매 · 중풍 노인의 요양기능을 수행하는 노인요양시설(요양시설, 전문요양시설)의 이용 노인 수는 2004년 18,070명으로 2003년도의 13,754명에 비해 무려 31.4%나 증가하였다. 시설 수도 2003년 232개소에서 2004년도에는 357소로 1년 사이에 무려 125개소나 증가하여 와상노인 수가 계속 증가할 것으로 예측하여 요양보호 예방의 중요성이 높아지고 있다.

한편, 노인의 활동성 유지에는 「생활의 주체성」, 「사회에 관심」, 「다른 사람과의 관계」, 「관계가 깊은 사회 참가」 등이 영향을 주므로 종합적인 건강대책이 와상상태를 없앨 수 있다고 생각하였다. 즉 계속 증가하는 노인의 건강문제는 단지 의료기관이나 노인복지시설의 치료와 케어의 대응뿐만 아니라 지자체나 정부가 미래적인 전망하에 대처하여야 할 중요한 과제이고, 나아가서는 사회 전체의 제도적인 문제로서 대처하여 갈 필요가 있다고 하는 것이다.

이와 같은 생각 아래 각 지자체 등에서는 2008년에 요양보험법에 입각하여 「와상 예방」, 「와상 제로」를 목표로 하는 여러 가지 보건활동을 수행하여 요양보호 노인에 대한 서비스를 충실히 시행해 왔다. 그 중에서도 요양보호 상태가 된 후 서비스 제공과 동시에 요양보호가 필요한 상태를 예방하기 위한 의식이 고조되어 요양보호 예방 · 지역지원사업이라고 하는 시책이 구현화되기에 이르렀다.

노인의 건강문제는 건강한 노인과 질환이나 장애를 가진 노인 모두가 건강하고 자립한 생활을 영위하도록 하는 과제로서 사회 속에서 이해되어져야 할 것이다.

2) 노인의 생활문제

(1) 노화의 격차

1955년부터 1963년에 출생한 사람들을 베이비 붐 세대라고 묶어 통계적인 대상으로서 열거되고 있다. 이 베이비 붐 세대 사람들이 2010년부터 정년을 맞이하기 시작하였다. 자신의 정년 후를 어떻게 살 것인가? 그것은 오늘날 우리나라에서 노화를 사는 한 사람 한 사람 각자의 과제로서 누구나 동일하게 연금생활로 우아한 노후를 만끽할 수 있는 것은 아니다. 태평스럽게 살 수 있는 사람이 있는가 하면 주택융자를 안고, 별로 연금도 받지 못하고, 나날의 생활을 어떻게 이어갈까 하는 불안 속에서 노화를 맞는 사람도 많다. 노후의 생활수준은 연금을 적립하고 높은 퇴직금을 받을 수 있는 기업에 근무하고 있던 사람과 그렇지 않은 사람과의 사이에서 노화를 맞는 경우 그 상태에는 큰 차이가 있다. 취업과 직업훈련의 어느 것이나 아무것도 하고 있지 않다는 것이다. 이른바 니트(NEET?)라 부르는 젊은이들이 증가하고 있는 요즈음, 그들이 노화에 들어갔을 때에는 어느 만큼의 격차가 생기게 될 것인가 또한 사회는 그것을 어떻게 받아들여 대처하여 갈 것인가가 이제부터의 큰 과제이기도 하다.

(2) 생활기반

정부의 「2008년 노인실태조사」에 의하면 노인가구의 자가(自家) 비율은 상당히 높은 79.3%(65세 이상 노인 기준 77.7%)로 나타났지만 노인 독거가구는 자가보유 비율이 57.7%에 불과해 주거 안정성이 상대적으로 낮은 것으로 조사되었다. 소득수준은 남성 노인이 여성 노인에 비해 2.7배의 차이를 보이고 있어 성별 소득수준의 격차가 큰 것을 알 수 있었다. 노인 개인의 소득구성에서는 사적 소득이 44.7%로 가장 높게 나타나고 있으며, 공적 소득(연금 포함)이 25.5%, 근로 및 사업 소득이 22.6%, 금융 및 부동산 소득 7.2% 순으로 나타났다. 남성 노인은 여성 노인에 비해 근로 및 사업소득과 공적연금 소득의 비중이 높은 반면, 여성 노인은 사적이전 소득과 기타 공적이전 소득의 비중이 높은 것을 알 수 있었다.

우리나라의 공적연금은 주로 현재의 현역 세대가 노인 세대로의 급부를 부담하는 방식(부과방식)에 의해서 운영되고 있다. 즉 현역 세대가 납입하는 보험료는 자신들이 장래 수취할 연금을 적립하고 있을 리는 없고 오늘날의 노인에 대한 연금으로서 지불되고 있다. 노인인구의 증가에 의해 연금 수급자도 증가하여가는 속에서 노인에 대한 연금급부의 수준을 유지하려면 보험료를 지불하는 세대에의 부담을 증가시키지 않을 수 없다. 의료비 재원문제와 마찬가지로 보험료를 담당하는 생산연령인구 감소와 노인인구 증가의 구도는 노인의 생활을 지원하는 연금제도의 재원확보에 큰 영향을 주고 있다.

(3) 노인의 경제활동

「2008년 노인실태조사」에 의하면 2008년에 65세 이상의 노인 중에서 34.5%(65세 이상 기준 30.0%)가 취업 노인이며, 65.5%는 과거 취업경험이 있으나 현재 취업을 하지 않은 노인(48.7%)과 평생 경제활동 경험이 없는 노인(16.8%)으로 구성되어 있음을 알 수 있었다. 취업 노인이 현재 일하는 이유는 생계비 마련(87.0%)이 가장 많고, 그 외 건강유지(6.0%), 용돈 필요(3.1%), 시간을 보내기 위해(3.1%), 사람들과 교제(0.5%) 순이었다. 연령이 낮을수록 '생계비 마련'이라고 응답한 비율이 높았다. 그리고 취업 노인의 40.2%가 현재하는 일에 만족하고 있으며, 90.2%가 현재 하는 일을 계속할 의사가 있었다. 모든 연령층에서는 남녀 모두가 「경제적인 이유」를 열거하는 자가 대부분(55.3~91.7%)으로 나타나 있다. 연금 등의 공적부조에의 불안이 확산되는 가운데 경제적인 안정을 원하여 파트 등의 취업을 희망하는 노인도 증가하고 있다.

미취업 노인의 37.1%(65세 이상 기준 32.2%)가 향후 경제활동 의사가 있고, 남성 노인이 여성 노인보다, 연령이 낮을수록, 교육수준이 높을수록 이러한 욕구는 크게 나타나고 있다. 미취업 노인(65.5%)이 현재 경제활동을 하지 않고 있는 주된 이유는 건강상의 문제(45.6%)가 가장 컸으며, 고령으로 인해 주어지는 일자리가 없어서(23.5%), 가족수발 등 집안일로 인해(7.3%) 등의 순으로 나타났다.

노인이 취업을 희망하여도 연령의 문제나 생각하는 것처럼 고용 조건이 정비되어 있지 않다. 일이 없다는 이유로 취업할 수 없는 현상이 있고, 고용 상황이 나빠서 시간제 근무나 아르바이트에 영향을 주고 있다고 생각한다. 정부에서는 노인 일자리사업은 일을 통한 사회 참여의 기회를 제공함과 동시에 노인에게 경제적 자립 기반 마련을 지원하여 활력 있는 노후(Active ageing)생활을 누릴 수 있는 제도적 기반을 마련하고 있다. 일자리의 내용 또한 단순 공공 근로형에서 사회적으로 유용한 가치를 창출하는 일자리로 전환되고 있다. 또한 보다 많은 노인이 참여할 수 있도록 지역사회 발전에 기여하는 공공 일자리를 확대하고 민간 분야에서 노인들에게 적합한 일자리를 개발 · 확산하는 노력으로 노인의 욕구와 특성에 부합하는 맞춤형 일자리를 확대할 계획이다.

(4) 노인의 사회 참가

2001년에 발표된 고령사회대책에는 「노인이 연령에 구애되지 않고 다른 세대와 함께 사회의 중요한 일원으로서 사는 보람을 가지고 활동할 수 있는 자원봉사 활동을 비롯하여 노인의 사회 참가 활동을 촉진함과 동시에 노인의 자유시간을 유효하게 활용하여 충실하게 보낼 수 있는 조건을 정비한다」는 것이 명시되어 있었다.

일본의 「2009년판 고령사회백서」를 보면, 65세 이상 노인의 그룹 활동에의 참가 상황은 59.2%가 무엇인가의 그룹 활동에 참가하고 있는데 이것은 10년 전에 비하면 15.5% 증가하였다. 노인의 사회참가가 꾸준히 증가하고 있다는 것을 알 수 있었다. 구체적인 활동으로는 「건강 · 스포츠」가 30.5%, 「지역 행사」가 24.4%, 「취미」가 20.2%로 되어 있다. 지역을 위한 봉사활동에서 가장 필요한 요건은 44.4%가 「자기 자신이 건강하다는 것」이라고 응답하고 있다. 노인의 사회 참가 촉진에 건강상태가 유지되고 있다는 것이 중요하다는 것을 알 수 있었다.

「2009년판 고령사회백서」에서는 노인의 사회 참가가 증가하고 있는 한편에서 이웃 사람끼리의 결속은 약해져 있다고 보고하였다. 60세 이상의 노인의 이웃 사람들과의 교류는 2008년의 조사에서는 「친하게 교제하고 있다」가 43.0%(1988년 64.4%, 1993년 59.5%, 1998년 54.1%, 2003년 43.0%), 「인사를 하는 정도」가 51.2%(동 30.7%, 35.6%, 40.7%, 40.9%)이어서, 과거의 데이터와 비교해 보면 이웃과 친한 교제가 감소하는 경향이 나타나고 있다. 이것은 노인이 참가할 수 있는 서클이나 개인의 취미를 살린 여가활동 등 참가하는 그룹의 선택지가 증가하여 다양화된 사회 참가의 종류와 활동범위가 넓어지고 있는 것이 하나의 요인이라고 생각된다.

2009년 통계청의 고령자 통계에서 보면, TV 및 비디오 시청이 43.7%, 여행 0.2%, 사교활동 6.8%, 봉사활동 15.8%로 나타났고, 제2차 저출산 고령사회 기본계획의 조사에서는 노인 여가문화 수요는 확대되고 있으나, 관련 인프라 미흡으로 적절한 여가생활을 누리지 못하는 상황이다. 65세 이상 노인의 사회단체 활동 참여는 종교단체(45.6%)와 친목단체(59.6%)에 집중, 문화활동(1.2%)과 스포츠 · 레저 단체(4.0%) 가입률은 매우 저조하고, 노인 여가문화 수요는 확대되고 있으나 관련 인프라 미흡으로 적절한 여가생활을 누리지 못하는 상황이다.

3) 노인을 둘러싼 환경문제

(1) 사회와 노인에 대한 차별(노인 차별, ageism)

노인과 젊은 사람, 남자와 여자가 모여서 하나의 사회를 형성하고 있을 때 거기에는 그 사회를 유지하고 움직여 간다고 하는 중요한 목표가 존재한다. 그리고 그 목표를 달성하기 위해서는 누군가가 그 사회의 유지방법, 움직이는 방법을 결정하지 않으면 안 된다. 누군가가 사회의 그러한 의사를 결정하려고 할 때 거기에는 의사결정을 하기 위한 흐름이 생긴다. 의사의 흐름은 결정자로부터 결정에 따르는 자에로 전해지기 위하여 거기에 상하의 권력구조가 구축되어 간다. 문제가 되는 것은 그 권력을 누가 쥐고 있는가, 즉 누가 누구의 이익에 근거하여 의사를 결정하고 있는가 하는 것이다. 오늘날 우리나라에 있어서 이러한 주권을 가진 자는 한국 헌법이 선언하는 바의 국민이다. 그러나 헌법이 어떻게 정해져 있어도 사회가 그것을 어떻게 받아들일 것인가를 제한할 수는 없다. 예를 들면, 90세를 넘은 노인을 사회가 어떻게 받아들일 것인가? 사회의 의사결정에서 없어서는 안 되는 주권자의 한 사람으로 받아들이는 것인가, 아니면 「늙으니까 아들을 따르라」고 하여 젊은 사람들의 의사결정에 따르는 존재로서만 받아들일 것인가? 만일 후자라고 한다면 노인은 무언의 차별적인 행위 속에서 한 사람의 국민으로서 인정되어야 할 권리를 박탈당하고 있는 것이 된다.

사회에서 여러 가지 차별이나 편견이 있는 문제로서 이해될 수 없으나 그러한 문제는 인종이나 출생이 다른 사람끼리 접촉하는 곳에서 많이 발생하고 있다. 그러나 청년과 노인이라고 하는 연령이 다른 사람끼리의 접촉에서 발생하는 노인에 대한 차별은 상대(노화)와 다르다고 생각하고 있는 그 기반(젊음)이 가령(ageing)이라고 하는 과정 속에서는 같은 묶음에 속하고 있다. 결국 연령에만 국한된 조직적인 노인에 대한 차별적 편견(ageism)은 그대로 장래에 노화를 맞는 자신의 예후를 공격하고 있는 것이다. 노인과 관계되는 간호자는 노인의 이해와 함께 노인을 둘러싼 이러한 모순을 내포한 사회의 상황에 대해서 확실하게 이해하는 것이 필요하다.

(2) 노인의 성에 대한 차별

노인을 둘러싼 노화의 문제 중에서 노인의 성에 관해서는 많은 오해와 연령에 의한 차별적 멸시가 있다고 말해도 과언은 아니다. 노인의 성에 대해서는 「노인에게 연애감정은 없다」, 「노인은 섹스를 하지 않는다」고 하는 오해나 노인의 그러한 감정이나 생리적 행위를 몹시 싫어하여 금기시 하는 경향조차 있다. 그러나 많은 연구에서 가령에 의한 성적인 관심은 감소하기는 하지만 대부분 노인들에서 성행위는 계속되고 있고, 신체적으로도 규칙적인 바른 생활이 유지되고 있으면 80세를 넘어서도 성행위는 가능하다고 한다. 또한 고령화가 되고 요양보호 상태가 되고 나서도 성욕구나 이성에 대한 관심은 극히 자연스런 일이고 일반적인 일이다. 그럼에도 불구하고 노인이 이러한 감정을 품는 것에 대해 「호색한」이라고 하는 딱지가 붙고 「나잇값도 못한다」라고 하는 사회의 규범에 부끄러워 해야 할 행위인 것처럼 취급되면 그것은 노인의 일반적인 자세를 부정하는 차별적인 행위로서 노인을 억압하고 있는 것이다.

(3) 포지티브 에이지즘(positive ageism)

에이지즘(노인 차별)이나 노인의 성에 대한 차별은 고령을 과시하고 노인을 우대하는 것에 대한 상대적인 개념으로 차별적 행위이다. 이러한 차별은 포지티브 에이지즘이라 부른다. 노인을 간호하는 자는 노화를 둘러싼 이러한 사회환경을 확실히 파악하여 단순한 연령적인 기준에 의해서 노화의 의미와 가치를 확실하게 판별해야 할 것이다.

(4) 권리옹호(advocacy)

「젊음」은 자립의 증거이고, 생산성의 원동력이며, 사회의 주권자로서의 조건이지만 젊다고 하는 것은 또한 물리적인 생산성이 높은 것으로 노인이나 장애자가 가진 권리를 빼앗고 약자를 사회에서 소외시키려고 하는 사회의 권력구조하에 공공연하게 행해지는 차별행위이다. 실제로 노인을 단지 연령을 기준으로 할 때 차별하는 에이지즘(차별)은 개인으로부터 제도수준까지 사회 속에서 다양하게 존재하고 있다. 이것은 노인멸시나 노인학대라고 하는 현상으로서 뿐만 아니라 노인과 함께 사회생활을 하는 개인적인 노인관에 대한 문제로서도 존재하고 있다.

한 사람의 노인은 어떠한 신체적 · 정신적 · 물리적인 상황하에 놓여 있어도 보통 사람이 보통으로 살고 있는 권리가 보장되어 있는 것이고, 그 권리는 몇 사람일지라도 침해해서는 안 된다. 또한 한 사람의 노인이 와상이나 치매로 자기의 권리를 표명하지 못하고, 그 일로 정당한 권리행사를 저해받고 있어 여러 가지 권리의 침해나 무시가 이루어진다면 그들의 정당한 권리를 옹호하고, 그들이 필요로 하는 권리의 행사나 욕구의 표명을 지원하고 대변하는 자들이 필요하다. 노인의 권리옹호(애드보카시)는 노인과 함께 사회생활을 공유하는 사회의 구성원들이 지원하여 이루어져야 할 것이다.

4. 노화와 자신

1) 노화와 생활사

간호자가 서비스의 대상으로 하는 「사람」의 존재는 대면하고 있는 순간의 「사람」은 아니다. 지금 눈앞에 있는 그 사람은 태어나서부터 현재에 이르기까지의 역사를 짊어진 존재이기 때문이다. 또한 그 사람은 현시점에서 최후의 시기인 죽음에 이를 때까지의 인생도 있는 존재이기도 하다. 지금까지 구축하여 온 생활사와 이것으로부터 완성을 향한 걸음을 누적하여 가는 역사의 전부가 그 사람 자신이고, 간호의 대상이 되는 것이다. 그 때문에 간호자는 노인의 과거의 생활사만을 아는 데 국한하지 말고 노인 자신의 과거의 생활사와 남은 인생을 나아가는 현재의 노화의 상황을 어떻게 타협하고 있는가를 아는 것이 중요하다.

「사람」의 존재에는 생활이라고 하는 시간적인 흐름뿐만 아니라 대상자가 어디에서 태어나 어떠한 삶을 살아왔는가, 또한 어떠한 역사적 배경이 있는 세계에 생활하고 어떠한 생활양식을 보내왔는가, 그 사람의 생활사적 시간을 경험한 사회 · 문화 속에 있었는가, 그리고 그 때문에 스스로가 늙는 것을 어떻게 받아들이고 있는가 또한 자신의 현재 생활을 어떻게 생각하고 있는가, 그리고 자신의 죽음을 향해서 어떻게 괴로움을 참고 꿋꿋이 살아가려고 하는가 등은 노인 자신과 그의 사람다움을 묘사하기 위하여 매우 필요하다.

2) 노화를 형성하는 것

(1) 그 사람다움이란?

「그 사람다움을 소중히 한다」고 하는 말이 케어의 세계에서는 흔히 사용되고 있다. 그렇다면 「그 사람다움을 소중히 한다란 도대체 무엇을 소중히 하면 좋은가」라고 물으면 대답을 못하는 간호자도 많다. 그것은 「그 사람다움」이란 것을 끄집어내서 보일 수도 없으면 그것을 설명하는 것도 어렵기 때문이다.

다음과 같은 예를 생각해 본다. 실습 중의 학생이 맡고 있는 입원환자는 병원에서 지급되는 잠옷이 아니라 자신의 잠옷을 입고 싶다고 생각하고 있었다. 그러나 가족으로부터 병원에 폐를 끼쳐서는 안 된다는 말을 듣고 있었기 때문에 그 환자는 어쩔 수 없이 병원의 잠옷을 입고 있었다. 학생은 환자에게 환자답게 하기 위하여 고민하고, 환자답게 되기 위하여 어떠한 지지를 할 수 있는가를 생각하였으나 떠오르지 않았다. 그러나 시점을 바꾸어 보면, 그 환자는 자신의 잠옷을 입고 싶다고 하여, 가족에게 말한다고 해도 최종적으로 병원의 잠옷을 입는 결정은 본인이 한다는 것이다.

(2) 그 사람다운 노화

「그 사람다움을 소중히 한다」란 그 사람이 원하고 있는 일이나 하고 싶은 것 모두가 그 사람의 생각대로 하도록 조정하는 것은 아니다. 그 사람다움이란 그 사람을 둘러싸고 있는 여러 가지 상황 속에서 그 사람의 일상생활 동작을 주위 사람들이 어떻게 받아들이고 있는가에 따라서 나타나기도 하지만 받아들이는 방법 여하로 그 사람다움은 무관심하게도 될 수도 있다는 것이다.

그 사람다운 노화가 존중되기 위해서는 그 사람이 생각하고 있거나 원하고 있는 것,

가지고 있거나 소속되어 있는 것이나 분위기도 중요하지만 그 이상으로 그 사람의 행동거지를 주위 사람들(사회)이 어떻게 받아들이는가가 중요하다. 바꾸어 말하면, 그 사람다운 노화란 노화를 체험하는 사람과 그 사람을 둘러싸고 있는 사회와의 관계성에서 구축되어가는 것이다.

3) 노화의 의미

(1) 자신과의 대치

사람은 의미적인 존재이다. 즉 사람은 의미를 깊이 추구하는 존재이고, 그 의미에 따라서 자신을 완성시키려고 하는 것 이외 아무것도 없다는 의미를 나타내는 존재이다. 바꾸어 말하면, 사람은 단지 살아 있는 존재일 뿐만 아니라 살아 있다고 하는 것과 자신이 이 세상에 살고 있다는 것의 의미를 알지 않고는 살 수 없는 존재인 것이다. 자신을 둘러싼 다른 사람과의 관계성에 의해서 자기다움을 가질 수 있으면서 늙는다는 것은 다른 사람과의 관계에서 노화의 의미를 항상 추구하고 모색함으로써만이 찾아낼 수 있다.

노화의 의미는 자신의 탄생에서부터 최후의 시간인 죽음과 마주하고 일련의 라이프사이클을 경험하는 자신이라고 하는 존재의 의미를 묻는 것이다. 그러나 다른 사람(社會)과의 관계 속에서 자신의 의미가 물어질 때 다른 사람(社會) 속에 자신이 어떠한 형상을 하여 의미 있는 장소를 점하고 있는지가 중요하다. 왜냐 하면, 그것에 의해서만 사람은 자신이 다른 누군가에 있어서 의미 있는 존재로서 있다는 것을 느낄 수 있는 것이고 그것에 의해서 사람은 사는 힘을 얻기 때문이다. 결국 하나의 사회 속에 살고 노화를 경험하고 있는 자신의 존재가 사회에 있어서 의미 있는 존재인가가 중요한 것이다.

그러나 그것은 그 사회가 노화에 대하여 어떠한 가치를 부여하고 있는가에 의해 크게 좌우된다. 예를 들면, 미국에서 널리 인정되어온 노화의 신화에는 다음과 같은 것이 있다.

① 노인은 질병적 경향이 있다.
② 새로운 기술은 젊지 않으면 마스터할 수 없다.
③ 이제 와서 시작하여도 이미 늦다.
④ 양친은 선택할 수 없기 때문에 체념할 수밖에 없다.
⑤ 등불은 켜지지만 전압은 낮다(성적 관심은 쇠약하다 뿐이다).
⑥ 노인은 사회의 부담스러운 짐이다.

오늘날 미국에서 노화는 미국 사회의 권능주의나 합리주의적인 사고방식 또는 생산성 지상주의적인 이해 방식에 의해서 노화에 대한 가치의 표현이라고 해도 과언은 아니다. 그래서 그러한 사고방식을 가진 사람들이 사회 속에서 살아오면서 자신의 노화에 대한 의미를 찾아내려고 할 때 그 사회와의 관계 속에서 구축한 자기다움에 대한 의미를 모색하는 것이다. 그러나 늙은 것이 합리적이 아니고 생산성이 없다는 것에 가치를 두는 사회라면 자신의 거처를 찾아내는 것이 곤란하게 될 것이다. 왜냐 하면 합리성, 기능성, 생산성이라고 하는 것에서의 탈출이 노화의 모습이기 때문이다.

(2) 위탁받은 과제

보우오바르(Beauvoir)는 「인간 최후의 15~20년 동안 1개의 폐품이라는 사실이 우리들의 문명의 좌절을 나타내고 있다」고 하였는데, 이것은 각기 노화를 경험하는 사람들에게 어떤 의미있는 가치를 제공할 것인가? 이것은 사람이 언젠가 경험하는 자신의 노화 문제와 대면하면서 살아야 한다는 것이다.

노화는 산다는 의미와 가치로서 인생을 살고 있는 그 사람 자신을 주체로 하여 창조되어야 할 것이다. 그러나 노화는 산다는 의미나 사는 사람의 가치까지도 사람들이 사는 사회나 문화에 의해서 규정되고, 그 속에서 무언의 압력에 의해 늙어가는 것을 강요당하는 상황이지는 않다. 누구나가 사회 속에서 주체적으로 노화와 마주 대하고 적극적으로 노화의 의미를 묻고 탐구하여 각자가 모색하여가는 것이 필요하게 될 것이다. 거기에 노년 간호의 지향해야 할 목표가 있다.

학습과제

1. 노화를 경험하는 노인 자세의 다양함을 알아야 한다.
2. 우리나라에 있어서 가족구조의 변천을 감안하여 가족이라고 하는 시점에서 노인의 생활현상이나 문제점을 생각하여야 한다.
3. 오늘날 노화를 사회상황이나 사람들의 가치관의 변화 등을 감안하여 이해하여야 한다.

⊙인용문헌

1) 竹中星郎：高齢者の孤独と豊かさ，日本放送出版協会，2000
2) 総務省：第1表 就業状態，年齢階級別15歳以上人口．平成20年労働力調査年報
http://www.stat.go.jp/data/roudou/report/2008/dt/ より2011年1月11日検索
3) 総務省：高齢者の就業状況．統計からみた我が国の高齢者－「敬老の日」にちなんで－，2002
http://www.stat.go.jp/data/topics/info175.htm より2011年1月11日検索
4) ジョン・W・ローウェ，ロバート・L・カーン：年齢の嘘－医学が覆した6つの常識（関根一彦訳），30-57ページ，日経BP社，2000

제2절 노년기의 이해

학습목표

1. 노년기를 설명할 수 있다.
2. 노인이란 어떠한 시기에 있는 사람들인가를 설명할 수 있다.
3. 노년기에 있는 사람들의 발달과제를 설명할 수 있다.
4. 가령(노화)에 관한 여러 가지 이론을 설명할 수 있다.
5. 노년기에 있는 사람들의 신체적·정신심리적·사회적인 기능 변화(노인성 변화)를 설명할 수 있다.

노년기 또는 노인의 이해는 노년기가 여러 가지 쇠퇴나 상실체험에 직면하는 연령이기는 하지만 생애발달이론의 관점에서 발달의 한 단계로서 이해되는 것이 중요하다.

따라서 본 장에서는 먼저 인간발달론에서 노년기를 정의하고 이어서 발달 과제, 가령(노화)이론 및 신체적 · 정신심리적 · 사회적인 노인성 변화로 학습을 진행한다.

1. 노년기란?

1) 인간 발달론에 의한 노년기

발달이란[1),2)] 개체가 정자와 난자의 수정에 의해서 출생하고 그 후 환경적 제반조건하에서 신체의 모든 기관 · 형태 · 기능이 양적 · 질적으로 변화하는 과정으로 정의되어지는 것이다. 또한 기능적 · 신체적 발달의 성장과 감퇴, 가치판단을 동반하는 변화나 자아나 정신면의 변화 및 사회성의 변화도 포함되고 있다. 그리고 발달은 연속적이고 순차성이 있으며, 단계적으로 나타나고 개인성이 있고 분화와 결합을 반복하는 것이 특징이다.

종래의 발달연구는 인생의 전반기, 즉 유아기, 아동기, 청년기의 발달에 초점이 맞추어지고, 그 후 장년기, 노년기의 발달은 별로 중요시 되지 않았으나 현대에서는 장년기, 노년기도 발달 단계를 포함하여 출생에서 사망에까지 모든 생애과정을 포함하고 있다. 이와 같이 모든 생애발달의 개념과 중요성은 오늘날 당연한 것으로서 받아들여지고 있다. 특히 출생에서 사망에 이르기까지 인생의 모든 시기에 걸쳐서 나타나는 성장과 감퇴의 양상을 밝히려고 하는 생애 발달심리학 분야와 노년학 분야에서도 노년기의 가령에 수반하는 변화가 반드시 종래 이해되어온 바와 같이 단순히 능력 감퇴뿐만 아니라 유전적 소인을 기반으로 한 자연적 · 물리적 · 화학적 · 인간적인 환경 및 라이프스타일 등 여러 가지 요소의 상호작용의 결과로서 생기고 그 상태는 개인차가 대단히 크다는 것이 검증되어지고 있다. 노년기도 생명을 받은 순간부터 연속적, 다차원적, 다방향적으로 일어나는 발달과정의 한 단계로 이해하여야 한다.

이 생애발달의 사고방식은 옛날은 독일의 철학자 테테(Tetens JN)가 1777년에 가령을 생애발달의 한 요소로서 위치를 부여하였고, 독일의 철학자 카루스(Carus FA)는 노년기를 감퇴함과 동시에 성숙과 진보의 단계로 파악하였다. 또한 벨기에의 통계학자 케토레(Qurtelet A)는 1840년에 출생부터 사망까지 각종 데이터를 제시하고, 생애에 걸친 발달의 중요성을 지적하였다. 오늘날 생애발달의 이해 방법이 정착된 것은 1970년대 경우 발테스(Baltes PB)가 실증적 연구를 근거로 「발달은 생애에 걸쳐서 일어나는 변화이고, 변화는 다면적이고 어느 시대의 변화에도 획득과 상실이 있다」고 제창한 것에 의한다[4].

카우프만(Kaufman SR)[5]은 노인의 발달에 관하여 건강한 노인을 대상으로, 프리담(Feiedam B)[6]은 많은 노인을 대상으로 인터뷰를 실시하여 노인들은 계속 성장하면서 존재하므로 노화가 청년기부터의 쇠퇴한다고 하는 정의에는 맞지 않는다고 하였다. 또 일본의 모리야(守谷)[7]는 노인들은 여러 가지 상실이나 쇠퇴에 직면하는데 이 사실을 받아들여 노인들의 자아에 접근하여 노년기를 단지 쇠퇴기로서만 아니라 동시에 그때까지 살아온 증거로서 완숙기로서의 특징을 붙이자고 하였다.

이와 같이, 노년기를 단순한 쇠퇴기로 일방적인 견해로 받아들이는 것이 아니라 인간이 이 세상에 생명을 받은 순간부터 연속적, 다차원적, 다방향적으로 일어나는 발달과정의 한 단계라고 이해해야 하고, 노년기에서도 발달은 나타난다고 하는 사고방식은 노년기나 노인을 이해하는 면에서 대단히 중요한 것이다.

2) 발달단계로서의 노년기

발달은 앞에서 기술한 바와 같이 정지하는 것이 아닌 순서성이나 연속성에 따른 일정 규칙에 의한 연속적인 변화이지만 그 발달과정은 획일성이 아닌 현저한 특징을 가진 몇 단계를 가지고 있어 이 특징을 기준으로 분류할 수가 있고 이것을 「발달단계」라고 한다. 수정란으로 시작하여 발생, 탄생, 성장, 성숙, 쇠퇴, 죽음에 이르는 과정인 인간의 일생을 발달단계로서 이해하면 일반적으로 태아기, 유아기, 학동기, 청년기, 장년기, 그리고 인생의 최후 단계인 노년기로 분류할 수 있다.

다만, 노년기가 몇 살부터 시작되고 어떠한 연령구분으로 구별할 수 있는가는 학문영역상, 통계상, 행정 · 법률상, 사회관습상 명확하지는 않다. 가령, 레빈손(Levinson DJ)[8]은 인생을 사계로 예를 들면, 그림 1-1과 같이 4기로 나눔과 동시에 4~5년의 「과도기」가 있다고 하고, 「노년기」를 「노년의 과도기」를 경과한 인생의 최종(冬) 시기로 규정하고, 65세 이상(노년 전기 · 후기 : 65~80세, 만년기 : 80세 이상)으로 하고 있다. 또 뉴가르텐(Neugarten BL)[9]은 노년기를 아직 원기가 있는 노년 전기(young-old)와 쇠약이 눈에 띄게 되는 노년 후기(old-old) 두 가지로 구분하고 있다. 그리고 최근에는 표 1-3에 나타나 바와 같이 특히 통계상 또는 의학 · 간호학상 및 행정상 그 특징에서 65세 이상을 노년기(노인)로 하고, 65~74세의 노년기에 있는 사람을 전기 노인, 75세 이상인 사람을 후기 노인으로 하고 있다.

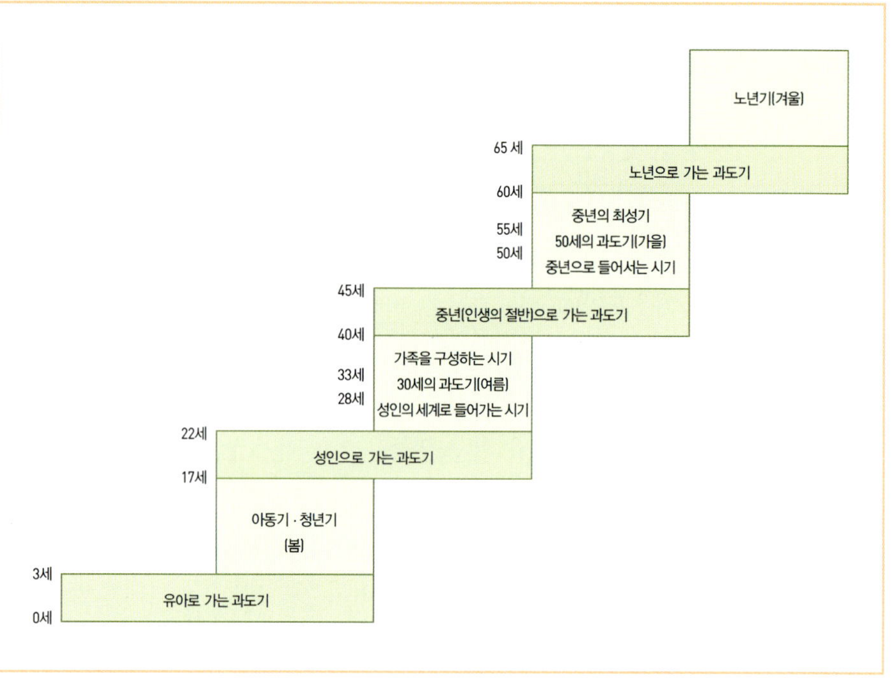

그림 1-1 레빈손의 인생의 사계
〈출처〉 Levinson DJ : 인생의 사계 – 중년을 어떻게 살까? (남강 역), 90쪽, 講談社, 1980에서 인용

표 1-3 노년기의 연령구분

연령구분	특징	노년기 명칭	
65~74세	• 노동, 육아 등의 사회적 책임으로부터 해방 • 건강과 경제적 뒷받침으로 새로운 라이프스타일 가짐 • 노인성 자각력 있는 사람과 없는 사람이 있고, 일정하지 않음	고령 전기, 전기 노인, 노년 전기 (the elderly, younger aged, young-old)	전기 고령자
75세 이상	• 심신쇠약이 현저한 노년기 증세 • 대부분이 노인성 자각을 가짐	고년기, 후기 노인, 노년 후기 (the aged, older aged, old-old)	후기 고령자
85세 이상	• 심신쇠약이 더욱 현저하고 생활상의 장애에 의해 다른 사람의 원조 없이는 생활을 계속하기 어려움 • 약간의 스트레스로 병이 생기고, 회복 곤란	고령 후기, 초고령기, 초노인 (the very old, extremely old, oldest old, geriatric stage)	
100세 이상	• 상기 특징을 더하고 매일을 무사히, 안락하게 안정하여 보내는 것이 중요한 시기	백수자* (a centenarian)	

*백수자 : 백세 이상의 초노인. 백수자는 사람의 한계수명(120세)에 가깝고, 인생의 90~95% 이상의 기간을 보내왔다고 생각되고, 사람의 장수 모델일 뿐만 아니라 '행복한 노화'의 모델로서도 주목되고 있음.

3) 발달과정에서의 노년기

발달과정은 인간 발달의 각 시기에서 그 시기 특유의 달성해야 할 과제가 있고, 그 시기에 있는 개인의 욕구를 충족시킴과 동시에 그 개인이 속하는 사회가 기대하는 지식, 기술, 태도 등을 몸이 익히는 것이라고 되어 있다. 노년기에 있어서 대표적인 발달과제는 표 1-4에 나타나 있는 바와 같이 하비거스트(Havighurst RJ)나 페크(Erikson EH)(그림 1-2), 또는 페크의 이론을 기반으로 더욱 발전시킨 페크(Peck R)나 뉴우만(Newman BM) 등이 있다.

이제까지 기술한 것을 정리하면, 노년기란 죽음에 가장 가까운 시기이고, 신체적 · 정신심리적 · 사회적으로 여러 가지 쇠퇴나 상실을 피할 수는 없고, 각각 개인의 긴 인생경험을 가지고 있으며, 그 본연의 자세는 각각 특유하고 개인차도 있다.

나이에 의해서 구분하면 쇠퇴기 · 상실기로서 파악되지만 살아온 증거로서는 완숙기이기도 하다. 그리고 자신의 인생을 회고하여 인생을 총결산하고 자아를 종합하는 시기가 된다.

노년기								통합 대 절망 예지
성년기							생식성 대 자기몰입 보살핌	
성년전기						친밀성 대 고독 사랑		
사춘기					자기동일성 대 혼란 충성			
학동기				근면성 대 열등감 재능				
유희기			자발성 대 죄책감 결의					
아동초기		자율 대 수치심과 의혹 의지						
유아기	기본적 신뢰 대 기본적 불신 희망							

그림 1-2 에릭슨의 사회심리적 단계

〈출처〉 Erikson EH, Erikson JM, Kivmick HQ : 생기 넘치는 관계(朝長正德, 朝長梨 枝子 역), 35쪽, みすず書房, 1990에서 인용

표 1-4 노년기의 발달과제

하비거스트[10)]	유아기, 전아동기, 학동기, 청년기, 전성인기, 중년기, 노년기의 7개 시기로 나누고 노년기의 과제로서 다음 내용을 포함하고 있다 (1) 육체적인 힘과 건강의 쇠퇴에 적응하는 것 (2) 은퇴에 의한 수입의 감소에 적응하는 것 (3) 배우자의 죽음에 적응하는 것 (4) 자기 연령 정도의 사람들과 명랑하고 친밀한 관계를 맺을 것 (5) 육체적인 생활을 만족하게 수행하도록 삶의 준비를 하는 것
에릭슨[11)]	인생을 8단계로 나누고 각각의 단계에는 달성해야 할 심리 · 사회적 과제가 있다. 8단계에서는 노년기(성숙기)로서 과제는 **「통합 대 절망」**을 말한다(그림 1-2). 노년기는 노인이 자기의 인생에 관해서 이룩하여온 것을 회고하는 시기로 위기시기의 정서적 위기에 대하여 긍정적 전망을 전개시키면 자신의 인생의 가치를 찾아내어 만족할 수 있고(자아의 통합), 역으로는 과거 위기를 부정적으로 해결한 경우에는 자신의 인생의 가치에 의심, 우울, 절망을 일으킨다.
페크[12)]	페크는 생식성과 통합의 단계를 시도하고 노년기에서 도전해야 할 3가지 면을 명확히 하였다. • **「자아 분화 대 업무상 역할 몰입」**(은퇴의 위기) 정년퇴직이나 아들의 독립이라는 위기가 찾아오는 경우 정년퇴직은 경제면의 축소와 동시에 취업상 구축해온 지위의 상실을 의미한다. 때로는 다른 사람이나 자식에게 의존해야 하는 새로운 입장에 적응하지 않으면 안 된다. 이 강제적인 변화에 새로운 자기의 가치나 취미 등 의미있는 만족감을 발견(자아의 분화)할 수 있으면 자신의 인생의 다른 측면을 풍부하게 발휘시킬 수가 있다. • **「신체 초월 대 신체 몰입」**(신체적 건강의 위기) 질병에 대한 저항력, 회복력이 저하하고, 신체적에 대한 고통이 증가한다. 이제까지 신체적 건강을 행복감과 결부시켰던 자는 신체적인 위기상황에 직면하면 신체적인 면에만 관심을 집중하지만 신체적인 면을 극복하는 사람은 인간관계나 정신면의 창조적 활동을 행하는 것으로 쾌적하게 살 수가 있다. • **「자아 초월 대 자아 몰입」** 노년기의 위기는 죽음의 예측이다. 죽음은 모든 사람에게 있어서 절대적인 것이지만 젊을 때에는 예기하는 일이 적다. 노년기는 죽음이 가까이 다가온다는 것을 느낄 수 있기 때문에 자아를 초월하여 죽음에 대처하지 않으면 안 된다. 죽음에 잘 대처할 수 있으면 가족이나 자신이 살아온 문화 · 사회를 위하여 활동할 수 있고 활력 있는 만족감을 얻을 수 있다.
뉴우먼 등[13)]	페크의 이론을 중심으로 심리학적 발달을 9단계로 나누고, 성인 후기(노년기)의 인생 과제로서 다음의 3가지를 열거하였다. ① 새로운 역할과 활동에 대한 에너지의 재방향 설정: 쇠약해진 자신으로 인식하지 않고 계속 성장하여 가는 자기자신으로 이해한다. ② 자신의 인생의 수용: 자신의 현실을 받아들임과 동시에 과거의 실패, 위기, 실망을 강조하지 않고 있는 그대로 받아들인다. ③ 죽음에 대한 견해의 발달: 죽음을 인생주기의 당연한 귀결로서 보지 않고 인간으로서의 가치, 성취하려는 자신의 능력, 다른 사람의 생활에 영향을 주고 싶은 생각을 좁히지 말고 공헌할 수 있다는 자신의 유익성으로 죽음에 대한 공포를 느끼지 않고, 스스로 죽으려고 하는 태도와는 다른 종말을 받아들일 수 있다. 또 페크가 말하는 「통합」을 획득하는 데에는 자기 자신에 대한 관찰이 중요하고 자신의 과거를 받아들이면 자존심이 고양되고 자기통합의 과정으로 변화면서 다른 사람과의 상이점보다 유사성에 주목하게 되고 다른 인종집단 · 역사적 시대 · 문화인들과 자신과를 동일시 할 수 있게 된다.
유아사 야스오[14)]	노화의 과정에서 인격형성의 과제로서 요구되는 것은 직업상의 지위나 고용 등의 사회적 역할을 탈피하는 것이며, 그리고 심리적인 역할도 탈피하여 마음의 연령을 박탈하고 정신적인 성장을 달성하여 가는 것이다.

2. 가령(노화) 이론

가령에 수반하는 변화, 즉 노화가 왜 일어나는가 하는 노화의 원인이나 기전에 대해서는 여러 가지 학설이 있다. 하지만 어느 학설이나 노화의 본질을 이해할 수 있으나 노화기전을 완전히 설명해주는 것이 없다고 지적되고 있다. 그러나 이러한 이론을 이해하는 것은 노년기에 있는 사람들의 적응의 사정이나 건강한 생활을 유지하기 위한 원조의 방향성에 활용할 수 있는 것이기 때문에 노년기간호학에 의의 있다고 할 수 있다.

1) 가령과 노화

(1) 가령과 노화

「가령」도 「노화」도 에이징(aging)의 의미이지만, 아슈리(Archley RC) 등[15]은 이 두 가지 의미는, 엄밀하게는 다르고 「가령」은 표 1-5에 나타나 있는 바와 같이 세 가지 단계로서 이해되고 성장하여 죽을 때까지의 과정을 의미한다. 「노화」는 가령의 제3단계인 성장이 완성한 후 쇠퇴 · 저하하여 가는 과정을 의미하고, 「연령과 함께 신체의 기능이 저하하고 생체의 항상성을 유지하는 능력이 상실되고 죽음에 이르는 과정」으로서 정의되고 있다. 또 아슈리(Archley) 등은 가령을 「이상적인 가령」, 「통상의 가령」, 「병적인 가령」의 세 가지 형으로 분류하고 「이상적인 가령」은 대단히 우수한 유전자와 바람직한 환경에 혜택 받아 질병이나 장애를 일으키지 않고 완만하며 최소한의 노화현상이 신체의 각 기능에 일어나는 상태이다. 「통상의 가령」은 우열이 없는 유전자와 좋고 나쁜 양면이 있는 환경하에서 다소의 질병이나 장애를 앓기는 하지만 곧 바로 죽음에 이르지 않는 상태이다. 「병적인 가령」은 약한 유전자와 열악한 환경하에 만성질환이나 중증장애를 앓고 죽음에 이르는 상태를 나타내는 상태이다.

표 1-5 가령의 세 가지 단계

가령의 단계	단계의 의미
제1단계 발전기	신체 기능이 최고의 상태로 성장한다.
제2단계 성숙기	성장이 완성하고, 최고의 신체 기능인 상태를 유지한다.
제3단계 쇠퇴기	유지된 최고의 상태로부터 저하되어 간다.

〈출처〉 Archley RC, Barusch AS : 제론트로지 – 가령의 가치와 사회의 역학(宮内康二 편역), 40~41쪽 きんざい, 2005에서 인용

(2) 생리적 노화와 병적 노화

노인에게 많은 노인성 질환은 각 장기에서 기능의 가령변화를 기반으로 나타나는데, 개념적으로 생리적 노화와 병적 노화로 나누어진다. 「생리적 노화」란 가령에 수반하는

생리적인 기능저하를 말하고, 「병적 노화」란 생리적인 노화과정이 현저하게 가속되어 병적 상태를 일으키는 것으로, 질병이나 장애, 심리적 사회적 스트레스에 의해서 이어나게 되는 것이다. 생리적 노화는 모든 사람에게 비가역적으로 일어나지만 병적 노화는 반드시 모든 사람에게 일어나지 않고 치료에 의해서 어느 정도 가역적이라고 할 수 있다.

생리적 노화에 수반하는 현상을 노화현상이라고 한다. 이것은 생명을 가진 인간에게 시간이 경과함에 따라 일반적으로 반드시 나타나는 생리현상이다. 보통 먼저 외관적인 변화가 나타나서 흐르지 않으면 점차로 항상성(homeostasis) 작용을 할 수 없게 되어 대사기능의 변화가 일어난다. 최후로는 면역력의 저하, 생체방어 기능의 저하가 일어나게 된다. 스트렐러(Strehler BL)[16]은 노화현상의 공통 기준으로서 표 1-6의 4가지를 열거하고 있다. 또한 보통성, 내인성, 진행성은 발육기나 성숙기에도 나타나지만, 노화는 유해성으로 명료하게 구별된다. 그러나 노화현상은 모든 개체에 일률적으로 진행이 안 되고 장기에 따라서 발증이나 속도가 다르고 환경적 · 병리적 · 치료적 · 개인적 요인에 의해서 영향을 받아서 개인차가 크다.

표 1-6 노화현상의 공통 기준

공통의 기준	기준의 의미
보편성 universality	노화현상은 생명이 있는 것 모두에게 공통하여 일어나는 현상이다(일부의 자에게 일어나는 장애나 질병은 포함되지 않는다).
내인성 intrinsicality	노화현상은 탄생, 성장, 죽음이라는 현상과 마찬가지로 개체에 내재하는 것이고, 필연적으로 생기는 현상이다(이상적 환경하에서도 일어난다).
진행성 progressiveness	노화현상은 돌발적인 것이 아니라 보통은 구성하는 세포나 세포간물질의 변화가 경년적(經年的)으로 축적되어 서서히 개체에 나타나는 과정이다(회춘하는 일은 없다).
유해성 deleteriousness	노화현상에서 보는 가장 특징적인 것으로서 형태적 · 기능적인 저하 · 쇠퇴가 있다. 기능은 직선적으로 저하하고, 죽음의 확률은 가령과 함께 대수적으로 증가한다(생존에 있어서 유해하다).

〈출처〉 松本光弘 : 노화의 메커니즘, 노년학대사전(北徹 감수), 9쪽, 西村書店, 1998을 참고로 필자 작성

2) 다양한 가령(노화)이론

(1) 생물학적 노화이론

생물학적 노화이론은 가령에 의한 신체적 변화를 설명하는 것이고, 고전적인 학설로서 소모설, 대사설, 중독설 등이 있고, 20세기 이후의 것은 표 1-7에 나타난 바와 같이 프로그램설, 에러설, 크로스링킹설, 자유라디칼설, 면역이상설, 대사조절설 등이 있다.

표 1-7 생물학적 노화학설의 개요

노화학설	내 용
프로그램설 **① 유전설** **② 테로메어설**	① 수명은 유전자에 의해서 제어되고 노화는 유전자에 프로그램화 되어 있다는 설 ② 사람의 세포에는 46개 염색체의 각 말단에 텔로메어(telomere)라 하는 구조가 있고 염색체가 파괴되지 않도록 고정하여 유전자의 안정화를 도모하고 있으나 세포가 분열할 때마다 짧아져서 결국은 손실되어 세포 그 자체가 분열할 수 없게 되어 수명을 맞이한다는 설
에러설	DNA-RNA-단백질 합성계가 돌연변이 화학적 변화에 의해 변이되고 이 무리에 의해 세포의 기능장애, 노화를 초래한다고 하는 설
크로스링킹설	다수의 반응기를 가진 물질이 가교를 만들고, 서로 다른 다수의 고분자와 결합하여 분해되기 어려운 새로운 고분자를 만들고(cross-linking), 세포장애를 일으켜서 노화의 원인이 된다는 설
자유라디칼설	자유라디칼(free radical, 유리기 : 유리전자를 가진 분자)이라고 하는 수퍼옥사이드, 과산화지질 등이 단백질, 핵산, 지방 등의 생체 구성성분에 장애를 주고 세포기능을 저하시켜서 노화를 일으킨다는 설
면역이상설	가령에 수반하여 면역에 관계되는 세포의 기능저하가 있어 자기항체가 증가하고 자기면역반응이 야기되어 노화를 일으킨다는 설
대사조절설	세포의 대사 회전이 세포분열 속도에 영향을 주어 노화나 수명을 지배한다고 하는 설
세포의 산화 **(활성 산소설)**	세포 내의 미토콘드리아에서 산소가 소비될 때에 부산물로서 강한 산화작용이 있는 활성산소가 만들어지고, 세포의 단백질이나 생체막과 핵의 DNA를 상해하여 그 결과로서 노화가 일어난다는 설
호르몬설	성장호르몬, 인슐린, 테스토스테론, 디하이드로에피안드로스테론(DHEA), 갑상선호르몬이 노화를 조절한다는 설

(2) 가령의 심리학적 이론

가령의 심리학적 이론은 「인지기능」이나 「인생의 목표에 관한 자기결정」의 관점에서 그 개요를 표 1-8에 있다.

표 1-8 가령의 심리학적 이론의 개요

심리학적 가령 이론	내 용
인지기능의 변화로 파악된 가령	지능 : 유동성 지능[1]은 가령에 의해 조금씩 저하하고, 결정성 지능[2]은 가령에 의한 영향을 받지 않지만(오히려 발달함), 고령이 되면 어느 것이든 저하한다. 기억 : 가령에 의해 기억력과 상기력이 저하한다. 단기기억은 가령에 의해 저하하지만, 장기기억은 가령의 영향이 적다. 학습 · 문제해결능력 : 기억력 저하로 가령에 의한 영향은 받지만 적다(환경의 영향이 크다).
인생 목표에 관한 자기결정[3]의 양상에서 파악된 가령	인생목표의 달성을 많건 적건 인정하면 인생에 대한 휴식과 추억이 때로는 질병과 쇠약을 가져온다. 부분적인 목표 달성과 실망은 동기부여가 되어 노력하게 된다. 또한 많건 적건 인생의 목표를 실패하였다고 하면 결국은 우울과 실망에 이른다.

1) 유동성 지능이란 새로운 학습이나 환경의 변화, 발생한 문제 등에 신속하고 유연하게 적절하게 대처할 수 있는 능력. 결정성 지능과는 달리 교육이나 경험에는 좌우되지 않는다. 태어나면서부터 가지고 있는 능력.
2) 결정성 지능이란 학습이나 경험의 축적 · 누적의 결정으로서 얻어지는 지식이나 능력.
3) 뷸러(Bühler C)는 「인생목표에 관한 자기결정」에 대하여 발달단계에 입각하여 5단계를 열거하고, 성인후기(노년기 : 60~65세 이상)는 제5기라 하였다.

(3) 가령의 사회학적 이론

가령의 사회학적 이론은 표 1-9에 나타낸 바와 같이 가령에 수반하여 변화하는 사회생활을 설명함과 동시에 인생의 만족감 획득이나 행복한 노화(Successful aging)를 가능하게 하는 방법을 나타낸 것이다.

표 1-9 가령의 사회학적 이론의 개요

사회학적 가령 이론	내 용
활동 이론	노년기에는 일반적으로 가령에 수반하는 사회적 지위 · 역할 상실이 일어나지만 역할 상실이 적거나 새로운 역할을 얻으면 그 역할에서 다른 사람과의 상호작용을 유지할 수 있다. 결국 장년기에서 사회적 활동의 수준을 유지하는 것이 행복하게 늙기 위하여 필요한 조건이 되고「활동력이 커지면 큰만큼 생활만족도가 높다」고 할 수가 있다.
이탈 이론	노화가 노인과 사회가 서로 이탈해가는 과정이 되면서 상호에게 만족과 은혜를 주고 사회적 균형이 유지된다고 하는 설이다. 이 이탈은 사회적 필요성에 의하지만 노화를 계속 수반하기 곤난한 노인은 사회적 역할에서 자유롭게 되고 남은 인생을 재구축하기 위한 생활로 변하기 때문에 만족으로 연결된다. 한편, 사회에서도 사회적인 권력이 노인으로부터 다음의 세대로 양도되어 사회기능을 계속할 수 있어 유익하다고 할 수 있다.
연속성 이론	직업생활에서 은퇴는 은퇴로 인한 생활 변화가 은퇴 전과 전혀 다른 행동 패턴이나 새로운 생활의 형성이 아니라, 장년기까지 형성되어온 행동 패턴이나 생활, 인성을 계속 유지하면서 변화에 대처하여 가는 것이 노년기에 있어서 바람직한 적응양식인 것이다.
교환 이론	모든 사회에서 이루어지는 상호작용은 행위자 간의 물질적 및 비물질적인 재물교환이고 상호작용의 유지는 관여하는 행위자가 남으로부터 제공되는 재물을 필요로 하고, 또 남이 기대하는 재물을 창출하는 자원을 가진 경우에 한한다. 결국 사회학으로 본 노화란 교환재를 만들어내는 자원의 감소 과정인 것이다.
하위 문화 이론	노인들은 각각 자신의 기준이나 신념, 태도, 기대, 습관 등의 하위 문화를 가진 한 집단이다. 이 하위 문화집단에서는 그때까지 중요했던 것은 직업이나 교육이나 경제적인 달성상황 등이 아니라 각자의 건강수준이나 활동능력에 의해서 개인의 지위가 규정되기 때문에 사회와의 통합보다도 자신들의 집단 내에서 교류가 노인들에게 집단의식을 만들어내고 노인의 자기 이미지를 높일 수가 있다고 생각한다.

3. 노인성 변화

1) 노년기 사람의 노인성 자각

노인성 자각, 즉「노화」의 자각은 사회적 · 문화적 배경에 의해서 영향을 받는다. 신체적인 노인성 변화는 각각 개인에 따라 다르며 생활연령과도 반드시 일치하지 않는다. 40대 사람이 노인으로 이해되는 사람이 있는가 하면 85세를 넘어도 아직 노인이 아니라고 하는 등 그 받아들이는 방법은 극히 주관적이다. 그러나 70대까지는 85% 이상의 사람이 노인성 자각을 가진다[5]고 할 수 있다.

「노화」의 자각내용은 신체적 · 정신심리적 · 사회적으로 다방면에서 나타나지만 대부분은 노안, 치아 탈락, 검버섯, 백발, 체력이나 성욕 감퇴 등 생리적 노화에 의한 것에 의해 나타났다. 또한 퇴직, 자식의 자립이나 손자의 탄생, 배우자나 친구의 사별 등의 사회적 · 정신심리적 변화에 의해서도 나타났다. 또한 젊은 시기에는 체험하지 못했던 대수롭지 않은 일이 생기는 심신의 부조화나 질병의 발생 등도 자각의 계기가 된다고 하였다.

노인성 자각에 의한 생활에의 영향도 다양하고, 소극적으로 되고, 현재의 생활에 대한 행복감의 저감, 미래지향의 감소, 생애의 고집이 높아지는 한편, 늙어서 점점 인생을 즐기기 위하여 활동성이 증가하는 등 개인차가 크다.

컬럼 | 주관적 연령과 노화의 차이 |

주관적 연령이란 자기 자신의 연령에 대한 주관적인 인식으로 실제 연령과 반드시 일치하는 것은 아니다. 주관적 연령을 측정하기 위한 방법으로서 질문법이 많이 이루어지고 있다. 그 예로서 ① 자신이 「청년」, 「중년」, 「장년」, 「어느 정도 노년」의 어디에 속하는가를 찾는 방법(동일화 연령 identity age), ② 실제연령과 비교하여 실제연령보다「젊다」「같다」「늙어 있다」로 찾는 방법(비교 연령 comparative age), ③ 자신이 느끼는 연령을 수치로서 찾는 방법(감각적 연령 feel age), ④ 자신의 겉보기나 행동 등이 몇 살에 해당하는가를 찾는 방법(인지연령 cognitive age) 등이 있다.

최신의 연구 | 주관적 연령에 관한 연구 |

주관적 연령에 관한 일본의 연구로서 8세부터 92세의 일반주민 약 1,000명을 대상으로 「몇 살로 느끼는가(실감 연령)」, 「남에게 몇 살로 생각되고 있는가(외견 연령)」, 「남에게 몇 살로 생각되게 하고 싶은가(희망 연령)」, 「자신이 이상적인 연령을 선택할 수 있다면 몇 살을 선택할까(이상 연령)」를 질문한 조사가 있다[1]. 그 결과에 의하면 실제 연령의 상승에 수반하여 주관적 연령에도 상승이 나타났으나 남녀 모두 청년기 이후에 자신의 연령을 젊게 인식하여 실제 연령과 주관적 연령에 괴리현상이 나타났다. 또 이상 연령은 실감 연령보다 훨씬 젊은 연령을 나타내는 경향이 나타나고, 연령이 높아지면 어느 주관 연령에서도 실제 연령과의 괴리가 커져 있었다.

【인용문헌】

1) 權藤恭之 : 심리적 연령 성인~노년, 몸의 연령사전(鈴木隆雄, 衛藤隆 편), 18~19쪽, 朝倉書店, 2008.

2) 신체적인 노인성 변화

노년기에서는 생리적 노화에 수반하는 「노화현상」이 신체 각 부위에서 일어난다. 이 변화는 장기에 따라서 발현이나 속도가 다르기는 하지만 장기관의 기능에 거의 전체적으로 일어난다. 다만, 그 변화는 휴식상태에 있는 인간의 기능에는 거의 영향을 주지 않지만 스트레스가 가해진 상태에서는 항상성 기구가 장애를 받기 때문에 기능의 저하가 인정된다. 신체적인 노인성 변화의 개요는 표 1-10에 나타나 있다.

표 1-10 신체 기능의 노인성 변화와 일상생활에 지장을 초래하는 상태

<table>
<tr><th>노화를 촉진하는 요인</th><th>장기·기관계통</th><th>신체 기능의 노인성 변화</th><th>일상생활에 지장을 초래하는 상태</th></tr>
<tr><td rowspan="7">〈환경적 요인〉
거주지역의 특성 의료·요양보호시설의 사정 난이도, 시설·설비의 적부 가족배경이나 가족관계, 요양보호자의 요양보호의식이나 요양보호력의 상황 등

〈병리적 요인〉
뇌신경·뇌혈관계, 호흡기계, 순환기계, 감각계, 신·비뇨기·생식기계, 영양대사계, 운동기계, 혈액조혈기계의 질환·장애 등 및 병태생리적 증상

〈치료적 요인〉
수술, 약물(수면제, 정신안정제, 진통제, 항경련제,강심제 등), 고정·견인 등

〈발달적 요인〉
연령, 발달단계의 상황, 성별 등

〈개인적 요인〉
생활양식·습관, 사회적 교류·활동 상황, 생활의욕, 정신심리 상황 등</td><td>뇌신경·뇌혈관계</td><td>• 뇌세포의 감소와 변성위축→뇌중량 감소
• 회백질과 기저막에 갈색색소반의 침착
• 뇌혈관경화→뇌동맥경화→뇌혈류량 감소
• 신경세포의 감소→신경전달속도의 지연</td><td>• 전두엽 위축 : 의욕·주의력 저하
• 측두엽 위축 : 기억력·기명력 저하
• 외부로부터 자극에 대한 반응 둔해지고, 운동동작의 민첩성 감약, 협조운동이나 빠른 변환운동의 작업 곤란 등
• 유동성 지능 저하</td></tr>
<tr><td>감각계</td><td>• 시각 : 수정체 퇴화·변성, 모양체근 위축
• 시야 : 안검하수, 망막신경세포수 감소, 시각중추까지의 시각전달로의 기능저하
• 색도 : 청추체세포의 감도 저하
• 청각 : 와우내 감각세포인 나선기나 기저막의 탄성 저하, 나선신경절의 퇴행변화
• 미각 : 미뢰 감소→미각(감미와 염미) 저하
• 평형감각 : 소뇌의 신경세포 감소, 말초의 자기수용기의 기능저하
• 후각 : 비점막 위축
• 피부감각(온각, 촉각, 진동각, 통각) : 표피 위축·진피의 탄력성 변성, 교원섬유의 변성, 피하지방 감소, 말초신경섬유의 감소·변성, 에크린선의 밀도저하→피하수용체의 변성, 온각의 지각저하</td><td>• 단파장의 자, 청, 록의 광이 보기 어렵고, 수명감, 시력 저하, 조절력 저하→원시, 암순응 저하
• 황색이 백미를 띠고, 감색과 흑색 식별이 어려움
• 고음역~중음역의 변별능력 저하(고음성 난청)
• 듣기 어려움
• 안정성 없는 보행, 전도하기 쉬움
• 주름, 건조, 피부의 색소침착
• 손발톱의 경화·변형
• 발한감소, 저체온이나 고체온 일으키기 쉽고, 저온열상을 일으키기 쉽다</td></tr>
<tr><td>호흡기계</td><td>• 기관지 섬모의 활동감소→해수반사의 저하, 기도내 분비물의 저류
• 설·설골·인두의 하수→연하반사의 저하
• 폐조직세포의 감소→폐 축소, 탄력성 저하
• 흉곽·늑골의 경화, 호흡근의 탄성 감약→호흡운동 억제→폐활량 저하, 잔기량 증가→산소분압 저하</td><td>• 천명, 발성장애, 기도감염
• 오연
• 노작성 호흡곤란</td></tr>
<tr><td>순환기계</td><td>• 심장수축력의 저하→심박출량의 저하→예비력의 저하
• 심장자극 전달계의 변성→막외수축 등 심박리듬의 부정, 심박수의 경미한 감소
• 혈관벽에의 아테롬(atherom) 형성, 혈전형성, 혈관의 비후·경화(탄력성의 저하)→심비대, 동맥경화</td><td>• 노작성 동계(두근거림)·호흡곤란
• 부정맥
• 수축기압 상승</td></tr>
<tr><td>소화기계</td><td>• 상악치조의 위축, 치아의 탈락
• 타액선의 기능저하→구강내의 청정화의 감약
• 신경총의 신경세포의 감소→식도의 연동운동의 저하→음식덩이의 식도통과의 지연
• 위점막위축성 변화에 의한 위액분비의 저하→소화능력의 저하
• 장점막의 위축, 장평활근의 탄력섬유 감소에 의한 게실형성→영양의 흡수력 저하, 장연동운동의 저하
• 항문의 긴장 감약과 감각의 저하</td><td>• 저작력 저하
• 구내염
• 음식물이 인후에 걸린 느낌
• 소화불량, 위의 무지근함
• 설사
• 변비
• 변실금</td></tr>
<tr><td>내분비계</td><td>• 멜라토닌의 혈중농도 감소
• 여성 : 폐경 후의 에스트로겐 감소</td><td>• 수면장애
• 골다공증→골절되기 쉬움</td></tr>
</table>

운동기계 (골 · 관절 · 근육계)	• 부갑상선호르몬의 기능저하→골조직의 변성과 위축→골량(골밀도) 감소 • 척주의 골극 형성 • 추간판 축소→흉추 외방으로 만곡 증대(후만증) • 관절액 감소, 관절연골 석회화→각 관절의 굴곡화 • 인대 비후 · 석회화 • 근섬유 경화→근위축, 근긴장 저하, 근력 · 지구력 저하	• 골절되기 쉬움 • 척추의 변형(원배) • 각 관절가동역의 협소 • 안정성 없고, 속도가 느린 보행 • 손의 정교성 저하 • 동작 완만 • 반사적 방어자세 곤란
신 · 비뇨 기계	• 신장의 중량 감소(네프론 감소), 신동맥 경화→신혈류량 저하→사구체여과량 저하→신기능저하 • 방광 위축, 방광경부 경축, 괄약근 경화 • 신경전달 둔화에 의한 방광의 팽만감 감약 • 요도괄약근 이완 • 남성 : 전립선의 비대	• 야간빈뇨 • 약물의 배설저하(체내축적) • 잔뇨, 빈뇨, 요실금, 배뇨곤란
혈액 · 조혈기계	• 조혈 · 지혈의 저하	• 빈혈 • 출혈하기 쉽다 • 지혈하기 어렵다

3) 정신심리적인 노인성 변화

노인들의 정신심리적 변화를 일반적인 것으로서 표현하기는 어렵다. 이것은 노인들이 그때까지 체험하여온 전쟁, 결혼, 자녀의 자립, 정년이나 퇴직, 자기 신체 기능의 저하, 컨디션 불량이나 질병의 이환, 배우자나 친구와의 사별 등 각양각색이고 또 그 체험의 양상도 각자 특유하고 그 사람 나름의 개성, 받아들이는 방법 및 대처방법과 그 결과 등의 영향을 받기 때문이다.

또 정신기능에 있어서 지적 능력에 초점을 맞추면 종래에는 가령과 함께 저하한다고 이해하여 왔지만 최근의 연구에서는 가령이나 질환에 의한 영향이 반드시 명확하지 않다고 한다. 또 이들의 연구결과는 어느 것이나 모두 횡단적 연구에서 얻어진 것, 지능이 지각과 인지적 능력, 기억, 학습능력 중 여러 가지 요소로 구성되어 있는 점, 그리고 연구결과는 환경, 지각능력, 시간적 제약, 동기부여, 교육수준, 사회적 기대 등에 의해 영향 받는 점이 명확하기 때문이다. 명확한 연구결과는 스피드의 쇠약이고 기억, 학습, 상상력에 관한 연구결과는 상반하는 결과가 나타나고 있다. 이와 같이 지적 능력을 구성하는 요소와 함께 측정용구의 개발, 나아가 종단적 연구의 중요성이 지적되고 있다.

4) 사회적인 노인성 변화

일반적으로 가령에 수반하여 발생하는 사회생활의 변화는 사회적 지위 · 역할의 변화로서 설명되어진다. 사람은 모두 집단이나 조직에 속하고 사회적 지위를 얻고, 그 지위에 상응하는 행동(사회적 역할)을 취하도록 기대된다. 노년기에 있어서 사회생활의 변화는 정년퇴직과 직업생활에서 은퇴, 자녀의 독립, 배우자의 사별 등이 있다. 이것은 장년기에 생활의 중심을 차지하고 있던 사회적 지위와 역할을 상실하고 새로운 지위나 역할을 획득하는 지위 · 역할의 변화인 것이다.

또 노인들의 사회적 행동은 문화적 가치관, 주거환경, 사회경제적 상황, 교육수준, 가령에 수반하는 역할 변화 등이 크게 영향을 받는다. 개개의 사람들이 속해 있는 사회에는 노인들이 사회를 위하여 공헌하고 지혜있는 사람과 존경하는 사람이 되기도 하지만, 생산성에만 가치를 두어 청 · 장년기 사람들만이 생산적 활동을 할 수 있는 대상(노인들은 생산적 활동을 할 수 없는 대상)이 되어 노인들은 활동할 수 있는 기회를 얻기 어려운 사회도 있다.

5) 노인의 상실 체험과 적응

노년기의 사람들은 「심신의 건강」, 「가족이나 사회와의 유대」, 「경제적 자립」, 「사는 목적」의 4가지 상실을 체험한다고 하고 있다. 이들의 상실 체험에 대한 반응은 그것을 어떻게 인식하고 어떠한 지지가 있고 어떠한 대처가 가능한가에 의해서 다르게 적응하지만, 5가지의 적응 스타일(Coping style)[18]로 대응할 수 있다(표 1-11). 단 이런 적응 스타일은 노인을 이해시키기 위한 한 측면이고 이것을 적용시켜 결정하는 것은 피해야 한다.

표 1-11 노인의 상실체험과 적응 스타일

노인이 체험하는 상실	상실에 대한 비탄반응	상실에 대한 적응 스타일	
• 심신의 건강, • 가족이나 사회와의 유대 • 경제적 자립 • 삶의 목적	• 충격과 무감동 • 부정 • 분노와 적의 • 고독감과 억울 • 정신적 혼란 • 체념 • 새로운 정체성 확립	적응 양호 스타일	성숙형 : 인생에 낙천적이고, 미래지향적이고 건전한 자기존중의 태도를 가진다. (자적형)
			로킹체어맨(흔들의자 탄 사람)형 : 수용하고 있으나 소극적이고 다른 사람의 원조나 지원을 기대한다. (은둔의존형)
			장갑형 : 활동성을 유지함으로서 확고한 방어체제를 배치하고, 과도한 의무감을 가진 업적지향 일변도로 된다. (자기방위형)
		적응곤란 스타일	분개형 : 은퇴, 노령화에 부정적 태도를 취하고, 남을 원망, 적의, 공격, 비난의 감정을 가진다. (외벌형)
			자책형 : 인생을 패배로 간주하여 자신을 책망한다. 수동적이고 비관주의적이고 고독하다. (내벌형)

컬럼 | 노년기에의 적응상태를 수량적으로 측정하는 척도[1] |

뉴가르텐(Neugarten BL, 1961)의 생활만족도

노년기 사람들의 생활만족도는 주관적 행복감인 다음 5가지의 요소로 성립한다고 하는 전제에 근거하여 구성되어 있다.

① 일상생활에 있어서 여러 가지 활동 중에 기쁨을 발견하고 있는가?
② 자신의 인생을 의의있는 것으로 느끼고 이제까지의 인생을 적극적으로 받아들이고 있는가?
③ 이제까지의 인생에 있어서 자신이 설정한 목표에 도달하였다고 느끼고 있는가?
④ 적극적 · 긍정적인 자기 이미지를 가지고 있는가?
⑤ 행복하고 긍정적인 태도 또는 기분인가?

로톤(Lawton MP)에 의한 1972년 발표의 PGC 모랄 · 스케일
① 심리적 동요와 관련한 인자
② 가령에 대한 태도와 관련한 인자
③ 고독감, 불신감과 관련한 인자로 이루어진다.

우리나라에 있어서 스케일 활용의 연구결과는 건강에 혜택을 받고, 경제적으로 안정되고, 친구 수가 많고, 레저활동의 참여가 많은 자일수록 생활만족도나 모랄이 높아지는 경향이 나타났다고 한다.

【인용문헌】

1) 袖井孝子 : 인생의 초종 단계로서의 노년기, 라이프사이클과 인간의 의식(Jaime Castaneda, 長島正 편) 234-250쪽, 金子書房, 1989

학습과제

1. 노년기 사람들의 신체적 · 정신심리학적 · 사회적 상태가 일률적이 아니라 각자에 따라 다른 이유를 설명하여 보자.
2. 장수하는 사람과 그렇지 않은 사람이 있는 이유를 설명하여 보자.
3. 백수자인 사람들의 이제까지의 생활이나 현재 생활의 실태를 조사하여 보자.
4. 당신 주변의 노년기에 있는 사람들이 몇 살부터 어떠한 것부터 「노화」를 자각했는가 물어보자.
5. 간호학에 있어서 왜 노년기의 발달과제를 학습할 필요가 있는지 설명하여 보자.

⊙인용문헌

1) 下中直人：心理学事典(藤永保編)，686-691ページ，平凡社，1981
2) 濱島朗，竹内郁郎，石川晃弘編：社会学小辞典，316ページ，有斐閣，1977
3) 子安増生編：生涯発達心理学．発達心理学，199ページ，新曜社，1990
4) 高橋恵子：生涯発達心理学とは．発達心理学入門1(無藤隆，高橋恵子，田島信元編)，207-208ページ，東京大学出版会，1990
5) Kaufman SR：エイジレス・セルフ―老いの自己発見(幾島幸子訳)，3-32ページ，筑摩書房，1988

6) Friedan B：老いの泉 上・下(山本博子，寺澤恵美子共訳)，西村書店，1995
7) 守谷國光：老年期の自我発達心理学的研究，1-2ページ，風間書房，1994
8) Levinson DJ：人生の四季—中年をいかに生きるか(南博訳)，講談社，1980
9) Neugarten BL：Age group in American society and the rise of the young old. The ANNALS of the American Academy of Political and Social Science **415**(1)：187-198，1974
10) Havighurst RJ：人間の発達課題と教育(荘司雅子監訳)，玉川大学出版部，1995
11) Erikson EH：ライフサイクル，その完結（村瀬孝雄，近藤邦夫訳)，73, 78-86ページ，みすず書房，1991
12) 下仲順子：老人と人格—自己概念の生涯発達プロセス，32-35ページ，川島書店，1988
13) Newman BM，Newman FR：生涯発達心理学—エリクソンによる人間の一生とその可能性(福富 護，伊藤恭子訳)，17-21ページ，川島書店，1980
14) 湯浅泰雄：倫理とライフサイクル．ライフサイクルと人間の意識(ハイメ・カスタニエダ, 長島正編)，285-288ページ，金子書房，1989
15) Atchley RC, Barusch AS：ジェロントロジー—加齢の価値と社会の力学（宮内康二編訳)，40-41ページ，きんざい，2005
16) Strehler BL: Time, Cells and Aging, 2nd ed, Academic Press, 1977
17) Bühler C：The course of human life as a psychological problem. Human Development **11**(3)：184-200，1968
18) アルフォンス・デーケン：老年期の適応．老年心理学(長谷川和夫，霜山徳爾編)，78-80ページ，岩崎学術出版社，1979

⊙참고문헌

1) 東 洋，柏木惠子，高橋惠子編集・監訳：生涯発達の心理学 1・2・3巻，新曜社，1993
2) 嵯峨座晴夫：エイジングの人間科学，学文社，1993
3) 太田邦夫ほか編：老化制御の展望 I 老化とは何か，サイエンス社，1981
4) 長谷川和夫，長嶋紀一著：老人の心理，8-11ページ，全国社会福祉協議会出版部，1990
5) 尹 龍澤，佐瀬一男，坂本幹雄：高齢学へのプレリュード，166-168ページ，北樹出版，2006
6) 井出利憲編：わかる実験医学シリーズ 老化研究がわかる，22ページ，羊土社，2001
7) 岡堂哲雄, 内山芳子, 岩井郁子ほか:患者ケアの臨床心理—人間発達学的アプローチ，147-148ページ，医学書院，1978
8) 澤田瑞穂編：人間関係の発達心理学 1 人間関係の生涯発達，114-136ページ，培風館，1994

제3절 노인을 위한 사회제도

학습목표

1. 통계자료에 근거하여 우리나라 고령화 현상을 설명할 수 있다.
2. 노인에 관계되는 모든 제도를 설명할 수 있다.
3. 한국 사회에서 노인이 생활하기 위한 의료 · 요양보호 · 복지의 시책을 설명할 수 있다.

1. 노인인구의 추이

1) 우리나라의 고령화

우리나라의 고령화에는 크게 두 가지의 요인이 있다. 하나는 출생률의 저하이고, 또 하나는 평균수명의 연장이다. 통계청의 「장래추계인구 2011(2010년 인구주택총조사 기준)」에 의하면 65세 이상 인구(노인인구)는 2010년 545만명(11%)에 비해, 2030년 1,269만명(24.3%)으로 2.3배, 2060년 1,762만명(40.1%)으로 3배 이상 증가할 것으로 예상하고 있다(그림 1-3). 65세 이상 인구는 우리나라가 2010년 현재 10명 중 1명 수준으로, 4명 중 1명 수준인 일본, 이태리, 독일 등에 비해 현저히 낮으나, 2060년에는 10명 중 4명 이상으로 높아져 일본과 함께 부양비가 가장 높은 나라가 될 것으로 예측되고 있다. 우리나라의 노인인구 고령화에는 크게 두 가지의 특징이 있는데, 하나는 고령화 속도가 선진국에 비해 매우 빠르게 진행되고 있다는 것이고, 또 하나는 노인인구의 고령화가 현저하다는 것이다.

(1) 급속한 고령화

우리나라는 고령화 속도가 매우 빨라 단기간에 폭발적으로 노인인구 비율이 증가하여 2000년에 65세 이상 인구가 차지하는 비율이 7% 이상인 고령화 사회에 진입한 이후, 2018년에는 65세 이상 인구가 14%를 넘는 고령 사회에, 2026년에는 20%를 넘는 초고령 사회에 진입할 것으로 예상된다. 다른 나라의 경우 고령화 사회에서 고령 사회가 되는 연수를 보면, 프랑스는 115년, 노르웨이 92년, 스웨덴 85년, 미국은 72년인데 반해, 우리나라는 18년이어서 이들 나라들과 비교해 볼 때 우리나라의 고령화 진행이 얼마나 빠른지를 알 수 있다. 우리나라처럼 고령화에 소요되는 시간이 짧을 경우 충분한 준비 없이 초고령 사회를 맞을 가능성이 높기 때문에 고령화에 대한 대책을 사회 전체의 시스템으로 유지하면서 신속하고도 착실하게 수행하여 가는 것이 중요한 과제이다.

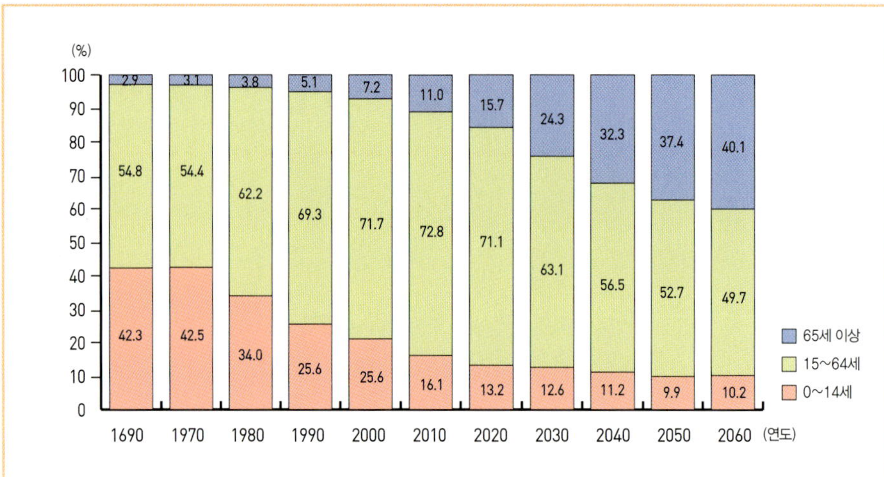

그림 1-3 연령계층별 인구 구성비, 1960~2060
〈출처〉 통계청 : 장래인구추계, 34쪽, 2011에서 인용

(2) 노인인구의 고령화

노인인구의 추이를 연령계층별로(65~74세, 75~84세, 85세 이상) 구분하여 살펴보면, 65~74세 인구는 노인인구 전체에서 2010년 62.4%를 차지하지만, 2060년에는 37.7%로 감소할 것으로 예측하고 있다. 반면에 75~84세 인구 비중은 30.8%에서 2060년 36.9%로 증가하고, 85세 이상 초고령 인구 비중은 6.8%에서 2060년 25.4%로 3.7배 이상 급증할 것으로 예상되어 노인인구의 고령화가 가속화 될 것으로 전망하고 있다(표 1-12).

이러한 노인인구의 고령화 경향은 단지 인구학적인 문제뿐만 아니라 연령이 진행함과 동시에 증가하는 질병의 이환이나 요양보호의 필요성 등 의료비나 요양보호의 문제로서도 대책이 강구되어 할 필요성이 있다는 것을 시사하고 있다.

2) 성별로 보는 고령화

2010년에 우리나라 65세 이상 인구(노인인구)는 545만명으로, 여자 노인 100명당 남자 노인은 69명이었다. 연령계층별로 구분하여 살펴보면, 노인인구의 성비(여성 인구 100에 대한 남성 인구)는 연령이 증가할수록 감소하여 2010년 현재 65~74세의 성비는 81.1명, 75~84세는 56.6명, 85세 이상은 34.9명으로 나타나 연령이 많아질수록 여성 노인의 비율이 증가하는 것을 알 수 있다(표 1-12). 즉 남성은 부부로서 생애를 마치는 경우가 많은데, 여성은 대부분 남편을 사별하고 그 후의 생애를 과부로서 지내게 된다는 것을 보여주고 있다. 남녀 간 사망률 격차가 감소하면서 노인인구의 성비는 점차 높아져 2060년에는 87명으로 증가할 것으로 예상되지만 여전히 여성 노인이 적극적으로 행복한 노후를 위하여 자신의 인생을 설계하여 가는 것은 중요한 과제가 되고 있다.

표 1-12 연령계층별 노인인구, 구성비 및 성비 (단위 : 천명, %, 여자 인구 1백명당)

중위 가정		1960	1970	1980	1990	2000	2010	2020	2030	2040	2050	2060
총인구		25,012	32,241	38,124	42,869	47,008	49,410	51,435	52,160	51,091	48,121	43,959
구성비		100.0	100.0	100.0	100.0	100.0	100.0	100.0	100.0	100.0	100.0	100.0
	65세+	2.9	3.1	3.8	5.1	7.2	11.0	15.7	24.3	32.3	37.4	40.1
	65~74세	2.2	2.3	2.8	3.5	4.9	6.9	9.1	14.6	15.8	15.3	15.1
	78~84세	—	—	—	—	2.0	3.4	5.1	7.2	12.5	14.4	14.8
	85세+(75세+)	(07)	(0.8)	(1.1)	(1.6)	0.4	0.7	1.6	2.5	4.1	7.7	10.2
인구	65세+	726	991	1,456	2,195	3,395	5,452	8,084	12,691	16,051	17,991	17,662
	65~74세	556	741	1,050	1,500	2,303	3,405	4,653	7,616	8,063	7,345	6,636
	78~84세	—	—	—	—	918	1,677	2,621	3,759	6,359	6,947	6,505
	85세+(75세+)	(170)	(251)	(406)	(695)	173	370	810	1,316	2,079	3,700	4,480
구성비	65세+	100.0	100.0	100.0	100.0	100.0	100.0	100.0	100.0	100.0	100.0	100.0
	65~74세	76.5	74.7	72.1	68.3	67.8	62.4	57.6	60.0	48.9	40.8	37.7
	78~84세	—	—	—	—	27.0	30.8	32.4	29.6	38.5	38.6	36.9
	85세+(75세+)	(23.5)	(25.3)	(27.9)	(31.7)	5.1	6.8	10.0	10.4	12.6	20.6	25.4
성비	65세+	66.0	70.0	59.7	59.8	62.0	69.1	74.5	81.1	82.5	82.8	87.0
	65~74세	66.6	75.3	68.2	68.5	70.0	81.1	88.9	92.9	93.4	96.5	106.8
	78~84세	—	—	—	—	51.3	56.6	66.1	75.2	80.9	83.4	88.0
	85세+(75세+)	(63.9)	(56.0)	(41.3)	(43.9)	30.0	34.9	37.0	43.9	53.2	59.8	62.6

〈출처〉 통계청 : 장래인구추계, 39쪽, 2011에서 인용

3) 지역별 차이

우리나라의 고령화를 지역별로 살펴본 결과 통계청의 「2013 고령자 통계」에 의하면 2013년 고령자 비율이 높은 지역은 전남(21.4%), 전북 · 경북(17.5%), 강원(16.4%) 등의 순

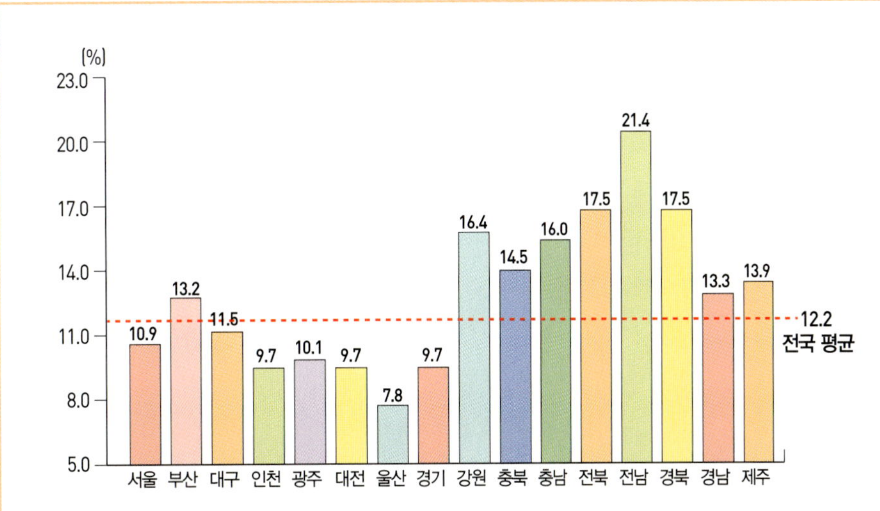

그림 1-4 지역별 고령인구 비율
〈출처〉 통계청 : 2013 고령자 통계 인용

으로 나타난 반면, 낮은 지역은 울산(7.8%), 대전 · 경기 · 인천(9.7%) 순으로 나타났다. 특히, 전남은 노인인구 비율이 20%를 초과하였으며, 전북, 경북, 강원, 충남, 충북 5개 도는 노인인구 비율이 14%를 초과한 것으로 나타나 우리나라 고령화는 지역적인 격차가 있기는 하나 전국적으로인 확대되어가고 있다고 할 수 있다.

2. 노인의 건강

1) 기대여명과 건강수명

현재의 연령별 사망률이 이후에도 변화하지 않는다고 가정하였을 때 어느 연령부터 기대 생존연수를 계산한 수치를 기대여명이라 하고, 0세의 평균여명을 기대수명이라 한다. 「2012년 간이생명표」에 의하면 우리나라의 기대수명은 2012년 출생아의 경우 남자는 77.9년, 여자는 84.6년의 기대 생존년수가 있다(그림 1-5). 성 · 연령별에 따른 기대

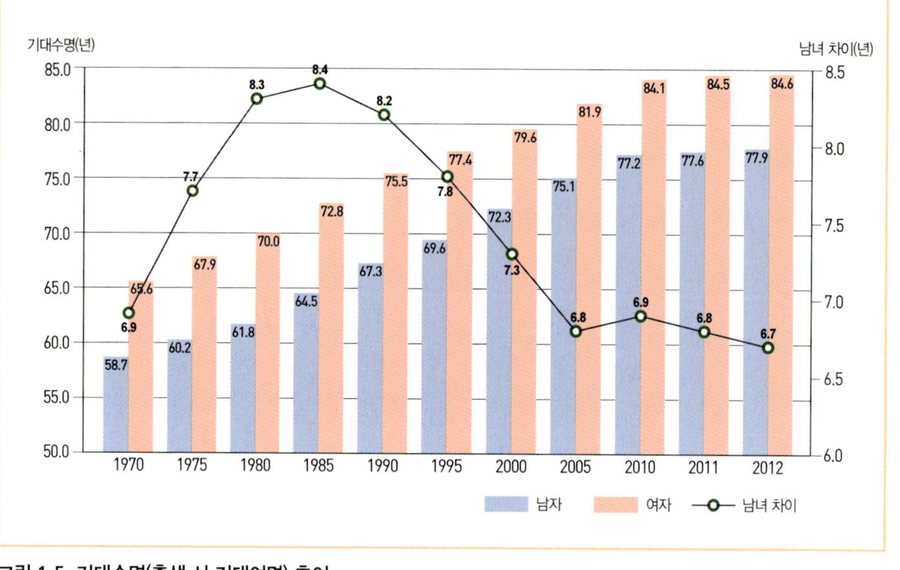

그림 1-5 기대수명(출생 시 기대여명) 추이
〈출처〉 통계청 : 2012년 간이 생명표에서 인용

여명을 살펴보면 여성의 평균여명이 대폭적으로 신장하여 있다는 것을 알 수 있고(그림 1-6), 이후 점점 후기 고령 여성이 증가한다는 것은 확실하다.

수명이 길어진다는 것과 건강하게 살 수 있다는 것과는 동일하지 않다. WHO(세계보건기구)는 2000년에 처음으로 각국의 「건강수명」을 공표하였다. 이것은 평균수명으로부터 요양보호(자립한 생활을 영위하지 못하는) 기간을 뺀 수치로 우리나라의 평균수명 증가에 수반하여 건강상의 문제가 없이 일상생활을 영위하는 건강수명 기간도 증가하고 있다는 것을 알 수 있다(그림 1-7).

그러나 인생을 건강하게 산다는 것은 그저 질병 없이 오래 생명을 유지할 수 있다는

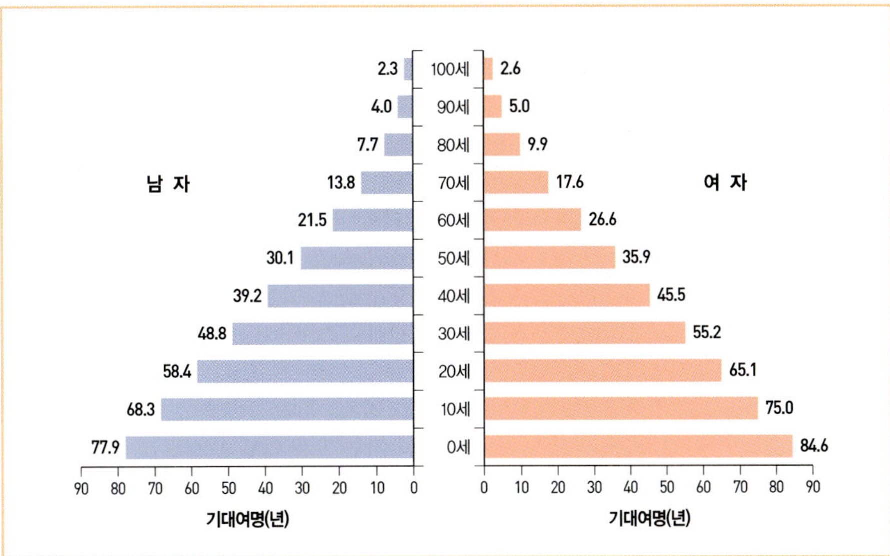

그림 1-6 성 · 연령별 기대여명
〈출처〉 통계청 : 2012년 간이 생명표에서 인용

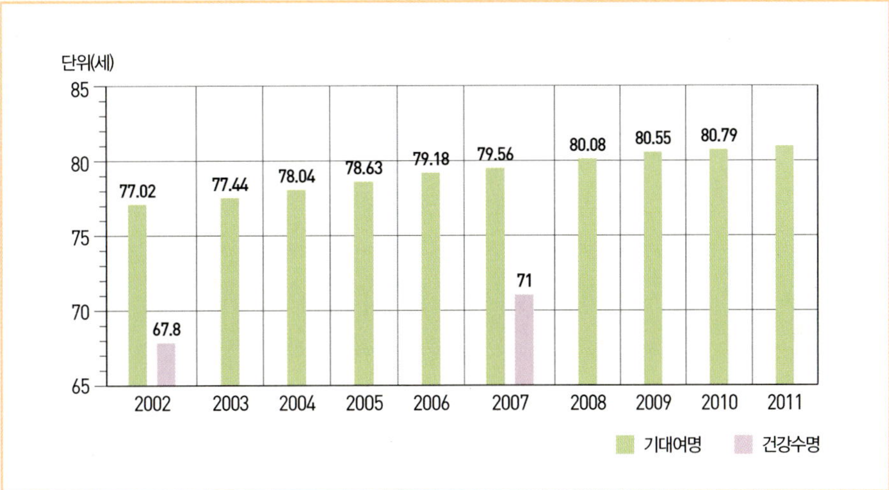

그림 1-7 평균수명 및 건강수명 추이
〈출처〉 통계청 : 생명표, 국가승인통계 제10135호에서 인용

것은 아니다. 그 사람의 (마음의 상태도 포함한) 신체가 가진 여러 가지 측면에 구비되는 예비력, 회복력, 적응력, 방어력이 상호 균형을 유지하면서 생활의 장에 있어서 여러 가지 상황에 적응할 수 있는 상태를 유지할 수 있는 것이다. 돌봄 제공자는 단지 생명을 오래도록 유지시키는 데에만 관심을 가질 것이 아니라 노년기를 어떻게 살고 어떻게 자신의 최후를 맞이할 것인가 하는 노인 각자의 인생 성취를 생활의 장에서 전체 적응이라고 하는 건강균형의 관점에서 이해하고 지원하는 것이 중요하다.

2) 질병 구조의 변화

2010년 OECD 가입국의 평균수명을 살펴보면, 일본 83.0세, 독일 80.5세, 미국 78.7세였고, 한국은 80.8세로 OECD 회원국의 평균 79.8세보다 1.0세 높음을 알 수 있다. 이처럼 우리나라의 장수화를 유도한 것은 감염증 등의 급성기 질환의 감소 및 의료기술의 발달에 의한 사망률의 저하를 말할 수 있다.

6·25전쟁 전·후 기간 동안의 사망 순위는 결핵이나 폐렴, 기관지염, 결핵과 같은 감염증이 주요한 사인이었다. 그러나 최근 남녀 모두의 사망 원인은 감염증이 대체되어 악성 신생물, 심장질환, 뇌혈관질환 등의 3대 사인에 의한 것이 많아지고 있다(통계청, 2012년도 성별 사망원인 및 순위). 보건·의료·복지수준이 향상된 것과 더불어 교육이나 경제 발전 등의 노력에 의하여 감염증에 의한 사망률은 감소한 반면, 고도의 경제성장에 의한 생활수준의 향상이나 고령화라고 하는 새로운 사회상황 속에서 순환기 질환이나 생활습관병 등이 증가하여 국민의 질병 구조에 변화를 가져왔다.

(1) 건강지표

이러한 질병 구조에 변화가 일어나는 동안에 국민의 건강도를 파악하기 위한 지표로서 장년유병률이 사용되어 왔다. 그러나 단지 유병률을 아는 것만으로는 국민의 건강상태를 파악할 수 없다고 하여 1986년부터 입원자, 통원자, 부상자 및 자각증상이 있어서 생활 영향이 있는 자를 유병자로 정의하여 국민건강 상태의 지표로 하도록 하였다. 또한 노인 수 증가에 수반하여 상병의 유무뿐만 아니라 상병이 생활의 적응상태에 어떠한 영향을 주고 있는지가 중요하다고 하는 인식이 고조되고 1989년부터는 자각증상, 통원상황, 생활 영향을 지표로 하여 「상병을 가진 자의 생활 영향」, 「특히 상병으로 진단되어 있지 않으나 건강상의 문제로 생활 영향이 있는 자」라고 하는 범주에서 국민건강상태의 조사가 이루어지고 있다.

(2) 노인의 만성질환 유병률

「2011년 노인실태조사」에서 65세 이상인 자의 건강상태를 보면 노인의 88.5%가 만성질환을 갖고 있으며, 만성질환의 수는 평균 2.5개이다. 만성질환을 2개 이상 지니고 있는 복합 이환자도 68.3%나 되었으며, 3개 이상 지닌 경우도 44.3%에 달하였다. 특히 기능상태에 따라서는 기능제한이 있는 경우 그렇지 않은 경우에 비해 만성질환 유병률이 높아 기능제한 노인의 96.3%가 만성질환이 있는데 비해, 제한이 없는 노인의 유병률은 87.3%였다.

노인이 3개월 이상 앓고 있다고 보고한 만성질환 중 고혈압의 유병률이 54.8%로 가장 높았으며, 이어서 골관절염 및 류마티스관절염(40.4%), 당뇨병(20.5%), 요통 및 좌골신경통(19.9%), 골다공증(17.4%), 고지혈증(13.9%) 등의 순서를 보였다(표 1-13).

표 1-13 노인의 성별 만성질환의 본인 인지 유병률과 의사진단율 (단위 : %)

특성	전체*		남자		여자	
	유병률	의사진단	유병률	의사진단	유병률	의사진단
고혈압	54.8	99.8	48.6	99.9	59.6	99.7
뇌졸중	7.3	99.1	8.9	98.8	6.2	99.4
고지혈증	13.9	99.4	10.9	99.4	16.3	99.4
협심증 및 심근경색증	11.4	99.4	11.2	100.0	11.6	98.9
당뇨병	20.5	99.2	19.1	99.7	21.5	98.8
갑상선 질환	2.5	99.6	0.8	100.0	3.9	99.5
골관절염 · 류머티스관절염	40.4	92.5	20.5	88.8	55.5	93.6
골다공증	17.4	97.1	3.9	94.0	27.7	97.4
요통 · 좌골신경통	19.9	88.0	11.8	85.8	26.1	88.8
만성기관지염 · 폐기종	2.1	97.2	3.1	98.1	1.4	95.7
천식	4.5	93.2	5.1	90.4	3.9	95.9
폐결핵 · 결핵	0.5	98.5	0.5	100.0	0.5	97.4
백내장	10.9	96.8	7.9	96.6	13.1	96.9
녹내장	1.6	99.6	1.9	99.8	1.5	99.4
만성 중이염	0.8	91.8	0.5	79.9	1.0	95.8
악성 신생물(암)	3.5	98.0	4.8	97.8	2.5	98.2
위 · 십이지장궤양위염	11.1	96.6	8.9	98.2	12.7	95.8
간염	0.7	86.5	1.0	92.4	0.5	76.9
간경변	0.3	100.0	0.4	100.0	0.2	100.0
만성신부전증	1.2	98.9	1.4	97.7	1.1	100.0
전립선비대증	–	–	17.9	91.7	–	–
요실금	5.1	41.8	0.3	61.6	8.8	41.4
빈혈	3.4	74.9	1.8	76.1	4.7	74.5
피부병	2.8	92.8	3.3	90.8	2.5	94.7
우울증	3.8	79.9	2.0	83.7	5.2	78.7
골절 탈골 및 사고 후유증	4.2	94.4	3.0	96.8	5.0	93.3

*본인 응답자 전체 10,544명, 이 중 남자 4,548명, 여자 5,996명을 대상으로 분석함, 무응답 없음.
〈출처〉 한국보건사회연구원 : 2011년도 노인 실태조사에서 인용

(3) 진료를 받는 상황

2013년도 65세 이상 노인인구는 574만명으로 요양급여비용은 17조 5,283억원(34.8%)이며, 전년도 대비 증가액은 1조 4,901억원, 증가율은 9.3%로 확인되었다(표 1-14). 65세 이상 노인인구 1인당 요양급여비용은 305만원으로 전체 1인당 요양급여비용의 3배이며, 노인 1인당 요양기관 방문일수는 연간 68일인 것으로 나타났다.

노인인구의 주요 상병별 수진율을 살펴보면, 노년성 백내장(179,123명), 상세불명의 병원체의 폐렴(71,624명), 뇌경색증(68,767명) 등의 상병으로 의료기관에 입원한 환자가 많으며, 고혈압(2,276,507명), 치은염 및 치주질환(1,522,586명), 급성 기관지염(1,511,428명) 등의 순으로 요양기관을 방문하여 외래 진료를 많이 받은 것으로 나타났다. 특히 입원 노인 환자의 요양급여비용 증가율이 가장 높은 질환은 알츠하이머병으로 연간 6,462억원이며, 환자 1인당 진료비는 10,929천원으로 나타났다.

표 1-14 노인인구의 진료현황 및 진료비 (단위 : 천일, 억원, %)

		2008	2009	2010	2011	2012	2013	증가율
계	내원일수	283,705	313,162	333,743	347,571	372,958	391,255	4.9
	총진료비	104,904	120,391	137,847	148,384	160,382	175,283	9.3
	(구성비)	(29.9)	(30.5)	(31.6)	(32.2)	(33.3)	(34.5)	
입원	내원일수	35,264	38,974	44,751	48,368	54,463	60,919	11.9
	총진료비	42,377	48,682	58,706	63,453	70,667	78,801	11.5
외래	내원일수	161,928	179,866	189,542	196,304	208,793	217,701	4.3
	총진료비	32,365	37,274	41,146	44,540	49,353	54,658	10.7
약국	내원일수	86,512	94,323	99,450	102,900	109,703	112,635	2.7
	총진료비	30,162	34,434	37,995	40,391	40,361	41,825	3.6
노인인구(천명)		4,600	4,826	4,979	5,184	5,468	5,740	5.0
(구성비)		(9.6)	(9.9)	(10.2)	(10.5)	(11.0)	(11.5)	

1. 총진료비는 총요양급여비용을 의미함.
2. 구성비는 전체 진료비에 대한 노인(65세 이상) 진료비 비율임.
3. 노인인구는 65세 이상 건강보험가입자 적용 인구임.

〈출처〉 건강보험심사평가원 : 2013년도 건강보험 진료비 통계지표에서 인용

3. 노인의 요양생활과 의료제도

1) 건강보험제도의 특징

우리나라의 건강보험제도를 이해하기 위해서는 우리에서 국민건강보험의 실현과 직장과 지역으로 분화된 제도의 체계화를 아는 것이 중요하다.

(1) 국민건강보험의 실현

우리나라 국민건강보험제도의 연력을 살펴보면, 1963년 의료보험법의 제정을 시작으로 1977년에는 500인 이상 사업장 근로자와 공업단지 근로자에게 의료보험을 적용하였다. 그러나 자영업자나 노인 등의 직업을 갖지 않은 사람들에게 이러한 법률은 통용되지 않고, 아무런 의료보장을 받을 수 없는 사람들도 존재하고 있었다. 이러한 틈새를 메우기 위하여 1988년 1월 농어촌 지역으로까지 의료보험이 확대 실시되었고, 1989년 7월에는 도시 지역으로까지 확대 적용되어 우리나라는 비로써 전국민 의료보험을 실현하였다. 1999년 국민건강보험법이 제정되었고, 2003년 직장 가입자와 지역 가입자의 재정을 통합하여 운영하는 실질적인 건강보험의 통합이 이루어져 현재까지 지속되고 있다.

(2) 직장과 지역으로 분화된 제도

우리나라의 국민건강보험제도는 피용자 보험과 자영업자 보험으로 이루어지는 직장

보험과 지역보험의 2개 지주로 이루어진다. 「2013 건강보험주요통계」에 의하면 2013년 12월 기준 의료보장 인구는 5,145만명으로 이 중 건강보험 적용인구는 4,999만명이었고, 직장보험 적용인구는 약 70%에 달하는 3,501만명이었으며, 지역보험 적용인구는 1,498만명이었다. 1인당 평균 부양가족(세대원) 수는 직장보험과 지역보험 모두 감소 추세로 나타났다.

2) 고령화와 의료제도

(1) 노인의료의 확보

노인 생활은 경제적 측면, 육체적 측면, 정신적 · 사회적 측면 등의 다양한 측면을 내포하고 있기 때문에 이를 감안하여 노인 생활 일부만의 충족을 위한 것이 아니라 전 생활적 측면에서의 욕구를 충족할 수 있도록 노인복지 서비스와 그 시책이 계획되고 종합적인 것으로 파악 · 이해되어야 한다. 이러한 노인의 생활 복지적 보장을 위한 복지 시책 등의 요청으로, 1981년 6월 노인복지법이 공포되었다.

노인복지법은 「노인의 질환을 사전 예방 또는 조기 발견하고 질환상태에 따른 적절한 치료 · 요양으로 심신의 건강을 유지하고, 노후의 생활안정을 위하여 필요한 조치를 강구함으로써 노인의 보건복지증진에 기여함」을 목적으로 하여 제정된 것이다. 이 때문에 급증하는 노인에 대한 의료서비스 욕구가 고조되면서 65세 이상인 자에 대하여 건강진단과 보건교육을 실시하고, 건강진단 결과 필요하다고 인정한 때에는 그 건강진단을 받은 자에 대하여 필요한 지도를 하도록 하였다. 또한 신체적 · 정신적으로 재활요양을 필요로 하는 노인을 위한 재활요양사업을 법을 기반으로 하여 제공하도록 하였다.

또한 지역보건법에서는 보건소 업무에 노인보건사업, 국민건강증진, 구강건강 및 영양개선, 감염병 예방관리 및 진료, 가정 · 사회복지시설 등을 방문하여 행하는 보건의료사업 등이 포함되어 있어 노인의 건강증진 및 질병관리를 위한 사업들을 제공하도록 하고 있다.

치매환자가 급증하고 의료비 지출 등 사회적 비용이 늘어나면서 정부가 2011년 「치매의 예방, 치매환자의 진료 · 요양 및 치매퇴치를 위한 연구 등에 관한 정책을 종합적으로 수립 · 시행함으로써 치매로 인한 개인적 고통과 피해 및 사회적 부담을 줄이고 국민건강증진에 이바지함」을 목적으로 치매관리법을 제정하였다. 이 법을 토대로 치매검진사업, 치매환자의 의료비 지원사업 등이 이루어지고 있다.

(2) 노인복지법

1981년 노인복지법이 제정과 함께 구체적인 사업이 실시되기 시작하면서 현재까지 수차의 개정과정을 거쳐 점차 사업이 확대되고 있음을 알 수 있다.

주요 사업의 발전과정을 살펴보면, 1989년에는 65세 이상 저소득 노인에 대한 소득 보장 대책의 강화를 위하여 노령수당을 지급하도록 하였으며, 1993년에는 규제 완화를 위한 실버산업의 활성화와 재가복지사업의 명문화를 통한 재가노인복지사업의 활성화하는 것이 법정 사업으로 되었고, 1997년에는 인구의 고령화 추세에 따라 증가하고 있는 치매, 뇌졸중 등 중증 및 만성 퇴행성 질환 노인관리체계 구축이 시작되어 건강관리사업이 강화되었고, 노년 생활의 안정 도모와 노인 공경의 차원에서 65세 이상의 일정한 자에게 경로연금을 지급하도록 하였다. 2003년에는 노인학대를 방지하고 학대받는 노인을 보호할 수 있도록 긴급전화 및 노인보호전문기관을 설치하는 등 노인학대 예방을 위한 관련 법적 근거를 마련하였고, 2007년 3월 노인장기요양보험법 통과 이후 2008년 7월 노인장기요양보험제도가 시행되었다.

이와 같이 인구 고령화에 대응하고, 국민이 건강하고 안정된 노후생활을 할 수 있도록 꾸준한 노력을 이루어왔다.

(3) 노인복지법에 따른 보건 · 복지 조치

노인복지법에 따른 보건사업은 노인들이 독립적으로 일상생활을 유지하여 심신기능을 잘 유지하고, 의료시설에 조기 입원하는 것을 예방하며, 지속적인 건강관리를 통해 만성 퇴행성 질병의 조기 발견과 합병증 예방을 도와주기 위한 목적으로 실시되고 있다. 또한 복지사업은 노인이 퇴직 후 소득 감소에서 오는 생계비 문제, 은퇴 후 가정과 사회에서의 역할 상실 및 지위의 저하, 그리고 결과적으로 나타나는 정서적 고독감과 소외감 등 노인의 문제를 해결하기 위한 목적으로 진행되고 있다.

노인보건사업에는 건강진단, 보건교육 등이 있고, 보건소 또는 노인복지시설에 대하여 노인 건강증진 및 노인성 질환예방 등 노인 재활요양에 필요한 전문인력 및 장비를 지원하고, 노인 재활요양을 위한 프로그램을 개발 · 보급하는 등의 노인재활요양사업을 실시하고 있다.

노인복지사업에는 노인 사회참여 지원, 노인일자리 전담기관의 설치 · 운영, 지역봉자지도원 위촉, 생업지원, 경로우대, 홀로 사는 노인에 대한 지원, 상담 · 입소 등의 조치가 있으며, 노인주거복지시설(양로시설, 노인공동생활가정, 노인복지주택), 노인의료복지시설(노인요양시설, 노인요양공동생활가정), 노인여가복지시설(노인복지관, 경로당, 노인교실), 재가노인복지시설(방문요양 서비스, 주 · 야간 보호 서비스, 단기보호 서비스, 방문목욕 서비스), 노인보호전문기문 등의 노인복지 시설을 설치 · 운영하고 있다.

4. 노인의 요양보호 · 복지시책

1) 노인장기요양제도의 배경

(1) 노인장기요양제도의 배경

장기요양(long-term care) 또는 장기요양보호는 동일한 의미로 사용되고 있으며, OECD(1996)에서는 '고령으로 인한 치매 등 노인성 질환 및 장애로 거동이 불가능하며, 보호가 필요한 노인에 대한 제반 공식적 또는 비공식적인 자원을 의미하고, 재가 및 시설에서 행하는 의료보호, 요양보호, 가사 원조와 수발 등의 사회적 보호'라고 정의하고 있다.

우리나라에서 장기요양제도의 필요성이 대두된 배경을 살펴보면, 우리나라의 고령인구 증가 추세를 보면 세계에서 유례가 없을 정도로 빠르게 고령화가 진행되고 있고, 치매나 뇌졸중 등 일상생활이 어려운 노인들의 수도 지속적으로 급상승하고 있으나, 핵가족화나 여성의 사회적 참여 등으로 가족이나 친척, 이웃 등의 도움을 받기 어렵게 되면서 시설에 대한 요구가 높아지게 되었다. 또한 노년 부양비 증가와 더불어 노인을 수발하는 비용 부담이 과중하여 노인장기요양 문제는 우리 사회가 시급히 해결해야 할 심각한 문제로 대두되었다. 이러한 배경으로 인해 요양보호가 필요한 노인의 생활 자립을 지원함으로써 가족의 부담을 줄여주고, 늘어나는 노인 요양비와 의료비 문제에 적절하게 대처하고자 도입된 공적 제도이다.

이미 시행되고 있는 국민건강보험은 질환의 진단, 입원 및 외래 치료, 재활 등을 목적으로 주로 병 · 의원 및 약국에서 제공하는 서비스를 급여 대상으로 하는 반면, 노인장기요양보험은 고령이나 노인성 질병 등으로 인하여 혼자의 힘으로 일상생활을 영위하기 어려운 대상자에게 요양시설이나 재가기관을 통해 신체활동 또는 가사지원 등의 서비스를 제공하는 점에서 차이가 있다. 또한 「노인복지법」상의 노인 요양은 주로 국민기초생활보장수급자 등 특정 저소득층을 대상으로 국가나 지방자치단체가 공적부조 방식으로 제공하는 서비스 위주로 운영되어 왔으나, 「노인장기요양보험법」 상 서비스는 소득에 관계없이 심신기능 상태를 고려한 요양 필요도에 따라 장기요양 인정을 받은 자에게 서비스가 제공되는 보다 보편적인 체계로 운영되고 있다는 차이가 있다.

(2) 노인장기요양보험법의 목적

우리나라에서 노인들에게 다양한 장기요양 서비스를 제공하기 위한 제도적인 장치는 「노인장기요양보험법」이다. 우리나라 노인장기요양제도는 2003년부터 논의를 거쳐 2005년 1차 시범사업, 2006년 2차 시범사업, 2007년 3차 시범사업을 실시하였고, 2008년 7월부터 본격적으로 노인장기요양보험제도가 시행되었다.

노인장기요양보험법의 목적은 고령이나 노인성 질병 등의 사유로 일상생활을 혼자서 수행하기 어려운 노인들에게 제공하는 신체활동 또는 가사활동 지원 등의 장기요양 급여에 관한 사항을 규정하여 노후의 건강증진 및 생활안정을 도모하고 그 가족의 부담을 덜어줌으로써 국민의 삶의 질을 향상시키는 데 있다.

(3) 노인장기요양보험제도의 특징

우리나라 노인장기요양보험제도는 건강보험제도와 분리 운영하는 경우 노인 등에 대한 요양 필요성 부각이 비교적 용이하여 새로운 제도 도입에 용이하며, 건강보험 재정에 구속되지 않아 장기요양급여 운영, 장기요양제도의 특성을 살릴 수 있도록 국민건강보험제도와는 별개의 제도로 도입 · 운영하고 있다. 또한 사회보험 방식을 근간으로 일부는 공적부조 방식을 가미한 형태로 설계 · 운영되고 있으며, 제도 운영의 효율성을 도모하기 위하여 보험자 및 관리운영기관을 국민건강보험공단으로 일원화하여 운영하고 있다. 뿐만 아니라 65세 이상의 노인 또는 65세 미만의 자로서 치매 · 뇌혈관성 질환 등 노인성 질병을 가진 자 중 6개월 이상 동안 혼자서 일상생활을 수행하기 어렵다고 인정되는 자를 그 수급 대상자로 하고 있으며, 여기에는 65세 미만자의 노인성 질병이 없는 일반적인 장애인은 제외되고 있어 노인 중심의 급여라는 특징을 가지고 있다.

2) 노인장기요양보험제도의 구조와 동향

(1) 장기요양 대상자

노인장기요양보험제도의 신청 대상은 소득수준과 상관없이 노인장기요양보험 가입자(국민건강보험 가입자와 동일)와 그 피부양자, 의료급여수급권자로서 65세 이상 노인과 65세 이하 노인성 질병이 있는 자이다.

국민건강보험공단에 보고한 「2012년 상반기 노인장기요양보험주요통계」에 의하면, 전체 노인인구 580만명의 10.8%인 627,800명이 노인장기요양을 신청하였으며, 이 중 67.8%인 327,766명이 등급 내 인정을 받았다. 1등급 38,605명, 2등급 71,113명, 3등급 218,048명이었으며, 남자는 92,864명으로 28.3%, 여자는 234,902명 71.7%로 나타났다.

(2) 장기요양인정

장기요양인정 신청은 국민건강보험공단에 하고, 이어 공단 직원의 방문에 의한 인정조사가 이어지며, 장기요양 등급판정위원회의 장기요양 등급판정이 이루어진다. 이 때 등급판정위원회는 6개월 이상 동안 일상생활을 혼자서 수행하기 어렵다고 인정되는 경우 장기요양을 받을 수 있는 수급자로 결정하고, 심신상태 및 장기요양이 필요한 정도에 따라 장기요양등급을 판정한다. 등급판정 후 인정이 되면 각급 장기요양기관에서 서비스가 제공된다(그림 1-8).

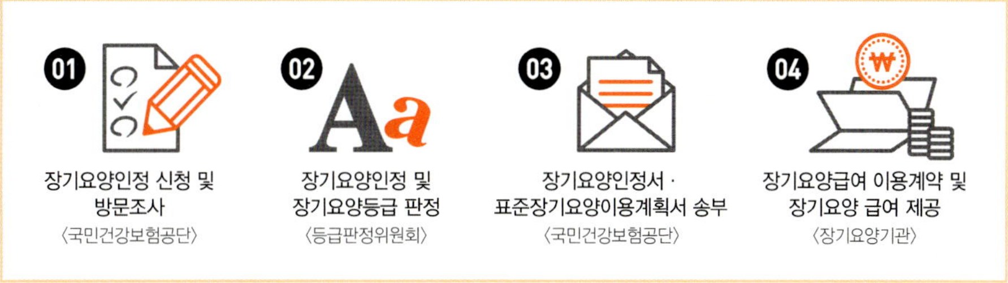
01
장기요양인정 신청 및
방문조사
〈국민건강보험공단〉
02
장기요양인정 및
장기요양등급 판정
〈등급판정위원회〉
03
장기요양인정서 ·
표준장기요양이용계획서 송부
〈국민건강보험공단〉
04
장기요양급여 이용계약 및
장기요양 급여 제공
〈장기요양기관〉

그림 1-8 장기요양인정의 신청절차

장기요양 등급은 1, 2, 3등급으로 구분되는데, 장기요양 1등급은 심신의 기능상태 장애로 일상생활에서 전적으로 다른 사람의 도움이 필요한 자로서 장기요양인정 점수가 95점 이상인 자가 대상이 되며, 장기요양인정 유효기간은 2년이다. 장기요양 2등급은 심신의 기능상태 장애로 일상생활에서 상당 부분 다른 사람의 도움이 필요한 자로서 장기요양인정 점수가 75점 이상 95점 미만인 자, 장기요양 3등급은 심신의 기능상태 장애로 일상생활에서 부분적으로 다른 사람의 도움이 필요한 자로서 장기요양인정 점수가 51점 이상 75점 미만인 자가 대상이 되며, 장기요양인정 유효기간은 2년이다.

(3) 장기요양급여 서비스

장기요양급여의 종류로는 크게 재가급여, 시설급여, 특별현금급여로 나누어지는데, 구체적으로 살펴보면 다음과 같다.

① 재가급여

- 방문요양 : 장기요양요원이 수급자의 가정 등을 방문하여 신체활동 및 가사활동 등을 지원하는 장기요양급여
- 방문목욕 : 장기요양요원이 목욕설비를 갖춘 장비를 이용하여 수급자의 가정 등을 방문하여 목욕을 제공하는 장기요양급여
- 방문간호 : 장기요양요원인 간호사 등이 의사, 한의사 또는 치과의사의 지시서(이하 "방문간호지시서"라 한다)에 따라 수급자의 가정 등을 방문하여 간호, 진료의 보조, 요양에 관한 상담 또는 구강위생 등을 제공하는 장기요양급여
- 주 · 야간보호 : 수급자를 하루 중 일정한 시간 동안 장기요양기관에 보호하여 신체활동 지원 및 심신기능의 유지 · 향상을 위한 교육 · 훈련 등을 제공하는 장기요양급여
- 단기보호 : 수급자를 보건복지부령으로 정하는 범위 안에서 일정 기간동안 장기요양기관에 보호하여 신체활동 지원 및 심신기능의 유지 · 향상을 위한 교육 · 훈련 등을 제공하는 장기요양급여
- 기타 재가급여 : 수급자의 일상생활 · 신체활동 지원에 필요한 용구를 제공하거나 가정을 방문하여 재활에 관한 지원 등을 제공하는 장기요양급여로서 대통령령으로 정하는 것

② 시설급여

- 노인의료복지시설(노인전문병원 제외) 등에 장기간 동안 입소하여 신체활동 지원 및 심신기능의 유지 · 향상을 위한 교육 · 훈련 등을 제공하는 장기요양급여

③ 특별현금급여

- 가족요양비 : 도서 · 벽지 등 장기요양기관이 현저히 부족한 지역에 거주하는 자, 천재지변 등으로 장기요양기관이 실시하는 장기요양급여의 이용이 어렵다고 인정된 자, 신체 · 정신 · 성격 등의 사유로 인하여 가족 등으로부터 장기요양을 받아야 하는 자에게 지급
- 특례요양비 : 수급자가 장기요양기관으로 지정되지 않은 장기요양시설 등의 기관 또는 시설에서 재가급여 또는 시설급여에 상당한 장기요양급여를 받은 경우 장기요양급여 비용의 일부를 지급

(4) 장기요양보험 노인의 출현율과 동향

표 1-15는 2008년도부터의 장기요양보험 인정자 수의 연차추이를 나타낸 것이다. 장기요양보험제도의 5년간 추이를 살펴보면 장기요양 신청자는 2008년 355,526명에서 2012년 6월 627,800명으로 급증하였고, 노인인구 대비 인정률도 2008년 4.2%에서 2012년 6월 5.7%로 늘어났는데, 이는 후기노령인구의 증가와 인정기준 완화정책(인정점수 53→61점) 등의 요인으로 분석된다.

표 1-15 장기요양보험 인정자 수의 연차추이 (단위 : 명, %)

	2008	2009	2010	2011	2012. 06
노인인구 (65세 이상)	5,086,195	5,286,383	5,448,984	5,644,758	5,801,127
신청자	355,526	522,293	622,346	617,081	627,800
판정자 (인정자+등급 외)	265,371	390,530	465,777	478,446	483,742
인정자 (인정률)	214,480 (80.8%)	286,907 (73.5%)	315,994 (67.8%)	324,412 (67.8%)	327,766 (67.8%)
비율 (노인인구 대비)	4.2%	5.4%	5.8%	5.7%	5.7%

*연도말 기준(사망자 제외), 20112년은 6월 말 기준, 인정률=인정자/판정자
〈출처〉 국민건강보험공단 : 2012년 상반기 노인장기요양보험 주요 통계

또 장기요양급여비를 보면(표 1-16), 2012년 상반기 국민건강보험공단이 지급한 장기요양급여비 총액은 1조 32218억원으로 재가급여 6,537억원, 시설급여 6,682억원이었다. 세부유형별로 살펴보면, 재가급여는 방문요양이 3,813억원으로 가장 높았고, 시설급여는 노인요양시설이 2,283억원으로 가장 높았다.

표 1-16 장기요양급여비 현황

(단위 : 억원)

구분	일반	경감	의료급여	기초수급	2011. 06	2012. 06
장기요양 요양급여비 계	8,864	1,182	154	3,018	12,804	13,218
재가급여	4,749	571	86	1,130	6,980	6,537
· 방문요양	3,813	470	71	941	5,892	5,295
· 방문목욕	260	34	4	51	362	350
· 방문간호	27	3	0	5	27	36
· 주야간보호	365	29	5	49	388	449
· 단기보호	35	3	0	3	30	42
· 복지용구	248	31	5	80	280	365
시설급여	4,115	610	68	1,888	5,823	6,682
· 노인요양시설(현행법)	2,283	335	41	883	2,562	3,542
· 노인요양시설(구법)	241	41	4	191	590	477
· 노인전문요양시설(구법)	742	108	11	578	1,577	1,439
· 노인요양공동생활가정	490	82	7	162	586	741
· 노인요양시설(단기보호전환)	360	44	5	74	483	483

〈출처〉 국민건강보험공단 : 2012년 상반기 노인장기요양보험 주요 통계

3) 요양보호예방(일본의 경우)

(1) 요양보호예방이란?

요양보호예방이란 장래에 있어서 요양보호를 필요로 하는 상황에 처하지 않고, 또 요양보호를 받고 있는 상황을 악화시키지 않고, 원기있고 활기찬 자기다운 생활을 하여 가기 위한 예방적 접근을 말한다. 2006년에 일본 후생노동성에서 내놓은 「요양보호예방사업의 원활한 실시를 도모하기 위한 지침」이라고 제목을 붙인 고시를 보면 요양보호예방이란 「노인이 요요양보호상태 혹은 요지원상태로 되는 것」의 예방, 또는 「요요양보호상태의 경감 혹은 악화의 방지」를 목적으로 하여 행하는 예방활동이라는 것이 명기되어 있다.

그러나 요양보호예방은 단순히 신체적 · 인지적인 기능의 유지에 그 목적이 있는 것이 아니라 노인 각자가 스스로의 행복한 노화(Successful aging)를 성취시켜가는 데 그 목표가 놓여 있는 것이다.

(2) 지역지원사업

지역지원사업은 요양보호보험의 피보험자가 요요양보호상태 혹은 요지원상태로 되는 것을 예방함과 동시에 그러한 상태로 된 경우에 있어서도 가능한 한 지역에서의 자립한 일상생활을 영위할 수가 있도록 시 · 정 · 촌이 중심으로 되어 실시하는 지원사업인 덕이다. 이 지역지원사업 중의 하나에 요양보호예방사업이 위치가 부여되어 있다.

(3) 요양보호예방사업

요양보호예방사업은 시 · 정 · 촌이 실시 주체로 되고, 그 지역에 살고 있는 요양보호보험의 제1호 피보험자(65세 이상인 자)를 대상으로 요요양보호상태 등으로 되는 것의 예방을 목적으로 하여 실시되는 사업이다. 1차 예방에 관계되는 사업의 실시는 「요양보호예방 일반노인시책」이라 부르고, 시 · 정 · 촌은 보건소나 그 외의 관계행정기관, 보건의료관계단체, 사회복지협의회나 그 외의 복지관계단체, 자원봉사자, 지역주민 등의 협력을 얻어 그것을 추진하게 된다. 또 주로 특정의 노인을 대상으로 하는 2차 예방에 관계되는 사업의 실시는 요양보호예방특정노인시책이라 부르고, 시 · 정 · 촌이 그 실시 주체로 되면서도 지역포괄지원센터가 적절한 예방사업의 시책을 위한 원조를 행하게 된다.

특정 노인이란 모든 제1호피보험자를 대상으로 하는 건강검진의 생활기능검진 등을 기초로 하여 파악되는 2차 예방의 대상 노인을 말한다. 구체적인 요양보호예방특정노인시책에는 ① 특정노인파악사업, ② 통원형 요양보호예방사업, ③ 방문형 요양보호예방사업, ④ 요양보호예방특정노인시책평가사업의 4가지가 있다.

일본 후생노동성의 2008년도 요양보호예방사업(지역지원사업)의 실시 상황에 관한 조사결과를 보면 특정노인파악사업의 실시 상황에서는 기본 체크리스트의 실시자가 전국에서 약 860만명이고, 이 중에서 약 69만명이 신규의 특정 노인으로서 결정되어 있다. 또 2007년도부터의 계속자는 약 36만명이고, 전체 인원 약 100만명이 전국의 특정 노인으로서 결정을 받고 있다.

(4) 지역포괄지원센터

요양보호예방사업과 합하여 지역지원사업 속에 포함되어 있는 것에, 포괄적 지원사업이 있다. 포괄적 자원사업의 구체적인 지원내용으로서는 ① 요양보호 예방간호 매니지먼트사업, ② 종합상담 · 지원사업, ③ 권리옹호사업, ④ 포괄적 · 계속적 매니지먼트 사업이 있다. 지역포괄지원센터는 이러한 포괄적 지원사업을 실시하고 지역주민의 심신으 건강유지 및 생활안정을 위하여 필요한 지원을 행함으로써 보건의료 향상과 복지 증진을 포괄적으로 지원하는 것을 목적으로 하는 시설이고, 시 · 정 · 촌이 설치하는 것으로 되어 있다.

예를 들면, 요양보호 예방간호 매니지먼트사업으로서 시 · 정 · 촌에 의한 특정노인 파악사업이 행해진 후의 특정노인의 어세스먼트와 요양보호 예방간호 플랜의 작성은 이 지역포괄지원센터에 있어서 행해진다. 지역포괄지원센터에는 사회복지사, 보건사, 간호매니저가 배치되어 있기 때문에 요지원 · 요요양보호상태로 되기 전부터의 일관성 · 연속성이 있는 요양보호 예방간호 매니지먼트의 체제를 확립하여 가기 위한 작용이 기대되고 있는 것이다.

4) 건강증진대책

(1) 국민건강증진법

국민생활 수준의 향상과 생활환경의 변화에 따라 국민의 건강에 대한 요구와 관심은 매우 높아졌으나 흡연, 과음, 지나친 건강보조식품 의존 등 비건강행위가 줄지 않고 있을 뿐 아니라 국민의 질병발생 양태도 종래의 감염성 질환보다 암 · 고혈압 · 당뇨병 등 만성 퇴행성 질환이 증가하는 추세가 지속되면서 적극적인 건강 조성과 질병예방의 추진을 위한 법적 기반의 정비의 필요성이 지적되기 시작하였다. 그리고 1995년에 「국민에게 건강에 대한 가치와 책임의식을 함양하도록 건강에 관한 바른 지식을 보급하고 스스로 건강생활을 실천할 수 있는 여건을 조성함으로써 국민의 건강을 증진함을」 목적으로 한 국민건강증진법이 제정되게 되었다. 이 법률에서는 ① 국민건강증진에 관한 기본시책을 수립 · 시행하는 것, ② 국민이 건강생활을 실천할 수 있도록 지원하며, 국민에게 흡연과 과다한 음주가 국민건강에 해롭다는 것을 교육 · 홍보하는 것, ③ 보건교육 실시 및 성과에 관하여 평가하는 것, ④ 국민의 영양상태를 조사하여 영양개선방안을 강구하고 지도를 실시하며, 그에 필요한 사업을 하는 것, ⑤ 건강검진의 실시 등에 관한 지침을 정하는 것 등이 그 내용으로서 포함되어 있다.

(2) 평생건강관리체계

우리나라 보건복지부는 사전예방 및 건강증진사업의 활성화를 통하여 2010년까지 수명 77세 도달, 영유아사망률을 인구 천명당 4.8로 저하, 암 치료율을 60%로 올리는 등 국민건강 수준을 선진국 수준으로 향상시키기 위하여 2000년도를 평생건강관리체계 구축의 원년으로 정하고 주요 사업시책을 확립하였다.

추진방향은 첫째, 태어나서 노인까지 모든 국민이 건강한 생활을 영위할 수 있도록 지역사회의 보건소를 중심으로 건강교육, 정신건강관리, 구강보건 서비스 실시 등 건강증진사업을 실시, 둘째, 암, 고혈압, 정신질환 등 국민건강을 위협하는 주요 질병에 대한 국가책임관리체계 마련, 셋째, 일상생활이 곤란한 노인의 건강관리 지원시설 및 서비스를 확충하는 것이다.

평생건강관리체계의 주요 사업은 다음과 같다.

① 건강박람회 개최를 통한 건강생활 실천 유도
② 모자보건사업 10개년 계획 수립
③ 암에 대한 집중관리 및 만성질환 예방사업
④ 정신보건 및 구강보건 서비스 제공
⑤ 노인보건사업 확충

이후 국민이 참여하고, 국가가 책임지는 평생건강관리체계의 확립을 통해 생애주기별 평생건강관리로 통합적 건강보장을 실현, 국가 책임하의 효율적 질병예방 · 관리체계를 구축, 질병으로 인한 국민의료비 절감 및 건강복지 증진, 국민 건강생활실천 생활화를 통한 건강 잠재력을 제고하였다. 또한 공공보건의료 확충을 통한 국민보건의료안정망 구축을 통하여 전국민, 특히 취약계층의 건강 보장을 실현하였고, 치료 · 예방 · 건강증진 등 포괄적 · 지속적 서비스 전달체계를 구축, 인구 노령화, 만성질환 증가 등 장기적 국민의료비 증가에 대응, 국가적 재난 · 재해, 응급상황에 효과적으로 대처할 수 있는 기반을 마련하였다.

(3) 건강 프론티어 전략

건강조성대책의 추진으로서 새로운 사회(프론티어)를 개척할 목적으로 2004년 ① 생활습관병 예방대책의 추진, ② 요양보호예방의 추진이라고 하는 두 가지 과제를 핵심으로 하여 「2005년부터 10개년 전략(건강 프론티어 전략)」이 책정되었다. 이 건강 프론티어 전략은 2007년에 신건강 프론티어 전략이라고 하는 발전된 10개년 전략으로 되고, 마음 건강이나 요양보호예방, 치아 건강 등 국민 스스로 대처해야 할 9가지 분야가 열거되고 대책이 추진되어 있다.

5) 노인에 대한 사회적 지지

노인의 건강유지, 또 고령 사회에 있어서 보건의료복지 시스템의 구축에는 제도 · 정책 등의 정비뿐만 아니라 사회적 지지의 사고방식이 중요한 키워드이다.

사회적 지지란 가족이나 친구, 전문가 등의 사람과 사람과의 상호 지원관계에 입각한 사회지원을 말하고, 도구(수단)적 지지와 정서적 지지의 2가지로 대별된다. 도구(수단)적 지지란 문제를 해결하기 위하여 필요한 금전이나 물질적인 자원을 제공하거나 그 사람이 자원을 손에 넣을 수가 있도록 정보를 주는 작용(기능)을 말한다. 정서적 지지란 용기를 북돋고, 동정 또는 단지 곁에 있어 준다고 하는 것 같은 공감, 격려 등에 의한 정서면에의 지원을 말한다.

또 사회적 지지의 제공형태에는 공적 기관이나 민간조직이 제도에 근거하여 서비스를 제공하는 공식적 지지와 가족이나 친구, 자원봉사자 등의 전문직이 아닌 사람들에 의한 비공식적 지지가 있다. 이러한 지지의 제공에는 스트레스가 미치는 건강에의 영향을 완화하거나 고독감을 저하시키거나 나아가서는 QOL의 향상을 위한 작용으로서 효과가 기대되고 있다.

사회적 지지에서는 지지 이용자의 각자의 생활상황이나 문제에 따라서, 지역의 주민이나 보건의료복지 관련 기관의 전문직 종사자 또는 친구, 자원봉사자 등의 다양한 사람들에 의해 구성되어 있고, 개별 네트워크의 형성이 중요하게 된다. 이러한 네트워크는 사회적 지지 네트워크라 부르고 단순히 개인적인 사람들과의 유대인 사회적 네트워크와 구별되고 있다.

이와 같이 사회적 지지의 체제나 사회적 지지 네트워크가 정비되어 가는 것이 요양보호 · 복지의 시책이 확실히 노인 각자에게 미치도록 추진하는 면에서 중요하게 된다.

5. 노인의 권리옹호

1) 노인의 윤리적 과제와 법적 정비의 동향

고령화가 진행되는 선진 제국에서는 1970년대 무렵부터 노인학대 등의 노인의 윤리적 문제에 관심을 갖게 되었다. 1991년의 국제연합총회에서는 각국 정부는 노인의 자립, 참가, 요양보호, 자기실현, 존엄에 대하여 국내 프로그램에 포함시킬 것을 촉구하는 「노인을 위한 국제연합 원칙」[1]이 채택되었다. 그리고 1999년에는 세계적으로 찾아오는 고령화를 확인하고 고령화에 대한 국제행동계획의 지지 표명을 발표하였다[1].

전통적인 한국 사회에서 노인의 요양보호는 가족이 하는 것이 당연하다고 했으나 저출산 고령화, 핵가족화, 여성의 사회 진출, 지역사회에 있어서 인간관계의 희박화 등으로 가족요양 보호력의 저하가 지적되게 되었다. 이러한 사회정세의 변화와 노인의 권리옹호에 관한 국제적 동향을 배경으로 가족요양 보호자에 의한 노인 학대문제나 노인의 권리가 주목받게 되었다.

1999년 의료기관이나 노인요양보호시설에서 일상적으로 행해지고 있던 「신체 구속」은 노인의 존엄과 일상생활을 손상하므로 생명 및 신체 보호에 긴급을 요하는 경우를 제외하고 행해서는 안 된다고 규정하였다(「지정요양보호노인복지시설의 인원, 설비 및 운영에 관한 기준」 1999년 3월 31일 후생성령 제39호 제11조 제4항)[2]. 또한 2000년에는 요양보호보험제도가 도입되었다. 그때까지의 노인간호 서비스는 행정에 의한 조치로서 제공되고 있었으나 요양보호보험제도에서는 노인의 자기 결정과 서비스 선택의 권리존중을 핵심으로 하는 사고방식으로 전환되었다. 그리고 2005년에는 「노인 학대의 방지, 노인의 양호자에 대한 지원 등에 관한 법률」이 제정되기에 이르고 있다.

이와 같이 우리나라에서는 10여 년 정도의 사이에 노인의 존엄이나 권리가 재검토되고 법적 정비가 계속되고 있다. 그러나 2008년의 조사[3]에서는 학대를 받고 있는 노인은 가정에 있어서 요양보호도가 높아짐에 따라 증가하고 있다는 것이 보고되고, 여전히 요양보호부담에 관련한 학대의 문제는 가로놓여 있다. 또 노인 학대는 학대를 받고 있는 본인 자신이 학대를 받고 있다고 인식하기 어려운 것도 있고, 표면화하기 어렵고, 파악이 어려운 것도 있다. 또한 통보가 되더라도 가정 내의 일이기 때문이라고 개입을 거절하는 현상도 있다.

노인 학대는 사회적 약자로 되는 노인의 권리나 존엄을 지키는 것만으로 주목되면 주위의 양호자의 권리나 존엄이 손상될지도 모른다. 노인의 권리침해에 대해서는 그 노인의 주위 사람과의 관계성이나 상황, 배경을 포함하여 신중하게 어떻게 전체적인 관점을 가지고 상황을 판단하여 갈지가 중요하다. 또 노인 학대 방지를 위한 제도가 목표대로 기능을 수행하기 위해서는 노인 자신이 충분히 제도를 이해하는 것, 또 의사가 원만하게 표명할 수 없는 노인에 대해서는 그 권리를 옹호할 수 있는 인적 · 환경적 자원을 정비하는 것이 요구된다.

2) 노인학대 방지를 위한 법률

(1) 노인학대 방지를 위한 법률이란?

노인학대란 신체적 학대, 성적 학대, 심리적 학대, 방임(neglect : 요양보호나 간병의 포기), 경제적 자기방임(연금 · 예저금 · 재산을 가로채거나 부정으로 사용되거나 하는 것) 등이 있고, 이것에 자기방임(self neglect)이 포함되기도 한다.

우리나라에서는 노인학대 관련법으로 '가정폭력 범죄의 처벌 등에 관한 특례법'과 '가정폭력 방지 및 피해자 보호에 관한 법률'(이하 '가정폭력방지법')이 적용되었으며, 노인복지법 내 노인학대 조항이 개정되기 전부터 현재까지 노인학대 관련법으로써 시행되고 있다. 그러나 이 법은 노인학대를 가정폭력의 한 범주로 규정하고 있어 시설 내 노인학대 문제나 방임 등의 학대행위는 적용하기가 어렵다는 문제점이 있다. 또한 노인학대는 신체적 학대에 초점이 맞춰져 있고, 예방대책에 대한 배려 없이 처벌규정만 명문화되어 있기 때문에 가정폭력의 범주 안에서 소극적으로 노인학대에 대해 대처해 왔다.

이후 2004년 1월 노인복지법의 개정으로 노인학대의 정의가 규정되고, 국가나 지방자치단체는 노인학대를 예방하고 수시로 신고를 받을 수 있도록 긴급 전화를 설치하도록 하였다. 또한 국가는 중앙노인보호전문기관 설치 및 각 시 · 도에 지역노인보호전문기관을 두도록 하였으며, 누구든지 학대를 알게 된 때에는 노인보호전문기관 또는 수사기관에 신고할 수 있고, 특히 의료인, 노인복지상담원, 재가장기요양기관의 장가 그 종사자, 119 구급대의 구급대원 등은 직무상 노인학대를 알게 된 때에는 즉시 노인보호전문기관이나 수사기관에 신고하도록 신고의 의무를 규정하였다. 뿐만 아니라 노인학대신고를 접수한 노인보호전문기관의 직원이나 사법경찰 관리는 지체없이 노인학대 현장에 출동하여 응급조치를 하여야 하는 의무, 보조인선임, 노인학대에 대한 금지행위, 학대조사를 실시할 수 있는 것 등에 관한 내용을 법제화하였다.

노인복지법에서 규정하는 노인보호전문기관의 업무는 다음과 같다(표 1-17).

표 1-17 노인복지법에 규정된 노인보호전문기관의 업무

중앙노인보호전문기관의 업무
1. 노인인권보호 관련 정책제안 2. 노인인권보호를 위한 연구 및 프로그램의 개발 3. 노인학대 예방의 홍보, 교육자료의 제작 및 보급 4. 노인보호전문사업 관련 실적 취합, 관리 및 대외 자료 제공 5. 지역노인보호전문기관의 관리 및 업무 지원 6. 지역노인보호전문기관 상담원의 심화교육 7. 관련 기관 협력체계의 구축 및 교류 8. 그 밖에 노인의 보호를 위하여 대통령령으로 정하는 사항
지역노인보호전문기관의 업무
1. 노인학대 신고전화의 운영 및 사례접수 2. 노인학대 의심사례에 대한 현장조사 3. 피해노인 및 노인학대자에 대한 상담 4. 피해노인가족 관련자와 관련 기관에 대한 상담 5. 상담 및 서비스 제공에 따른 기록과 보관 6. 일반인을 대상으로 한 노인학대 예방교육 7. 노인학대 행위자를 대상으로 한 재발방지 교육 8. 그 밖에 노인의 보호를 위하여 보건복지부령으로 정하는 사항

(2) 노인과 보호자에 대한 대응 시스템(일본의 경우)

노인과 보호자에 대한 대응은 시 · 정 · 촌이 전문적으로 종사하는 직원을 확보하고(제15조), 제1차적으로 책임을 가질 것, 그리고 도 · 도 · 부 · 현이나 국가, 국민이 각각 필요한 역할을 담당하는 것이 규정되어 있다. 구체적으로는 다음과 같다.

〈국민의 역할〉

- 노인학대를 받았다고 생각되는 노인을 발견한 자는 신속하게 시 · 정 · 촌에 통보하도록 노력해야 한다(제7조 제2항). 또한 학대를 받았다고 생각되는 노인의 생명 또는 신체에 중대한 위험이 생겨있을 경우는 신속하게 시 · 정 · 촌에 통보하지 않으면 안 된다(제7조 제1항).

〈시 · 정 · 촌의 역할〉

- 노인과 보호자에 대해서 상담, 지도, 조언(제6조), 보호자에 대한 부담 경감을 위한 상담, 지도 및 조언 기타 필요한 조치(제14조)를 한다.
- 노인학대의 통보를 받았을 때에는 시 · 정 · 촌은 노인의 안전확보, 사실 확인, 노인학대 대응 협력자와 대응에 대하여 협의한다(제9조 제1항).
- 현장조사를 실시하고(제11조), 필요에 따라서 경찰서장에 대한 원조를 요청한다(제12조).
- 학대를 받은 노인에 대해서는 거실의 확보나 양호자의 면회제한 등에 의한 노인의 보호를 한다(제9조 제2항, 제10조, 제13조).
- 관계기관, 민간단체 등과의 제휴협력체제를 정비하고(제16조), 대응창구(대응창구)나 노인학대 대응 협력자의 명칭을 주지한다(제18조).

〈도 · 도 · 부 · 현의 역할〉

- 시 · 정 · 촌이 행하는 조치의 실시에 관해서 시 · 정 · 촌 상호의 연락조정, 시 · 정 · 촌에 대한 정보 제공, 기타 필요한 원조, 조언을 한다(제19조).

〈국가 및 지방공공단체의 역할〉

- 학대의 사례분석, 학대에의 적절한 대응방법이나 기타 필요한 사항에 대해서 조사 · 연구를 한다(제26조).
- 학대의 방지, 학대를 받은 노인의 보호와 아울러 재산상 피해의 방지 · 구제를 도모하기 위하여 성년후견제도의 주지를 위한 조치, 성년후견제도의 이용에 관계되는 경제적 부담의 경감을 위한 조치 등을 강구한다(제28조).

3) 성년후견제도

성년후견제도(2013년 7월 시행)는 질병, 장애, 노령, 그 밖의 사유로 인한 정신적 제약이 있어 사무처리 능력이 부족한 성년자에게 법률지원을 돕는 제도로, 기존의 금치산 · 한정치산자제도를 폐지하고, 2013년 7월 1일부터 시행되었다. 본인 혹은 친족, 검사 등의 청구에 따라 법원은 의사의 감정을 통해 성년후견 당사자의 정신상태를 확인하고 당사자에게 진술을 받는 절차를 거쳐 후견인을 선임한다. 선정된 후견인은 피후견인의 재산을 관리하거나 법률행위의 대리권 · 동의권 등을 행사할 수 있게 된다. 또한 피후견인 스스로 결정이 어려운 경우 의료, 재활, 교육 등의 신상에 관련된 부분에서도 법원으로부터 부여받은 권한으로 결정을 할 수 있다.

성년후견제도에는 법정후견과 임의후견이 있으며, 법정후견은 성년후견, 한정후견, 특정후견으로 나뉘며, 각각의 구체적인 내용은 다음과 같다.

① 법정후견
- 성년후견 : 사무처리 능력이 지속적으로 결여되는 경우로 대부분의 조력을 받을 수 있음
- 한정후견 : 사무처리 능력이 부족한 경우로 일부분에 대해 조력을 받을 수 있음
- 특정후견 : 일시적 후원이나 특정사무에 대한 후원이 필요한 경우

② 임시후견 : 장래 정신기능 약화에 대비해 스스로 후견인을 정하는 것

학습과제

1. 그래프나 도표의 통계자료를 사용하여 고령화의 현상을 설명하여 보자.
2. 노인에 관한 의료 · 요양보호 · 복지의 시책이나 제반 제도에 대해서 현재에 이르는 역사적인 배경을 개입시켜 설명하여 보자.
3. 노인학대에 대하여 어떠한 학대가 어떠한 상황에서 왜 일어나는가, 어떠한 법적 근거가 어떻게 적용할 수 있는가에 대해서 구체적으로 생각하여 보자.

⊙인용문헌

1) 国際連合：高齢化に関する国際行動計画および高齢者のための国連原則，1999
2) 指定介護老人福祉施設の人員，設備及び運営に関する基準
http://law.e-gov.go.jp/htmldata/H11/H11F03601000039.html より2010年11月11日検索
3) 厚生労働省：平成20年度　高齢者虐待の防止，高齢者の養護者に対する支援等に関する法律に基づく対応状況等に関する調査結果
http://www.mhlw.go.jp/stf/houdou/2r98520000002mce.html より2011年2月17日検索
4) 厚生労働省(医療経済機構委託)調査検討委員会：家庭内における高齢者虐待に関する調査(平成15年老人保健健康増進等事業)，2004
5) 高崎絹子：高齢者虐待防止法の成立・施行と看護職の役割．Geriatric Medicine **44** (8)：1131-1134, 2006
6) 高齢者虐待の防止，高齢者の養護者に対する支援等に関する法律
http://law.e-gov.go.jp/announce/H17HO124.html より2010年11月11日検索
7) 厚生労働省：高齢者虐待防止法の基本
http://www.mhlw.go.jp/topics/kaigo/boushi/060424/dl/02.pdf より2010年11月11日検索
8) 東京法務局：成年後見制度の概要(従前の制度との比較)
http://houmukyoku.moj.go.jp/tokyo/frame.html より2010年11月11日検索

기출문제

Q1 일본에 있어서 과거 50년간의 노인인구의 변화로 옳은 것은?

1. 노년인구의 증가율은 상승경향에 있다.
2. 노년인구비율의 변화에는 출생률의 저하는 관련되지 않는다.
3. 노년인구의 증가속도는 스웨덴보다도 일본 쪽이 늦다.
4. 75세 이상에 비해 65세 이상 75세 미만의 인구비율의 신장이 현저하다.

Q2 후기 노인에서 옳은 것은 어느 것인가?

1. 외래수진율은 전기 노인보다도 낮다.
2. 노인 중 80세 이상을 말한다.
3. 통원자의 상병에서 가장 많은 것은 골다공증이다.
4. 노년인구에 차지하는 비율은 전기 노인보다도 적다.

Q3 노년기의 발달과제를 「육체적 힘과 건강의 쇠약에 적응하는 것」으로 표현한 것은 누구인가?

1. 페크
2. 바토라
3. 에릭슨
4. 하비가스트

Q4 노인이 받는 가정내 학대에서 옳은 것은 어느 것인가?

1. 학대가 일반화되기 쉽다.
2. 피학대자에게는 치매 노인이 많다.
3. 요양보호자에 의한 요양보호거부는 학대에 포함되지 않는다.
4. 학대하는 가족의 7할이 경제적으로 곤궁하고 있다.

Q5 치매가 진행 중인 76세의 남성, 예금통장의 관리는 유일한 육친인 생질(甥姪)이 하고 있으나 임의로 예금을 사용하고 있는 상태이다. 간호 컴퍼런스의 제안으로서 적절한 것은 어느 것인가? 2개를 선택하라.

1. 성년후견제도의 이용
2. 홈 헬퍼(가사도우미)에 의한 통장관리
3. 방문간호 스테이션에서의 통장관리
4. 방문간호사에 의한 생질의 예금 사용 상황의 감시
5. 사회복지협의회의 금전 관리 서비스의 이용

Q6 노인의 권리 옹호에서 옳은 것은 어느 것인가?

1. 성년후견제도의 임의후견인은 재판소가 결정한다.
2. 치매의 진단과 동시에 성년후견제도가 적용된다.
3. 노인 학대를 발견한 자는 시 · 정 · 촌에 통보할 의무가 있다.
4. 학대받고 있는 노인을 노인 단기입소시설 등에 입소시키는 법률은 없다.

| 정답 | 1. ① 2. ④ 3. ④ 4. ② 5. ①, ⑤ 6. ③

제2장

노인 간호의 개념과 목표

이 장의 학습목표

1. 노인의 자아발달 특징 및 노인 간호의 개념을 설명할 수 있다.
2. 노인 간호의 목표인 건강한 노년과 평온한 임종 지원, 노인의 존엄성 유지와 요양보호, 노인 친화적인 지역 조성의 의미를 파악할 수 있다.

제1절 노인 간호의 개념과 목표

학습목표

1. 노년기 특유의 자아발달에 중점을 두는 노인 간호를 설명할 수 있다.
2. 노인의 자아발달에 기초한 노인 간호의 목표를 설명할 수 있다.

1. 노인 간호의 개념

노인이란 어떠한 존재인가? 노인은 성장하고, 일하고, 쇠퇴를 경험한 사람이며, 자립의 자유와 의존의 희로애락을 체험하고 있는 사람이다. 노인 스스로는 지금도 건강한 사람이라고 생각하고 있지만, 자신의 생각처럼 살 수 없어 현실 세계와의 괴리(乖離)를 경험하고 있는 사람이다. 이처럼 노인 스스로 개인적이고 복잡한 고뇌와 감정을 해결하여 자기 인생의 의미를 발견하고, 임종을 맞이하는 데 도움이 되는 간호가 무엇인가를 생각해 볼 필요가 있다.

1) 노인의 자아발달 특징과 간호

최근 평균수명이 증가함에 따라 대부분의 사람이 노년까지 살 수 있게 되었고, 이로 인해 인간에 대한 이해가 크게 넓어졌다. 발달심리학은 언뜻 봐서는 쇠퇴로 보이는 인생 후기의 생활방식을 인간의 자율성 · 창조성으로 이해하고, 크게 발전하는 계기가 되도록 도와주는 것으로 이해하였다.

모리 야(守谷)[1]에 의하면 노년기는 인생을 살면서 획득한 사회적 지위나 명성을 상실하고, 배우자나 지인의 죽음을 맞이하는 등의 외적 변화를 경험하는 시기이고, 심신기능의 쇠약이나 질병 등의 내적 변화를 경험하는 시기로, 점차 자신으로부터 잃어가는 현실에 직면하지 않을 수 없다고 하였다. 그는 또한 쇠퇴나 상실을 인식하고 반응하는 주체로 자아를 발견하면서, 노년기가 쇠퇴기일 뿐 아니라 지금까지 삶의 증거를 가진 완숙기로 특징지을 수 있다고 기술하였다.

사회인류학은 전통 사회에서 노인의 역할은 다양한 경험을 소유한 지도자 혹은 사회로부터 소외된 소외자로 보았으며, 후쿠시마(福島)[2]는 개인 및 우주의 생명과 죽음을 성찰하고 자기 존재의 의미를 깨닫는 존재로 기술하고 있다.

에릭슨(Erikson EH)[3]은 노년기의 심리사회적 발달을 「자아통합 대 절망」으로 표현하고 있으며, 이 시기에 필요한 덕목은 '예지'라고 기술하였다.

노년기의 자아통합(과거 회상을 통해 자기 인생의 가치를 찾아내고 만족하는 것)이 어떠한 결과로 나타나고 있는가에 대해, 뉴만(Newman BM) 등[4]은 에릭슨이 말하는 통합에 이르기 위해서는 성찰(자기분석)이 중요하다고 하였다. 이 과정에서 노인이 자신의 과거 인생을 수용하면 자존감이 높아지고 자기통합의 과정에 변화가 생겨 자신과 타인의 차이를 별로 의식하지 않게 된다. 또한, 자신과 다른 사람의 유사성에 주목하게 되어 다른 인종 · 다른 시대 · 다른 문화의 사람들과 자신을 동일시할 수 있게 된다고 기술하였다.

통합의 결과에 대해서 유아사(湯淺)[5]는 노년기가 되면 세계관, 취미, 습관 등이 고정되고, 시대의 변화를 따라가는 것이 어렵게 되어 외부 세계에 대한 관심이 감소하고, 적응하고자 하는 의욕을 상실하게 된다고 하였다. 이로 인해 계속해서 변화하는 사회 상황이나 사상, 취미보다는 영원히 변하지 않는 것들에 관심을 갖게 된다고 기술하였다.

카우프만(Kaufman SR)[6]은 노인의 인생관에 주목하면서 건강한 노인은 노화와 관련된 육체적 · 사회적 변화를 자신만의 문제로 삼지 않고, 노년기에 유지되는 자신의 자아를 토대로 노인은 과거를 기반으로 현재 여러 상황에서 의미를 갖는 일관된 자기 모습을 창조하며, 다양하고 폭넓은 경험을 통합하여 현재를 살기에 유용한 자아를 완성한다고 기술하고 있다.

간호는 대상자의 자아와 관계가 있다. 대상자가 간호와 요양을 필요로 하는 의존적 상태지만 다른 사람이 대상자의 자율적인 자아를 침해할 수는 없다. 즉 자아를 침해하는 간호는 있을 수 없다.

노인이 외부의 정보나 도움이 필요한 상태라고 생각되더라도 자기 내부의 제반 문제를 해결하고, 자신의 생각을 조정하고, 자신을 살리려는 것은 자아이다. 그러므로 자아는 간호에 의해 변화되는 간호의 대상이다. 그리고 자아를 발달시킴으로써 노인은 노년기의 변화와 쇠퇴, 간호를 수용하게 되고, 발달하게 된다.

개개의 노인이 변화(노인성 변화, 노화현상, 사회 변화, 생활환경 변화 등)를 자각하여 주체적이고 의욕적으로 자기 자신을 관리하고, 재활을 위해 노력하며, 자율적이며 자주적으로 간호나 요양을 받아들여 생활을 바꾸어갈 수 있도록 하려면 노인 스스로가 일관된 자아를 창조하고, 의미를 찾아내도록 하는 것이 필요하다. 결국 변하지 않는 것을 추구하게 돕는 간호가 필요한 것이다.

2) 노인의 자아발달에 관한 사례 연구

간호를 통해 나타난 노인의 자아를 관찰하여 노인 간호 방법과 자세를 찾는 연구가 실시되었다[7]. 이 연구에서 간호 평가는 노인의 체력 증대나 일상생활의 자립이 아니라 노화에 따른 자아발달을 평가하였다.

노인은 자신의 과거를 인정하지 않는 간호사의 행동에 저항하고, 간호사에게 자기의 특성을 표현하면서 간호사의 대응을 변화시키려 하였다. 또한 적극적으로 자신에 대해 이야기하고, 다른 사람을 배려하고, 인생에 감사하면서 자율적으로 간호를 수용하고 있었다. 이 과정을 통해 간호나 요양은 노년기에 보편적으로 요구되지만, 일상생활의 규정만으로도 간호나 요양을 받는 노인의 자아에 큰 변화를 가져올 수 있음을 실감하였다. 간호나 요양은 노인이 자아를 유지하며 새롭게 살아가도록 하는 역할을 한다.

3) 노인 간호의 개념

자아는 보이지 않으나 인식이나 행동의 중심이다. 노인의 자아는 시대에 따라 규정되고, 개인의 생활에 따라 자율적으로 변화하고 발전하므로 노인의 자아발달 특징을 잘 알 수 있을 것 같지만 모르는 부분도 많다. 노인의 자아란 복잡성[8]의 극치라고 말할 수 있다. 따라서 노인 간호란 간호사가 그 복잡성을 잘 인식하고 이해할 수 있어야만 노인 대상자를 간호할 때 친화적인 태도를 가질 수 있을 것이다.

노인은 다른 어느 세대보다도 일관된 자아를 창조하려는 노력이 필요한 세대이기 때문에, 노인 간호는 객관적이고 과학적인 측면보다 노인의 자아와 대화하면서 노인의 인생을 이해하는 것이 더 중요하다. 이와 같이, 노인이 특수한 자아발달을 경험하는 세대라는 점에서 노인 간호만의 고유한 개념을 발견할 수 있다고 생각한다.

2. 노인 간호의 목표

노인의 자아발달을 토대로 노인 간호의 목표를 아래 3가지로 기술할 수 있다.

(1) 건강한 노년과 평온한 임종 지원

(2) 노인의 존엄성 유지와 요양보호

(3) 노인 친화적인 지역 조성

노인은 다양한 인생 경험을 통해서 현 시대를 창조한 사람들이다. 노년기는 심신의 쇠퇴, 역할 상실, 죽음으로 마감되는 인생의 최종 단계이다. 이와 같은 쇠퇴 및 상실의 현실에 직면했을 때 사람이 절망을 경험할지, 아니면 심리적 위기를 극복하고 적응하여 통합이라는 자아발달을 경험할지는 정해져 있지 않다. 그러므로 노인 간호는 노인이 개성적이고 풍요로운 인생을 만들어 가는 존재임을 믿고, 그것을 어떻게 지원할 수 있을지를 파악해야 한다. 왜냐하면, 노인을 간호하는 사람이 노인을 어떻게 이해하고 있는지에 따라 제공하는 간호의 질이 달라지기 때문이다. 노인 간호의 대상인 노인을 쇠퇴기 및 상실기에 있는 사람이라고 획일적으로 이해할 것이 아니라, 노인의 자아발달 특성을 이해하고 노인 간호를 제공할 수 있기를 기대한다.

1) 건강한 노년과 평온한 임종 지원

유한한 생명(개체)은 시간적 · 공간적으로 무한한 생명〔사회, 종(種), 생태계, 지구, 우주)으로 연결된다. 인생의 최종 단계에 있는 노인은 자기 자신의 힘에 의해 질병이나 죽음의 고통 · 공포를 어떻게든 회피하려 하는 마음과 자기 주변 사람이나 환경에 되는 대로 몸을 맡긴 채 질병이나 죽음의 고통 · 공포를 수용하는 상반된 마음을 가진다. 그것은 자신의 생명을 조상과 연결하고 스스로도 그곳에 위치를 정해 가는 것으로 받아들여진다. 그러므로 노인의 건강한 노년과 평온한 임종을 지원하는 것이 노인 간호의 첫 번째 목표이다.

2) 노인의 존엄성 유지와 요양보호

늙음이나 죽음은 인간에게 필연적인 것이지만 인간이 조절할 수 없는 현상이기에 현대 사회는 그 공포로 인하여 늙음이나 죽음을 몹시 두려워하는 경향이 있다. 또한 자기중심적 사회에서는 자기 이외의 다른 사람(설령 가족이라 할지라도)을 간호하고, 간병(요양)하는 일에 심한 부담감과 저항감을 갖는다. 자식을 양육하고 간호하는 일은 종족의 존속을 위한 본능이지만 늙은 부모를 간호하는 일은 본능이 아닌 것으로 생각된다. 그러나 늙은 부모를 간호하는 일은 인간 사회가 후천적으로 획득한 지혜이며, 노인을 공경하고 간호하는 정신은 사람이 배양해 온 인간성의 본질이다.

인간의 존엄은 다른 사람과의 관계 속에서 성립되는 것으로, 특히 노인 간호에 있어 노인의 존엄성을 철저하게 유지하는 것이 요구된다. 인생의 말년을 사는 모든 노인의 존엄성이 최후까지 유지되어 삶에 대한 주체성과 개성을 유지하면서 평온한 임종을 맞이할 수 있도록 간호와 요양보호를 하는 일이 노인 간호의 두 번째 목표이다.

3) 노인 친화적인 지역 조성

인간은 노화에 따라 쇠약해지고 다른 사람의 간호가 필요한 상태로 되는 것을 자연의 섭리로 받아들이고 있지만, 키노시타(木下)[9]는 이에 대해 관점의 전환이 필요하다고 제시한다. 노인 간호는 단순히 노인 자신의 능력이나 수행 · 달성적 측면에 관심을 두는 것이 아니라 존재론적 의미의 획득, 즉 다른 사람과의 관계에 초점을 두고 있다. 그리하여 늙음의 의미를 노인에게서 발견하는 것이 아니라 쇠약함으로 인해 간호가 필요하거나 장수하는 노인을 돕기 위해 관계를 맺는 사람들로부터 그 의미를 찾고 있다.

사람은 사람과의 관계를 통해 삶의 기쁨과 생명의 소중함을 배우고, 자신의 마음을 풍요롭게 하는 쌍방향의 관계를 가진다. 태어나서 늙고, 죽어가는 과정 속에서 인생의 여러 단계에 있는 사람들이 서로 관계를 맺어가는 곳이 사회이다. 이런 점에서 노인을 살리고 또 노인 친화적인 지역을 조성하는 것이 노인 간호의 세 번째 목표이다.

학습과제

1. 노인 간호에서 노인의 자아발달을 이해하는 것이 필요한 이유를 설명해 보자.
2. 노인 간호의 목표를 열거하고, 왜 그것을 목표로 하는지 설명해 보자.

⊙인용문헌

1) 守谷國光：老年期の自我発達心理学的研究，1-2ページ，風間書房，1994
2) 福島章：ライフサイクルと人間の意識．ライフサイクルと人間の意識(Castaneda JF，長島正編)，15-48ページ，金子書房，1989
3) Erikson EH, Erikson JM, Kivnick HQ：老年期 生き生きしたかかわりあい(朝長正徳, 朝長梨枝子訳)，みすず書房，1990
4) Newman BM, Newman PR：生涯発達心理学ーエリクソンによる人間の一生とその可能性（福富護，伊藤恭子訳)，17-22ページ，川島書店，1980
5) 前掲書2)，湯浅泰雄：倫理とライフサイクル．285-288ページ
6) Kaufman SR：エイジレス・セルフー老いの自己発見(幾島幸子訳)，3-32ページ，筑摩書房，1988
7) 小野幸子：高齢者の看護方法に関する研究ー自我発達を促進する看護援助の構造．千葉大学大学院看護学研究科博士論文，1997
8) Morin E：複雑性とはなにか(古田幸男，中村典子訳)，国文社，1993
9) 木下康仁：老いの社会文化的意味の創出．保健婦雑誌 **53**(6)：432-437，1997

제3장

노인 간호 대상의 특징

이 장의 학습목표

1. 노인의 특징을 다면적으로 이해하여 노인의 다양성과 복잡성을 설명할 수 있다.
2. 노인의 다양한 특징에 적합한 사정방법을 배우고, 실천하여 노인을 이해하는 데 활용할 수 있다.

제1절 신 체

학습목표

1. 노인의 생리적 노화와 기전을 설명할 수 있다.
2. 노인의 신체 기능 간 상호 관련성을 설명할 수 있다.
3. 노인의 신체 사정방법을 설명할 수 있다.

1. 노인 신체 기능의 특징

1) 생리적 노화와 특징

사람은 태어나 시간이 지나면서 성장하여 성인이 되고 노년기를 거쳐 죽음을 맞는다. 생리적 기능은 성장과정에서 최대한의 기능을 발휘하는 시기에 도달한 후, 서서히 저하되어 간다(그림 3-1). 이 저하는 세포 탈락에 의한 실질세포의 감소나 위축에 의해 세포 수가 감소해 가는 과정이고, 형태학적으로는 체내 수분량의 감소, 장기의 중량

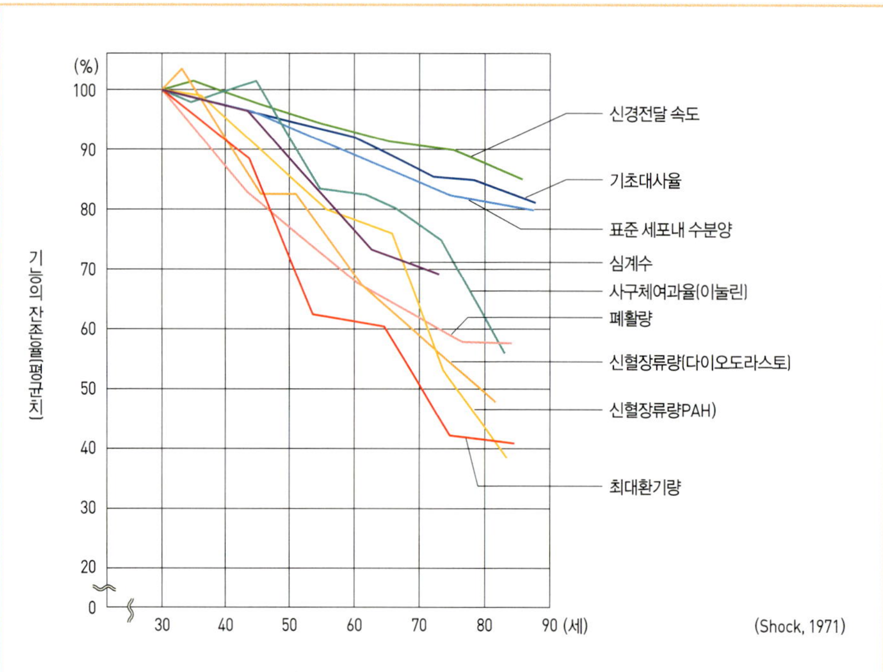

그림 3-1 노화에 따른 생리기능의 변화

〈출처〉 福武直, 原澤道美 편 : 21세기 고령 사회에의 대응. 제3권 고령사회의 보건과 의료, 52, 동경대학출판사, 1985년에서 인용

이나 용적의 감소, 근육의 위축, 골량의 감소 등이다. 이런 현상은 사람이 살아가는 과정에서 모든 사람에게 나타나는 노화의 생리적인 현상으로 노화현상이라 부른다. 생리적 노화는 서서히 진행하기 때문에 전체로서의 항상성(homeostasis)은 유지되고 일상생활도 유지된다. 그러나 장기의 예비력이 저하하기 때문에 질환에 이환되었을 때나 급격한 장애를 받았을 때는 종합적인 회복력이나 장애의 적응력이 저하된다. 또한 스트레스에 노출되었을 때에는 면역기능이 충분히 발휘되지 못하는 등 방어력이 저하된다.

생리적 노화의 과정이 현저하게 가속되고 병적상태를 일으키는 것을 병적 노화라고 하며, 병적 노화에 의해 야기되는 병적 상태를 「노인병」이라 한다(표 3-1).

노화에 수반되는 신체 기능 변화의 진행과정이나 정도에는 개인차가 있어 일정하지 않다.

2) 노인의 신체 기능간 상호 관련성

노인의 신체 기능은 예비력이 저하됨에 따라, 장기와 장기, 신체 기능과 정신기능, 신체 기능과 일상생활기능이 상호 영향을 미치고, 이것이 삶의 질에 영향을 주어 노인에게 특유한 상태나 징후가 일어날 수 있다. 또한 치료 등 외적환경에서 받는 자극이 노인의 신체 기능에 영향을 미치고 장애나 질환을 일으킬 수 있다.

최신의 연구 | 노화기전 |

노화의 기전에 관한 학설에는 1950년 이래 많은 노화학설이 주장되고 있으나, 아직도 명확한 이론 정설이 없다[1].

근래에는 노화한 세포가 「노화 관련 질환의 병인이 된다」고 하는 세포 노화 가설이 분자수준에서 검토되고 있다[2]. 그 중에서도 최근에는 「텔로미어 가설」이 주목되고 있다. 텔로미어는 염색체 말단에 존재하며, 염색체 보호나 복제에 있어서 기질의 역할을 담당하고 있다. 텔로미어는 세포분열 때마다 단축되고 극도의 텔로미어 단축은 세포 노화를 유도한다. 텔로미어의 단축에는 혈류에 의한 스트레스가 관여할 가능성이 있다는 것, 허혈성 심장질환 환자의 관상동맥 내피의 텔로미어는 건강군에 비하여 유의적으로 단축하고 있다는 것 등이 보고되고 있다.

이 외에는 안지오텐신 II나 인슐린 신호의 세포 노화에의 관여가 연구에 의해서 밝혀지게 되고 혈관의 노화예방을 위한 연구가 주목되고 있다.

【인용문헌】

1) 後藤佐多良 : 노화학설 · 안티에이징 오버뷰, 일본노년의학회지 46(3) : 218-221, 2009
2) 南野徹 : 혈관의 노화예방은 가능한가? 일본노년의학회지 46(4) : 323-326, 2009

표 3-1 신체 기능별 생리적 노화의 기전과 노인병

신체 기능	생리적 노화의 기전	대표적인 노인병
정신 · 신경계 기능	• 뇌신경세포의 감소 · 위축에 의한 신경전달 속도의 지연 • 뇌대사의 저하 • 감각신경의 변화에 의한 촉각, 진동각, 위치각의 저하	치매 파킨슨병
근골격계 기능	• 뼈의 용적 저하 • 인대, 건, 근육 부착부에 뼈의 증식 • 관절연골의 경화, 관절 주위조직의 변성	변형성 슬관절염 척주관협착증 골다공증
감각기계 기능	• 수정체의 탄력성 저하, 모양체근의 위축에 의한 조절력의 저하 • 수정체의 단백질 변성에 의한 수정체의 혼탁 • 동공반응의 감소에 의한 빛조절 반응의 저하 • 내이의 감각세포 퇴행, 이소골의 칼슘화, 와우신경섬유의 변성 • 피부의 변성, 피하지방의 감소	노안 백내장 노인성 난청 노인성 피부소양증
호흡기계 기능	• 기도의 섬모활동 감소에 의한 분비물의 배출기능의 저하 • 폐포의 감소, 기종에 의한 잔기량의 증가 • 호흡면적의 감소 • 흉곽의 석회화에 의한 탄력성의 저하	폐렴 호흡곤란 피로 비효과적인 기침
순환기계 기능	• 심근섬유의 비후로 심장 비대에 의한 펌프기능의 저하 • 심근수축력의 저하 • 폐병변의 합병에 의한 우심실 비대 • 죽상경화, 중막석회화, 세동맥경화에 의한 동맥경화	심부전 고혈압 뇌혈관장애
소화 · 흡수기능	• 식도점막 위축에 의한 연동운동의 지연 • 위점막 위축에 의한 위액 · 위산분비의 저하 • 소장점막의 혈류저하, 영양소의 흡수력 저하 • 대장 평활근세포 수의 감소에 의한 소화관 운동시간의 지연, 연동운동의 감소 • 간의 혈류량 저하 • 위액이나 담즙액의 감소에 의한 살균작용의 저하 • 장내세균총의 균형이 붕괴되기 쉽다	만성위염 영양불량 이완성 변비
신 · 비뇨기계 기능	• 신사구체수의 감소, 동맥경화에 의한 신혈류량 저하, 사구체 여과량 저하 • 요도괄약근의 이완	신부전 신경화증 요실금
내분비 · 대사기능	• 멜라토닌의 혈중농도의 감소 • 에스트로겐의 분비저하(폐경 후) • 췌장기능의 저하나 인슐린 저항성의 증대	수면장애 골다공증 당뇨병
생체방어 기능	• T 세포계의 기능저하 • NK 세포의 활성저하	감염에 대한 취약성 증가
조혈기능	• 조혈조직 분포의 변화, 조혈간세포의 감소, 적골수 감소 · 황골수의 증가에 의한 조혈기능의 저하	노인성 빈혈

(1) 신체 기능 간 상호 관련성

다수의 장기는 신경내분비인자, 면역인자 등에 의해 정보를 교환하고 생체의 항상성을 유지하도록 서로 연관되어 있다. 이것을 「장기관련성」이라 한다. 노인은 여러 장기의 기능이나 예비력이 저하되어, 상호 대사작용 등에 의해 장기 관련이 유지되고 있는 동안은 증상이 나타나지 않는 일이 많다. 그러나 각 장기 관련이 불충분하기 때문에 생체의 항상성 유지기능이 저하되어 있고, 부하가 걸렸을 때에는 상호 관련하는 장기에 질병이 나타나고 복합성 질환이 일어난다[2]. 또 각종 질환으로 일상생활기능(ADL)이 저하되면 우울증이 유발되기 쉽기 때문에 심신과의 관련도 나타난다.

노인은 수술 후의 안정이나 칩거 등의 부동상태에 의해 여러 가지 기능장애가 생기고 거동불능이 되는 등 일상생활에 영향을 끼치는 불용증후군이 생기기 쉽다. 불용증후군이 생기는 요인에는 질환이나 장애 등의 신체적 요인, 사는 보람의 상실이나 전락의 공포 등의 정신적 요인, 절대안정 등의 치료환경이나 간호력의 저하, 좁은 생활공간이라고 하는 사회적 · 환경적 요인이 있다. 불용증후군은 안정상태의 신체 기능 저하와 활동의욕 저하를 초래하며, 저하된 신체 기능과 활동의욕은 활동을 더욱 어렵게 만든다.

또한 노년증후군은 치료와 동시에 간호가 필요하게 되는 일련의 증상, 소견을 나타내는[2] 증후군을 말한다. 노년증후군이 생기면 거동불능을 일으키는 등 노인의 생활기능이나 삶의 질에 심각한 영향을 미친다. 따라서 노년증후군의 징후를 파악하여 상태를 조절하는 것이 노인의 삶의 질을 유지하는 면에서 중요하다.

(2) 신체 기능이 외적 자극으로부터 받는 영향

노인의 신체 기능은 예비력이 저하되어 있기 때문에 스트레스에 대해 신체 내부의 항상성이 붕괴되기 쉽다. 특히 외부의 스트레스가 직접 신체 기능에 나타나는 의원성 질환이 있다. 노인은 복합성 질환을 갖기 때문에 의료행위를 제공받을 기회가 많고, 증상과 징후가 비정형적이고 진단이 늦거나 오진으로 연결되기 쉽다. 장기의 예비력이 저하되어 있기 때문에 안전하게 약제나 의료행위를 시행할 범위가 좁고, 의사소통이 부족하면 의원성 질환이 증가한다. 의원성 질환 중 약제 기인성 질환은 더욱 빈도가 높고 그 원인으로는 처방량의 과부족(투약과오), 다제병용이나 부작용에 의한 유해 작용, 노인에 의한 잘못된 복용 등이 있다.

2. 노인의 신체 사정

노인은 생리신체적 기능 저하가 나타나지만 그 과정은 일정하지 않다. 또 예비력이나 방어력이 감소되어 있으므로 마음이나 생활상태가 신체에 영향을 미치기 쉽다. 또한 여러 질환의 병행으로 전형적인 질환 지식만으로는 대응할 수 없다. 그리고 노화에 따라 생리적 기능의 저하가 완만하게 진행되므로 생활에 적응하여 항상성을 유지하고 있는 일이 많고, 검사치의 판단기준을 그대로 사용하는 것이 적절하지 않은 경우도 있다. 또한, 노인은 시력 · 청력의 저하나 인지기능의 장애로 인해 의사소통(communication)이 잘 이루어지지 않기도 하므로 노인으로부터 알아내기 힘든 경우도 있다.

한편, 노인의 식습관이나 노동 습관이 관절염이나 근골격계 건강문제로 연결되는 등 지금까지 누적되어온 생활습관이나 생활력이 노인의 신체 기능에 영향을 주고 있다.

노인의 신체는 과거부터 축적된 결과이므로 현재의 신체 기능만을 보고 파악하는 것은 노인의 삶의 질을 높이는 것과 관련성이 없다.

그러므로 노인의 신체는 전인적으로 파악할 필요가 있고, 이를 위해서는 다양한 면에서 깊게, 통합적으로 파악하는 것이 필요하다.

다음은 노인의 신체를 탐구하는 단서를 열거한 것이다.

(1) 생리학적 관점에서 찾는다

검사치, 일반적 지식이나 기준치와 비교하여 노인의 신체가 어떠한 상태에 있는가를 고려한다.

구체적인 예 : 검사치(☞컬럼), 생리적 노화나 노인의 신체 기능의 특징, 신체 상태(열감, 냉감, 습윤, 압통, 근육이나 복부의 단단함이나 유연함 등)

컬럼 | 노인의 검사치의 특징 |

일반 성인에 비해 노인의 대사기능이나 배설기능 등의 예비력이 저하되어 있고, 일반 성인의 기준치를 그대로 사용할 수 없는 것이 있다. 예를 들어, 일반 성인에 비하여 노인의 호흡기능은 폐활량이 저하하고 잔기량은 증가한다. 신기능에서는 크레아티닌 · 청소치의 저하, 순환기능에서는 최대심박수, 최대산소섭취율의 저하, 대사기능에서는 75g 경구당부하시험(OGTT) 2시간치의 증가가 나타난다[1].

일상생활을 영위하는 노인의 신체 기능은 젊은 노인기인지, 초고령 노인기인지, 연령, 이환하고 있는 질환이나 복약내용, 살고 있는 지역이나 종사해온 직업 등의 환경요인, 성별이나 인종 등의 유전적 요인, 유발 질환 등의 잠재성 질환 등에 의해서도 차이가 발생하고 개별성이 높다. 또 검사의 기준치로부터 벗어나 있어도 일상생활에 지장이 없고, 건강하게 매일 매일 생활하고 있는 일도 많다. 따라서 노인의 검사치는 일반적인 기준치의 비교뿐만 아니라 그 사람 개인의 변화의 과정에도 착안하는 등 다각적으로 해석하여 검사결과의 수치가 의미하는 것을 판단하는 것이 필요하다.

【인용문헌】

1) 일본 노년의학회 편 : 노년의학 텍스트, 개정판, 120쪽, 메디칼뷰사,2002

(2) 개인력에서 찾는다

노인의 신체는 어떠한 질환이나 장애, 습관의 축적으로 이해할 수 있고, 어떻게 예후를 예측할 수 있는가를 생각한다.

구체적인 예 : 과거력이나 장애의 추적, 지금까지의 생활습관(식습관, 운동습관, 음주, 직업 등)

(3) 주관이나 직감에서 찾는다

노인 자신, 가족이나 가까운 사람, 돌봄 제공자가 다르다고 느끼는 변화가 무엇이고 왜 그렇게 느끼는가를 생각한다.

구체적인 예 : 노인 자신의 느낌(불쾌감, 평소와 다른 느낌 등), 노인 모습의 위화감(멍하니

하고 있고, 자세의 붕괴, 말투나 내용이 평소와 다른 등), 일상생활에서 모습의 변화(평소보다 식사를 하지 않고, 평소에 했던 산책에 나가지 않는 등)

이와 같이 다양한 면에서 얻는 정보는 노인의 신체를 직접 보고, 만져보고, 노인에게 들어서 수집한다. 진료기록이나 간호 및 요양기록에서도 수집하고, 신체적 기능평가 등의 평가방법을 사용하여 수집한다. 노인의 가족이나 가까운 사람들과의 면담에서 수집할 수 있다.

또한 노인의 사소한 변화를 인식하는 돌봄 제공자의 민감성이 정보를 수집하는 일에 영향을 미친다. 예를 들면, 노인이 평소와 다른 통증을 호소하고 있어도 돌봄 제공자가 신경질적인 사람이기 때문이라고 믿고 있으면 노인의 통증 변화나 잠재하고 있는 위험성을 예측할 수 없는데, 결과적으로 대출혈을 일으켰다고 하는 일도 있다. 있는 그대로 노인의 모습을 파악하고 평소와 다른 노인의 변화에 신경을 쓴다는 것은 노인의 개별적인 '신체'를 예민하게 파악하기 위하여 필요한 태도이다. 구체적으로는 아래의 내용을 참고로 반드시 이와 같은 태도를 몸에 익혀야 한다.

① 노인의 몸에 관심을 기울이고 있다.
② 관찰을 통해 얻어진 결과에 민감하게 반응한다.
③ 평소와 조금 다르다고 느끼는 노인의 감각을 소중히 한다.
④ 노인을 파악하는 일에 집중한다. 돌봄 제공자 자신이 굳게 믿거나 선입관, 노인의 습관에 신경을 쓰고 있다.

키워드 | **신체적 기능평가** |

노인의 신체 기능 평가에는 생리학적 지식에 기초하는 기본적 기능의 평가와 신체 기능을 생활행동과 관련시켜서 평가하는 방법이 있다.

국제생활기능분류(ICF)에 의하면 노인의 심신기능 및 신체 구조는 개인의 활동 및 사회참여와 상호 관련되어 있고, 이들은 건강상태에 상호 의존하는 관계로 제시되어 있다.

신체 기능을 다른 요인과의 관련으로 파악하는 방법에는 생활행동과 관련을 평가하는 ADL 평가도구가 있다. 이와 같은 평가도구를 사용하면 노인의 신체 기능을 표준화된 평가축에 근거하여 파악할 수가 있다.

학습과제

1. 노화에 따른 생리적 변화에는 어떠한 것이 있는지 설명한다.
2. 노인의 신체 구조는 어떻게 항상성을 유지하고 있는지 설명한다.
3. 스트레스 상황에서 노인의 신체 기능은 어떠한 영향을 받는지 생각한다.
4. 노인의 신체를 파악할 때의 구체적인 관점을 열거한다.
5. 노인의 신체를 사정할 때 유의할 점을 구체적으로 생각한다.

⊙인용문헌

1) 大内尉義編：老年病のとらえかた一眼でみるベッドサイドの病態生理，7ページ，文光堂，2002
2) 日本老年医学会編：老年医学テキスト，改訂版，29ページ，メジカルビュー社，2002

⊙참고문헌

1) 中島紀恵子ほか著：系統看護学講座 専門20 老年看護学，第6版，医学書院，2005
2) 鎌田ケイ子，川原礼子編：新体系看護学第26巻 老年看護学①老年看護概論・老年保健，メジカルフレンド社，2003
3) 高橋龍太郎：フィジカルアセスメント—高齢者の身体構造と生理変化．日本老年看護学会誌 **13**(2)：105-107，2009
4) 大内尉義，秋山弘子編：新老年学，第3版，東京大学出版会，2010

제2절 마 음

학습목표

1. 노인의 마음을 파악할 수 있다.
2. 노인의 마음 상태에 영향을 미치는 요인을 설명할 수 있다.
3. 노인의 마음을 파악하는 방법을 설명할 수 있다.

1. 마음이란 무엇인가?

인간은 무엇을 먹는가, 누구와 만나는가, 주위 사람들과 어떻게 관계를 맺는가(또는 어떻게 관계하고 싶은가), 어떻게 지내는가, 어떻게 살아가는가 등 일상생활의 작은 일부터 인생을 좌우할 만큼 큰 일까지 모든 것을 느끼고, 생각하고, 선택하면서 살고 있다. 마음을 다스리는 것은, 이와 같은 내용을 느끼고, 생각하고, 선택하고, 행동할 때에 필요하게 되는 것이다.

마음의 상태는 심신 건강에 크게 영향을 미친다. 그리고 심신의 건강도 마음의 상태에 영향을 미친다. 노년기 간호에 있어 노인의 마음이 어떤 것인지 파악하는 것은 중요하다.

2. 노인의 마음 상태에 영향을 미치는 요인

노인의 심리에 관한 연구의 대부분은 노인의 지능, 기억, 인격 등에 대해서 그 일반적 경향을 말하였다[1]. 그러나 노인에게는 일반적으로 널리 공통되는 심리상황과 오랜 인생 경험에 의해 배양된 개성이 있고, 이들이 상호관계하면서 각각의 노인의 심리나 행동이 형성된다[2]. 노인이라고 하더라도 그 마음의 상태는 노인 개개의 인생 경험이나 현재의 신체상태, 가족이나 주위 사람들과의 관계, 생활의 상황 등에 따라서 다양하며 변화된다.

노인에게 공통되는 심리상황으로, 여기서는 구로카와(黑川)의 노인의 심리에 관한 기술[3]을 참고로 쇠퇴 및 상실을 경험하는 세대, 오랜 인생의 역사를 가진 세대, 쇠퇴의 방향성과 성숙의 방향성을 함께 가진 존재, 죽음에 가까운 존재의 4가지 측면에서 기술하겠다.

(1) 쇠퇴 및 상실을 경험하는 세대

노년기에는 가까운 친척이나 배우자의 죽음, 심신의 기능쇠퇴나 건강상태의 악화, 일이나 사회활동으로부터의 후퇴, 가정 내에 있어서 역할의 변화나 교대, 경제적 기반의 상실 등 대부분의 쇠퇴 · 상실을 체험한다. 또 남의 도움을 받지 않고 생활하기가 곤란하게 되고, 아들과 동거하기 위하여 오랜 세월 친숙하게 지내온 지역을 떠나거나 생활의 장소를 자택에서 시설로 옮기거나 하는 등 이제까지 살아온 자신의 생활을 변경하는 것이 부득이하게 되는 일도 있다. 노년기에 있어서 이들의 경험은 사는 보람의 상실이나 살아갈 기력의 감퇴, 고독감이나 불안을 느끼는 일로 연결되고, 새로운 상황에 적응을 할 수 없게 되면서 부적응이나 우울상태를 야기하게 된다.

노년기의 상실체험이나 나이를 먹어감에 따라 수반되는 심신의 기능저하를 수용하는 일은 결코 쉽지는 않다[4]. 간호사는 노인에게 쇠퇴 및 상실 체험에 적응하도록 요구하는 것이 아니라, 노인이 이들의 쇠퇴 및 상실에 직면하면서 그것을 어떻게 받아들이고 어떠한 생각을 품고 있는가를 파악할 필요가 있다.

(2) 오랜 인생의 역사를 가진 존재

노인은 긴 인생의 역사를 가지고 있는 것이 특징이다. 위에서 마음이란 일상적인 일에서부터 인생에 관계되는 일까지 크고 작고, 다양한 사항을 느끼고, 생각하고, 선택하고, 행동할 때에 필요하게 되는 것이라고 설명하였다. 사람이 느끼고, 생각하고, 선택하고, 행동하는 일은 그 사람의 경험과 배양된 가치관, 그 사람 속에 강하게 남아 있는 감정 등에 영향을 끼친다. 노인의 마음 상태를 알기 위해서는 그때까지 노인이 어떠한 세월을 경험하고 접해왔는가를 알 필요가 있다.

예를 들면, 전쟁 중 · 전쟁 후의 험난한 시대를 끝까지 견디며 살아온 어느 노인은 그 경험으로부터 참고 견디는 것을 배우고, 배양된 가치관은 현재 마음의 강함과 부드러움이 되었다. 항상 아침 햇살과 함께 일어나 농사일을 하며 살아온 어느 노인은 하반신 장애로 더 이상 활동을 할 수 없을 때까지 똑같은 생활을 보내는 것이 마음과 신체의 건강원이 되고 있다. 그리고 이들과 같은 오랜 인생에서 형성되어 온 마음의 상태는 설령 치매나 신체 장애로 시설에서 생활하게 되었다 하더라도 상실되지 않는다.

노인의 긴 인생을 통하여 형성된 개성은 전술한 바와 같은 상실이나 쇠퇴를 극복하는 마음을 강하게 하는 힘이 된다.

(3) 쇠퇴의 방향성과 성숙의 방향성을 함께 가진 존재

구로카와(黑川)는 노년기에 「쇠퇴나 상실」과 같은 부정적인 측면이 있지만 젊은 사람 같은 노인, 무슨 일인가를 달성한 노인, 현재도 여전히 생산성이 높은 노인이 존경받는 것과 같은 긍정적인 측면도 있음을 강조하였다. 노년기는 「쇠퇴 및 상실의 방향성」과 「성숙의 방향성」을 동시에 겸비하는 시기라고 기술하고 있다[5]. 노인의 마음 상태를 이해하는 경우, 이 두 가지 측면을 함께 갖고 있다고 하는 것을 염두에 두는 것이 중요하다.

(4) 죽음에 가까운 존재

남은 여생이 짧고 가까운 미래에 죽음이 다가오는 것을 기다리고 있는 것도 노인의 마음 상태에 영향을 준다. 친구나 배우자의 죽음, 자기 신체의 쇠약은 노인에게 죽음이 가까이에 있음을 느끼게 하고, 또 자신의 죽음에 대해 생각할 기회가 증가하는 것도 노년기의 특징이다.

「죽음」은 인간이 피할 수 없는 것이고, 그것을 어떻게 받아들일 것인지가 노년기의 큰 과제로 되어 간다. 중요한 것은 죽음이 자신으로부터 멀리 있는 것이 아니므로 수용하는 것이 중요하다[6]. 노인과 접하고 있으면 「이제 앞날은 길지 않다」, 「이제 충분히 살았기 때문에 언제 죽어도 좋다」 등의 죽음을 의식한 노인의 생각을 들을 기회가 많다. 이와 같은 노인의 발언은 「죽음에 대해서 이야기 한다」고 하는 중후한 분위기가 아니라 일상적인 생활에서 듣는 일이 많다.

죽음을 받아들인다고 하는 것은 다른 사람에게 기대되거나 독촉받거나 하는 것이 아니다. 죽음을 받아들이고 있는지, 받아들이고 있지 않은지 보다는 일상생활 속에서 죽음이 다가오고 있음을 느끼면서 죽을 때까지 최선을 다하여 지금을 살고 있는가 라는 측면에서 노인의 마음을 이해할 필요가 있을 것이다.

3. 노인의 마음을 이해하는 방법

노인의 마음 상태에 영향을 주는 요인으로 쇠퇴 및 상실을 경험하는 세대, 긴 인생의 역사를 가진 세대, 쇠퇴의 방향성과 성숙의 방향성을 함께 갖는 존재, 죽음에 가까운 존재인 것에 대해서 기술하였다. 이들의 영향요인을 감안하여 여기에서는 노인의 마음을 이해하는 방법에 대해서 알아보자.

(1) 노인의 반응을 주의 깊게 관찰하고, 관찰한 것을 근거로 노인의 마음을 파악한다

마음이란 일상생활이나 인생에 있어서 모든 것을 느끼고, 생각하고, 선택하고, 행동할 때에 필요하게 되는 것이다. 사람이 느끼고 생각하는 것을 진실로 이해한다는 것은 어려운 일이기는 하지만 노인의 사소한 표정이나 언어, 말투, 동작, 기색 등의 반응을 단서로 이해할 수가 있다. 이와 같은 반응은 노인의 평상시 모습을 알고 있는 가족이나 돌봄 제공자로부터 평소와 다르고, 왜 그런지 원기가 없다고 하는 등 전체적인 인상으로 파악할 수 있다.

노인의 마음을 이해하려면 우선 노인의 반응을 주의 깊게 관찰하고, 파악된 반응을 기초로 어떻게 느끼고 있는지, 어떻게 생각하고 있는지, 어떻게 하고 싶은 것인지, 어떻게 해서 그렇게 하고 있는 것인지 하는 노인의 마음 상태를 생각하여 보면 좋다. 또한 노인의 마음 상태를 파악할 때 일방적인 파악이 되지 않도록 노인과의 관계를 통하여 확인하는 것도 필요하다.

(2) 심신의 기능을 사정하여 노인의 마음 상태에 미치는 영향을 생각한다

노년기에는 여러 가지 신체적인 부조화와 정신장애가 결부되기 쉽고, 신체 질환의 악화로 인해 정신 변화를 일으키기 쉽다.[7] 또한 노년기의 마음 상태는 신체 질환과 관계가 깊은 데 노인의 마음을 이해하고자 할 때, 심신의 기능이나 상태를 사정(평가)하여 마음의 상태가 신체 상태에 영향을 주고 있지 않은지, 신체 상태가 마음의 상태에 영향을 주고 있지 않은지 하는 관점으로 생각할 수 있다.

(3) 노인의 마음에 관심을 기울여 이해하려고 노력을 계속한다

노년기를 보낸 적이 없는 간호사가 노인의 마음을 이해하기 위해서는 자세히 관찰하고, 노인의 마음에 대해 생각해봄으로써 그것을 파악할 수 있다. 또한 파악한 것을 노인과의 상호작용을 통하여 일일이 본인에게 확인하면서 추진할 수밖에 없을 것이다. 그러나 노인의 마음을 이해하는 데에는 한계가 있다. 그와 같은 어려움은「이해했다」라고 하는 믿음이나 또는「이해할 수 없다」라고 하는 체념에 있다. 안일하게 이해한 기분이 아니라, 노인의 마음에 관심을 기울이면서 노인과 관계를 가지거나 노인과 시간을 공유하거나 하는 등으로 노인의 마음을 이해하는 노력을 계속하는 것이 필요하다.

학습과제

1. 노인의 마음이란 무엇인지 설명해 보자.
2. 노인의 마음 상태에 영향을 주는 요인을 설명해 보자.
3. 노인의 마음을 이해하기 위한 방법에 대해서 설명해 보자.

⊙인용문헌

1) 黒川由紀子：老いの臨床心理—高齢者のこころのケアのために，10ページ，日本評論社，1998
2) 鎌田ケイ子：老人看護論，53ページ，全国老人ケア研究会，1993
3) 前掲書1)，10-17ページ
4) 松田修：老年期の心理臨床．こころの科学 **96**：44-50，2001
5) 前掲書1)，13-14ページ
6) 前掲書1)，15-16ページ
7) 須貝佑一：老年期精神医療の状況．こころの科学 **96**：38-43，2001

제3절 관 계

학 습 목 표

1. 노인의 관계에 대해 설명할 수 있다.
2. 관계-관계 맺는다는 것을 노인의 입장에서 파악할 수 있다.
3. 노인의 관계를 파악하기 위한 방법을 설명할 수 있다.

1. 노인의 관계

1) 발달단계의 특징에 따른 생활의 변화에 영향을 받는다

사람은 태어나서부터 죽을 때까지 주위 사람들과의 관계 속에서 성장하고 발달한다. 그리고 성장 · 발달의 과정에 있어서 '관계'나 '관계가 있는 사람'은 변화한다.

예를 들면, 성인기에서는 직업과 육아가 생활의 중심이고, 직장에 있어서 역할이나 남편, 아내, 부모와 같은 가정에서의 역할을 통한 관계가 중심이 된다. 그러나 노년기가 되면 「직업에서의 은퇴」나 「자식을 기른다」는 일에서 「자식에게 보살핌을 받는다」는 것으로 역할의 변화에 따라 관계도 변화한다. 또 배우자나 가족, 친구 등 중요한 다른 사람의 죽음에 의해 관계하는 사람도 변화한다. 그리고 병원이나 요양시설로 생활의 장을 옮기게 되면 매일 생활의 중심에서 관계하는 사람이 친숙한 사람들이나 가족 중심에서 돌봄 제공자, 다른 입소자 중심으로 변화한다. 또 예를 들면, 차를 운전할 수 없게 되어 생활범위가 협소해지거나, 심신의 기능손상에 의해서 외출이나 이동이 제한되면 그때까지 유지해온 사람과의 관계를 유지할 수 없게 된다. 또는 유지하기 위하여 다른 사람의 도움을 필요로 하는 것을 의미한다.

이와 같이, 노년기의 관계는 사회적인 역할의 상실이나 중요한 사람과의 이별, 심신 상태의 변화 등 노년기라고 하는 발달단계 특유의 상태나 그에 수반되는 생활의 변화에 영향을 받고, 관계 그 자체나 관계하는 사람이 변화한다.

2) 노인이 새로 형성하고, 유지하고 있는 풍부한 관계

전술한 바와 같이 노년기에 있어서 관계는 노년기라고 하는 발달단계 특유의 상태나 그에 수반된 생활변화에 영향을 받아 관계 그 자체나 관계하는 사람이 변화한다. 그러나 노인의 관계를 이해할 때, 관계가 변화하거나 변화하려고 하는 시점 혹은 관계를 유지하고 새로운 관계를 획득하는 것이 가능한 시점을 파악하는 것이 중요하다.

예를 들면, 요양원에서 치매 노인끼리 이야기의 내용이 전혀 서로 맞지 않는데도 즐거운 듯이 대화를 하고 있는 광경을 본 일이 있다. 이와 같은 치매 노인끼리의 교제는 언어에 의한 정보의 교환이라기보다 관계나 연관을 가지고 감정을 교류하는 것으로 볼 수 있다. 즉 '관계한다'는 관점에서 생각하면 치매 노인들은 풍부한 상호관계를 하고 있는 것이다. 노인은 관계나 관계하는 사람의 변화에 따라 그때까지의 인생에 있어서 배양되어온 '남과 관계하는 힘'을 발휘하여 새로운 관계를 만든다.

컬럼 | 중등도 · 중증 치매 노인의 상호관계에 관한 연구 |

2005년에 일본노년간호학회지에 게재된 이토(伊藤) 등의 논문[1] 내용을 소개한다. 이 연구는 시설입소 초기에 있어 치매 노인이 다른 치매 노인과 어떠한 교류가 이루어지고 있는가를 명확히 하는 것을 목적으로 행하고 있었다.

개호노인보건시설의 치매 전문병동에 입소한 중등도 · 중도의 치매 노인 9명에 대하여 입소에서 1주간, 9시부터 17시까지 치매 노인의 상호 교류가 참여관찰법으로 관찰되고 교류장면이 질적으로 분석되었다. 그 결과 시설입소 초기에 있어서 치매 노인 상호교류 양태로서 다음의 6가지가 밝혀지게 되었다.

① 치매 노인끼리 일시적으로 접촉하여 서로의 존재를 의식하는 교류를 가진다
② 이야기나 일을 공유하면 치매 노인 상호의 마음이 자연스럽게 교류한다.
③ 치매 노인 중에서 만족되지 않는 것이 존재하고, 그것을 만족하려고 스스로 상대에게 가서 상호 마음이 오가는 교류를 추구한다.
④ 다른 치매 노인의 상황을 인식하고, 상대방이 안고 있던 걱정이나 심려의 기분을 언어나 행동으로 상대에게 전하고 상호 마음이 통한다.
⑤ 서로에게 접할 기회를 가지지만 인지장애나 시각장애, 경계심 등이 양자의 마음을 왜곡되게 하거나 정반대 방향을 향하고 있어 상대할 수 없다.
⑥ 한편 치매 노인 행동이 계기가 되어 상대의 마음이 서로 충돌하고 양자의 마음에 맺힌 감정이 남아 마찰을 일으킨다.

치매가 진행되더라도 다른 사람에게 관심을 갖고 관계하는 힘을 가지는 한편, 인지장애나 시청각장애, 불안정한 정신상태, 환경의 불안전함에 의해 양자가 서로 상대할 수 없거나 대립이 생기거나 하는 실태가 나타났다. 본 연구의 필드로 되어 있는 시설에서는 입주자끼리의 양호한 관계는 정신적인 안정이나 생활의 풍요로움을 가져오는 한편, 관계에 있어서 대립은 스트레스의 원인이 되는 경향이 있었다. 치매 노인을 간호할 때, 본 연구에서 나타내고 있는 치매 노인 간의 실태에 눈을 돌려서 개개의 치매 노인이 갖고 있는 관계의 능력이 충분히 발휘될 수 있도록 환경을 정비하는 것이 중요하다.

【인용문헌】

1) 伊藤麻美子, 泉キヨ子, 天津榮子 : 개호노인보건시설 입소 초기에 있어서 중등도 · 중도 치매 노인 상호의 교류의 양태, 노년간호학 9(2) : 100–108, 1005

2. 노인의 입장에서 관계를 이해한다

인간의 관계는 쌍방향의 관계이다. 노인은 주위와 적극적 또는 소극적으로 작용하면서 관계를 맺는 존재이다. 노인의 관계를 파악하기 위해서는 노인의 입장에서 생각할 필요가 있다. 구체적으로 기능장애 · 기능저하 등의 신체적인 상태와 어떠한 관계를 바라고 있는가 하는 희망과 가치관, 이제까지의 인생에 있어서 지역이나 가족 속에서 타

인과의 관계, 관계에 영향을 줄 수 있는 환경의 변화 등 노인의 한계에 영향을 주는 요인들을 이해하고, 이 정보들을 근거로 노인의 관계를 생각하는 것이 중요하다.

또 늙어간다고 하는 것은 인간으로서 성숙으로 향하는 반면, 신체적으로는 노화나 질환에 의한 기능장애 및 기능저하에 의해, 개호나 원조 등의 수발을 받을 기회가 증가한다고 할 수 있다. 이와 같이 많든 적든 간에 생활 속에서 남의 수발을 받는 기회가 증가하는 노인에게 자신이 다른 사람에게 관계되는 일을 어떻게 느끼고 생각하고 있는가, 수발을 받는 자기 자신을 어떻게 파악하고 있는가도 관계에 영향을 준다. 남의 수발을 받더라도 자존심이 상하는 것이 아니라 자신이 바라는 바를 말할 수 있고, 자신이 가치 있는 존재라는 것을 감사할 수 있는 것, 즉 수발 받는 데 능숙하게 되는 것이 노인사회의 과제이다.

그림 3-2는 노인의 관점에서 본 관계를 도식화한 것이다. 노인과 주위 사람들과의 관계는 그 사람이 소속되어 있는 사회 속에서, 사회 · 문화적 영향을 서로 주고 받으면서 행해지는 쌍방향의 상호관계이다. 사회 · 문화적이란 지역사회나 가정, 시설 또는 시설 속의 테이블 배치, 병실의 멤버 등 노인을 둘러싼 사회 · 문화적 환경이다. 따라서 노인의 관계를 파악하기 위해서는 관계에 영향을 미치는 노인측의 요인과 사회 · 문화적 환경을 이해하고, 더불어 주위 사람들과의 관계가 노인 관계에 영향을 주는 요인이나 노인 자신에게 어떠한 영향을 주고 있는지를 생각하는 것이 중요하다.

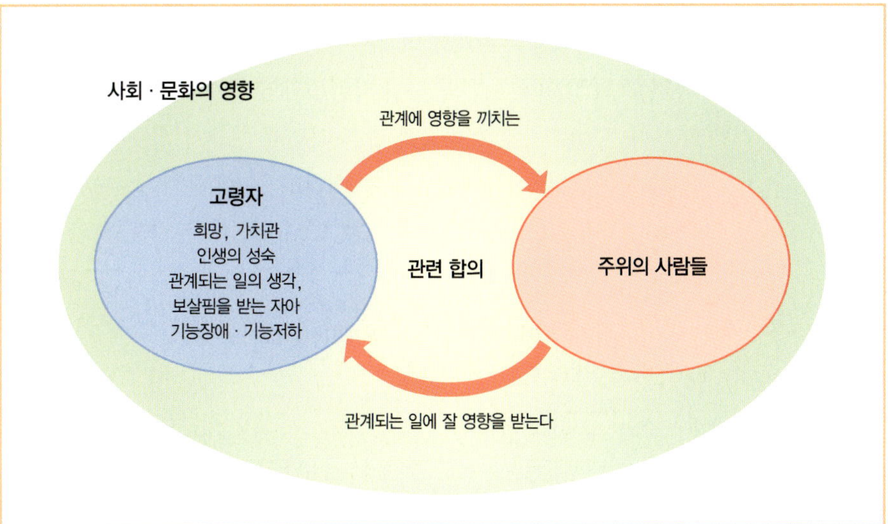

그림 3-2 노인의 관점에서 본 '관계'

3. 관계할 수 있는 것의 영향을 이해한다

노인의 관계를 이해하기 위해서는 자신이 노인과 관계를 맺음으로써 노인도 영향을 받고 있다는 것을 이해할 필요가 있다.

예를 들면, 기억장애가 있는 A씨에게 "무엇을 먹고 싶습니까?"하고 막연한 내용의 질문을 하기 보다는 "육류와 생선 어느 쪽이 먹고 싶습니까?"하고 구체적인 선택지를 제공하여 선택하게 함으로써 "이쪽이 먹고 싶다"라고 하는 의사를 표시할 수가 있다. 그러나 이런 시도를 하지 않고, 돌봄 제공자가 메뉴를 결정해버린다면, A씨의 의사결정의 기회는 돌봄 제공자에 의해서 빼앗겨버리게 된다. A씨가 가진 능력을 발휘할 수 있을지 어떨지는 돌봄 제공자의 관계방법에 따라서 결정되는 것이다.

돌봄 제공자와의 관계는 노인 생활의 질이나 건강상태와 연관이 있고, 관계의 질 자체가 간호의 질과 직결된다고도 할 수 있다. 주위와 관계가 좋거나 나빠도 노인에게 영향을 줄 수 있음을 의식하여 노인의 반응을 이해하고 관계방법이 그 노인의 생각이나 상태에 적합하였는지 돌봄 제공자 자신의 태도를 반성하는 것이 중요하다.

4. 노인의 관계 파악방법

노인의 관계를 파악하는 데에는 자신이 노인과 관계를 맺었을 때의 장면을 회고하거나, 실제로 노인이 주위 사람들과 관계를 하고 있는 장면을 관찰하거나, 관계에 관해서 노인에게 물어보는 것이 좋다. 또 회고했을 때 관계의 장면이나 그 때의 노인의 모습을 다음의 3가지 시점에서 검토하는 것이 효과적이다.

(1) 노인측의 요인이 관계에 미치는 영향을 생각한다

노인측의 요인이 노인과 주위 사람들과의 관계에 어떻게 영향을 미치고 있는지 생각해 본다. 구체적으로는 다음과 같은 사항에 대해서 정보를 얻고 그것을 감안하여 노인의 관계를 회고하여 본다.

- 의사소통과 관련된 기능장애나 기능저하는 없는가?
- 어떠한 관계를 기분 좋다고 느끼거나 바라는가?
- 주위 사람들과 어떻게 관계를 맺고 싶다고 생각하는가?
- 지금까지 어떻게 남과 관계를 맺어 왔는가?
- 관계맺는 것을 어떻게 느끼거나 생각 하고 있는가?
- 남의 수발을 받는 자기 자신에 대해서 어떻게 느끼거나 생각하고 있는가?

(2) 관계가 노인에게 미치는 영향을 생각한다

관계에 대한 노인의 반응을 주의 깊게 관찰하고, 관계 방법의 차이에 따라서 노인의 반응이 어떻게 다른지를 생각하여 보면 좋다. 관계방법의 차이란 관계 목적의 차이나 목소리의 높낮이나 속도, 타이밍, 표정, 태도, 시선의 차이 등이 포함된다. 관계의 목적은 동일하였다고 하더라도 관계하는 측이 여유가 없는 상태에서 관계를 맺는 경우와 느긋하고 차분하게 앉아서 관계를 맺는 경우에 노인에게 주는 영향은 완전히 다르다.

또 평소부터 간호를 제공하고 있는 직원이 관계를 맺는 경우와 임상실습 중의 간호 학생이 관계를 맺는 경우, 가족이 관계를 맺는 경우에 따라서 노인에게 주는 영향이 다르다. 일단 앞서 기술한 바와 같은 관점에서 돌봄 제공자 자신이 노인과의 관계방법을 돌이켜 생각하여 본다.

(3) 관계를 행하고 있는 현장이나 상황을 생각한다

어떠한 현장이나 상황에서의 관계인가 하는 시점에서 생각해 보면, 관계를 이해하는 것이 다르다. 대면하여 차분하게 대화할 수 있는 노인의 개인공간(private space : 노인 자신의 병실이나 거실 등)에서 행한 관계인가, 주위에 사람들이 있는 공유 공간에서 행한 관계인가, 소리나 빛의 환경은 어떤가, 가족이 동석하고 있을 때의 관계인가, 누구와의 관계인가(간호사인가, 의사인가, 가족인가, 친구인가, 다른 사람인가), 노인 집단에 있어서의 관계인가 등 물리적 환경이나 사회적 환경, 인적 환경의 관점에서 현장이나 상황을 생각하여 본다.

관계에는 목적이 있고, 관계의 목적에 따라서 현장이나 상황도 다르다. 예를 들면, 병원의 진찰실에서 진단 결과를 듣는 상황과 레크리에이션을 즐기는 상황에서의 관계에 대한 노인의 반응이 다르다는 것은 쉽게 상상할 수 있을 것이다. 또 설령 목적이 같은 장면일지라도 입원 · 입소하여 얼마 되지 않은 시기와 새로운 주거환경이나 직원에게 친숙해진 시기에서의 관계의 양상은 다르다. 관계를 파악하기 위해서는 이와 같은 관계의 목적이나 노인의 상황을 감안하여 생각하여 본다.

학습과제

1. 노인의 관계의 특징에 대해서 설명해 보자.
2. 관계 – 관계맺는다는 것을 노인의 입장에서 설명해 보자.
3. 노인의 관계를 파악하기 위한 방법에 대하여 설명해 보자.

⊙인용문헌

1) 野口美和子：老年期の不安と家族の機能—世話され上手を育てる家族の機能. 生活指導研究 **8**：102–110, 1991

제4절 생활

학습목표

1. 노인의 생활에 대하여 설명할 수 있다.
2. 노인의 생활을 사정하는 방법을 설명할 수 있다.

1. 노인의 생활 : 생활의 구조

1) 노인의 가족 · 세대구성

우리나라 노인 실태조사(2011년) 결과 19.6%가 노인단독 세대이고, 48.5%가 노인부부 세대이며, 27.3%가 자녀동거 세대이고, 기타가 4.6%였다(표 3-2). 우리나라 노인단독 거주의 이유들로는 경제적 능력 있음, '개인 및 부부생활을 누리기 위함' 등의 자발적인 이유가 39.7%이고, '자녀의 결혼 및 타 지역 거주' 등의 상황적 요인들이 60.3%를 차지하였다. 2011년 사회조사(통계청)에 따르면, 부모와 자녀가 동거하는 비율은 33.4%이며, 현재 자녀와 살고 있지 않은 고령자는 농어촌지역(79.1%)이 더 높았다. 노인이 기혼 자녀와 동거하는 이유는 '규범적 이유(당연함)'가 28.4%, '자녀의 가사도움 및 손자녀 양육' 21.7%, '경제적 이유'가 20.9% 순이었다. 2012년 현재 고령자가 가구주인 고령가구의 비중은 18.9%로 2000년 11.7%에서 매년 증가하는 추세를 보이고 있고, 65세 이상 고령자가 홀로 사는 독거노인 가구는 총 가구 구성비의 6.6%를 차지하고 있으며, 향후 2035년에는 15.4%로 지속적으로 증가될 것으로 예측된다(그림 3-3).

표 3-2 노인의 거주 형태

구분	1989	1994	2001	2004	2008	2011
독거노인	9.6	16.2	21.6	24.6	26.7	19.6
부부노인	13.2	22.8	23.9	26.6	39.7	48.5
자녀동거	76.1	55.9	49.3	43.5	28.6	27.3
기타	1.1	5.1	5.2	5.4	5.0	4.6

〈출처〉 보건복지부. 보건사회연구원. 「2011년도 노인실태조사」

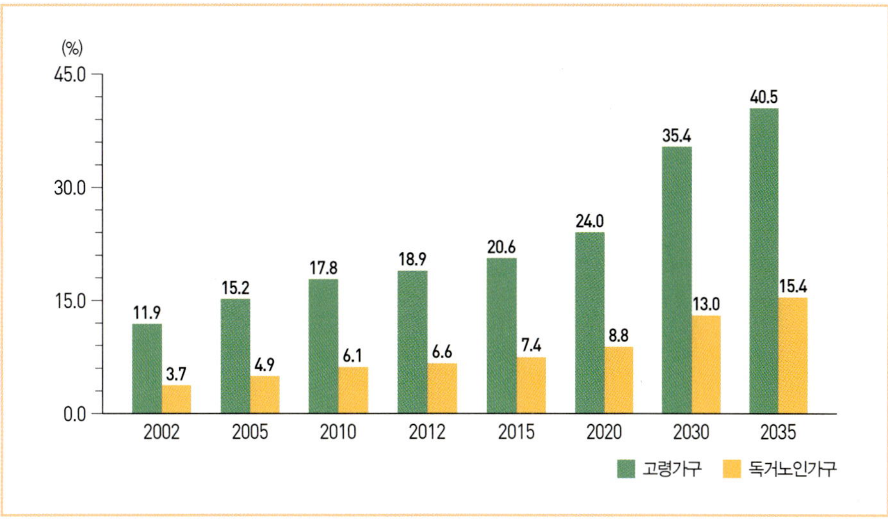

그림 3-3 고령가구 추이
〈출처〉 통계청, 2012년 발표 자료

또한 2010년 우리나라의 국민들의 부모 부양에 대한 견해(통계청, 2012년)를 보면, 도시지역 고령자는 '가족과 정부 · 사회', 농어촌지역 고령자는 '가족'이 부모를 부양해야 한다는 견해가 높아 차이가 있었으며(그림 3-4), 과반수 이상의 노인들은 노부모를 모셔야 할 책임을 가진 주된 자녀가 '장남'이라고 생각하고 있었다.

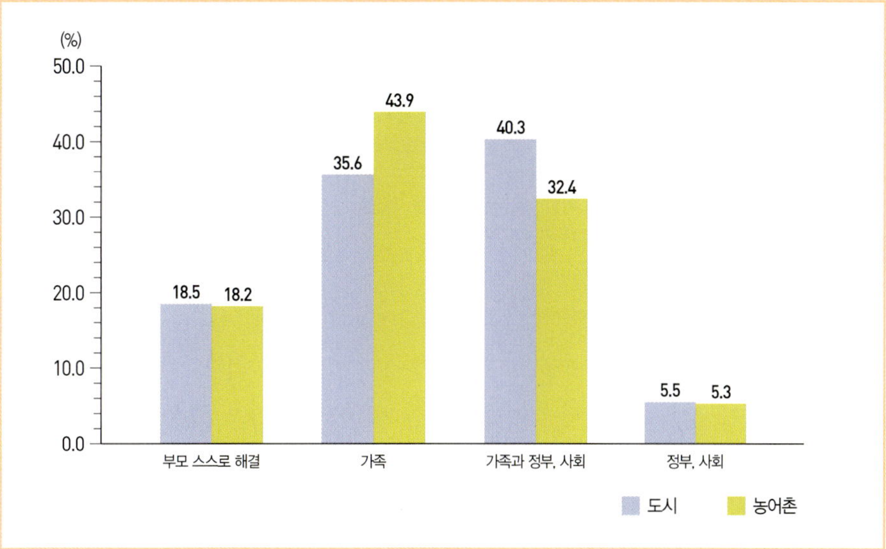

그림 3-4 부모 부양에 대한 견해
〈출처〉 통계청, 2012년 발표 자료

또한 우리나라 노인의 전반적인 가족생활과 배우자 및 자녀 등 가족관계에 대한 만족도는 도시지역 고령자보다 농어촌지역 고령자가 만족도가 더 높은 것으로 나타났다.

표 3-3 가족관계 만족도 (단위 : %)

	가족생활 전반			배우자			자녀		
	만족	보통	불만족	만족	보통	불만족	만족	보통	불만족
전국	47.7	47.2	5.0	59.3	33.9	6.8	62.9	30.5	6.5
도시	**45.0**	49.6	5.4	**58.7**	34.3	7.1	**60.0**	32.8	7.2
농어촌	**53.5**	42.3	4.2	**60.8**	33.0	6.2	**68.9**	25.9	5.2

〈출처〉 통계청, 「사회조사」 2010

2011년 현재 노인들이 겪고 있는 어려운 점은 '경제적인 어려움(40.2%)'과 '건강문제(39.8%)'가 가장 많으며, 남자 노인은 '경제적인 어려움(41.0%)', 여자 노인은 '건강문제(42.7%)'에 대해 상대적으로 더 어려움을 느끼는 것으로 나타났다(그림 3-5).

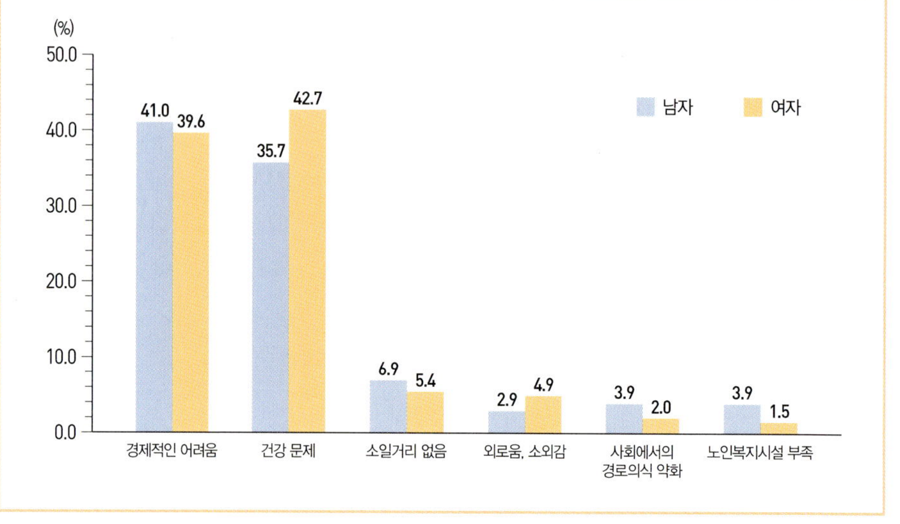

그림 3-5 65세 이상 노인이 경험하는 어려움
〈출처〉 통계청, 「사회조사」 2010

일본에서도 역시 사회의 고령화와 동시에 「상속」, 「가장제도」라고 하는 전통적인 가족형태와 「자녀와의 동거」 형태도 변화하고 있다. 이는 부모세대인 노인의 수명 연장, 자녀세대의 만혼화 등에 의한 가족형태의 변화, 젊은 세대의 도시 집중화 및 이용 가능한 간병 서비스의 형태 변화 등의 사회제도의 변화와 관련된다.

2) 생활의 장 : 주택과 환경

주거환경은 노인에게 매우 중요하다. 집에서 노후를 보내고 싶다고 희망하는 노인이 생활을 계속하기 위해서는 장애물 제거(barrier free)된 주거환경이 필요하다. 장애물 제거의 예로는 손잡이(난간)가 설치되어 있고, 계단 차이(인도와 차도의 높이의 차)가 없고, 복도의 폭이 휠체어가 주행할 수 있도록 되어 있어야 한다. 필요 시에는 현관, 복도, 화장실, 욕실, 계단 등 건물의 구조 및 온도, 습도, 채광, 환기 등 건물의 내부환경의 개조도 고려해야 하며, 안정성뿐만 아니라 쾌적성을 높이는 것도 바람직하다.

집 이외에 노인이 생활하는 장소로는 병원, 노인보건복지시설, 노인홈, 유료양로원 등이 있다. 이들 시설에서는 지금까지의 주거환경과 다른 곳에서 다른 사람들과 함께 집단으로 생활하게 된다. 또한 시설에서의 규칙이나 일 · 주 · 월마다 스케줄도 있어 집에서 생활하는 것처럼 무엇이든 자유로이 할 수 있는 것은 없다. 그러므로 노인이 자신의 비밀을 지키고, 지금까지의 생활을 계속 유지하게 하는 사회생활을 지원하는 것이 중요하다. 노인에게는 하드웨어(hardware)면 뿐만 아니라 돌봄 제공자와 같은 소프트웨어(software) 측면에서의 접근이 필요하기도 하다.

우리나라의 경우, 2009년 65세 이상 노인을 대상으로 향후 자녀와 같이 살고 싶은지 여부를 조사한 결과 '같이 살고 싶지 않다'고 응답한 비율이 60.6%로 나타났으나 연령이 높아질수록 자녀와 같이 살고 싶은 경향을 나타내었다. 향후 자녀와 '같이 살고 싶지 않다'고 응답한 경우, 장래 살고 싶은 곳으로는 '자기 집'이 75.7%로 가장 많았고, 다음은 '무료 양로원 또는 요양원' 15.9%, '유료 양로원 또는 요양원(실버타운 등)' 6.3% 순이었다(표 3-4). 이는 2007년에 비해 '자기 집'에서 살고 싶은 노인은 줄어든 반면, '양로원 또는 요양원'에서 살고 싶은 노인의 비중은 증가하였음을 보여주고 있다. 또한 65세 이상 독거노인의 경우 향후 자녀와 같이 살고 싶지 않은 비중(71.5%)은 전체 비중(60.6%)보다 높았고, 상대적으로 요양원을 더 선호하였다.

표 3-4 향후 자녀와 동거 의향 및 살고 싶은 곳(65세 이상) (단위 : %)

	계	같이 살고 싶음	같이 살고 싶지 않음	살고 싶은 곳				
				소계	자기 집	무료 양로원 또는 요양원	유료 양로원 또는 요양원	기타
2007	100.0	42.9	57.1	100.0	84.3	10.6	4.6	0.5
2009	100.0	39.4	60.6	100.0	75.7	15.9	6.3	2.1
(독거노인)	100.0	33.6	100.0	42.9	15.7	32.2	9.2	43.5
65~69세	100.0	36.1	63.9	100.0	75.1	15.4	7.9	1.7
70~79세	100.0	39.8	60.2	100.0	77.0	15.6	5.5	2.0
80세 이상	100.0	46.8	53.2	100.0	72.8	18.7	4.6	3.9

〈출처〉 통계청, 「사회조사」 2010

일본의 경우, 60세 이상 노인의 앙케이드 조사(복수응답) 결과 신체가 허약하게 되었을 때 바라는 주거형태로 「현재의 집에서 계속 살고 싶다」가 37.9%, 「현재의 주택을 개조하여 살기 편하게 한다」가 24.9%로 현재의 주택에 계속 살기를 희망하는 자는 62.8%였다. 또한 「아들 등의 집으로 옮겨 수발을 받는다」가 8.0%였으며, 간병을 받을 수 있는 공적시설(17.9%), 공적인 간호를 받을 수 있는 주택(10.8), 간호를 받을 수 있는 민간시설(6.0%), 민간간호를 받을 수 있는 주택(2.7%) 등과 같이 간호를 받기 위해 현재의 장소로 이주한 자는 37.4%였다(그림 3-6).

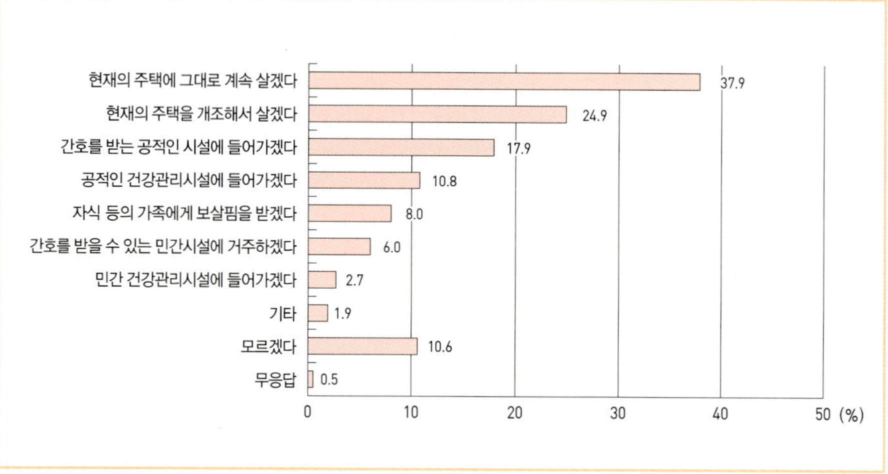

그림 3-6 허약화했을 때에 바라는 거주형태(복수회답)
〈출처〉 내각부 : 2010년판 고령사회백서, 44, 2010년에서 인용

3) 생활을 지지하는 수입·생계

우리나라 국민연금공단의 자료에 의하면, 2012년 노인소득이 2,702만원이고, 소비는 1,923만원이었다. 일본의 경우, 2008년의 노인 세대(65세 이상인 자만으로 구성하였거나 또는 이것이 18세 미만의 미혼자가 더해진 세대)의 평균소득은 298.9만 엔으로 전 세대 평균의 반 정도이지만, 세대 인원 1인당 평균소득으로 보면 노인 세대와 전 세대와의 사이에 큰 차이가 나타나지 않는다. 노인이 생활상황에 대해서 「매우 고통스럽다」 또는 「약간 고통스럽다」고 느끼고 있는 자는 전체의 26.4%이고, 「가계 상황이 거의 매월, 또는 때때로 적자로 된다」가 40.4%에나 달한다.

최근에는 정년이 지났거나 지병을 갖고 있다 할지라도 건강한 노인이 많아 일하는 것을 통해 가치나 사는 보람, 즐거움을 찾아내는 경우가 많다.

우리나라의 경우, 2000년 이후 65세 이상 노인들의 경제활동 참가율을 살펴보면, 2003년 28.7%로 가장 낮았던 이래 계속 증가하다가 2007년 31.3%를 정점으로 2008년부터 다시 하락하기 시작하여 2011년 29.5%를 보이고 있다. 2012년 현재 고령층(55~79세) 중 향후 취업하기를 희망하는 비율은 59.0%로 2011년 58.5%에 비해 0.5% 증가하였으며, 취업 희망 고령층이 일하기 원하는 주된 이유는 '생활비에 보탬이 되어서(54.4%)'가 가장 높았고, 다음은 '일하는 즐거움 때문(36.5%)'으로 나타났다. 성별로는 남자 고령층의 취업 희망 비율(72.5%)이 여자 고령층(47.2%)보다 훨씬 높았으며, 여자 고령층 취업희망자의 59.6%가 '생활비에 보탬이 되기 때문'에 일하기 원한다고 응답하였다(그림 3-7).

2011년 현재 고령자의 생활비 마련 방법은 '본인 및 배우자 부담(51.6%)'이 가장 많았고, '자녀 또는 친척 지원(39.2%)', '정부 및 사회단체(9.1%)' 등의 순으로 나타났다. 성별로 보면, 남자 고령자의 경우 '본인 및 배우자 부담'이 66.7%, 여자 고령자는 '자녀 또는

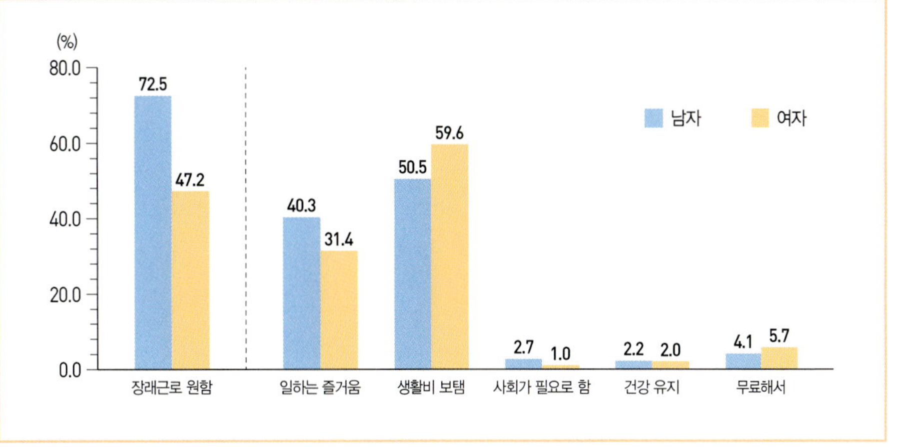

그림 3-7 취업 의사 및 취업을 원하는 이유(55~79세)
〈출처〉 통계청, 2012년 발표 자료

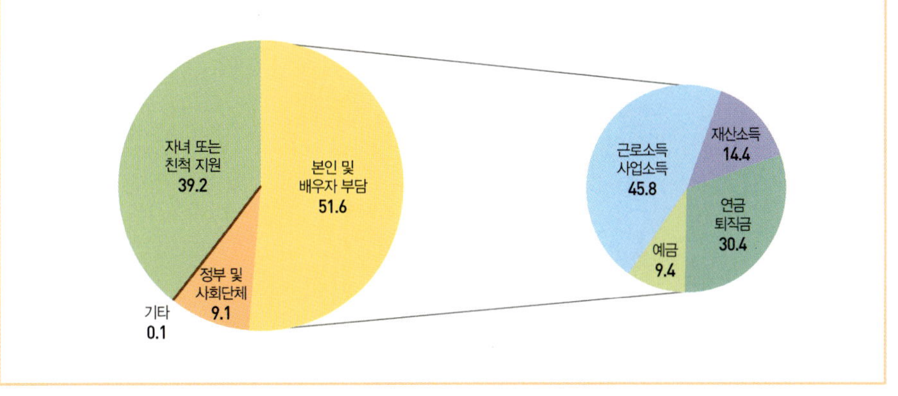

그림 3-8 65세 이상 노인의 생활비 마련 방법
〈출처〉 통계청, 2012년 발표 자료

친척 지원'이 48.0%로 높게 나타났다. 생활비를 본인이나 배우자가 부담하는 경우, 그 방법은 '근로소득 및 사업소득(45.8%)', '연금, 퇴직금(30.4%)', '재산소득(14.4%)' 등의 순으로 나타났다(그림 3-8).

2012년 현재 고령층(55~79세)의 장래 근로 희망자들의 일자리 선택기준은 '임금 수준(29.3%)'이 가장 높았고, 다음은 '일의 양과 시간대(21.8%)', '계속 근로 가능성(24.7%)' 등의 순으로 나타났다. 성별로는 남자 고령층의 경우 '임금 수준(29.2%)'과 '계속 근로 가능성(24.7%)', 여자 고령층은 '임금 수준(29.5%)'과 '일의 양과 시간대(28.6%)'를 주로 선택하였다(그림 3-9).

또한 2011년 60세 이상 노인의 노후 준비 방법을 보면, 노후 준비를 하고 있다고 응답한 고령자는 도시지역이 42.7%로 농어촌지역(34.3%)보다 8.4% 더 높게 나타났으며, 노후 준비 방법으로는 두 지역 모두 '예금 · 적금'이 가장 높고, 이어서 '국민연금', '부동산' 순으로 나타났다(그림 3-10).

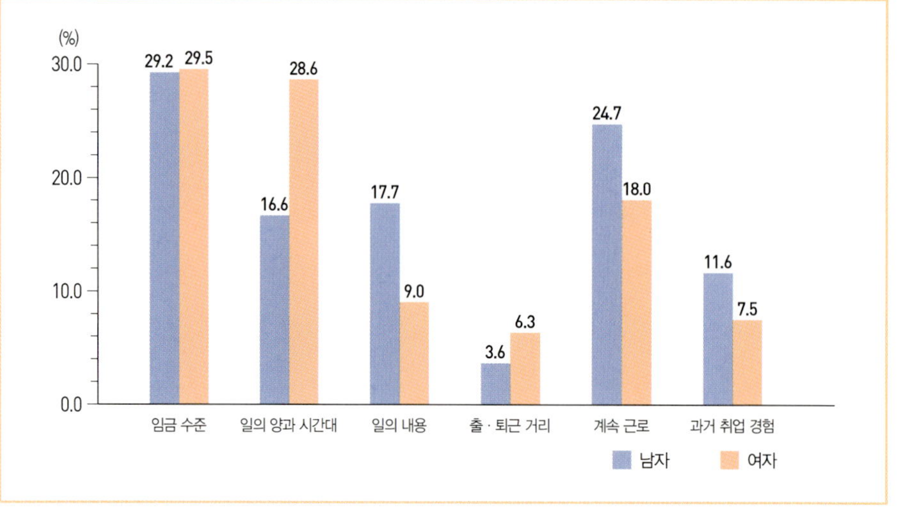

그림 3-9 55~79세 고령층의 일자리 선택 기준
〈출처〉 통계청, 2012년 발표 자료

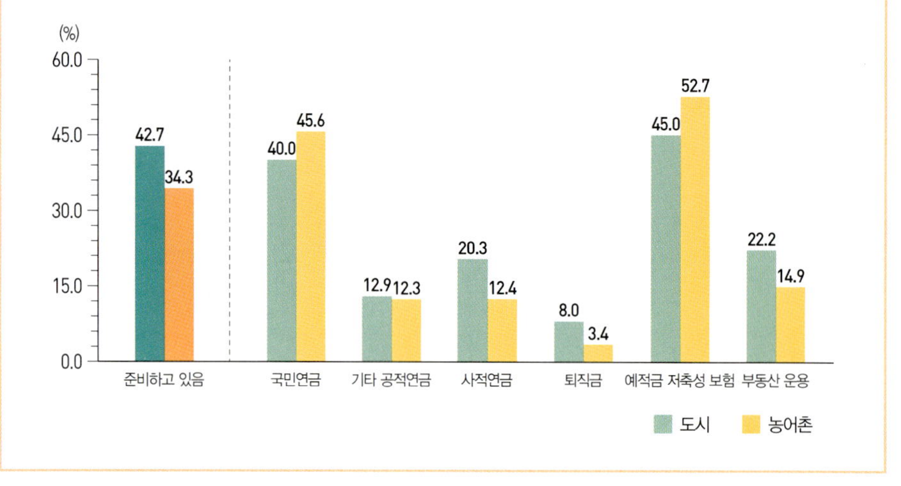

그림 3-10 60세 이상 노후준비 방법
〈출처〉 통계청, 2012년 발표 자료

2. 노인의 생활 리듬과 생활습관

1) 노인 생활리듬의 다양성

노인은 우리가 헤아릴 수 없을 만큼 여러 가지 체험을 하였다. 또 오랜 세월의 습관이나 생활양식에 의해 현재의 생활리듬이 만들어져 왔다.

노인의 생활리듬에서 가장 초점이 맞추어지는 것은 수면일 것이다. 인간의 수면과 각성의 리듬은 내적 인자로서 일중리듬(circadian rhythm)과 항상성(homeostasis)에 의해서 조절되고 있다. 체내 시계는 일광에 의한 자극 외에 식사 · 업무 등 사회생활을 영위하는 면에서의 자극에도 영향을 받고, 1일 24시간의 생활리듬에 정해져 있다. 그러나 노화에 수반하는 수면장애, 야간의 수면박탈 경향이나 중도 각성의 증가, 소변 농축기능 저하 등의 신체 기능저하로 화장실 가기 위해 일어나는 등 야간수면 시간이 단축되면서 결과적으로 노인의 수면의 질이 떨어진다. 또한 낮 동안에 오락이나 취미 등이 없으면 긴 낮잠을 자게 되어 밤에 좀처럼 잠이 오지 않고 잠들어도 곧 각성하는 등 사회적 자극의 감소에 의한 악순환이 계속된다. 그러나 노인의 수면 리듬이나 패턴에는 개인적인 요인이 있고, 수면 리듬이나 패턴의 교란이 일상생활 · 건강에 악영향이 없으면 큰 문제는 없다.

또 목욕 · 청결이나 배설도 노인 개인의 생활리듬이 있다. 이것은 하루 중의 리듬이 아니라 2~3일 주기나 1주일간의 리듬이나 패턴도 존재한다. 예를 들면, 목욕탕에 들어가는 것은 1일마다, 머리감기는 3일마다라든지, 아침마다 쾌변을 하거나, 변비로 3일에 1회라는 식이다(그림 3-11).

노인 개인의 리듬은 그때까지의 생활과 밀접하게 관련되어 다양해진다.

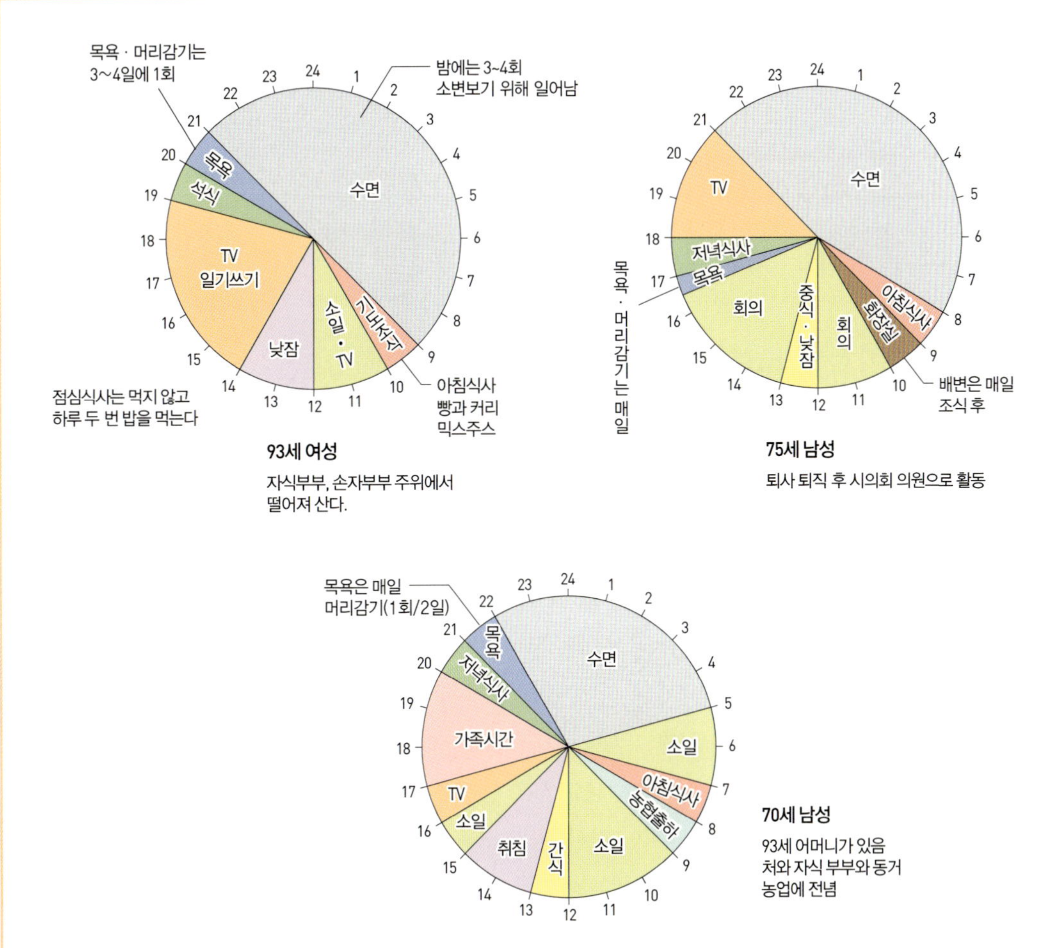

그림 3-11 노인의 1일 생활리듬의 예

2) 노인의 생활습관 · 생활양식의 다양성

노인은 각자가 살아온 경험에 의해서 개별화되어 간다. 그 개별성을 파악하려면 그 사람이 걸어온 인생이나 가치관, 문화적 배경, 생활습관, 생활양식 등 생활사를 아는 것이 중요하다. 노인의 행위는 다른 사람이 보기에 왜 그렇게 하고 있는지 이해할 수 없는 일이라 할지라도 그 노인의 문화적 배경과 가치관으로부터 생겨난 것이고, 그때까지의 체험 · 경험에 의해서 배양되고 형성된 것으로 다방면으로 나타난다.

노인에 국한된 것은 아니지만, 입원환자에게 간호를 제공하고 환자가 퇴원한 후 병원을 방문했을 때에 환자복이 아닌 평상복을 깨끗하고 화려하게 차려입고 있는 모습을 보고 놀라는 일이 있다. 동시에, 입원 중 간호를 제공할 때 개별성을 인정하면서 개인을 존중했나 하고 반성하는 일이 있다.

병원이나 시설에서 생활한다고 하는 것은 그곳에서의 스케줄이나 규칙, 집단에 맞추는 것이 필요하게 되고, 본래의 그 사람이 갖고 있는 개성을 찾아 보기 어렵게 되는 것이다. 이와 같은 상황에서 그 사람이 행하고 있는 매일매일의 생활 태도를 상세하게 관찰하거나 왜 그렇게 하는지 묻는 것으로, 지금 그 노인의 인식이나 행동을 과거의 생활양식과 연결시킬 수 있다.

3. 노인의 생활 사정방법

노인의 생활을 사정하는 방법은 아래와 같다.

(1) 청취 기술뿐 아니라 관찰하는 기술을 몸에 익힌다

원활한 의사소통과 노인의 반응을 정확하게 판단할 수 있도록 안경이나 보청기 사용을 포함하여 시력 · 청력 · 언어적 능력 등을 사전에 파악하여 두는 것이 중요하다. 또 인터뷰뿐만 아니라 주의 깊은 관찰을 하게 되면 그 사람이 가치를 두고 있는 것이나 행동 등이 보이기 시작한다. 관찰기술을 몸에 익히려면, 먼저 자신의 행동, 남의 일반적인 행동에 민감하게 되고, 「왜 이와 같이 하고 있는 것일까?」하는 질문과 흥미를 가지고 남의 행동을 관찰하는 자세를 몸에 익히면 좋다.

(2) 노인이 살아온 시대 · 문화 · 사회 배경에 대한 지식을 갖추고 흥미를 갖는다

이는 노인이 무엇을 말하려고 하고 있는지 이해하는 데 도움이 되고 또한 그것에 관련한 화제를 공유할 수 있게 된다. 그러나 모르면 솔직하게 노인에게 배우면 좋고, 그러한 경우 노인도 생생하게 이야기하여 줄 것이다.

(3) 노인의 생활력을 과거, 현재, 미래로 보는 시간축, 1일 생활의 시간축 2개로 파악한다

생활력이란 노인이 어떠한 생활을 해왔는가, 현재 어떠한 생활을 하고 있는가 등 이제까지 걸어온 인생이나 직면한 일에 대해 들음으로써 이해할 수 있는 노인의 생생한 삶의 발자취이다[2]. 노인의 생활은 생활력을 제외하고 현재의 1일 생활의 시간축(時間軸)만으로는 이해할 수 없는 것이다.

(4) 일상생활 행동이나 자가간호 행동, 다른 사람 · 환경과의 관련성에 초점을 맞춘다

일상생활 행동, 특히 노인 자신이 행하고 있는 자가간호 행동에 중점을 두고 생활에서 그 노인의 가치관을 파악할 수가 있을 것이다. 또 인간은 다른 사람이나 환경과 상호작용을 하면서 살고 있는 존재이므로, 그 관계성에도 초점을 맞춤으로써 그 사람 나름의 생활을 이해하는 데 도움이 될 것이다.

학습과제

1. 노인의 생활에 대한 의의를 설명해 보자.
2. 노인의 생활의 변천에 대하여 설명해 보자.
3. 인터뷰나 참여 관찰을 하고, 노인의 생활을 실제로 파악해 보자.

⊙인용문헌

1) 内閣府：平成21年版高齢社会白書，51ページ，2009
2) 正木治恵編：パーフェクト臨床実習ガイド 老年看護学実習ガイド，4ページ，照林社，2007

제5절 사는 보람

학습목표

1. 노인의 사는 보람을 파악할 수 있다.
2. 노인의 사는 보람에 대해 설명할 수 있다.
3. 노인의 사는 보람을 사정하는 방법을 설명할 수 있다.

1. 「사는 보람」이란?

(1) 「사는 보람」의 사전적 의미

사는 보람이란 무엇일까? 히로사원(廣辭苑)[1]에는 「사는 보람」을 사는 의욕, 살아 있어서 좋았다고 생각할 수 있게 되는 것이라고 설명되어 있다. 사회학 사전[2]에는 사람이 살아가는 데 의미를 부여하는 것으로, 당사자가 소속된 사회가 가지는 가치를 통하여 인생에 대한 의미 부여가 될 수 있으나, 본인에게는 사는 보람을 느낌으로써 실감할 수 있다고 설명되어 있다. 한편 영어에서 「사는 보람」을 뜻하는 적절한 단어가 없고, 인생의 의미나 의의(the meaning of life)로 해석되는 경우가 많다.

(2) 「사는 보람의 대상」과 「사는 보람의 느낌」

「사는 보람」이라고 했을 때에는 「사는 보람의 대상」과 사는 보람의 느낌[3]으로 크게 나누어서 생각할 수가 있다. 사는 보람의 대상이란 어떠한 것으로 사는 보람을 느끼는가 라는 것이다. 예를 들면, 「저 아이의 성장을 보는 것이 내가 사는 보람이다」고 하는 경우 「저 아이의 성장」이, 「맛 있는 밥을 먹는 것이 사는 보람이다」라고 할 경우는 「맛 있는 밥을 먹는 것」이 사는 보람일 것이다. 개개인에 따라서 사는 보람의 대상은 여러 가지일 것이다. 한편, 사는 보람의 느낌은 감각이고 감정이다. 그 감각이나 감정은 공통성 · 보편성이 있고, 예를 들면, 「살아 있어서 보람이 있다」라든가 「좋구나」, 「좋았다」라고 하는 성질을 가지고 있는 것이다.

카미야(神谷)[4]에 의하면 「사는 보람」의 느낌은 사는 보람을 느끼고 있을 때의 정신상태를 의미하고 있고, 의식적이든 무의식적이든 가치의 인식이 포함되는 일이 많다. 또한 사는 보람의 느낌에는 그 속에 자아 감정이 포함되어 있다. 또 카미야는 「사는 보람」의 일면을 잘 표현하는 말로서 「보람」을 예로 제시하고, 인간은 자신이 살아 있다는 것에 대하여 자신을 둘러싼 세계로부터 무엇인가 반응을 느끼지 않으면, 심신 모두 건강하게 살아가기 어렵다고 하고 있다.

2. 노인에 있어서 「사는 보람」이란?

카미야[4]는 「사는 보람」에 대해서 이하의 6가지 점을 기술하고 있다.

① 「사는 보람」은 사람에게 「사는 보람」의 느낌을 주는 것.

② 「사는 보람」은 생활을 영위해 가는 면에서 반드시 실익과 관계가 있는 것은 아니다.

③ 「사는 보람」은 「하고 싶기 때문에 한다」라고 하는 자발성을 가지고 있다.

④ 「사는 보람」은 완전히 개성적인 것이다.

⑤ 「사는 보람」은 사람의 마음에 하나의 가치체계를 만드는 성질을 가지고 있다.

⑥ 「사는 보람」은 사람이 그 속에서 무럭무럭 살아갈 수 있도록 그 사람의 마음의 세계를 만든다. 이들은 노인에 국한되지 않고 인간 모두에게 해당될 수 있는 것이다.

노인은 업무로부터 은퇴, 생산 세대나 육아로부터 은퇴, 배우자나 자신의 과거를 알고 있는 지인과의 사별, 노화에 따른 심신의 생리적 변화에 의한 사회참여에의 소원감과 일상생활의 고독이라고 하는 상실감을 안고 사건에 직면하는 시기에 있다. 노인은 이와 같이 노화에 따른 변화를 자각함으로써 무력감 · 소외감 · 고독감을 느끼고 살아갈 의욕이나 의미를 잃게 될지도 모른다. 그러나 한편으론 자신에게 알맞은 새로운 역할이나 입장, 즐거움을 찾아냄으로써 사는 보람을 다시 획득할 수도 있다[5].

노인은 「사는 보람」을 가지고 있어도 그것을 명확하게 인식하지 못하는 경우도 많다. 그러므로 개개의 노인이 자기가 지내온 과거의 자기다움과의 연결을 느끼면서 지금 살고 있는 감각을 음미할 수 있도록 지원하는 것이 중요하다. 노인에게 「사는 보람」은 노인의 활동을 촉진하는 원동력이 되고, 나아가서는 교우관계 · 사회참가로 연결되는 중요한 열쇠가 된다.

1) 역할에서 「사는 보람」

사람은 태어나서부터 연령에 상응한 역할이나 할 수 있는 것을 경험하면서 생활하는 동안 몇 가지 집단에 소속하게 되고, 자기의 존재나 역할을 다른 사람으로부터 인정받고 충실감을 얻음으로써 사는 보람이 생긴다. 따라서 어떤 사람의 역할은 그 사람의 사는 보람과 밀접하게 관련이 있다. 아래에 노인의 역할에 대해서 살펴보자.

노인이 이제까지 경험해 왔지만 지금은 가지고 있지 않은 역할이란 무엇일까? 업무에서 퇴직한 사람이라면 직업인으로서의 역할이나 생산연령의 일원으로서 역할, 자식이 결혼하거나 독립하여 세대를 떠난 경우에는 자식을 양육 · 부양하고 교육하는 역할이 있었다. 노인은 이와 관련해서 「사는 보람」의 상실을 경험하고 있을 가능성이 있다.

일본 정부의 조사[6] 결과 노인의 역할에 대해 살펴보면, 60세 이상의 동거인이 있는 남녀를 대상으로 한 「가족 · 친족 관계에서 당신이 생각한 역할(복수 응답가)」의 조사항목의 결과, 남녀 공히 많은 것이 「가족 · 친족의 의논 상대」(남성 29.0%, 여성 21.5%)이다. 그 외에 남성에서 많은 것은 「가계의 지주」(41.2%), 「가족이나 친족관계의 장」(38.9%), 「가사의 담당자」(13.5%)이고, 여성에서는 「가사의 담당자」(74.1%), 「가족이나 친족관계의 장」(10.3%)이 많다. 또 「특별한 역할이 없다」라고 회답한 것은 전체의 17.0%이다. 이 조사 결과는 독신생활노인이 제외되어 동거가족과의 관계성 속에서의 역할의 비율이 높고, 조사의 회수율의 22.1%가 60~64세여서, 비교적 초로기세대의 가계의 지주로서의 역할이 나타났다고 생각할 수 있다. 그러나 노인 단독세대 또는 노인 부부만의 세대가 증가하면서, 가족 내에서의 역할뿐만 아니라 친구와의 교류나 취미 · 사회활동 속에서의 역할을 통해 「사는 보람」을 찾는 노인이 증가한다고도 생각할 수 있다.

2) 취업 · 고용에서 「사는 보람」

취업은 수입을 얻는 것 외에 건강, 사는 보람, 사회참여, 즐거움, 사회공헌, 긴장감 등을 경험한다. 또한 생활의 리듬을 갖게 하는 의미도 있다.

노인의 취업은 경제력에 관한 것은 물론 일을 하는 중에 즐거움을 느끼고, 사회참여를 하고 있다고 실감하고, 「사는 보람」을 찾아내는 의미가 커지게 된다. 특히, 정년퇴직 후 재고용의 경우, 급여가 적더라도 지금까지 습득한 자신의 기능 · 능력을 살릴 수 있고, 또 후배의 조언자 역할을 담당하는 것도 가능하다.

일본의 경우, 노인의 고용기회를 만들기 위하여 「고령자 등의 고용안정 등에 관한 법률」 및 「고령자 등 직업안정대책기본방침」이 있다. 이를 바탕으로, ① 60세 정년을 기반으로 한 65세까지의 계속고용촉진, ② 재취업의 촉진, ③ 정년퇴직 후 등에 있어서 임시 · 단기적인 취업의 장의 확보 등이 확립되어 있다. 2012~2014년에 노인이 되는 베이비 붐 세대는 일중독(workaholic) 세대이기도 하고, 취업을 하는 것은 경제적인 이유 이외의 사는 보람 · 의욕을 갖게도 한다. 노인이 「일할 수 없게 될 때까지 일한다」는 것은 자존심이나 「사는 보람」을 유지하는 하나의 방법이기도 하다. 한편, 정년퇴직으로 일이라는 「사는 보람」을 잃은 후, 새로운 「사는 보람」을 찾지 못한 채로 살아가게 될지도 모르기 때문에, 퇴직 전에 일 이외의 취미나 교우관계 등을 만들어 두는 것이 중요하다.

정년퇴직 후의 노인고용취업대책사업의 하나로 실버인재센터가 있다. 이것은 일보다 수입을 얻음과 동시에 건강 · 사는 보람의 유지와 증진, 지역사회에의 공헌을 이념으로 하고 있다. 이를 위하여 일의 내용은 단순작업이나 관리적 작업이 많아지고 있으나 기능을 가진 정년퇴직자에게는 무언가 마음에 흡족하지 못할 수도 있다.

3) 사회활동과 여가활동에서 「사는 보람」

일본의 경우는 주민참가형 복지 서비스나 자원봉사활동이 지역사회에서 행해지고 있다. 이는 사회활동의 일환으로, 생산적 활동이나 행동을 행함으로써 지역에서의 새로운 친구 만들기나 소속하고 있는 사회에 있어서의 역할을 명확하게 하는 기회가 된다. 또 뭔가 하고 있다는 보람, 의욕이나 사는 보람을 느끼게 한다. 이와 같은 사회활동에 관한 2008년의 의식조사(그림 3-9)를 보면, 「지역활동이기 때문에 사례나 보수 등은 받을 수 없다」(46.3%), 「교통비 등의 실비 정도는 받아도 좋다」(37.9%)로 봉사적인 활동에 대한 보수는 필요하지 않다는 생각이 84.2%를 차지하고 있어, 일본의 노인에 있어서 대가를 얻지 않는 자원봉사정신이 보편화되어가고 있다는 것을 나타낸다. 즉 대가를 위해서가 아닌, 세상과 타인을 위하여 사회활동을 하는 사람이 많고, 그것이 「사는 보람」으로 연결된다고 생각된다.

우리나라는, 2011년 현재 계, 동창회 등의 각종 단체에 참여하여 활동한 노인은 35.4%로 13세 이상 인구(46.6%)보다 단체참여가 낮은 것으로 나타났다. 단체에 참여한 노인 중 '친목 및 사교단체(69.1%)'가 가장 많았으며, 그 다음으로 '종교단체(37.9%)', '지역사회모임(16.9%)'등의 순으로 나타났다(그림 3-12).

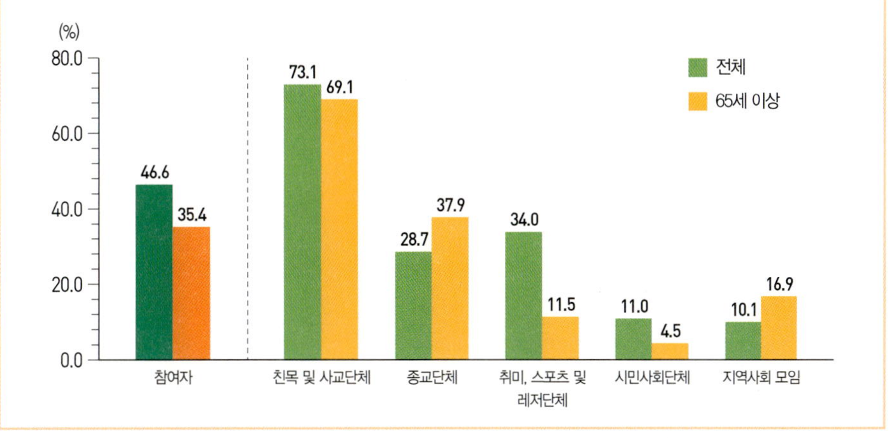

그림 3-12 단체참여(복수 응답)
〈출처〉 통계청, 「사회조사」 2011

즐거움을 수반하는 여가활동은 노인 클럽을 비롯하여 지역의 자원봉사활동, 실버인재센터, 자치회에서도 이루어지고 있다. 지금까지 업무로 인해 여가시간을 충분히 누리지 못했던 노인들은 은퇴 후에 비교적 풍부한 경제력을 기반으로 새로운 취미 · 즐거움을 발견하고 있다.

2011년 현재, 노인이 앞으로 시간적 · 경제적 여유가 생긴다면 여가시간에 가장 하고 싶은 것으로 34.7%가 '여행'이었고, 다음은 'TV 및 DVD 시청(17.1%)', '사교 관련 일(12.0%)', '휴식(10.0%)' 등의 순으로 나타났다. 노인의 향후 하고 싶은 여가활동은 'TV 및 DVD 시청', '종교 활동', '휴식', '사교 관련 일'은 전체(13세 이상)보다 높게 나타났다(표 3-5).

최근에는 노인용 컴퓨터교실, 남성용 요리교실 등 문화센터(culture center)에서 다양하고 풍부한 내용의 프로그램을 운영하고 있다.

표 3-5 앞으로 하고 싶은 여가활동

구분	계	여행	TV 및 DVD 시청	문화 예술 관람	스포츠 활동	창작적 취미	자기 개발	종교 활동	휴식	사교 관련 일	기타[1]
65세 이상	**100.0**	**34.7**	**17.1**	**2.8**	**2.7**	**1.9**	**1.7**	**8.7**	**10.0**	**12.0**	**8.4**
남자	100.0	40.0	17.4	2.4	4.8	1.8	2.2	5.3	8.7	10.1	7.3
여자	100.0	31.0	16.9	3.1	1.3	2.0	1.4	11.1	10.9	13.3	8.9

1) 기타에는 스포츠 관람, 컴퓨터 게임, 봉사활동 등 포함
〈출처〉 통계청, 「사회조사」 2011

학습활동도 노인의 「사는 보람」 만들기에 기여하고 있다. 평생학습(평생교육)의 장으로써 노인대학이나 문화센터 등에서는 학습 프로그램 제공 등을 하고 있다. 그러나 조사(표 3-6)에 의하면 65~79세 노인의 93.9%에서 「참가하고 있지 않다」라고 대답하고 있어, 노인이 「사는 보람」을 찾기 위해서라도 노인의 욕구에 보다 더 부응한 학습활동 기회의 제공이 필요할 것이다.

표 3-6 노인(65~79)의 평생교육 참여현황

(단위 : %, 명)

고령층		3차(2010년) 미참여	3차(2010년) 참여	3차(2010년) 전체
2차 (2008년)	미참여	93.9 (2,787)	1.8 (52)	95.6 (2,839)
	참여	3.0 (88)	1.4 (42)	4.4 (130)
	전체	96.8 (2,875)	3.2 (94)	100 (2,969)

1) 연령은 3차년도 기준임.
2) 반올림으로 인해 세부항목값과 총계값이 일치하지 않을 수 있음.
〈출처〉 고령화연구패널 2차(2008년) 및 3차(2010년)

4) 일상생활 속에서 「사는 보람」

일상생활이란 평소 영위하고 있는 생활을 말한다. 일상생활에서 「사는 보람」이란 어떠한 것일까? 이제까지 기술한 「역할」을 맡는 것, 「일」을 하는 것, 「사회활동」에 참가하는 것, 「여가」를 즐기는 것이 그 사람에 있어서 일상생활 일부이고, 이것이 일상생활에서 「사는 보람」인 일도 많다.

일본의 경우, 「사는 보람」(살아 있다는 것의 기쁨이나 즐거움을 실감하는 것)을 느끼는 것은 어떠한 때인가?에 대해서 일본을 포함한 5개국을 조사한 정부 조사(선택식 · 복수 응답)[6]에 의하면, 모든 나라에서 가장 비율이 높았던 것이 「아들이나 손자 등 가족과 단란(團欒 : 친숙한 사람끼리의 즐거운 모임)한 시간을 보낼 때」(일본 48.2%)였다. 일본에 있어서는 「취미에 열중하고 있을 때」(38.1%), 「텔레비전을 보거나 라디오를 듣고 있을 때」(33.4%), 「여행을 하고 있을 때」(33.3%), 「친구나 지인과 식사, 잡담을 하고 있을 때」(32.9%)로 나타났다.

그 외에 「사는 보람」을 느낀다고 한 응답에는 「맛있는 것을 먹고 있을 때」(29.8%), 「타인으로부터 감사를 받았을 때」(13.9%), 「멋을 부릴 때」(10.3%), 「개나 고양이 등 애완동물과 지낼 때」(9.4%) 등이 있고, 이들은 맛있는 것을 먹어서 행복한 기분이 되거나, 다른 사람과의 관계 속에서 자신의 가치를 인정받거나, 일상생활 속에서 즐거움이나 평온함을 가지며 「사는 보람」을 느끼고 있는 것이다.

또 노인홈에 입주 중에 칩거상태에 있는 노인의 「사는 보람」에 대한 조사[7]에서는 「스스로 세탁을 하거나 몸을 움직일 수 있는 것」, 「매일 조금씩 무엇이든지 먹고 있는 것」, 「자신의 생각대로 생활하고 있는 것」 등 일상생활에서 자연스럽게 마음의 평안을 얻을 수 있어 「사는 보람」이 있다는 것을 나타냈다. 이와 같이, 노인의 평소 생활 속에는 본인뿐만 아니라 다른 사람에게도 의식되기 어려운 「사는 보람」이 잠재되어 있을 가능성이 있음을 인식할 필요가 있다.

3. 노인의 「사는 보람」 사정방법

(1) 「사는 보람」을 직접 묻는다

자신의 「사는 보람」을 인식하고 있는 노인에게는 직접 물음으로써 충분히 파악할 수 있다. 그러나 실제로는 인식하지 않은 노인도 많다. 그와 같은 노인에게 "당신의 「사는 보람」은 무엇입니까?"하고 바로 물어보아도 「사는 보람」을 표현하기가 어려울 수 있다. 그 경우에는 「사는 보람」을 느끼는 장면이나 상황에 대해 물어보면 좋다. 구체적으로는 다음의 두 가지 관점으로 접근할 수 있다.

(2) 매일의 역할, 취업상황이나 사회활동 등의 참가상황을 묻는다

앞에서 기술한 바와 같이, 노인은 어느 집단 속에서 맡고 있는 역할이나 업무, 사회활동 · 여가활동 등을 통해 「사는 보람」을 찾아내는 일이 많다. 노인 자신이 그것을 「사는 보람」이라고 인식하지 않더라도 역할이나 업무 등에 대해서 이야기하는 중에 자기 나름대로 「사는 보람」을 느끼고 있다고 깨달을지도 모른다. 이 깨달음을 얻도록 도와주는 것이 간호사의 역할이다.

(3) 주변 개념으로부터 묻는다

노인은 「사는 보람」을 가지고 있어도 그것을 스스로 인식하지 못하기도 하지만, 「사는 보람」과 유사한 감정은 품고 있을 수 있다. 그래서 그와 같은 주변 개념으로부터 찾아보면 좋다. 예를 들면, 즐거워서 하는 것, 날마다 의욕을 느끼게 하는 것, 즐겁고 기쁘다고 생각하는 것, 스스로 계속하고 있고 습관으로 되어 있는 것 등을 주의 깊게 물어보면 그것이 그 사람의 「사는 보람」이었다고 하는 경우가 있다.

이와 같이 노인이 어떠한 것에 「사는 보람」을 느끼고, 어떠한 「사는 보람」을 가지고 있는가, 장면이나 상황을 청취함으로써 노인과 함께 무엇이 그 사람에 있어서의 「사는 보람」인가를 정리하여 전하는 것이 필요하다. 이 일은 노인의 가치관에 따라 보다 좋은 도움을 주기 위한 첫걸음이기도 하다.

컬럼 |「노인의 사는 보람」의 개념분석 |

「노인의 사는 보람」의 개념을 분석한 연구를[1] 소개한다.

일본의 노인대책은 「노후를 마음이 풍부하고 활력있는 생활」을 하는 것을 지침으로 하여 안심하고 건강하게 사는 보람을 느끼고 생활하게 하는 것을 목표로 한다. 「사는 보람」에 관한 행정시책이나 간호의 평가를 객관적으로 파악할 필요가 있다. 「사는 보람」이라고 하는 말의 개념은 모호한 채로 사용되고 있어 「사는 보람」에 관한 이 연구는 「노인의 사는 보람」 개념의 용법에 대하여 분석하고 그 개념의 구조를 명확하게 하는 것을 목적으로 하였다.

「사는 보람」에 관한 34건의 문헌을 분석한 결과, 「노인의 사는 보람」의 개념에는 ① 살기 위하여 찾아내는 의미나 가치, ② 사는 것에 대한 내적이고 긍정적인 감정, 이 2가지의 속성이 추출되고 「노인의 사는 보람」의 개념 모델(아래 그림)이 제시되었다. 노인은 「사는 보람」을 상실하기 쉽기는 하지만 ③ 새로운 「사는 보람」의 원천 대상을 찾아냄으로써 다시 획득할 수 있는 힘을 가지는 것으로 시사되었다.

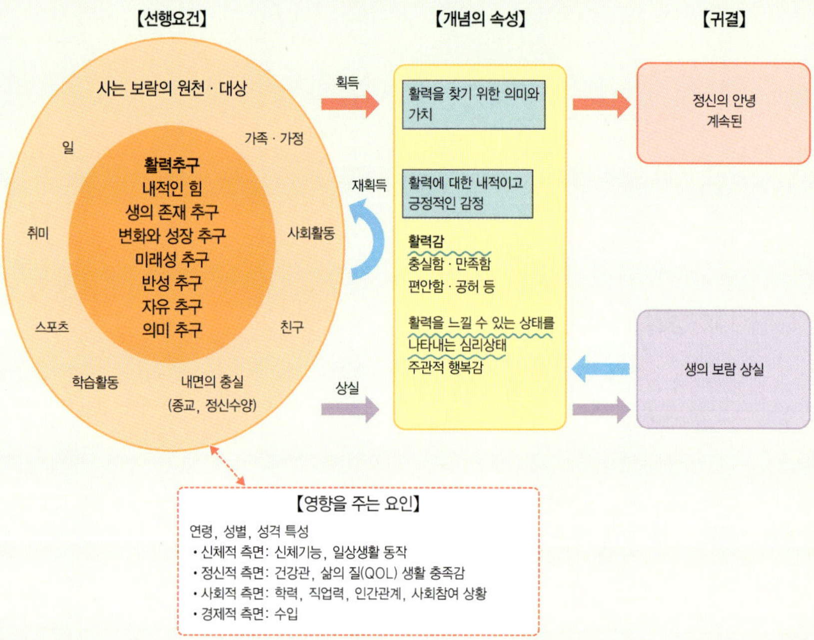

【인용문헌】

1) 野村千文 : 「노인의 사는 보람」의 개념분석, 일본간호과학학회지 25(3) : 61-66, 2005

학습과제

1. 노인의 '사는 보람'에 대한 의의를 설명해 보자.
2. 노인의 '사는 보람'의 변천에 대하여 설명해 보자.
3. 인터뷰나 참가관찰을 하여 노인의 '사는 보람'을 실제로 파악해 보자.

⊙인용문헌

1) 新村出編：広辞苑，第5版，125ページ，岩波書店，1998
2) 見田宗介，栗原彬，田中義久編：縮刷版 社会学辞典，37ページ，弘文堂，1994
3) 白石浩一：生きがいの心理学 ほんとうの自分を生きるには，19ページ，海竜社，1993
4) 神谷美恵子：生きがいについて，みすず書房，1980
5) 野村千文：「高齢者の生きがい」の概念分析．日本看護科学学会誌 **25**(3)：61-66，2005
6) 内閣府：高齢者の生活と意識　第6回国際比較調査，2005
http://www8.cao.go.jp/kourei/ishiki/h17_kiso/index2.htmlより2011年1月26日検索
7) 桑村由美，多田敏子，橋本文子ほか：閉じこもり状態にある高齢者の生きがいについて―面接調査による考察―．徳島大学医療技術短期大学部紀要 **11**：69-76，2001

⊙참고문헌

1) 三浦文夫編：図説高齢者白書2006年度版，全国社会福祉協議会，2007
2) 正木治恵：老年看護学，放送大学教育振興会，2009
3) 厚生統計協会：国民衛生の動向2009，厚生統計協会，2009
4) 田中マキ子編：老年看護学，医学芸術社，2006

제6절 생활사

학습목표

1. 노인의 생활사 · 건강력 · 가치관을 파악할 수 있다.
2. 노인의 생활사 · 건강력 · 가치관에 대해서 설명할 수 있다.
3. 노인의 생활사 · 건강력 · 가치관을 사정하는 방법을 설명할 수 있다.

노인은 누구보다도 긴 세월을 보내며 여러 가지 체험을 해왔다. 우리들과 얼마나 차이가 있을까? 그것은 노인의 이해나 간호에 어떻게 영향을 미칠 것인가? 노인이 지내온 인생 그 자체를 이해하려고 하는 우리의 태도가 필요하고, 그것이 간호의 출발점이 된다.

1. 생활사

1) 생활사란?

어떤 사람의 사고방식이나 가치관, 행동의 선택, 매사의 이해, 타인과의 관계 조성 등은 그때까지의 생활체험에서 나온 것이다.

노인이 체험해온 생활의 역사는 시대와 함께 있다. 크고 작은 전쟁을 경험하고, 가족 · 친구의 죽음이나 빈곤을 체험한 노인도 많다. 우리들보다 오래 살아온 노인은 친형제나 주위의 다양한 인간관계 속에서 자라고, 자기 자식을 낳아 기르고 손자나 증손이 생기고 일가의 번영을 염원하는 인생의 모든 것이 되풀이해서 겹쳐 쌓인 감정을 가지고 있다. 그러므로 노인을 이해하려면 그들의 생활사를 알아야 한다.

노인에게 「현재」의 의미는 현재 그 자체가 아니라 과거와의 관계를 통하여 밝혀지게 되는 것이다[1]. 그러므로 노인의 생활사에는 현재로 통하는 생각이나 가치, 또 미래를 어떻게 살고 싶은가 등이 연결되어 있다. 생활사와 현재의 생활을 연결시켜 생각하는 것은 노인을 보다 깊이 이해할 수 있게 해준다.

2) 생활사의 사정방법

(1) 생활의 시대배경을 파악한다

생활사를 사정하기 위해서는 노인이 살아온 시대의 생활을 상상할 필요가 있고, 그 시대배경 속에서 노인은 무엇을 체험하였는가를 생각해야 한다. 그때의 일상생활이나 가족형태, 가치관 등을 아는 것은 대단히 도움이 된다. 노인 한 사람 한 사람에 있어서 시대가 준 영향은 다르다. 그러나 시대배경을 알고자 하는 단서를 얻기 위해 노인의 이야기를 듣는 것은 그들을 이해하는 데 도움이 된다.

(2) 생활사는 단순한 연대순이 아니다

노인의 생활사는 그저 단순히 있었던 일을 순서대로 따르는 역사는 아니다. 그 사람의 의식 속에는 어느 시기의 일이 어제와 같이 생생하게 생각되고, 또 어느 시기의 일은 생각나지 않는다. 그 사람 속에서 그 무렵의 기억이나 이미지가 어떻게 확대 · 축소하면서 자리매김이 되고 있는지, 어떤 인생을 상징하고 있는지 각자 다르다. 그것을 전제로 하여 노인의 생활사를 파악할 필요가 있다.

(3) 말하고 듣는 환경을 조성한다

노인의 생활사를 들으려면 말하는 데 충분히 안정되고, 편안한 장소가 필요하다. 왜냐하면 과거의 체험은 결코 훌륭한 것만이 아니고, 괴로웠던 것이나 누구에게도 말할 수 없었던 슬픈 일도 있고, 그들이 거침없이 말하기 시작하는 일도 있기 때문이다. 어떤 이야기라도 노인은 충분히 이야기할 수 있도록, 듣는 측은 차분히 받아들일 수 있도록 준비해야 하며, 주위의 영향을 받지 않도록 환경을 조성할 필요가 있다.

(4) 노인이 편안하게 하는 이야기부터 듣는다

노인이 제일 이야기하기 쉬운 것부터 듣도록 한다. 노인이 반드시 역사순으로 이야기를 하지는 않겠지만 자연스레 옮겨가는 테마에 귀를 기울인다. 물론 모르는 것은 묻는 것도 중요하다. 예를 들면, 「그것은 무엇입니까?」라고 하는 간단한 질문에서부터 「OO씨에게 있어서 그것은 어떠한 것이었습니까?」라고 의미 등을 묻는 것도 좋다. 알았다는 태도로 경청해서는 아무것도 이해할 수 없다.

(5) 생활사의 청취법

생활사의 청취 방법에는 생활사, 인생사, 회상법(回想法) 등이 노인 간호에 적용될 수 있다.

2. 노인의 건강력

1) 건강력이란?

현재 노인의 건강상태는 어떠한가? 어떻게 몸을 사용하여 왔는가? 몇 십년 간의 일상 생활사가 노인의 신체 전반에 걸쳐 영향을 미친다. 때로는 생활사가 원인이 되어 질병으로 나타난다. 예를 들면, 대형 기계가 없었던 무렵부터 오랫동안 아침부터 저녁까지 농사일을 해온 사람의 다리와 허리는 강인하고, 피부는 햇볕에 타고, 손은 두껍고, 허리는 굽어 있다. 이윽고 요통이 생기고, 추간판탈출증으로 진단된다. 이와 같이 건강상태라고 하는 것은 과거부터 현재까지 생활양식의 총체라 할 수 있다.

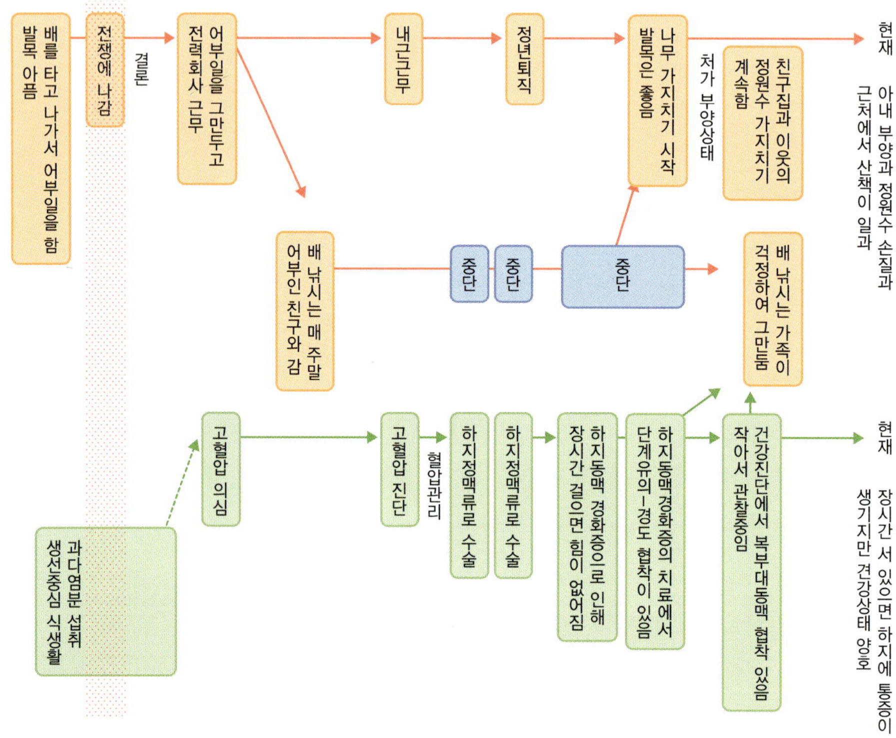

• A씨의 건강력의 해설

A씨는 아버지의 영향으로 젊어서 어부가 되었다. 그래서 A씨의 체격은 튼튼하게 만들어졌다. 그 때의 짭짤한 식사 영향으로 고혈압이 발병하였다. 후에 친구의 권유로 전력회사로 전직하였으나 신체가 튼튼해 전선부설공사의 근무에 취임하였다. 수십 년 후에 동맥경화가 진행되고 하지정맥류나 하지폐색성 정맥류로 이환하였는데 잘 관리하였다. 치료 때문에 일을 일시 중단하지 않을 수 없었다. 그 덕택인지 70세를 넘어서도 아직 바다에 나가기도 하고 정원수 손질 등도 남보다 익숙하게 하였다. 그러나 하지폐색성 동맥경화증으로 발에 마비가 생기고부터는 혼자서 바다에 나가는 일을 가족이 걱정하여 배와 배를 넣어두는 창고는 손을 떼고 낚시를 그만두었다. 얼마 후 노화와 고혈압에 의해서인지 복부대동맥류가 발견되었다. 다행히 심하지 않으나 경과를 지켜보고 혈압조절이 필요한 상황이다. 젊은 시절, 단련된 하반신 덕택으로 정원수의 돌봄이나 산책, 아내의 부양을 누구에게도 부탁하지 않고 혼자서 하고 있다.

A씨의 건강력에서 현재 건강이 유지되고 있고 자신의 일과 아내의 일을 혼자서 하고 있다. 그러나 복부대동맥류 관리는 대단히 중요하다.

그림 3-13 A씨의 건강력

그림 3-13은 생활사에 의해서 어떤 영향을 받고 있는가를 표로 만든 것이다. 생활과정이 다른 노인들의 건강상태를 이해하려면 건강력의 청취가 효과적이다.

건강력에는 질환, 치료, 노인 자신의 질병관리 방법, 타인으로부터의 지원내용, 건강진단 등이 포함된다. 간호로 해결해야 할 문제와 노인의 가능한 능력을 파악할 수 있고, 현재 필요한 간호나 장래 나타날 수 있는 질환 · 합병증의 예측 등 간호중재의 단서를 얻을 수 있다. 또 본인의 질환에 대한 예방방법이나 치료에 대한 만족감, 신체에 대한 단서 등은 귀중한 정보로써 간호를 하는 데 중요한 사정자료가 된다.

2) 건강력의 청취방법

건강력 청취 방법으로 청취 시의 환경이나 관계하는 방법, 고려해야 할 점에 대해 중요한 내용을 표 3-7에 정리하였다.

표 3-7 건강력의 청취방법

청취의 환경이나 관계방법	고려해야 할 점
• 정중한 인사나 말씨. • 알기 쉬운 목소리의 크기나 속도. • 프라이버시가 보호된 공간인가? • 실내의 환경(온도 · 습도 · 소음 · 밝기) • 안심하고 이야기할 수 있는 분위기인가? • 듣는 이의 태도 • 이완 할 수 있는 의자나 소파는 있는가? • 전문용어는 피하고 알기 쉬운 말을 사용한다. • 청취시간과 피로를 배려한다. • 배설, 식사나 가족 등 걱정되는 것은 없는지에 대하여 신경 쓴다.	• 진단명 뿐만 아니라 질병이 어떻게 그 사람에게 영향을 미쳤는지, 개인에게 어떠한 의미가 있는지를 파악한다. • 노화가 일상생활에 미친 영향을 듣는다. • 질병과 노화현상을 확실히 구별할 수 없는 일도 있다는 것을 고려하여 듣는다. • 의료인과 노인 사이에서 질환에 대한 예방법이 다른 경우가 있다는 것을 고려한다. • 처방약이 중복되어 있다든가 건강식품을 복용하고 있는 경우가 있다. 될 수 있는 한 정확한 정보를 파악한다.

〈출처〉 正木治恵, 高橋香代子 : 히스토리 청취의 기술, 노년간호실습 가이드(正木治恵 편), 7-8, 照林社, 2007년에서 일부 발췌하여 작성

(1) 청취하는 환경을 조성한다

건강력은 노인의 프라이버시에 관계되는 일이다. 주위에 사람이 없는 장소로 노인이 안심하고 이야기할 수 있는 분위기가 조성된 곳이 좋다.

(2) 노인의 이해력을 고려한다

노인은 청력이나 시력이 약해져 있으므로 노인이 어느 정도 이해하고 있는지 확인하기 위하여 질문을 하면서 진행할 필요가 있다.

질문할 때에는「OO씨가 질병이 있었을 때의 생활모습을 알고 싶습니다만 그때는 혼자서 무엇이든지 할 수 있었습니까?」등 이쪽이 어떠한 목적으로 묻는지를 서두에서 말하고 질문하면 노인은 무엇을 묻는지를 알고, 대답하기 쉽게 된다.

(3) 노인이 이야기하는 순서대로 듣는다

노인은 어느 시대를 묻고 있는지, 어디서부터 이야기하면 좋은지, 또는 무엇을 이야기하면 좋은지, 검진자의 묻고 싶은 정보를 이해하고 계통을 세워서 이야기하여 주지 않는다. 우선 노인이 이야기하는 순서로 들으면서 일단락된 곳에서 부족한 부분을 물어가면 노인이 혼란스러워 하지 않고 이야기할 수 있다.

(4) 이야기 내용에서 이해하도록 한다

경우에 따라서는 노인은 명확한 대답이 아닌, 자신의 상황이나 다양한 에피소드로 이야기할 수 있다. 이 때 듣는 사람이 이야기의 방향을 안이하게 일방적으로 단정 짓지 않고 노인이 무언가 말하고 있는 것이나 반복하여 표출되는 주제, 전체적으로 말하고 싶은 것, 말로 되지 않는 생각의 부분을 충분히 이해하는 것이 중요하다.

3. 노인이 가진 문화와 가치관

1) 문화 · 가치관이란?

노인에게는 생활사 및 건강력이 있고, 살아온 사회나 시대, 문화나 가치관은 부모로부터 받은 예의범절이나 교육, 특정의 지역집단 속에서 스며 있다. 이것은 노인의 판단이나 선택에 영향을 미치며, 노인의 생활방식에도 영향을 미치게 된다.

> **컬럼 | 시대 배경의 차이를 느끼게 하는 노인의 말 |**
>
> 90대의 여성 :「우리들 젊은 시절엔 좋아서 결혼할 수 없었어요. 부모가 짝을 정해 주었지요. 옛날엔 부모의 뜻을 거역할 수 없었어요.」
> 80대의 여성 :「죽을 둥 살 둥 하며 열심히 일했어요. 아침도 점심도 저녁도 없이 정말 열심히 일했어요.」
>
> 노인이 과거로 다시 돌아가고 싶다고 말할 리는 없다. 다만, 현대의 우리들과는 달라서 다른 사회제도나 습관대로 할 수 밖에 없었다고 할 것이다. 시대 배경을 묻거나 무엇이 상식이었는가, 그 다음에 어떠한 기분이 들었는가 등을 물어 노인 생활사를 깊이 이해한다.

문화란, 생활양식의 모든 측면이고, 광범위하게 걸쳐 있거나 인간의 제반활동을 모두 포함한다. 그 시대를 산 사람에게는 공통되는 생각이 있고, 세대 간에 다른 문화를 갖는 일도 있는가 하면, 동시대의 노인이라도 농촌에서 자란 노인과 도시에서 자란 노인은 서로 다른 문화를 가질 수 있다.

가치란, 개인 또는 집단이 안고 있는 의사결정을 할 때의 기준이며 그 가치판단의 총체를 가치관이라 한다. 그것은 개인끼리, 조직끼리의 상호작용 속에서 생겨나 형성된다[3].

따라서 노인이라도 어떠한 부모나 가족 안에서 자랐는가, 어떠한 지역에서 자랐는가, 어떠한 생활을 보내왔는가에 따라 노인에게 내재되어 있는 문화 및 가치관이 다르고, 한국이라고 하는 같은 토양에서 살고 있는 공통의 문화 및 가치관은 존재하지만 다를수도 있다고 하는 자세로 이해해야 한다.

2) 노인의 문화나 가치관의 중요성

현재의 생활이 노인의 문화나 가치관과 일치한다는 것은 대단히 중요한 것이다. 그리고 자신의 문화를 접하는 것은 노인의 뿌리를 실감할 수 있고, 마음을 풀 수 있다.

3) 문화나 가치관의 파악방법

일반적으로 자신의 문화나 가치관을 확실하게 말하기가 어렵다. 노인에 있어서도 동일하다. 그러므로 노인에게 직접 물을 수는 없고 문화나 가치관이 반영되는 듯한 장면에서 노인을 이해하는 것이 기본적인 자세여야 한다.

예를 들면, 노인끼리 활동하고 있는 중에 대인관계 조성이나 무엇인가를 결정할 때 문화적 규범이나 가치관이 나타나고 있을 가능성이 있다. 또 옛날 이야기나 추억 이야기에서도 슬쩍 느낄 수 있을 때가 있다. 노인의 선택이나 판단에 대해 왜 그렇게 했는지를 모를 때는 그 사람의 생각을 물어보면 좋다.

컬럼 | 방언(사투리)이 전하는 내적인 심정 |

오끼나와현 나고섬에서 태어나 자란 90대의 여성 A씨는 장남의 결혼과 동시에 오끼나와 본섬으로 이주하고, 노인복지시설에 입소하였다. A씨와 같은 미야고의 말을 하는 시설직원이나 입소자는 없었다. 일상생활상의 대화는 할 수는 있으나 A씨는 「미야고와 那覇 지방에서는 전혀 서로 이야기하고 있는 내용을 모르는 것」이라고 생각을 털어놓고 이야기하였다. 그후 시설은 그와 같은 A씨를 위하여 때때로 같은 미야고 태생의 언어 자원봉사자를 오게 하고 있고, A씨는 동향 사람과의 옛날 이야기를 즐기고 있다.

다른 사람과 의사소통은 할 수 있어도 사투리가 의미하는 내적인 심정을 전하는 일은 그 사투리를 잘 구사할 수 있는 사람이 아니면 이해할 수 없는 것이다. 인격이 형성되는 시기에 접촉한 문화는 노인에 있어서 값진 보물이다.

맺으면서

노인의 인생이란 단순히 인생이라고 하는 긴 세월을 지내왔음을 의미하는 것 뿐만 아니라 , 늙는다는 것, 병에 걸리는 것 등 피할 수 없는 것을 의미하기도 한다. 즉 인생은 공통의 과제나 인간관계상의 문제, 가족의 질병 · 사별 등 노인의 환경에서 발생한 헤아릴 수 없는 고난을 극복해온 과정의 축적이다. 모든 것이 그 안에 누적되어 노인의 일부가 되고, 노인을 지지하는 무형의 보물이 된다.

학습과제

1. 노인과 인터뷰를 하여 그 노인의 생활사 또는 건강력을 써 보자.
2. 참여 관찰이나 인터뷰를 통하여 그 노인의 문화 · 가치관은 어떠하고 그것이 현재의 생활에 어떤 영향을 주는지 설명해 보자.

⊙인용문헌

1) Carr EH：歴史とは何か(清水幾太郎訳)，はしがきiii，岩波新書，1962
2) 正木治恵，高橋香代子：ヒストリー聴取の技術．老年看護実習ガイド（正木治恵編)，2-10ページ，照林社，2007
3) Kaufman SR：エイジレス・セルフ—老いの自己発見(幾島幸子訳)，141ページ，筑摩書房，1988

기출문제

Q7 노인의 신체적 변화에서 옳은 것은 어느 것인가?

1. 간의 비대
2. 피하지방의 증가
3. 수축기 혈압의 상승
4. 위의 염산분비의 증가

Q8 84세의 여성. 고혈압으로 통원 중. 병원의 간호사에게 「작년 남편을 먼저 사별하고, 혼자서 집에 있어도 무엇인가를 할 기력이 없다. 하반신이 약해졌기 때문에 게이트볼에도 참가할 수 없게 되었다. 자신이 살고 있는 것이 무의미하게 느껴진다」고 이야기 한다. 가장 적절하게 생각할 수 있는 것은 어느 것인가?

1. 근면성의 결여
2. 사는 보람의 상실
3. 인지기능의 장애
4. 유동성 지능의 저하

| 정답 | 7. ③ 8. ②

제4장

노인 간호에 활용할 수 있는 이론과 접근법

이 장의 학습목표

1. 노인을 이해하고 간호하는 데 있어 유용한 여러 가지 이론이나 접근법을 설명할 수 있다.
2. 사례를 통하여 이론과 접근법의 의의나 활용방법을 설명할 수 있다.

제1절 건강의 개념

학습목표

1. 건강의 여러 가지 개념과 그 특징을 설명할 수 있다.
2. 생활기능 사정을 통해 노인의 건강을 파악할 수 있다.
3. 사례연구를 통해 건강 개념을 파악하고, 이를 실천하는 방법을 설명할 수 있다.

1. 노인 간호에 활용할 수 있는 건강의 개념

1) 건강의 개념

건강이란 「다양한 요인을 가진 존재」로서, 「환경 속에서 평형을 유지하고 진행해야 할 방향을 잃지 않으면서 능력을 최대한 발휘할 수 있도록 제반 기능이 통합된 상태」를 의미하며[1], 그 정의에 대해서는 사회의 변화에 따라서 여러 가지로 논의되어 왔다.

세계보건기구(World Health Organization; WHO)는 1946년에 공표한 「WHO 헌장(Magna Carta of the WHO)」에서 건강에 대하여 「신체적 · 정신적 · 사회적으로 양호한 상태」라 정의하면서, 질병이나 증상의 유무라고 하는 신체적인 면에 국한하지 않고 다면적인 시점에서 건강을 파악해야 할 필요성이 있음을 처음으로 제시하였다. 1990년대 후반에 들어서 종래의 정의에 「영적(spritual)」인 측면과 「연속적(dynamic)」이라고 하는 말을 추가함으로써 「건강」과 「불건강」에 대해 이분적이 아닌 연속체로서의 관점이 제언되었으나 아직까지 수정에 이르지 못하였다.

한편, 스미스(Smith, J.A.)[2]는 건강의 개념을 임상 모델, 역할수행 모델, 적응 모델 및 행복론 모델의 4가지로 분류하여 다음과 같이 설명하였다.

① 임상 모델 : 질환이나 장애의 징후 유무
② 역할수행 모델 : 사회적 역할의 수행과 그 성과
③ 적응 모델 : 환경에의 유연한 적응
④ 행복론 모델 : 발랄하고 건강한지의 유무

이들 네 가지의 모델 중 건강의 개념을 가장 협의로 파악하고 있는 임상 모델은 질환이나 장애가 없는 것을 건강이라고 정의하고 있다. 또 역할수행 모델은 사회 적합성에 초점을 맞추고 있기 때문에 직업상의 역할이나 가족에의 역할을 수행하고 있는지의 여부를 건강의 기준으로 두고 있다. 적응 모델은 부단히 변화하는 사회 · 자연환경에 대해 유연한 적응행동을 나타내고 있는지의 여부를 건강의 기준으로 제시하고 있다. 이에 반하여 건강한 생활방식(well-being)과 자기실현(self-realization)이라고 하는 포괄적인 파악방법에 근거한 행복론 모델은 개인의 기분상태에 가치를 두고 있고, 인간의 본성과 성격의 이상을 나타내고 있다.

스미스가 분류한 4가지 건강 모델 중 노화에 따른 생리적 기능의 저하로 인하여 유연한 적응이 어렵게 된 노인이 가장 적응하기 쉬운 것은 자기 자신의 기분 상태를 기준으로 한 행복론 모델이라고 할 수 있다. 이 행복론 모델에 의거한 건강의 개념을 제창한 미국의 심리학자 마슬로우(Maslow AH)는 인간에게 본래 구비되어 있는 잠재능력이 완전히 발달하여 자기실현이 성취된 상태를 건강으로, 자기실현이 저지된 상태를 불건강으로 설명하고 있다. 또한 건강이 발달의 과정이며, 자기실현을 향해 나가기 위해서는 생리적 욕구가 충족된 생명의 위기가 없는 것, 가까운 사람에게 사랑 받고 집단에 소속되어 있는 것, 다른 사람으로부터 가치있는 존재라고 인정받으며 존중받고 있다는 것을 느끼는 것이 필요하다고 말한다. 결국 건강이란 자기실현을 하는 것이고, 이를 위한 필수조건으로는 생리적 욕구를 충족하는 것, 안전을 보장받는 것, 고립되지 않는 것, 자존심을 높이는 것 등이 있다.

2. 생활기능 사정

노인에 있어서의 건강은 앞에서 설명한 스미스의 건강 모델과 함께 생활기능이 중요하다. 생활기능이란 인간이 사회 속에서 생활하기 위한 기능을 전체적으로 나타내는 것이고, 구체적으로는 심신의 생리적 기능에만 국한하지 않고 매일의 생활행위나 사회활동, 가족이나 사회 속에서의 역할을 수행하기 위한 기능을 말하며, 특히 역할수행 모델과 적응 모델이 통합된 것으로 이해할 수 있다. 즉 생리적 기능의 저하나 질병 등에 의해 신체 기능이 손상되기 쉬운 노인의 건강을 검토할 때에는 신체적인 측면뿐만 아니라 심리 · 사회적 측면을 포함한 다면적인 방법으로 파악하는 것이 필요하다.

대부분의 노인은 고혈압이나 당뇨병 등과 같은 생활습관병이나 요통 등 신체적 부조화를 안고 있어도 일상생활을 잘 하고 있으므로, 이들의 상태가 좋지 않다고 해서 일률적으로 「불건강」이라고는 할 수 없다. 한편, 일상생활에 지장을 초래할 질병이 없다하더라도 퇴직이나 배우자와의 사별 등의 상실 경험이나, 감기가 악화되어서 2~3일 누워 있다보니 신체의 부조화로 활동성을 잃어버리고, 집에 칩거하여 남과의 교류를 피하고, 아무 일도 하지 않고 보내고 있는 노인의 경우에는 설령 신체적인 면에서는 큰 문제가 없다 하여도 결코 「건강」한 상태라고 할 수 없을 것이다. 결국 노인의 건강은 "질병의 유무나 생리적 기능저하의 정도뿐만 아니라 그때 그때의 신체 기능을 충분히 살리면서 일상생활을 수행할 수 있는가?"처럼 생활기능의 관점에서 파악하는 것이 중요하다.

특히 질병에 의한 후유증이나 장애를 가진 노인의 생활기능은 자기 혼자의 힘으로 할 수 있는 일상생활 동작을 목표로 하는 것은 어렵기 때문에, 적절한 지지에 의해 보충하는 것과 노인 자신의 힘을 최대한으로 활용할 수 있는지의 여부가 중요하다. 만일 일상생활 동작을 할 수 없는 경우라 하더라도 자조기구나 복지기기, 적절한 간호로 보충함으로써 주위 사람들이나 가족에게 존중받으면서 생활하는 노인은 결코 불건강한 상태라고 말할 수 없을 것이다.

사례 ① | 재활훈련에 의욕적으로 참여할 수 없는 노인 |

A씨는 83세의 여성으로 5년 전에 남편과 사별 후 혼자 살고 있다. 골다공증과 슬관절증이 있고, 요통 및 무릎의 통증을 안고는 있으나, 지역의 노인회 활동에서 게이트볼이나 여행 등에도 참가하고 거의 매일 외출하는 활동적인 생활을 보내왔다. 멋쟁이이면서 연령보다 젊어 보이는 A씨는 언제나 사람들의 선망의 대상이 되는 존재였었으나 1개월 전에 자기 방에서 넘어져 대퇴골경부 골절이 생겨 인공 골두치환술을 받고 나서 상황은 변하였다. 수술 경과는 순조로웠으나 통증을 호소하고 재활훈련을 싫어하였기 때문에 보행훈련이 생각대로 진행되지 않았고, 퇴원 시기가 되었으나 재택복귀가 어렵다고 판단되어 노인보건시설에 입소하였다. 그러나 통증이나 피로 때문에 시설에서의 재활훈련에도 의욕적으로 참가하는 형편이 못되고 집단활동에도 참여하지 않아 자기 방에 틀어박혀 누워 있는 일이 많았다. 그 때문인지 「밤이 되면 정신이 말똥말똥해져서 전혀 잘 수 없다」고 호소하고 있다.

(1) 건강의 개념에 의한 파악방법

부상당하기 전 A씨는 골다공증, 슬관절증이라고 하는 질병과 그에 수반하는 통증을 가지고 있었으나 이것을 조절하면서 활동적인 생활을 보내고 있었다. 또한 사람들의 선망의 대상이 되는 멋있는 사람으로 사랑과 인정을 받는 존재였다. 행복론 모델의 건강 개념에서 보면 자기실현을 향해 살아왔다고 할 수 있다. 생활기능면에 있어서도 A씨는 신체 기능을 최대한 활용할 수가 있었고 발랄한 생활을 보내고 있었다.

그러나 대퇴골경부 골절 수술을 받은 후 신체적인 손상 이상으로 건강상태가 악화되고 있다. 수술 후의 경과가 순조로웠음에도 불구하고, A씨는 줄곧 통증을 호소하고 움직이는 것에 소극적이었기 때문에, 가정에서 생활할 수 있는 보행수준에도 이르지 못하였고, 생활기능도 충분히 발휘할 수 없는 상황이다. 또 이전부터 슬관절증에 의한 무릎 통증이나 골다공증이 원인으로 생각되는 요통을 가지고 있었으나 수술 후에는 더욱 통증을 호소하는 일이 많아지고, 그에 의한 활동량의 저하로 밤과 낮이 바뀌는 상황이 되었다.

이와 같이 통증이나 불면이 있다는 것은 기본적 욕구가 채워져 있지 않은 상태를 말하며, 활동량의 저하에 의한 근력약화 때문에 거동이나 이동할 때의 비틀거림 · 넘어질 위험이 예측되고 안전면에서도 불안하다. 또한 방에만 틀어박혀 있어서 다른 사람과의 교류가 적은 상황에서는 가까운 사람들에게 사랑을 받고 존중받고 있다는 생각을 할 수 없어 오히려 점점 고립되어가는 경향이 있으며, 그로 인해 활동량 저하가 더 심해지는 악순환을 유발하게 된다.

(2) 건강의 개념을 활용한 간호활동

A씨가 건강을 되찾기 위해서는 다음의 간호활동을 해야 할 것이다.

① 기본적 욕구를 충족시킨다

A씨의 경우 통증은 큰 고통으로 의욕을 감퇴시키거나 활동을 저하시키는 원인이 된다. 움직일 수 없는 것으로 인해 통증이 더욱 심해질 가능성이 있으므로 원인을 사정한 후에 통증 완화방법을 실시해야 한다. 또 낮과 밤에 따라 통증의 양상이 달라지는 경향이 있으므로 이를 조절하고 A씨가 통증의 완화나 수면과 같은 생리적 욕구를 충족시키는 것은 A씨가 자기실현을 하기 위한 기초적인 간호활동이다.

② 안전을 확보한다

A씨는 활동량의 감소로 인해 근력저하가 진행되고 있기 때문에 거동이나 이동, 차를 갈아 탈 때 비틀거리거나 넘어질 위험이 있다는 것을 예측해야 한다. 따라서 환경을 정리하고, 감시를 강화함으로써 안심하고 움직일 수 있도록 안전을 확보하는 것이 중요하다.

③ 자존심을 되찾는다

A씨는 방안에 틀어박혀 있고, 사람들과의 교류를 피하기 때문에 생기발랄한 활동을 했던 과거와는 다르다. 통증이나 피로로 인하여 움직이는 것을 피하게 되고, 이로 인해 자신감을 잃어버리고 활동을 더 많이 줄여버리는 악순환을 끊어야 한다. 이를 위해서 A씨는 자신이 편안하게 있을 수 있는 자세를 스스로 찾아내어 자신감을 회복하도록 해야 한다.

학습과제

1. Smith가 논한 건강의 4가지 개념 모델의 각각 특징을 설명해 보자.
2. 노인의 건강에 행복론 모델이 적용되는 이유를 설명해 보자.
3. 노인의 건강에 생활기능이 필요한 이유를 설명해 보자.

⊙인용문헌

1）メアリー A マテソン，エレアノール S マコーネル：老人看護実践の概念的基礎．看護診断に基づく老人看護学1（小野寺杜紀，原礼子訳），2–32ページ，医学書院，1992
2）Smith JA：健康の4つのモデル．看護における健康の概念（都留春夫，佐々木百合子，藤田八重子ほか訳），39–41ページ，医学書院，1997

제2절 성공적인 노화

학습목표

1. 성공적인 노화의 사고방식, 의의를 설명할 수 있다.
2. 성공적인 노화의 개념을 설명할 수 있다.
3. 사례를 통해 성공적인 노화의 사고방식을 파악할 수 있다.

1. 성공적인 노화의 개념

성공적인 노화(successful aging)는 모범적 노화라고도 하며, 생활만족도 또는 도덕(moral)이나 삶의 질(quality of life; QOL)의 개념과 동일하게 취급되는 경우도 있다.

이 개념은 노화에 의한 상실의 충격을 최소화하면서 긍정적인 면을 확대하는 방법을 찾아내어 인생에 대해 수용하고 만족하며, 자기를 조절하면서 노화에 잘 적응하는[2, 3] 것, 즉 노화과정에 있어서 생의주기의 발달과업에 대해서 바람직한 모습으로 진행하는 것을 말한다.

성공적인 노화의 사고방식을 활용한다는 것은 노인의 부정적 측면을 보는 것이 아니라 긍정적 측면을 보는 것을 말하며, 그에 따라 노인의 상황에 맞추어 노인 간호의 가능성은 확산된다.

'성공적인 노화'의 용어는 1960년대 초부터 미국에서 사용되었고, 팔모어(Palmore E)[4]나 로우에(Rowe JW) 등[5,6]에 의해 연구가 이루어졌다. 팔모어는 75세 이상이면서 건강한 노인을 대상으로 장수와 건강을 파악하였다. 또 로우에는 노화의 개념을 성공적인 노화(successful aging, 모범적 노화)와 일반적인 노화(usual aging) 두 가지로 나눌 것을 제안했을 뿐만 아니라 성공적인 노화에 대해서 질병이나 장애의 회피, 신체 기능 · 인지기능의 유지, 사회적 생산 활동의 유지 등 세 가지를 주요한 구성요소로 하고 있다.

일부 학자들은 성공적인 노화를 규정하는 조건으로 장수, 건강, 만족, 활동의 네 가지(嵯峨座, 1993)를 이야기하거나 만족, 도전(challenge), 건강, 자부심, 참가, 자기보존의 여섯 가지(松本啓子, 渡邊文子, 2004)를 말하기도 한다. 이는 미국에서 발달해온 개념이지만 각국의 국민성이나 문화적 배경을 감안하면 만족이나 참가와 더불어 선조로부터 이어지는 자기를 의식한 자기보존 등을 파악하는 것이 더 필요하다.

2. 성공적인 노화의 사정

여기에서는 앞에서 진술한 바와 같이 성공적인 노화를 규정하는 조건으로써 노인의 만족, 도전, 건강, 자부심, 참가, 자기 보존에 대해 알아보기로 한다.

(1) 규정조건 ① : 만족

노인의 일반적 태도조사에서 「그런대로 만족한 생활을 보내고 있다[9]」고 하는 것은 건강이나 만족이 주요한 요소임을 알 수 있다. 인생에 있어서 절망의 정도를 결정하여 받아들인 후에 노년적 초월성과 겹쳤을 때를 보면, 늙어서도 발달이 중요한 의미를 가지며, 그 발달과제의 달성이 노후를 살아가는 보람이 되고, 설령 과제를 충분히 달성하지 못했더라도 수용할 수 있다는 것이 중요하다.

(2) 규정조건 ② : 도전

활동이론*에 근거한 성공적인 노화의 의미에는 도전이나 도전정신 등이 포함된다. 살아가는 목적이나 의미, 가치가 중요시 되어온 문화적 · 민족적 배경이 있고[11], 노인의 마음 속에 만약 기쁨이나 슬픔 등 감정의 기복이나 변화를 체험한다면 생은 더욱 풍부하게 된다. 이때 시간의 흐름에 도전이라는 적당한 저항을 가함으로써 노인도 그 생에 있어서 보다 높은 충실감을 얻는 것이 가능하게 된다.

(3) 규정조건 ③ : 건강

건강을 알아보는 방법에는 여러 가지가 있다. 1946년에 공표된 WHO의 건강헌장은 건강에 대해서 "신체적 · 정신적 · 사회적으로 완전히 양호한 상태로, 단지 질병이 없고 병약하지 않다고 하는 것은 아니다"라고 정의하고 있다. 또 유태계 미국인의 의료사회학자이자 건강사회학자인 안토노프스키(Antonovsky A)[12]에 의해 알려진 건강생성론(사르토제네시스)의 핵심 개념인 SOC(sense of coherence, 통합성)는 건강요인에 착안하여 건강을 알아보고, 지원강화를 도모하는 이론으로 체계화되어 있다. 또, 예전부터 흔히 있던 질병을 위험인자인 부정적 요인으로 파악하지 않고, 긍정적 · 전향적으로 파악하는 것에 근거하고 있다. 여러 가지 질병이나 장애, 신체 기능의 저하를 초래하는 일이 많은 노인에 있어서 이와 같은 건강감을 가지는 것은 중요하다.

(4) 규정조건 ④ : 자부심

자부심이나 자존심은 자기평가와 깊게 관련이 있다. 자기를 가치 있는 존재라고 생

* 활동이론 : 하비거스트(Havighurst RJ) 등에 의해서 제기된 이론. 노후에도 대인 교류를 포함하는 사회참가를 변함없이 계속 함으로써 적응상태를 양호하게 유지하려고 한다.

각함으로써 자신의 중요성을 실감할 수 있다면 의욕적이고, 적극적이며 심리적 충실감을 가질 수가 있다[13].

(5) 규정조건 ⑤ : 참가

로우에(Rowe JW) 등[5,6]이 제시한 성공적인 노화의 구성요소 중 하나로 생활에의 적극적인 참여가 있다. 이것은 대인관계의 유지와 생산활동을 말한다. 또 에릭슨(Erikson EH)은 점생론에서 「활기찬 관계」라고 하는 말의 의미를 발견하였다. 거기에는 수동적인 관계뿐만 아니라 자극을 받는 측으로서의 의미도 포함되어 있다[14].

노인의 생각에 관한 조사[8]에서는 타인의 평가에 신경을 쓰고, 타인과의 교류를 유지하기 위해 노력하는 경향이 나타났다. 즉 상대로부터 높은 평가를 받고, 서로에게 호의적 감정을 가지면서 교류를 계속하고 싶다는 소원을 가진 노인의 경향은 다른 사람들과의 화목을 소중히 하는 전통 문화에서 비롯되며, 교류로부터 벗어나는 것의 수치 · 두려움의 표시로 파악할 수 있다.

(6) 규정조건 ⑥ : 자기 보존

카우프만(Kaufmana SR)[15]은 노인이 때로는 「나이를 느낀다」고 하기도 하고, 때로는 「젊게 느낀다」고 말하기도 하기 때문에 자신이 노인이라는 것 자체에서는 의미를 찾아낼 수 없다고 표명하고 있다. 늙지 않는 자신(ageless self: 실제 연령에 무관한 자기 자신 = 변함없는 자아정체감)을 유지하는 것은 상징적 · 창조적인 과정을 통하여 가능할 것이다.

3. 사례연구

노화에 의한 상실 · 쇠퇴의 체험을 통해 인생을 수용하여 만족하고, 자신을 잘 조절하고 노화에 적응함으로써 충실하고 긍정적인 노년기를 살아가고 있는 2명의 노인에 대하여 성공적인 노화를 ① 만족, ② 도전, ③ 건강, ④ 자부심, ⑤ 참가, ⑥ 자기보존의 6가지 측면에서 분석하여 보자.

사례 ② | 지금까지의 인생을 수용하며 노화에 잘 적응하고 있는 노인(1) |

B씨는 80대 초반의 남성으로 전쟁 경험을 가지고 있다. 원래는 농부이며, 지역의 노인회 회장을 오랫동안 맡고 있다. 아들이 둘 있는데 모두 결혼하여 한 명은 타 지역에, 또 한 명은 이웃에서 가족과 살고 있다. 취미는 아내와 함께 서예, 시조, 그림 그리기였으나, 수년 전에 아내가 암으로 죽은 후에는 게이트볼을 치고, 지금은 그랜드 골프에 열중하고 있다. 현재는 혼자 살고 있다. 이웃에 사는 아들이 1주일에 1회 정도, 며느리가 만든 반찬을 가지고 집에 들러준다. 집은 깔끔하고, 집 옆의 차고에는 노인 마크를 붙인 자동차가 1대 주차되어

있는데 이 차는 시가지는 탈 수 없지만 시골길은 편리하게 이용할 수 있다고 한다. 이렇다할 만한 지병은 가지고 있지 않으나 연 1회 정밀검진을 위해 입원을 하여 건강상태를 확인한다. 「이제, 어쩔 도리가 없는 것은 체념하고 어떻게 살까를 생각한다. 전향적이 아니면 어쩔 도리가 없다」고 이야기하며, 생에 대해서는 진지한 태도로 싫어하는 것이 있더라도 그것을 피하지 않는다고 표현한다.

【인터뷰에 나타난 성공적인 노화를 나타내는 발언】

① 만족 : 「비상시라고 해서 전쟁에 나갔기 때문에 죽는다는 것은 애석할 것도 두려울 것도 하나도 없다. 인간이라고 하는 것은 교육에 의해서 단순하게 변하는 것이다. 그래서 종전이 되어 가정을 일구었다……방향을 잃지는 않았구나……하고 생각하자」 등으로 자신의 인생을 부정하지 않고, 지금도 생각하면 좋았다고 하는 긍정적인 생각을 품고 있었다.

② 도전, ③ 건강 : 「건강하기 때문에 취미가 생기지요. 퇴직 후 이제부터 무엇을 할까…권고 받아서 서예나 시조…」 「정말 도전해보고 싶다는 생각이 들고 기대가 모아진다」 「건강하지 않으면 장수할 수도 없고…역시 병으로 누우면 안 된다」 등으로 건강을 걱정하면서도 취미 등에 욕심을 내고, 일보 전진하고 있다.

④ 자부심 : 「옳다고 생각하는 것은 그것을 끝까지 계속해서 하려고 했습니다만…하려고 생각한 것은 열심히 해왔다고 생각하지만서도」 「여러 가지 문제가 있다면 모두 들을 수 있는 것이기 때문에 상담 역할 같은 것을 하려고 합니다」 등으로, 이제까지의 자신에 대한 강한 자부심을 가지고 있고, 또 지역에 뿌리를 내리고 있는 자기의 역할 및 자신에 대한 높은 평가에 대해 인식하고 있었다.

⑤ 참가 : 「남을 위하여 도움이 되고 싶다고 생각하고 있다」고 이야기하며, 오늘 이후의 활동에 대한 의욕을 이야기하고 있었다.

⑥ 자기보존 : 「이제부터 장래까지라도 생활을 할 수 있으면 그것으로 좋겠지요.」하고 자기의 보존을 바라고 있었다.

사례 ③ | 지금까지의 인생에 만족하며 노화에 잘 적응하고 있는 노인(2) |

C씨는 80대 초반의 남성으로 아이는 없다. 자택인 단독에 아내와 둘이서 살고 있다. 승용차는 타지 않지만, 오토바이를 타고 가고 싶은 곳에 간다.

정년퇴직까지 구 국철의 직원으로서 근무하고 있었다. 정년 후 지역의 노인회를 도와주며, 취미인 지역 역사를 조사하며 지내고 있다. 지역사나 자기사를 쓰는 것이 좋아서 이미 몇 권이나 완성했다. 지병으로 천식을 앓고는 있으나 근처의 의원에서 약물치료를 잘 받고 있는 상태이다. 「질병이 있으나 약을 먹으면 진정되고, 발이 아프지 않아 가려고 생각하면 어디든지 갈 수 있다. 돈이 조금 부족하지만…하하」하고, 현재 생활의 충실감을 유머 있게 이야기한다. 또 생활면에서는 조상신이나 조상님을 공경하는 것을 마음의 지주로 생각하고 있다.

【인터뷰에 나타난 성공적인 노화를 나타내는 발언】

① 만족, ② 건강 : 「설령 혈압이 높다든가, 당뇨가 있다고 하더라도 말이야…매일 원기가 있으면, 이거 건강하다고 생각하는 것이지만」 등으로 질병 없이 건강한 것이 최상이지만, 병이 없어 건강하다고 하기 보다는 일상생활 동작이 어느 정도 가능하기 때문에 현재의 질병을 하나 둘 받아들이고 있었다.

③ 도전 : 「이제부터는 역시 컴퓨터를 사용하지 않으면 불편하기 때문에…컴퓨터 교실에 다닐 예정이다」고 말하고 있고, 고령임에도 불구하고 새로 컴퓨터에 도전하는 자세를 나타내고 있었다.

④ 자부심, ⑤ 참가 : 「의뢰받은 책을 만들거나…자신의 역할인지도 모른다」 등으로 남과의 관계나 교류의 유지를 위해 노력하고, 배양된 관계 속에서의 활동이 자신의 역할이기도 하다는 인식을 하고 있었다.

⑥ 자기 보존 : 「실제는 나이를 먹었다는 느낌은 갖고 있지 않지만서도…하하」하고 실제 나이에 고집하는 것이 아니라, 제3자가 본 자기와 주관의 자기를 중첩시켜 자기 나름의 자기를 확립하고 있었다.

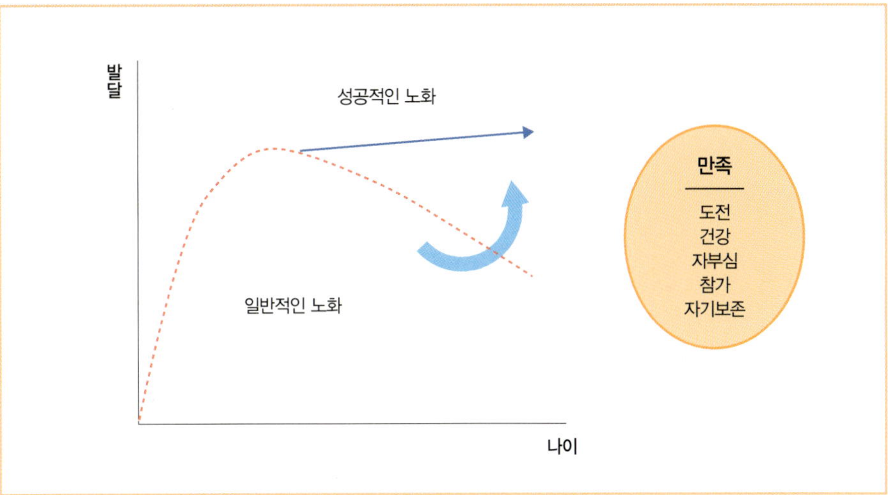

그림 4-1 성공적인 노화의 개념도
〈출처〉 마츠 키 케이코(松本啓子) : 후기 노인의 Successful Aging의 의미-군부에 거주하는 노인의 청취조사로부터. 岡山県立大学大学院 2002년도 修士論文, 2002년에서 인용

B씨가 인생을 받아들이는 것, 즉 노화에 대해서 잘 적응할 수가 없다면 아내가 암으로 죽은 후, 독거 노인이 되어 익숙하지 않은 가사로 인해 우울한 상태가 되거나 병의 발증, 그 외에도 지역과의 교류가 좁아지는 등의 일은 충분히 예측할 수 있다. 부부로서 같이 살아온 배우자의 죽음에 직면한 경우, 침울해지는 상태가 어느 정도 계속하는 것은 당연하다. 그러나 그 상태에 머무르지 않고 취미를 넓혀 사회와의 연결을 더욱 깊게 하고 건강을 유지하기 위하여 노력하고 있다.

C씨는 지병을 가지고 고령의 아내와 둘이서 생활하며, 아들도 없다. 이 상태를 비관적으로 받아들인다면 노부부끼리 살면서 두문불출할 것이다. 그러나 인생을 전향적으로 받아들이는 것, 도전정신이 왕성하다는 것, 남과의 관계 속에서 역할이 있는 것 등이 중요한 의미를 가지고, C씨의 인생을 풍요롭게 하고 있다.

B씨도 C씨도 그림 4-1에서 나타낸 바와 같이 노화와 동시에 신체 기능의 저하, 때때로 노인성 우울증, 칩거로 쇠퇴하여가는 등 일반적 노화(usual aging)의 상태로 진행할 수 있지만, 인생을 수용하고 만족하며 자기조절을 하고 노화에 잘 적응함으로써, 훌륭하게 성공적인 노화로 진행하고 있다. 인생을 수용하고 만족하며, 자신을 조정하면서 다른 사람과의 관계를 즐기고 전향적으로 도전하는 것을 태만히 하지 않으며, 생활 속에서 자신이 서 있는 위치를 객관적으로 파악하고 매일의 살아 있는 모습에 의미를 갖는 것이 중요하다.

학습과제

1. 성공적인 노화의 사고방식에 대한 각각의 의의를 설명해 보자.
2. 성공적인 노화의 개념에 대해서 설명해 보자.
3. 성공적인 노화를 규정하는 조건을 염두에 두고, 가까운 노인에게 여러 가지 면담을 하여 보자.

⊙인용문헌

1) Maddox GL：エイジング大辞典（エイジング大辞典刊行委員会訳），569-570ページ，早稲田大学出版部，1999
2) 谷井康子：サクセスフル・エイジング概念分析．日本看護科学会誌 **21**(2)：56-63，2001
3) 小田利勝：サクセスフル・エイジングに関する概念的考察と研究課題．徳島大学社会科学研究 **6**：127-139，1993
4) Palmore E：Predictors of successful aging. The Gerontologist **19**(5)：427-431，1979
5) Rowe JW，Kahn RL：Successful aging. The Gerontologist **37**(4)：433-440，1997
6) Rowe JW，Kahn RL：Human aging：usual and successful. Science **10**(237)：143-149，1987
7) 嵯峨座晴夫：エイジングの人間科学，学文社，1993
8) 松本啓子，渡辺文子：後期高齢者のSuccessful Agingの意味―郡部に居住する高齢者の聞きとり調査から―．日本看護研究学会誌 **27**(5)：25-30，2004
9) 杉澤秀博：増えつつある後期高齢者の特徴．Estrela **66**：70-74，1999
10) Erikson EH, Erikson JM：ライフサイクル，その完結，増補版(村瀬孝雄，近藤邦夫訳)，162-165ページ，みすず書房，2001
11) 神谷美恵子：生きがいについて，14-27ページ，みすず書房，1980
12) Antonovsky A：健康の謎を解く―ストレス対処と健康保持のメカニズム（山崎喜比古，吉井清子訳），3-23ページ，有信堂高文社，2001
13) 梶田叡一：自己意識の心理学，第2版，94-97, 186-193ページ，東京大学出版会，1988
14) Erikson EH, Erikson JM, Kivnick HQ：老年期(朝長正徳，朝長梨枝子訳)，31-32, 137-139ページ，みすず書房，1990
15) Kaufman SR：エイジレス・セルフ―老いの自己発見(幾島幸子訳)，3-7, 239-243ページ，筑摩書房，1988

제3절 건강지향적 접근법

학습목표

1. 건강지향적 접근법의 개념을 설명할 수 있다.
2. 건강지향적 접근법을 활용한 노인의 이해 및 간호방법을 설명할 수 있다.

1. 건강지향적 접근법의 개념

최근 급격한 고령화로 인해 의료나 간호가 필요한 노인인구가 증가함에 따라 질병이나 장애가 발생한 후에 그 부족된 면을 보충한다고 하는 종래의 치료 · 간호의 범주로부터 그 전단계인 예방정책이 중요시 되고 있으며, 예방정책으로는 그 노인과 환경이 가진 긍정적인 면에 착안하는 것이 중시되고 있다.

간호에 있어서도 돌봄 이행, 만성질환이나 장애를 가지고 있으면서도 건전하게 생활을 보내기 위한 지원 등 여러 가지 측면에서 노인이나 가족의 건강상의 장점에 착안한 간호가 행해지고 있다. 질병이나 장애를 가진 노인이나 그렇지 않은 노인들이 자신의 과거 장점이나 좋은 점을 회고하고, 현재의 자신을 다시 한 번 재검토함으로써 건강한 행동과 생의주기를 조절하여 질병이나 장애에 적극적인 대처를 할 수 있게 한다. 건강지향적 접근법(wellness approach)은 그와 같은 노인의 행위를 지원하는 수단이 된다.

간호 학생이 실습 중에 「담당 환자는 스스로가 잘 관리하고 있기 때문에 간호가 필요하지 않다고 생각됩니다」라고 이야기하며 어찌할 바를 몰라 하는 일이 있다. 그럴 때에도 건강지향적 접근법을 활용하여 노인의 보다 나은 회복이나 안녕을 목표로 간호를 생각하기 바란다.

건강지향(wellness)은 세계보건기구(WHO)의 건강 정의에 있는 「웰빙(well-being)」으로부터 발전한 것으로 대사림(제2판)에는 「건강을 육체로만 파악하는 것이 아니라, 생활 전체를 적극적 · 창조적인 것으로 파악하여 건강을 유지 · 증진시키려고 하는 생활활동」이라고 설명되어 있다. 1959년에 단(Dunn HL)[1]은 건강지향이란 「심신의 행복(well-being)을 보다 높게 하기 위한 생활습관에 대한 접근법」으로 간주하였다. 건강지향에 대해서 여러 가지 정의가 내려지고 실천방법이 개발, 연구되어 왔다. 간호사인 스톨티(Stolte KM)[2]는 건강지향을 「보다 높은 수준의 생활기능을 향한 끊임없는 변혁의 과정」이라고 정의하고, 대상자를 「건강지향을 위하여 주체적으로 관여하는 존재」라고 간주하였다.

대부분의 노인이나 그의 가족들은 보다 높은 수준의 생활기능에 도달할 수 있는 가능성을 가지고 있으며, 그것을 생활기능의 획득으로 연결하는 행동 패턴을 가지고 있다. 건강지향적 접근법은 그 가능성이나 행동 패턴을 명확히 하여 그 행동을 더욱 강화하도록 지원하는 것이다. 자기실현, 과업의 수행, 보다 높은 수준의 건강 등을 목표로 내세우면 노인들은「자신의 건강은 자신이 책임을 진다」는 생각에 기분이 고조된다. 간호사는 노인 자신이 목표를 가지고 목표 달성을 위하여 지식을 얻거나 행동을 할 수 있도록 노인과 함께 방법을 찾아봐야 할 것이다.

건강지향적 접근법은 종래의 문제지향형 간호를 부정하는 것이 아니라 문제지향과 건강지향의 간호접근법을 접목시킴으로써 노인을 전인적으로 파악하여 간호를 수행하도록 한다[2].

2. 사례연구

사례 ④ | 낙상 공포로 인해 생활기능의 재획득이 어려운 노인 |

D씨(72세, 여성)는 수퍼마켓에서 뛰어 다니는 아이를 피하다 넘어져 좌측 대퇴골경부 골절 때문에 인공 대퇴골두치환술을 받았다. 20년 전에 D씨의 어머니가 같은 골절을 당하여 같은 수술을 받았을 때에는「엉덩이에 욕창이 생기기도 하고, 시설을 전전하며 대단히 고생」하였으나, D씨는 임상경로대로의 경과를 취하고, 퇴원하여 자택으로 돌아왔다.

시계방을 경영하는 남편(73세)과 둘이서 생활하고 있으며, 자식 일가, 딸 일가는 1~2시간 거리에 살고 있다. 수술 후 반 년이 지나 외래에 왔을 때「우리집 주변은 통학로로 초등생이 많기 때문에 밖에 나가지 않습니다」「지팡이를 짚지 않으면 위험하기 때문에 세탁물을 말리거나 접시를 날라주는 것 대신 가게를 보아주고 있습니다」라고 간호사에게 말하였다.

골절 전 D씨의 일상생활은 자립적이었고, 가사는 모두 D씨가 하고 있었다. 이렇다 할 취미는 없었으나 친척들이 D씨 집에 모이는 기회가 많았으며, D씨의 요리가 맛있다고 모두들 기뻐하였었다.

(1) 건강지향적 접근법에 의한 파악방법

D씨의 상황을 문제지향으로 파악하면 다음과 같은 위험요인들을 열거할 수 있다.

D씨와 남편은 D씨가 다시 넘어질까봐 공포를 느끼고 있고, 넘어진 계기가 된 외출 등을 자숙하고 있다. 활동량 저하로 인해 신체 기능이 더욱 악화되기 때문에 넘어질 위험이 높아지고, 자숙하는 시간이 더욱 많아짐으로써 생활기능이 한층 축소되는 악순환에 빠질 가능성이 있다.

건강지향적 접근법에 의한 파악방법에서는 먼저 대상자가 처해있는 상태를 있는 그대로 파악하여 기술한다. 그 과정에서 D씨의 장점에 저절로 눈길이 가게 된다.

D씨는 대퇴골경부 골절로부터 서서히 신체 기능을 회복하여 부상 당하기 전과는 다른 생활양식을 구축하고, 남편의 도움을 받아서 일상생활에 계속 적응하고 있다. D씨의 어머니가 치료를 받았던 시기와 비교하면 인공 골두치환술의 수술방법이나 수술 후 관리는 진보하여 합병증이 없는 D씨라면 상처입기 전과 비슷한 수준까지 신체 기능의 회복이 기대된다. 또 D씨와 남편은 이제까지 재차 넘어지는 것을 예방하는 방법을 그들 나름으로 생각하고 실천해왔다. 두 사람이 보다 높은 목표를 가지고 그 목표에 도달하기 위하여 효과적인 건강행동이나 자원에 대해서 정확한 지식을 얻을 수 있다면 D씨는 보다 주도적으로 노력하여 더 높은 생활기능을 가질 수 있을 것으로 기대된다.

스톨티는 건강지향을 사정하기 위한 내용으로 동기, 건강증진 행동, 영양, 스트레스 관리, 운동, 건강탐구 행동, 성장 · 발달상의 사건, 역할 수행, 사회적 지지, 정신성, 심리적 상태, 병원 등 환경에의 적합, 이행, 대처, 성취감을 열거하고 있다[2]. 그 중에서도 건강에 대한 지식이나 주체적인 행동 등을 나타내는 「건강탐구 행동」, 생의 주기에 수반되는 변화를 포함하는 「성장 · 발달상에 발생하는 것」 등은 문제지향의 간호접근법에서는 간과되기 쉽기 때문에 관심을 두어야 할 것이다.

(2) 건강지향적 접근법을 활용한 간호활동

D씨는 대퇴골경부 골절로 와상 상태가 된 어머니를 간호한 경험이 있고, D씨와 남편은 회복을 목표로, 낮은 수준의 생활기능을 예측하고 있었기 때문에, 일단 보다 높은 수준의 생활기능에 도달할 수 있도록 간호사가 관여하였다. 1년 전(부상 전)의 생활이야기를 상세하게 들음으로써 D씨 자신이 종래의 생활을 회상하는 계기를 만들었다. 또 D씨에게 어머니의 치료경과를 상세하게 물음으로써 D씨 자신과 어머니의 예후가 동일하지 않다는 것을 실감하게 하였다. D씨는 「간단한 가정요리 밖에 만들 줄 모르지만, 심려를 끼친 친족을 초대하여 빠른 회복을 위한 축하 파티를 열고 싶다」고 희망을 말하게 되었다.

또한 지역사회와 보건소에서 소개해주는 여러 가지 건강교실(운동기의 기능향상사업)에 참가하게 되었다. 「평일 오전 중에 남편과 쇼핑하러 나간다」는 목표를 가지고 하지의 근력향상 훈련이나 균형훈련(balance training)뿐 아니라 좁은 통로에서 사람과 엇갈려 지나가는 것을 상상한 보행이나 「순간의 갑작스런 한 걸음」을 내디디는 운동지도를 받았다. 양손으로 운반하는 가사를 대행하고 있는 남편의 지원은 D씨가 안전한 생활을 하기 위하여 효과적이라는 것을 인정하고 「위험하기 때문에 하지 않는다」고 하는 사고방식에서 「위험에 대비한 안전한 방법을 선택하여 적극적으로 행동한다」는 쪽으로 강화하였다. 구체적으로 건강행동을 배운 D씨는 자택에서도 간단한 체조부터 시작하여 「정원의 장미를 손질하는 것도 재활복귀이다. 시계점의 전시대를 닦는 것도 복귀」라고 생각하고 여러 가지 일에 참여하게 되었다. 이윽고 넘어지지 않는다고 자신감을 갖게 해주는 행동이 증가하였고, 남편과 산책이나 쇼핑도 나갈 수 있게 되었다.

학습과제

1. 건강지향적 접근법에 대해서 자신의 말로 설명해 보자.
2. 이제까지 간호과정을 전개한 사례에서 건강지향적 접근법을 활용하여 노인의 상태를 기술하여 보자.
3. 2에서 실시한 상태 기술에서 노인의 장점을 찾아내고, 그 장점을 살려서 보다 높은 목표를 향한 건강행동을 취하기 위한 지원방법을 생각하여 보자.

⊙인용문헌

1) Dunn HL：High-level wellness for man and society. American Journal of Public Health and the Nation's Health **49**(6)：786-792, 1959
2) Stolte KM：健康増進のためのウェルネス看護診断(小西恵美子, 太田勝正訳), 1-41ページ, 南江堂, 1997

제4절 안위지향적 접근법

학 습 목 표

1. 안위지향적 접근법이란 어떠한 것인가를 설명할 수 있다.
2. 노인 간호에서 안위지향적 접근법의 중요성을 설명할 수 있다.
3. 안위지향적 접근법의 실천을 구체적으로 그릴 수 있다.

1. 안위지향적 접근법의 개념

1) 안위지향적 접근법을 활용하는 의의

안위(comfort)는 쾌적한 안락으로 이해되는데 「그 환경 속에서 안심과 만족을 표현[1]」하는 것을 뜻하며, 안위 간호는 환자가 간호사에게 바라고 있는 것을 말한다. 그것은 건강이나 평화, 개별성을 배려한 상태로써, 구체적으로는 노인 환자가 마음을 열고 다른 사람과 친하게 지내거나 웃거나, 움직이거나 앉아서 졸거나, 자유스러운 분위기를 갖는 상태를 의미한다(Katharine · Kolcaba, 2008).

다소 차이가 있기는 하지만 치매나 노화에 의한 진행성 질환이나 만성질환, 그리고 장애를 가지고 자택이나 시설에서 생활하는 노인은 활동이 제한되는 것은 물론 자가 간호나 의사를 표시하는 것이 어렵게 된다. 그러므로 인간답게 존엄성을 가지고 고통의 경감, 기쁨이나 편안함, 감동, 가족이나 지인과의 유대를 서로 확인하면서 추억이 깊은 시간을 보내려고 하는 간호가 요구된다. 이것이 진정한 안위 간호이고, 간호사는 안위 돌봄 제공자로서 기능을 발휘하지 않으면 안 된다.

안위지향적 이론은 노인이나 그 가족들의 건강관리 욕구를 파악하여 간호계획을 세우며 안위욕구를 충족 또는 증진하고, 평온한 죽음을 맞이하도록 하며, 사랑하는 사람을 배웅하는 데 힘을 실어 주기 위하여 활용할 수 있는 이론이다.

2) 안위지향적 이론의 개요

안위는 「완화(relief), 안심(ease), 초월(transcendence)이라고 하는 세 가지 타입의 안위가 있지만, 여기에 경험의 네 가지 맥락(신체적 · 정신영적 · 사회적 · 환경적)이 충족됨으로써 자신이 강해져 있다고 느끼는 즉시적인 경험[4]」이다. 검사나 처치에 대한 공포, 통증이나 가려움, 추위, 고독이나 불면, 자유롭게 움직일 수 없는 괴로움 등은 불안을 초래하고, 이들은 또 상승작용을 일으켜서 더욱 불안을 증가시키기도 한다. 안위 간호를 실천하

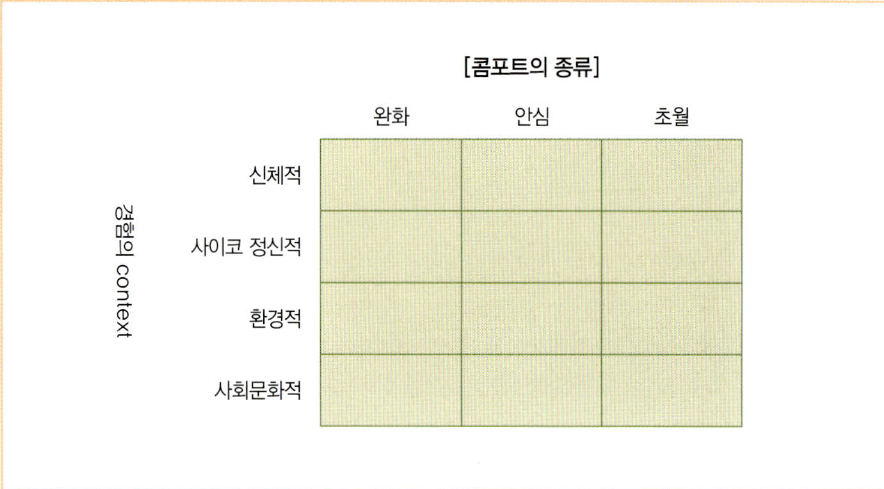

그림 4-2 안위지향적 접근법의 분류적 구조
〈출처〉 Katharine · Kolcaba : 콤포트 이론 – 이론의 개발과정과 실천에의 적용 –(太田喜久子 감역), 17, 医学書院, 2008년 에서 인용

기 위해서는 간호 대상(개인, 가족, 커뮤니티 등)의 안위욕구를 사정하여 불안을 제거하거나 경감하는 간호계획을 세우고, 그 효과를 평가하는 일이 필요하다.

콜카바(Kolcaba, 2008)는, 안위란 간호를 받는 측이 평가하는 것이라고 하였고, 노인 간호에서는 언어적 의사소통이 곤란한 치매 환자나 종말기 환자, 의료인에게 망설이는 가족들의 생각을 간호 제공자가 어떻게 예측할 수 있는가와 관련이 있다. 이를 위해서는 검사자료나 활력징후의 의미를 생각하는 전문 지식은 물론, 일, 표정이나 자세, 피부나 배설물의 관찰 등 오감을 모두 활용하여 대상자가 표현하는 메시지를 이해하는 힘, 생각을 살피는 감성이 중요하다.

안위지향적 접근법의 분류적 구조를 살펴보면(그림 4-2), 안위가 생기는 경험의 네 가지 맥락과 세 가지 타입의 안위로 되어 있고, 전인적 안위의 특성을 설명하고 있다. 돌봄을 받는 측이 모든 영역을 경험하면 완전한 안위상태에 있다고 할 수 있으나, 의료나 간호와 같은 노인의 건강관리영역에서 그것은 드문 일이라고 할 수 있다. 간호 제공자는 현재의 안위상태가 간호 제공 전의 상태보다 더 나아지도록 해야 한다.

(1) 경험의 네 가지 맥락

신체적 안위란 신체적 감각 및 항상성 기전과 관련이 있고, 자각의 유무를 불문하고 휴식, 병상에서의 대처, 수분이나 영양, 배설, 혈액이나 산소포화도와 같은 생리학적 기전의 이상을 포함한다. 신체적 안위를 유지하기 위해서는 이들의 이상에 대처하거나 조절하지 않으면 안 된다.

정신영적 안위란 심리적 · 정서적 · 영적 요소를 결합시킨 것으로 자존심이나 자립심, 이완감, 정보가 주어져 있는 것 등 개인의 인생에 의미를 주는 것이다.

환경적 안위란 색, 음, 광, 냄새, 주위의 분위기, 기온이나 습도, 창 밖의 풍경, 자연과의 접촉 등 외적인 환경 및 조건, 영향력 등과 관련이 있다. 노인에 있어서는 가질 수 있는 기능을 최대한으로 끌어낼 수 있도록 사용하기 편리한 의자나 테이블, 식기, 변기의 높이나 크기, 눈부시지 않은 조명, 갈아입기 쉬우며, 안락하고 안전한 의류나 신발, 지지 제공자 등과 크게 관련이 있다.

사회문화적 안위란 가족들, 사람들과의 유대, 공공 서비스 등 사회적 관계, 가족이나 지역의 전통, 습관, 언어 등의 문화가 포함되다. 노인에 있어서는 돌봄 제공자의 작용이나 태도, 친해지기 쉬움, 쇼핑 등의 외출이나 레크리에이션 참가 등도 큰 의미를 갖는다.

(2) 안위지향적 접근법의 3가지 타입

완화란 구체적인 안위 욕구가 충족된 상태를 나타내고, 존재하는 급성의 불쾌감으로부터 즉각적으로 회복되어진 상태이다.

안심은 평정 혹은 만족한 상태를 나타내고, 충실감이나 평온, 평안과 같이 오래 지속되는 긍정적 상태이지만 불쾌에 빠질 가능성을 잠재적으로 간직하고 있다.

초월이란 곤란한 문제나 심한 고통을 극복한 상태를 나타낸다. 부작용이 강한 화학요법이나 격통을 동반하는 재활처럼 설령 완화나 안심이 달성되지 않은 상황이더라도 돌봄을 받아들이는 노인이 그것을 극복하여 달성할 수 있도록 격려나 동기부여 등의 개입에 의해서 이루어지는 경우도 있다. 콜카바(Kolcaba, 2008)는 「대부분의 사람은 안심에서 초월로 이동하는 것을 바라지 않지만 환자를 초월에 도달시키는 데 도움을 줄 수 있는 것은 간호가 할 수 있다.」[6] 고 말한다.

2. 사례연구

E씨의 사례를 안위 간호계획으로 분류하고 정리해 보았다(표 4-1). 간호사가 제공하는 간호는 복잡하게 영향을 주고 있기 때문에, 어느 범주에 무엇을 넣을지, 분류정리에 고민할지도 모른다. 현상의 파악이나 사고방식, 또 간호를 제공받는 측이 받아들이는 방법은 다양하기 때문에 정답이나 하나의 대답을 요구하는데 너무 구애받지 않기 바란다. 노인에 있어서 안위는 무엇인가를 생각하고 스스로 진행하여 간호활동을 하는 일에 열정을 다하기를 바란다. 그것만이 안위 간호이고 안위지향적 접근법의 활용이라고 할 수 있다.

사례 ⑤ | 식이섭취 장애가 있는 노인에게 적용하는 안위지향적 접근법 |

E씨는 언어장애와 연하장애, 치매를 앓는 80대의 남성이다. 자기 치아는 있으나 잘못 삼키는 것(오연: 誤嚥)을 방지하기 위하여 페이스트(반 죽)로 식사하고 있었다. 상을 차려내면 몸을 앞으로 내밀고 손으로 식기를 만지면서 「오-우, 좋군요-」하고 소리 내어 기뻐하고 있었다. 그러나 먹기 시작하면 초조한 듯이 연달아 음식을 입에 흘려 넣은 후, 사레 들려서 얼굴이 새빨게 진 채 고통스러운 듯이 몹시 콜록거리기를 반복한다. 식사 시작 5분도 지나지 않아 피로해지고 상지나 체간의 근력저하도 있기 때문에 숟가락에서 음식물을 떨어뜨리기 시작하고, 그러다가 숟가락조차 떨어뜨리고 만다. 식사의 후반은 간호사의 도움으로 하지만 피로 탓인지 제대로 각성할 수 없고, 연하곤란으로 인해 충분히 먹을 수 없게 되었다. 밥을 흘림에 따라 입 주변이나 의류, 식탁의 오염도 심하여 의류 등의 교환도 빈번하였다. 식후 E씨는 아주 녹초가 되어 있었다. 체중도 조금씩 감소하고 있었다.

그래서 간호사는 식사 전에 따뜻한 물수건으로 E씨의 얼굴과 손 닦기를 겸해서 마사지하거나 관절을 움직이게 하고, 될 수 있는 한 많이 말을 걸거나 웃게 하여 말이나 큰 호흡을 하도록 유도하였다. 그렇게 함으로써 식사에 사용하는 근육의 혈행 촉진이나 관절의 준비운동을 하였다. 또한 식사형태를 반유동식에서 연식으로 수준을 올려서 저작을 의도적으로 촉구하고 가볍고 쥐기 쉬운 숟가락과 큼직한 식사용 앞치마를 준비하고, 또한 쿠션을 사용하여 상지의 운동이나 체간을 지지하는 체위를 연구하였다. 그렇게 해서 간호사의 감시나 말걸기가 시작되었고, 안전하고 겉보기에도 아름답고 맛 있게 많이 먹을 수 있는 식사의 장을 E씨에게 제공하였다.

그 결과, E씨는 자력으로 섭취할 수 있는 양과 시간이 늘어나고, 말하는 것으로 인해 저작도 용이하였으며, 사레들림이나 밥 흘림이 감소하고 섭취량이 증가하였다. 의류 등의 오염도 거의 없게 되고, 식후에도 웃는 얼굴을 볼 수 있게 되었다. 식사 이외의 시간에도 스스로 간호사에게 말을 걸거나 손짓을 할 수 있게 되었다. 체중저하도 안정되고 체력이 증가됨으로써 병상에서 일어나는 시간이나 횟수도 늘어나고 레크리에이션에 참가하는 기회도 증가하였다. 체조 모임에 웃는 얼굴로 참가하고 있는 E씨의 사진을 본 가족은 간호사에게 기쁨과 감사의 마음을 보내고 있다.

표 4-1 안위간호 계획

	안위 욕구	간호 중재	간호를 받는 측의 변화
신체적	• 목이 메어서 고통스럽고 피로하다. • 자세를 유지할 수 없어 고통스럽고 피로하다. • 체중감소가 있다. • 식사 시 오염된 의류나 이불 등의 교환으로 춥다는 생각을 하지 않을 수 없다. • 체력저하나 영양상태 악화의 우려가 있다. • 자기 치아가 있지만 저작할 수 없기 때문에 저작기능 저하의 우려가 있다.	• 식사 전 더운 물수건 마사지, 담소나 웃음으로 발화나 큰 호흡을 촉진하고, 식사에서 사용하는 근육이나 관절의 준비운동을 하였다. • 쿠션으로 상지나 체간을 지지하여 식사 자세를 안정시켰다. • 밥 흘림에 잘 대처하도록 기능적인 식사용 앞치마를 사용하였다. • 연식으로 수준을 올려 저작을 촉진하였다.	• 목메임이나 피로가 감소하였다(완화). • 체중감소가 진정되었다(완화). • 밥을 흘림으로써 오염에 의한 옷갈아 입기를 하는 일이 없게 되고, 춥다는 생각을 하지 않게 되었다(완화). • 체력이 증가해 자리에서 일어나는 시간이나 횟수가 증가하였다(안심). • 저작기능을 사용하게 되었다(안심).

정신 영적	• 반유동식을 먹지 않을 수 없다. • 숟가락을 능숙하게 조작할 수 없다. • 스스로 절반밖에 먹을 수 없고, 나머지는 타인의 수발로 되어버린다. • 얼굴이나 의류, 식탁을 밥 흘림으로 오염시키고 만다. • 식사를 최후까지 제대로 맛있게 먹을 수 없다. • 오염된 의류의 교환을 위하여 속옷 바람을 남에게 노출시켜 민망하고 딱하다는 생각을 하지 않으면 안 된다. • 스스로 잘 먹을 수가 없기 때문에 자존심 저하나 식욕 저하의 우려가 있다. • 깨끗하게 먹을 수 없기 때문에 주위의 다른 요양자로부터 「저 사람의 식사법은 불결하다」 등의 말을 듣고 존엄을 손상받을 우려가 있다.	• 연식으로 수준을 올려 보통식에 가깝게 되었다. • 사용하기 쉬운 숟가락으로 변경하였다. • 기능적인 앞치마로 변경하였다. • 쿠션을 사용하여 안락하고 안정된 식사 자세를 유지하였다. • 식사 중에는 간호사가 곁에서 줄곧 말을 걸거나 감시를 하였다.	• 자세를 유지하여 숟가락을 조작하고, 이전보다 밥 흘림이 적고, 장시간 자력으로 먹을 수 있게 되었다(완화). • 식사 오염으로 인해 옷을 갈아입는 것이 싫다는 생각을 하는 일이 없게 되었다(완화). • 식욕 저하가 없고 식사를 즐기고 있다(안심). • 다른 사람으로부터 험담을 받는 일이 없고 웃는 얼굴로 식사를 즐기고 있다(안심).
환경적	• 조작하기 어려운 숟가락으로 먹지 않을 수 없다. • 밥 흘림으로 주위가 더러워져 보기 흉하게 되어버린다. • 식사 중, 기분 나쁜 자세를 취하지 않을 수 없다.	• 사용하기 쉬운 숟가락으로 변경하였다. • 기능적인 앞치마로 변경하였다. • 안락하고 안정된 식사자세를 재검토하고, 쿠션을 사용하였다. • 식사 중에는 간호사가 곁에서 줄곧 말을 걸거나 감시를 하였다.	• 간호사에게 감시받으면서 자세를 유지하며, 숟가락을 조작하여 이전보다 밥흘림이 적고, 장시간 스스로 먹을 수 있게 되었다(완화).
사회문화적	• 만족할 수 있는 식사를 위한 지지가 없다. • 식사의 불만이 생활의 다른 장면에도 파급되고, 삶의 질(생활의 질)이나 ADL(일상생활 동작) 저하의 우려가 있다. • 간호사에 대해서 불만이나 불신을 가지고 가족과도 양호한 의사소통을 유지할 수 없게 될 우려가 있다.	• 식사 중에는 간호사가 곁에서 줄곧 말을 걸거나 감시를 하였다. • E씨의 식사 만족을 위하여 간호사가 개선에 전념하였다.	• E씨와 간호사와의 관계가 증가하였다(완화). • E씨로부터도 간호사에게 의사소통을 취할 수 있게 되었다(안심). • 레크리에이션 참가 기회가 증가하였다(안심). • 가족도 E씨의 변화에 기뻐하고, 간호사와의 의사소통 기회를 가질 수 있었다(안심).

학습과제

여러분의 주변에 있는 노인 또는 실습 등에서 만난 노인을 상기해 보자.

1) 그 노인의 안위욕구를 분류적 구조를 사용하여 정리해 보자.

2) 그 노인의 안락한 상태를 상상하여 보자.

3) 그 노인에게 안위를 제공하는 안위 간호계획을 세워 보자.

⦿인용문헌

1) キャサリン・コルカバ：コンフォート理論―理論の開発過程と実践への適用―（太田喜久子監訳），4-5ページ，医学書院，2008
2) 前掲書1)，39ページ
3) 前掲書1)，159ページ
4) 前掲書1)，15ページ
5) 前掲書1)，63-64ページ
6) 前掲書1)，112ページ

⦿참고문헌

1) キャサリン・コルカバ：コンフォート理論―理論の開発過程と実践への適用―（太田喜久子監訳），医学書院，2008
2) アン・マリナー・トメイ，マーサ・レイラ・アリグッド：看護理論家とその業績，第3版（都留伸子監訳），437-450ページ，医学書院，2004

제5절 인생사 접근법

학습목표

1. 노인이 인생사 접근법에 대해 이야기하는 의의를 설명할 수 있다.
2. 인생사 접근법의 개념을 설명할 수 있다.
3. 노인 간호에 있어서 인생사 접근법을 활용하는 의의를 설명할 수 있다.

1. 인생사 접근법의 개념

1) 인생사 접근법을 활용하는 의의

노년기는 심신기능의 저하, 사회활동의 저하 때문에 쇠퇴기로 간주되는 일이 많았으나 사람은 탄생부터 죽음에 이르기까지 생애에 걸쳐서 계속 발달하며 존재한다. 에릭슨(Erikson EH)[1]은 노년기를 개인의 생애주기 최종 단계로 파악하고, 이제까지의 인생 과정에 따라 행하여 온 과거의 선택을 인정하고 수용하며 통합하여 가는 "자아의 통합"과 소망이 없다고 생각하는 "절망" 사이에서 생기는 심리적 위기를 극복하고 적응하면서, 자신을 성장시켜 간다고 하는 발달과제를 제시하고 있다. 또 버틀러(Butler RN)[2]는 노년기를 과거의 미해결 과제를 재검토하는 기회로 보고 노인이 이제까지 인생에서 경험한 사항을 회고하는 행위(회상)는 자연히 일어나는 심리과정이고, 적극적인 의의를 가지고 있다는 것을 지적하였다.

에릭슨이 말하는 통합의 의미는 일관성과 전체성의 감각이며, 전체를 하나로 정리하려고 하는 방향성[3]을 말하는데, 노인은 그 감각을 상실하기 쉬운 상황에 직면한 채 인생의 최종 단계에 따른 발달과제를 달성하게 된다. 즉 자신이 존재해 온 의미를 찾아내어 인생을 받아들이고 통합하는 것은 큰 의미를 가진다. 과제의 달성을 위해서는 그때까지의 경험을 회고하면서 자기 자신을 통합해가는 과정이 필요하고 그를 위해서는 개인이 걸어온 자신의 인생에 대해서 이야기하는 것, 결국 인생사의 유용성에 따른 그 의의나 인생사 접근법의 가능성이 논해지고 있다.

노인 간호의 대상인 노인은 노화나 질병에 의한 신체 기능의 저하와 더불어 입원이나 시설이라고 하는 새로운 환경에 의한 스트레스가 가해지기 쉬운 상황에 있다. 이와 같은 상황 속에서 자기 자신이 지금까지 살아왔던 방식이 문제시 되고, 늙음이나 질병이 초래하는 신체 변화나 사회와의 관계를 받아들일 것을 강요받게 된다. 인생사는 질병이나 장애를 내포하면서 노년기의 발달과제인 자아 통합을 향해 가는 노인을 지지하는 방법으로써 노인 간호에 활용할 수 있다. 간호사는 노인의 발달을 지원하는 존재로서 인생사의 청취자로서 관계할 수 있다.

2) 인생사 접근법의 개요

인생사는 사회학 방법론의 하나인 「개인의 이야기를 연구자가 사회적 · 문화적 · 역사적 문맥에 맞추어 재구성하고 개인의 자기형성 과정을 사회변동에 적응하여 해석적으로 묘사한 인생사」 속에서 재구성되기 전의 개인의 이야기 그 자체로써 취급되어 왔다[4]. 그러나 이야기는 과거의 사건이나 이야기하는 사람이 경험한 이야기라고 하기보다 인터뷰의 장에서 이야기하는 사람과 대담자 양방의 관심으로부터 구축된 대화적 혼합체[5]이고, 그 이야기를 통하여 자기나 현실이 구축되는 점에 초점이 맞추어지게 되어있다. 또한 이야기 하는 사람(화자)과 대담자의 상호작용에 의해 이야기하는 사람에게 사고방식이나 행동의 변화가 일어나는 것으로 밝혀져 왔다. 현재 사회학, 문화인류학, 심리학 등 다학제적 영역에서 인생사가 활용되고 있다.

인생사의 효과를 이야기하는 사람은 ① 과거의 인생을 정리하는 것에 의미를 부여하고, 기억력을 높여 생동감이 넘치게 한다. ② 삶의 힘을 창출하여 인생의 의미를 긍정적으로 바꾼다. ③ 자신의 경험을 존중하여 들려줌으로써 자존감을 높여준다[6]는 것 등의 효과를 이야기한다. 또 듣는 측에서도 대상자에 대한 이해를 높임으로써 그에 대한 관심이 높아지고, 관계하는 것에서 즐거움이나 기쁨을 느끼게 되어 결국 간호의 질 향상으로 연결된다[7]고 보고 있다.

인생사를 활용한 개입방법으로써 레크리에이션을 목적으로 한 "일반적 회상법"이나 자기통합을 위한 요법으로써 "생의 회고(라이프 리뷰)[8]", 대상자와 듣는 측이 공동으로 새로운 자기 이야기를 구성해가는 방법으로써 "나레이티브 요법[9]"이 있다.

2. 사례연구

사례 ⑥ | 인생사를 이야기하는 것으로 재활에 적극 참여하는 노인 |

F씨는 85세의 여성이다. 2주일 전에 뇌경색으로 입원하여 내과적 치료 후 상태가 안정되어 회복기 재활병동으로 옮겼다. 좌측편마비가 있어 일상생활 대부분에 변화가 필요한 상태이다. 일상생활 동작 습득을 위한 지도가 시작되었는데, 지시하면 행동하지만 다음 동작을 지시받을 때까지 스스로 움직이는 일은 거의 없고, 「이제 제 몸이 아닌 것 같습니다」라고 이야기하고 있다.

간호사가 취침 전에 파자마 갈아입기를 교육하고 있을 때, F씨는 「손녀가 결혼해요」라고 말하였다. 간호사가 「F씨의 경우는 어떠했을까」하고 묻자 「집은 농가이고 친척 되는 사람이 소개해줘서 농가에 갔습니다. 친척이 착실하게 도와줘서 의복을 입고, 친척과 이웃 사람을 결혼식에 오게 하였습니다. 하지만 결혼하고 나서 얼마동안 아이가 생기지 않았기 때문에 괴로웠습니다. 나중에 딸이 생겨서 한숨 놓았습니다. 그렇지만 남편이 몸이 약했기 때문에 밭에 나가서 배추나 무를 재배했어요. 밭이 없을 때는 돈이 필요했으므로 밖에서 매일 열심히 일을 하여 손녀에게 드레스를 만들어주었습니다. 손녀에게 결혼식에 가고 싶다고 말하고 싶었지만, 이런 몸으로는 피해가 되기 때문에 그만 두었어요. 그렇지만 드레스 대금은 내어주었어요. 입원하고 있지만 해주었지」하고 웃는 얼굴로 이야기하였다.

간호사는 인생사를 통하여 F씨가 가족을 위하여 열심히 노력해온 사람 · 노력하는 사람이라고 이해하였다. 그래서 일상생활 장면에서는 F씨가 노력하고 있다는 것, 할 수 있다는 것을 F씨가 인식할 수 있게 전하고 있었다. 또 F씨가 즐거움이나 기쁨을 느끼는 화제의 힌트를 얻어 내어, 그와 같은 화제를 공유하며 시간을 보내게 되었다.

후일, 결혼식을 끝낸 손녀가 꽃과 비디오를 가지고 와주어서 대단히 즐거웠던 일이 되었고 「진심으로 가고 싶은 곳에 갈 수 있을 만큼 회복하고 싶어요.」라고 하면서 스스로 휠체어를 타고 식당으로 조금씩 향하였다.

(1) 인생사 접근법에 의한 파악방법

뇌경색으로 쓰러진 F씨는 장애로 인해 자신의 몸이 아닌 감각을 가지고 스스로 움직일 수 없는 매일을 보내고 있었다. 정신적으로도 “과거에 열심히 가족을 위하여 일하고 있던 자신”과 “현재의 폐를 끼치는 자신”이 전혀 다른 것인 것처럼 느낄 수 있었다고 생각된다. 그러나 손녀 결혼식의 화제에서 자신이 열심히 가족을 위하여 일해 왔다는 것, 그리고 지금도 입원으로 인해 생각하는 것처럼 되지 않지만, 자신이 가족 속에서 역할을 수행하고 있다는 것을 이야기하였다. 여기에서 F씨는 자신의 경험을 이야기함으로써 현재의 문제로부터 대처로 연결되는 자신의 변하지 않은 것(가족을 위하여 열심히 일해 온 자신)이 있다는 것을 느낄 수가 있었다고 생각할 수 있다. 결국 F씨는 인생사를 통하여 현재의 자신과 과거의 자신이 일관됨을 느끼고, 자신을 통합하는 방향으로 나아가게 되었다고 생각할 수 있다.

(2) 인생사 접근법을 활용한 간호활동

이 사례는 간호사가 F씨로부터 「손녀가 결혼한다」고 하는 이야기를 듣고 F씨에게 관심을 기울여 F씨의 손녀 결혼식에 대해서 묻는 일부터 시작하였다. 일상적인 관계에서 환자의 말을 실마리로 하여 실시한 것이지만, 간호사가 F씨에게 관심을 기울여 F씨의 경험을 경청하는 것은 항상 변화를 필요로 하고 자존심이 위협되기 쉬운 상태에 있는 F씨의 자존감을 고조시키는 일로 연결되었다. 또한 F씨는 이와 같은 환경 속에서 처음으로 인생사를 이야기할 수가 있었다고 생각할 수 있다.

간호사는 인생사를 통하여 옛날이나 지금이나 똑같이 F씨가 가족을 위하여 열심히 노력하여 곤란을 극복해온 사람, 극복할 수 있는 사람인 것을 파악할 수가 있었고, 그것이 F씨의 재활을 돕는 계기가 되었다.

노인을 이해하는 데는 현재의 상태에 관한 정보만으로는 불충분하고 그 사람이 인생 속에서 체험한 사건이나 경험, 감정도 포함해서 그 사람 자체의 견해에 따라서 그대로 이해하는 것이 중요하다. 그런 점에서 인생사를 활용하는 의의는 크다.

또한 간호사는 인생사를 들음으로써 간호를 보다 더 개인의 욕구에 맞추어야겠다는 생각을 할 수 있다. F씨가 즐거움이나 기쁨을 느끼는 화제를 공유하여 시간을 보내는 것은 F씨가 스스로 앞으로 전진하는 원동력이 되었다고 생각할 수 있다.

간호활동에서 인생사 접근법을 실행하려면 시간을 확보하는 것이 필요하다. 매일의 관계 속에서 이야기하는 그 사람의 인생에 관심을 기울여 인생사를 들어주는 사람으로 관계하는 것이 노인을 지원하는 구체적인 간호계획으로 연결될 수 있다고 생각한다.

학습과제

1. 노인이 인생사를 이야기하는 의의를 설명해 보자.
2. 노인 간호에 있어서 인생사를 활용하는 의의를 설명해 보자.
3. 친근한 노인으로부터 인생사를 들어보자.

⊙인용문헌

1) Erikson EH, Erikson JM, Kivnick HQ：老年期 生き生きしたかかわりあい(朝長正徳, 朝長梨枝子訳), 55-57ページ, みすず書房, 1990
2) Butler RN：The life review：an interpretation of reminiscence in the aged. Psychiatry **26**：65-76, 1963
3) Erikson EH, Erikson JM：ライフサイクル, その完結, 増補版（村瀬孝雄, 近藤邦夫訳), 85ページ, みすず書房, 2001
4) 桜井厚：インタビューの社会学—ライフストーリーの聞き方, 55-62ページ, せりか書房, 2002
5) 前掲書4), 28-31ページ
6) やまだようこ：老年期にライフストーリーを語る意味. 日本老年看護学会誌 **12**(2)：10-15, 2008
7) 原祥子：老年看護実践におけるライフストーリー・アプローチの可能性. 日本老年看護学会誌 **12**(2)：23-27, 2008
8) 野村豊子：回想法とライフレビュー—その理論と技法, 7-16ページ, 中央法規出版, 1998
9) 野口裕二：ナラティブの臨床社会学, 22-27ページ, 勁草書房, 2005

제6절 임파워먼트 접근법

학습목표

1. 노인 간호에 있어서 임파워먼트 접근법의 의의를 설명할 수 있다.
2. 임파워먼트 접근법의 개념을 설명할 수 있다.
3. 노인 간호활동에 있어서 임파워먼트 접근법의 활용방안을 설명할 수 있다.

1. 임파워먼트 접근법의 개요

1) 임파워먼트 접근법의 의의

노인 간호의 대상인 「노인」은 약자인가, 조금 더 넓게 생각해 보면 간호의 대상인 「환자」는 약자일까?

간호란 대상자의 생명력 · 생활력이 최대한으로 발휘되도록 신체나 정신상태, 그에 영향하는 생활환경 등을 정비하는 행위이다. 질병이나 장애 등 다양한 원인에 의해서 그들의 「힘」이 충분히 발휘되지 못하는 상태가 「간호가 필요한 상태」라고 할 수 있다. 간호직은 대상자의 「힘」이 그 사람 각자의 발달단계나 생활환경하에 있어서 최대한으로 발휘할 수 있도록 지원하는 전문직인 것이다. 이 점에 있어서 임파워먼트(empowerment)는 간호에 있어서 대단히 친화성이 높고 받아들이기 쉬운 사고방식이라고 할 수 있다. 임파워먼트는 사람들의 「약점」보다는 오히려 「강점(strength)」에 착안하기 때문이다. 「약점」은 대상자가 지닌 「강점」이 무엇인가의 원인에 의해서 작게 되어있는 상태라고 파악할 수 있다.

이제까지 의료나 복지 등의 분야에 있어서 노인은 신체적인 기능의 쇠약이나 인지능력의 저하, 경제력의 취약, 여러 가지 역할로부터의 은퇴에 의한 사회적 지위의 상실 등의 「약점」을 가진 감싸주어야 하고 도움을 주어야 할 대상이라는 인식이 지배적이었다. 예를 들면, 예방 활동에 있어서도 보행력, 영양섭취 상황, 인지력 저하의 위험성 등 노인의 「약점」을 빨리 발견하여 그 이상 「약점」이 커지지 않도록 근력향상이나 영양교실 등을 활용하여 예방하려고 한다. 그러나 노인을 돕는 사람들은 종종 노인이 가진 풍부한 경험에 뒷받침된 인생의 신념이나, 다른 사람에 대한 영향력이나 포용력, 인간관계를 능숙하게 유지하는 노력 등 노인이 가진 인간력이라고도 할 수 있는 「힘」에 직면한다. 때로는 간호 제공자가 노인으로부터 여러 가지 영향을 받고, 치유되며, 자기성장을 자각하게 되기도 한다. 간호 제공자가 노인으로부터 받은 영향이 더욱 노인의 임파워먼트를 진전시키는 좋은 순환을 만들어내기도 한다.

초고령 사회를 맞아 노인 개인의 임파워먼트가 진전하는 것은 사회 전체의 임파워먼트와도 직결된다. 노인 간호에 있어서 임파워먼트의 개념이 대단히 유용한 시대를 맞이하고 있다.

2) 임파워먼트 접근법의 개요

임파워먼트는 1960년경부터 제창되기 시작했는데, 원래는 사회적 약자가 본래의 힘을 발휘할 수 있도록 사회의 구조나 환경을 변혁해가는 운동에 근거한 사고방식이다[1]. 그 후 의료 · 간호의 분야에서 의료종사자와 환자 간의 온정주의(paternalism)로부터의 탈피라고 하는 사고방식의 확산에 수반하여 환자의 잠재적인 힘을 중시하는 임파워먼트에 관심이 높아졌다.

임파워먼트의 개념은 여러 가지 학문영역에서 분석 · 검토되어오고 있으나, 그 개념은 대단히 다차원적이어서 여러 가지로 정의되고 있다. 이론적으로도 발전과정에 있는데 그 개요는 아래와 같다.

힘(power)이란 개인이나 집단 또는 지역사회가 자신과 자신의 생활에 영향을 주는 여러 가지 요인을 조절하는 능력이다. 이와 같은 능력은 누구에게나 잠재적으로 구비되어 있으며, 존중받아야 함을 전제로 하고 있다. 그리고 무엇인가의 원인으로 이와 같은 능력이 발휘되지 않고 있는 상태가 힘 없음(powerless)의 상태이다. 개인이나 집단 또는 지역사회가 자기 목표를 달성할 수 있도록 잠재적으로 가진 힘을 발휘할 수 있는 조건이나 환경을 정비하는 것, 또는 그 과정이 임파워먼트이다.

임파워먼트의 주체는 개인, 집단, 지역사회 등 다차원적이고, 그들은 서로에게 상호작용한다. 개인의 임파워먼트는 그 개인이 속하는 집단이나 지역사회의 임파워먼트에 영향을 주고, 또 그 역도 있을 수 있다.

임파워먼트는 그 결과로써 어떠한 효과가 초래될 것인지를 개인에게 초점을 맞추었을 때, 「만족감」, 「의욕」, 「자존심」, 「자기통제감」, 「자기효능감」, 「긍정적 의식」 등이 생겨나는 것을 알 수 있다[2]. 구체적으로 말하면 긍정적이고도 다면적인 자기 개념이 구축된다고 할 수 있다. 집단이나 개인 간의 관계에 초점을 맞추면, 「의사소통의 촉진」, 「상호부조의 촉진」, 「조직 간의 연결망의 발전」, 「구성원의 강점을 발휘할 수 있는 역할 구조[2]」 등으로 나열할 수 있다. 또한 지역사회에 초점을 맞추면, 「구성원의 지역사회에의 소속의식의 향상」, 「지역내 조직이나 시설 간의 유대 형성」, 「지역 자원의 활용 촉진」, 「사회적 지지의 발전」, 「지역의 제반문제에 관계되는 시각화」 등이 있다[2].

사례 ⑦ | 건강예방교실 참가에 의해 자기다움을 회복한 노인 |

G씨(78세 남성)는 아내(75세)가 뇌졸중으로 쓰러진 후 자택에서 간호를 계속하고 있었으나 아내에게 치매 증상이 나타나기 시작하였기 때문에 요양보험을 신청하여 시설에 입소시키기로 하였다. 건강관리자는 아내의 상태도 물론이거니와 G씨가 언제 만나더라도 표정이 없고 생기가 없는 것, 생활이 문란해지기 시작한 것 등에 대해 걱정하고 있었다. 그래서 보건소의 직원에게 상담을 하여 G씨의 건강관리를 의뢰하였다.

보건 간호사는 G씨 댁을 방문하여 구체적인 건강관리나 생활상황을 파악하면서 G씨의 이야기에 경청하였다. G씨는 서서히 보건 간호사에게 마음을 열게 되고 자신의 이야기도 하게 되었다. 보건 간호사는 G씨가 대화를 좋아하고 유머가 있으며, 만담이나 재담을 좋아하고, 밝은 성격을 가진 사교적인 면이 있음을 깨닫고, 보건소에 오고 있는 G씨를 자연스럽게 「건강교실」에 권유하였다. G씨는 처음에는 주저하고 있었으나 원래 사교를 좋아하는 성격이어서 다니게 되었고, 1년 후에는 아내가 입소한 시설에 자주 다니면서 예방교실에 매회 참가하여 분위기 제공자가 되었으며, 교실의 연간계획에는 G씨가 공표하는 꽁트(짧은 재담)도 프로그램으로 되어 있었다. 또 옷차림에도 신경을 쓰게 되었고, 교실의 동료와 대화를 즐겼으며, 새로운 참가자가 융화되도록 말을 걸거나 배려하는 자세를 볼 수 있었다.

2. 사례연구

(1) 임파워먼트 접근법에 따라 노인의 「강점」을 파악하는 것의 중요성

노인을 간호할 때에 임파워먼트를 기반으로 하여 노인의 「강점」을 어떻게 파악할 것인가가 중요하다.

사례에서 건강관리자와 관계를 시작할 무렵, G씨는 힘없음의 상태에 있었다고 생각할 수 있다. G씨는 아내를 돌보는 데 전력을 다하고 싶다고 강경히 주장해왔다. 돌봄 때문에 집에 있는 일이 많아지게 되고 만족하게 대화할 상대도 없고 대화의 내용도 돌봄 관계에 한정되었으며, 자기도 모르게 「자기다운 생활」을 폐쇄적으로 만들어 왔다. 「아내를 돌보는 남편」인 자신과 「사교적이고 명랑한」 본래의 자신과의 균형이 깨지고 자기다운 생활을 영위하기가 어려운 상태에 빠져버렸다고 해석할 수 있다. G씨의 무표정, 생기 없음, 생활의 문란, 돌봄생활이 원인이 되어 G씨가 본래 가지고 있는 자기다운 생활을 영위하는 힘을 발휘할 수 없는 상황으로 되어버린 것은 드러난 「약점」이다. 보건 간호사는 그 「약점」 뿐만 아니라 대화 속에서 G씨가 밝고 사회적이라는 「강점」을 파악하고, 건강교실에 참가함으로써 그 「강점」이 발휘될 수 있다고 판단하여 지원하고 있다.

(2) 임파워먼트 접근법을 활용한 간호활동

본 사례에서 간호관리자의 의뢰에 의해 보건 간호사는 G씨의 건강관리를 시작하였다. 그때까지 G씨에게 있어 외부 지원자는 「아내의 돌봄자」인 자신밖에 없다고 생각하였으나 보건 간호사는 G씨 자신에게 관심을 기울이는 존재였었다. G씨는 처음에는 당황하면서도 보건 간호사와의 대화 속에서 자기 자신의 문제를 인식하기 시작하고 권유받은 건강교실에 참가하여 동료와의 상호작용에 의해서 본래의 자기다움을 되찾고,

새로운 가치관을 몸에 익혀 생활을 재구축하며, 억누르고 있던 자기 자신을 해방시켜 가는 임파워먼트의 과정을 실천하고 있었다. G씨는 보건 간호사가 인생의 동반자(주자 곁에 붙어서 함께 달리는 사람)와 같음을 느낄 수 있었고, 신뢰감에 의해서 안심하고 건강교실에 참가할 수 있었으며, 참가 후는 본래의 힘을 발휘함과 동시에 또 다른 참가자의 임파워먼트에도 좋은 영향을 주는 존재가 되었던 것이다.

임파워먼트를 활용한 간호활동에서는 간호대상인 노인에게 힘이 잠재하고 있음을 믿고 관계하는 것, 또 임파워먼트하는 것은 간호사가 아닌 노인 자신이고, 간호사가 할 수 있는 것은 어디까지나 노인 스스로가 임파워먼트하는 것을 지원하는 것이라고 인식하여 관계하는 것이 중요하다. 대상자는 자신을 인식할 수 있으며, 다른 사람과의 감정이나 생각을 공유할 수 있다. 다른 사람과 목적을 공유하고, 유용한 정보를 얻는 등의 체험을 통하여 만족감이나 안심감, 의욕, 자존감 등을 얻음으로써 잠재하고 있던 자기다운 힘을 되찾아 발휘하여 간다. 결국 이러한 체험을 할 수 있도록 내적 · 외적 조건을 정비해가는 간호가 요구된다.

또 임파워먼트에서는 상호작용이 중요하다. 간호사는 대상자에게 일방적으로 도움을 주는 것이 아니라 대상자와 상호작용하는 협동관계를 갖는다. 대상자 자신을 존중하고 필요한 정보를 제시하면서 결코 강제로 하는 것이 아니라 마음의 변화에 따라가면서 함께 걷는 자세가 중요한 것이다.

(3) 개인의 임파워먼트를 집단이나 지역사회에 활용

노인 각자의 임파워먼트 증진은 그 노인이 속하는 집단이나 지역사회의 임파워먼트에도 좋은 영향을 준다.

임파워먼트는 노인의 「강점」의 한 측면으로, 「심신의 건강유지나 그의 사람다운 생활유지에 있어서 나날이 발휘하고 있는 힘」을 명확히 함으로써 건강 예방에 활용할 수 있다. 2개의 농어촌에서 노인만의 세대로 생활하는 노인에게 인터뷰 조사를 하였다. 그 결과, 표 4-2에 나타난 11개 항목의 힘이 명확하게 제시되었다[3]. 노인이 생활하는 환경에서 노인의 다양한 힘이 발휘되고 있다는 것을 알 수 있다. 자기 자신을 더욱 성장시키는 힘과 함께 다른 사람과의 관계를 잘 유지하는 힘, 필요 시에 다른 사람의 힘을 빌리는 힘, 나아가서는 남을 위하여 도움이 되려고 하는 힘까지 있다. 이 조사결과에서 노인은 돌봄 요구자로서 뿐만 아니라 다른 사람에게 조력할 수 있는 돌봄 제공자로서도 파악되었고, 이러한 힘의 발휘를 지역 전체의 임파워먼트에도 확대할 가능성이 보였다.

이와 같이 건강 예방활동에 있어서 임파워먼트는 노인 개인의 「강점」에 착안하여 집단이나 지역사회의 임파워먼트에 활용할 수 있다. 여기서 유의할 것은 임파워먼트란 대단히 다차원적임과 동시에 문맥에 의존한 개념이라고 하는 것이다. 노인의 강점은 처한 환경이나 사회가 가진 문화의 영향을 쉽게 받기 때문에 그것을 파악하는 방법도

표 4-2 노인만의 세대에서 생활하는 노인이 심신의 건강유지나 사람다운 생활을 유지함에 있어서 발휘하고 있는 힘

발휘하고 있는 힘		힘의 내용	구체적인 활동 · 행동
I 자신을 이해하여 성장시키는 힘	(1) 자기를 이해한다 · 회고한다	심신의 건강상태, 가치관, 성격, 경향 등을 이해하고 자신을 뒤돌아보는 힘	지병 상태를 파악한다. 심신의 불편감에 신경을 쓴다. 자신에게 내포된 생활양식을 유지한다. 자존심을 가진다. 자신의 성격이나 경향을 이해한다. 자신의 가치관을 소중히 한다. 자신의 인생이나 경험을 반성한다 등.
	(2) 자기를 성장 · 향상시킨다	남과의 교류, 취미, 일, 신앙 등을 통하여 자기를 성장 · 향상시키는 힘	목표를 가지고 무엇인가를 배운다. 하고 싶은 것을 표현하고 실행한다. 신앙을 가진다. 좋아하는 취미의 숙달을 목표로 한다. 일을 한다. 교류의 상대를 늘린다 등.
	(3) 지금의 생활에 만족한다	자신의 지금 생활, 건강에 만족하고, 매일의 생활을 즐기는 힘	이용하고 있는 서비스의 내용에 만족한다/~를 기대한다. 외출이나 교류에 의해서 활기 있게 보낸다. 좋아하는 취미를 즐긴다. 건강에 감사한다. 자손의 성장을 기뻐한다/즐긴다. 스스럼 없이 자신의 기호에 따라서 생활을 즐긴다 등.
II 의사결정하여 행동하는 힘	(4) 정보를 수집하여 의사결정한다	의료나 간호 서비스 정보, 쇼핑 장소 등의 생활정보를 얻고, 자신에게 맞는 것을 선택 · 이용 · 결정하는 힘	의료기관을 선택한다. 자신에게 필요한 치료를 이해하여 자기가 결정한다. 자신의 생활행동을 결정한다. 건강에 좋은 생활습관을 이해한다. 필요에 따라서 공공 서비스를 이용한다. 필요에 따라서 쇼핑할 곳을 선택한다. 이용할 서비스의 내용을 확인하여 선택한다 등.
	(5) 부담이 적은 생활을 궁리하여 실행한다	신체적, 경제적 부담이 적은 방법으로 생활하는 것을 연구하고 의사결정한 것을 실행에 옮기는 힘	컨디션이 깨지지 않도록 예방적으로 행동한다. 수고를 덜고 부담이 적게 생활한다. 경제적 부담을 경감하는 노력을 한다. 자신의 안전을 지킨다. 의료를 받는다. 자신의 생각대로 생활한다 등.
III 남과의 관계를 양호하게 유지하면서 자립적인 생활을 영위하는 힘	(6) 자립심을 가진다	안이하게 주위에 의지하지 않고 걱정이나 폐를 끼치지 않으며, 자력으로 사는 것에의 자부, 그것을 선택하는 힘	별거가족의 신세를 지지 않고 스스로의 힘으로 생활한다. 자택에서 살기를 선택한다. 자식에게 걱정이나 폐를 끼치지 않는 것을 신조로 한다 등.
	(7) 자신의 상황을 남에게 전달한다	자신의 행동이나 생활, 건강상태를 남에게 알리는 힘	이웃에게 자신의 생활행동을 전한다. 자신의 몸 상태를 필요에 따라서 남에게 전한다. 떨어져 생활하는 가족에게 자신의 생활상황을 알린다 등.
	(8) 사회적 책임이나 의무를 완수한다	소속하는 조직에 책무를 완수하여 폐를 끼치지 않도록 행동하는 힘	이웃이나 사회에 폐가 되지 않도록 행동한다. 자치회 회원으로서의 의무를 완수한다. 받은 서비스에 대한 대가를 정확하게 지불한다 등.
	(9) 남의 힘을 빌리고 받아들인다	필요 시 보건의료종사자나 별거가족, 친구 등의 도움을 요청하는 힘이나 그것을 받아들이는 힘	필요에 따라서 별거가족이나 이웃사람에게 도움을 요청한다. 다른 사람의 판단을 존경하고, 상담한다. 다른 사람의 원조를 받아들여 조언을 지킨다. 필요에 따라 공공 서비스를 이용한다 등.
	(10) 남과의 관계를 양호하게 유지한다	배우자, 별거가족, 이웃사람, 의료종사자 등과의 관계를 구축하여 양호하게 유지하는 힘	의료종사자와 대화하려고 노력한다. 친족과 좋은 관계를 유지한다. 지역 내의 교류를 유지한다. 다른 사람으로부터의 지원에 감사의 마음을 표한다. 자식이나 손자의 건강이나 생활을 마음 쓴다. 교류 상대를 늘린다. 배우자를 동정한다 등.
IV 남을 위하여 자신을 활용하는 힘	(11) 남에게 도움이 되고 · 공헌한다	자신의 경험을 살려서 젊은 세대를 바르게 지도하는 역할을 담당하는 힘이나 할 수 있는 범위에서 곤란을 안고 있는 남을 지원하는 힘	경험에서 얻은 지식이나 기술을 가르친다. 젊은 사람을 배려하여 조언한다. 할 수 있는 범위에서 이웃사람을 돕는다. 다른 사람을 존중하는 자세를 가진다. 의료종사자에게 환자로서 충고하여 성장을 촉구한다 등.

일률적이지 않다. 노인의 「강점」을 파악하기 위해서는 그들이 처한 문화에 맞는 것이 아니면 안 된다.

노인의 「강점」이 활용된다고 생각할 수 있는 상황하에서 그 지역이나 사회의 문화에 입각하여 노인의 「강점」을 어떻게 파악할지가 검토과제이고, 최적의 방법을 개발하는 것이 요구된다고 할 수 있다.

⦿인용문헌

1) 野嶋佐由美：エンパワーメントに関する研究の動向と課題．看護研究 **29**(6)：453-464，1996
2) 麻原きよみ：エンパワメントと保健活動―エンパワメント概念を用いて保健婦活動を読み解く．保健婦雑誌 **56**(13)：1120-1126，2000
3) 井出成美：高齢者のみ世帯で暮らす高齢者の他者からのサポートとエンパワメント．平成18年度千葉大学21世紀COEプログラム拠点報告書 日本文化型看護学の創出・国際発信拠点―実践知に基づく看護学の確立と展開，191-196ページ，2007

⦿참고문헌

1) Gibson CH：A concept analysis of empowerment. Journal of Advanced Nursing **16**(3)：354-361, 1991
2) Hawks JH：Empowerment in nursing education：concept analysis and application to philosophy, learning and instruction. Journal of Advanced Nursing **17**(5)：609-618，1992
3) Skelton R：Nursing and empowerment：concepts and strategies. Journal of Advanced Nursing **19**(3)：415-423，1994
4) Rodwell CM：An analysis of the concept of empowerment. Journal of Advanced Nursing **23**(2)：305-313，1996
5) Labonte R：Health promotion and empowerment：reflections on professional practice. Health Education Quarterly **21**(2)：253-268，1994
6) Simmons CH, Parsons RJ：Empowerment for role alternatives in adolescence. Adolescence **18**(69)：193-200，1983
7) 清水準一：ヘルスプロモーションにおけるエンパワーメントの概念と実践．看護研究 **30**(6)：453-458，1997
8) 麻原きよみ：高齢者のエンパワーメント―文化的見地からのアプローチ．老年看護学 **5**(1)：20-25，2000
9) 田村誠：「エンパワーメント」の評価方法と考え方．病院 **59**(8)：730-734，2000
10) 小田兼三ほか：エンパワメント 実践の理論と技法―これからの福祉サービスの具体的指針，中央法規出版，1999
11) Perkins DD, Zimmerman MA: Empowerment theory, research, and application. American Journal of Community Psychology **23**(5): 569-579, 1995
12) Zimmerman MA: Psychological empowerment: Issues and illustrations. American Journal of Community Psychology **23**(5): 581-599, 1995

제7절 영성지향적 접근법

학습목표

1. 영성지향적 접근법의 기능이나 효력을 설명할 수 있다.
2. 영성지향적 접근법과 노인의 신체적 · 정신적 · 사회적 건강 및 건강증진과의 관계를 설명할 수 있다.
3. 마음을 지원하는 간호, 즉 영적 간호를 설명할 수 있다.

영성지향적 접근법(spirituality)은 국가나 문화, 개인에 따라서 신이나 부처님, 선조, 영혼, 자연, 사람, 동 · 식물 등 여러 가지 대상을 의미하고, 종교적 또는 비종교적으로 다양하게 해석되고 있다. 그러나 이와 같이 다양하게 해석되는 가운데 많은 연구에서 영성지향적 접근법이 노인의 건강이나 건강행동에 좋은 영향이나 효과를 주는 것을 보고하고 있다. 본 절에서는 다양한 해석이나 개념을 포괄한 「마음을 지원하는 영성지향적 접근법 이론」과 그것을 근거로 한 「영적 간호활동론」에 대해서 소개한다. 본 이론은 간호나 사회 · 보건과학의 이론의 역사와 비교하면 아직 역사가 짧다. 앞으로 많은 실천사례가 누적되어 간호의 발전에 기여할 것을 기대한다.

1. 영성지향적 접근법의 개요

세계보건기구(WHO)는 1948년 「건강」을 「완전한 육체적 · 정신적 및 사회적 안녕 상태이며, 단지 질병 또는 병약이 존재하지 않는 것은 아니다」로 정의하였다. 그때부터 50년 후의 1998년, WHO는 「영성지향적 접근법」을 「신체(육체)」, 「정신」, 「사회」와 마찬가지로 중요한 「건강의 요소」라고 하고, 이 건강의 정의에 영성지향적 접근법을 추가하도록 하였다[2]. 그러나 그것은 실현되지 않고 오늘날까지 보류되고 있다. 그 주요 이유는 「영성지향적 접근법에 대한 해석」이 국가나 사람에 따라서 다르고, 세계 각국 간에 통일된 견해를 얻을 수가 없었기 때문이다[1].

그렇다면, 영성지향자는 각국에서 어떻게 해석되고 있는 것일까? 영성지향적 접근법은 라틴어의 스피리츄얼리타스(spiritualitas)를 어원으로 하고, 중세기 이래 「신」이나 「성직자」, 「교회」 등 종교적 성질이나 존재를 표하는 말로써 인식되어 왔다[3]. 현대에서도 영성지향적 접근법은, 특히 북미나 북유럽 등 기독교를 주로 하는 국가들에서는 신이나 종교적으로 해석되는 일이 많다. 영어의 영성지향적 접근법은 「영성[4]」으로 번역되고 신도(일본의 전통적인 신앙)나 불교, 유교의 영향으로부터 영혼이나 부처님, 조상 등 종교나 신앙과 관련하여 표현되고 있다. 한편, 영성지향적 접근법을 자연이나 초자연(예언이나 점 등 신비적인 것) 인간, 예술 등 종교 이외에 · 비종교적인 것으로 보는 사람도 적지 않다.

이와 같이 영성지향적 접근법은 국가나 문화에 따라서 종교적 또는 비종교적으로 다양하게 해석되고 있다. 그러나 구미나 일본 등 다른 문화나 종교, 신앙양식을 가진 나라의 과학자들은 영성지향적 접근법의 「노인의 건강과 건강증진에 좋은 영향이나 효과」에 관해서 동일한 연구결과를 나타내고 있다. 그래서 주로 일본이나 구미에서 발표되고 있는 영성지향적 접근법에 관한 문헌이나 연구결과, 각종 종교를 광범위하게 탐구하여 영성지향적 접근법에 공통하는 기능과 효력을 분석하였다. 그리고 종교라고 하는 범주를 초월하여 종교와 비종교 양면의 개념을 포괄한 「마음을 지원하는 영성지향적 접근법 이론[5]」과 그것을 기반으로 한 「영적 간호활동론[6]」을 구축하였다. 다음은 그들의 일부를 기술해 놓은 것이다.

2. 영성지향적 접근법 이론

1) 영성지향적 접근법의 대상과 결정요인

영성지향적 접근법에는 종교적 및 비종교적인 사상을 내포하는 여러 가지 것이 있다. 예를 들면, 신이나 부처, 조상, 영혼, 우주, 태양, 산이나 바다, 폭포 등의 자연, 초자연, 꽃이나 식물, 동물,(살아 있는) 사람, 창조물이나 예술, 음악, 향기, 색, 음식물, 추억 등이다. 개인의 「영성지향적 접근법」에 대한 인식은 그 사람이 가진 문화나 언어, 종교나 신앙양식, 경험, 학습, 사회 · 경제 · 정치적 배경, 기타 요인의 영향을 받아서 성장하고 의지나 신념, 가치관, 감정을 근거로 결정된다. 이들의 요인은 사람에 따라서 다르기 때문에 개인이 「영성지향적 접근법의 기능이나 효력」을 느끼고, 믿고 가치를 두는 것이라면 어떠한 것이라도 「그 사람에게 있어서의 영성지향적 접근법」이 될 수 있다.

2) 영성지향적 접근법의 기능과 효력

영성지향적 접근법의 공통적인 기능은 「사람의 마음을 지원하고 안정시키고 마음에 힘을 주는」 것이다. 「마음」이란 「인간의 정신작용의 기초가 되는 것, 지식 · 감정 · 의지의 총체, 즉 기분」을 말한다[7]. 즉 영성지향적 접근법은 다음과 같은 작용 및 효력을 가지고 있다.

(1) 개인을 있는 그대로의 존재나 상태로 받아들이고 존중하는 것
(2) 생각이나 신념, 신조, 가치관, 기분을 이해하는 것
(3) 결점이나 실패를 허용하는 것

(4) 치유, 위로, 자애, 격려하는 것
(5) 경험이나 현상, 사실에서 의미를 찾아내는 것을 돕는 것
(6) 사는 방식을 가르치고, 길을 제시하는 것
(7) 불안이나 공포, 상실, 고독, 실망, 의혹, 불신, 초조, 혐오 등의 「음적 · 부정적 감정」을 완화하고 극복하는 것을 돕는 것
(8) 마음을 진정시키고, 안정시키는 것
(9) 안심이나 귀속, 애정, 신뢰, 만족, 희망, 자신, 용기, 의욕 등 「양적 · 긍정적 감정」을 육성하는 것

영성지향적 접근법에는 개인의 신체적 · 정신적 또는 사회적 능력을 초월한 「더 큰 힘」이 구비되어 있다. 그 때문에 영성지향적 접근법은 개인에게 「힘」을 주고, 그 사람이 「자신의 신체적 · 정신적 · 사회적 능력의 한계를 극복하는 것」, 즉 「자기초월」을 도울 수 있다.

이와 같은 보다 큰 힘이나 초월한 힘, 기능을 가진 것이 영성지향적 접근법이고, 그것을 신이나 부처에게서 인정받는 사람도 있는가 하면 그 외의 것에서 느끼는 사람도 있다. 초월한 힘을 가진 영성지향적 접근법은 「연결하는 것(혹은 관계하는 것, 느끼는 것, 믿는 것)」이 자기의 한계를 극복하기 위하여 필요하고, 이것은 노인의 건강 유지 · 증진에 있어서는 더욱 중요하다.

3) 영성지향적 접근법과 노인의 건강 및 건강증진과의 관계

왜 노인의 건강 유지 · 증진에 영성지향적 접근법이 중요한지를 좀 더 상세하게 살펴보자. 먼저, 건강과 영성지향적 접근법의 관계를 생각해 보면, 북미의 간호학자들[8,9]은 대체적으로 인간을 신체, 정신, 사회, 그리고 영성지향적 통합체로서 전인적으로 이해할 필요성을 설명하고 있다. 결국, 이들의 요소는 상호 간에 인간의 건강 완전성을 보완하고 있으며, 영성지향적 접근법은 신체적 · 정신적 · 사회적 건강을 보완하는 역할을 담당하고 있다. 노인은 젊은이에 비하여 신체적 · 정신적 · 사회적 건강의 측면이 약하기 때문에 영성지향적 접근법의 보완적 역할이 더욱 강화 · 활성화되어야 한다고 생각한다.

인간은 누구나 젊을 때에 비하여 노화되어감에 따라 신체적 · 정신적 · 사회적 건강 상태가 쇠약해져 간다. 나이를 먹으면 몸이 약해지고, 면역력의 저하 등에 의해 질병에 걸리기 쉽고, 또 회복하기 어렵기 때문에 많은 노인은 다수의 질환을 앓고 있다[10]. 그리고 쇠퇴하여 가는 신체의 변화에 당황하거나 초조함을 느끼고, 질병이나 불안, 죽음에 대해 두려움을 안고 있다[11]. 또 사회적으로도 젊었을 때는 사회의 제일선에서 일하고, 가정에서도 중심적 역할을 담당하지만 정년퇴직이나 가족의 성장 · 자립함에 따라 노인은 사회나 가족에서 역할이나 사는 보람을 잃기 쉽다[12]. 그 외에도 나이 든 가족이

나 배우자, 친구 등 소중한 사람들과의 사별 등에 의해 많은 상실과 고독을 체험한다[13]. 배우자의 정년퇴직이나 죽음에 의한 수입 감소로 경제적 곤란에 직면하는 노인 또한 적지 않다[14]. 이와 같은 만성적인 몸의 통증이나 질병의 괴로움, 몸의 쇠약, 죽음에 대한 공포, 역할이나 사는 보람의 상실, 고립, 고독감이나 적막함, 생활의 불안 등 신체적 · 정신적 · 사회적 스트레스는 우울 증상 등을 일으키고, 노인의 정신적 건강을 위협하는 요인으로도 작용한다[15,17].

노화에 의해서 일어나게 되는 이러한 건강상태의 변화나 쇠약 · 곤란한 상황은 정도의 차이는 있으나 노인의 대부분이 경험하고, 이들 대부분이 노인 자신의 의지나 힘만으로는 해결할 수 없는 일이다. 그 때문에 노인은 자신의 상황을 지지하고 힘을 주고, 고통이나 불안, 스트레스 등 부정적 감정을 완화하고 곤란한 상황을 극복하는 것을 도와줄 영성지향적 접근법과 연결하려고 하는 것이다. 노인이 자신의 힘만으로는 어떻게 할 수 없는 신체적 고통이나 정신적 스트레스, 사회적 곤란을 극복하고(자기초월), 어떠한 역경이나 곤란 속에 있더라도 행복감이나 건강감을 가지고, 자기답게, 존엄한 인생을 완수하기 위해서는 자신의 신체적 · 정신적 · 사회적 능력을 초월한 힘의 소유자인 영성지향적 접근법을 항상 느끼고 믿고 연결하는 것은 필수 불가결한 것이다.

4) 영성지향적 접근법의 효력에 대한 근거와 그 해석

그렇다면 실제 「영성지향성을 항상 느끼고 믿고 연결하는 것」이 노인의 신체적 · 정신적 · 사회적 건강이나 건강증진에 어떠한 영향을 미치는지에 대한 연구결과를 살펴보자. 영성지향적 접근법은 노인의 「신체적 건강」에 대해서는 혈압을 내린다[18], 혈당치를 조절한다[19], 사망률의 저하에 관여한다[20] 등 「정신적 건강」에 대해서는 고독감을 완화한다[21], 우울 증상을 완화한다[22], 스트레스에 대한 정신력을 높인다[23], 자기효력을 높인다[24], 생활에 대한 만족감을 높여 주관적 건강감이나 행복감을 높인다[25], 인지력 저하의 진행을 늦춘다[26] 등, 그리고 「사회적 건강」에 대해서는 다른 사람과의 관계 · 유대를 강화하고[20], 타인에의 지원의식을 높인다[27] 등이 통계적으로 검증되어 있다. 또한 「건강증진」에 관해서도 운동이나 신체적 활동량의 증가[28], 음주량의 감소[29], 흡연량의 감소[30]에 기여한다고 보고되고 있다. 이상과 같이 노인의 건강상태나 건강행동의 개선에는 영성지향적 접근법의 효력이 작용하고 있다고 해석할 수 있다.

결국, 영성지향적 접근법과 연결(느낌, 믿음, 관계)함으로써 노인은 불안이나 공포, 초조, 고독 등의 부정적 감정을 완화할 수 있고, 마음을 안정하고, 안심이나 귀속, 만족, 신뢰, 자신 등의 긍정적 감정을 고조시킬 수 있다. 그 결과, 교감신경의 긴장이 풀리고, 혈압강하나 혈당치의 안정, 불안이나 우울 등의 정신증상의 완화, 나아가서는 이들의 질병에 의한 사망의 위험을 낮추는 일로 연결된다고 생각할 수 있다. 다른 사람과의 관계가 깊어지고 다른 사람에게 도움을 주고자하는 의식이 높아지는 것은 영성지향적 접근법과의 연결에 의해서 자신의 마음이 안정되고 만족되기 때문에 다른 사람을 위로

하고 지원하는 마음의 여유가 생기기도 한다. 인지력 저하의 예방에 효과가 있다는 것은 다음과 같다. 예를 들면, 종교나 예술, 사람 등의 영성지향적 접근법과의 관계를 깊게 함으로써 학습이나 대화, 사고활동이 활발하게 되어 뇌신경이 활성화되기 때문일지도 모른다. 또 이들의 영성지향적 접근법과의 관계는 사고활동뿐만 아니라, 손가락 운동이나 보행 등의 전신운동을 증가시키는 동기부여가 되기도 할 것이다. 또한 종교는 생활상의 규율을 주는 기능이 있기 때문에 그 가르침에 따라서 음주나 흡연을 절제하게 되는 노인도 있을 것이다. 이와 같이 영성지향적 접근법은 노인의 건강상태나 건강행동의 개선에 확실한 효과를 발휘하고 있는 것이다.

따라서 노인의 신체적 · 정신적 · 사회적 건강의 유지 · 증진을 돕기 위해서는 노인과 영성지향적 접근법의 연결을 촉진하고, 마음을 지원하고, 안정시키고, 마음에 힘을 주는 일이 중요하고, 그것이 「간호의 중요한 관건」으로 생각된다. 초고령 시대를 맞아 신체적으로도 정신적으로도 사회적으로도 복잡한 고민을 안고 있는 노인이 증가하고 있는 지금이야말로 영성지향적 접근법에 초점을 맞춘 간호 「영적 간호」를 발전시켜갈 필요가 있다.

3. 영적 간호

상기의 이론을 감안하여 영적 간호(spiritual care)를 「마음을 지원하고, 안정시키고, 마음에 힘을 주는 간호」라고 정의한다. 다음은 영적 간호에 필요한 「영적 사정」과 「영성지향적 접근법과의 연계 촉진」, 그리고 「영적 간호의 구현」에 대해서 간략하게 기술한다.

1) 영적 사정

영적 간호는 영적 사정(spiritual assessment)에서부터 시작한다. 영적 사정 시 간호사는 노인의 「마음의 상태」를 관찰하고, 감정이나 기분의 안정도, 의지나 신념의 강도, 신앙의 유무, 가치관(무엇에 가치를 두고 있는가, 무엇을 소중히 하고 있는가) 등에 대해서 파악해야 한다. 그런 후에 그 사람의 마음(기분이나 의지, 가치관 등)을 지원하고, 치유하고, 힘을 주고, 안정시킬 수가 있다. 「그 사람에 있어서의 영성지향적 접근법」이 무엇인가(그 사람이 무엇에 의해서 마음을 안정시킬 수가 있는가)를 찾아낸다. 또한 그들의 영성지향적 접근법과 노인의 「연계 상태」(어떠한 때에 어떠한 방법으로 어느 정도의 빈도나 시간의 길이, 정도, 친밀도로 관계하고 있는가)와 그것에 대한 그 사람의 「만족도」를 파악한다. 또 동시에 「신체적 · 정신적 · 사회적 건강상태」를 관찰 · 사정하고, 노인의 기분을 부정적 상태로 만들고, 마음의 상태를 불안정하게 하는 소인(예를 들면, 몸의 통증, 질병에의 불안, 경제적인 곤궁 등)을 다방면에서 분석한다.

2) 영성지향적 접근법과 「연계」 촉진

영적 사정에 의해서 영성지향적 접근법을 찾아낸다면 간호사는 그들과 노인과의 연계를 촉진하여 그 사람의 마음을 지원하고 마음의 안정을 도모한다. 예를 들면, 영성지향적 접근법이 「신불이나 조상」에게 인정되는 노인에 대해서는 기도나 참배 등에 의해 신불 · 조상과의 연계를 촉진하고 영성지향적 접근법이 「가족이나 친구」에게 발견되는 노인에게는 면회나 담화, 교류를 촉진하고, 이들과 보다 빈번하고 밀접하게 연계할 수 있도록 돕는다. 또 「자연」에 의해서 치유된다고 하는 노인에게는 산책하러 나가 자연과 접촉할 기회를 늘리고, 생활환경에 자연을 많이 도입하도록 배려한다. 또한 「행복한 추억」에 의해서 마음이 격려되는 노인이라면, 마음에 끌리는 음악을 듣게 하거나 곁에서 회상이나 이야기에 경청한다. 이와 같이 여러 가지 방법과 궁리를 집중시켜 노인과 영성지향적 접근법과의 연계를 촉진하는 것이다. 이상과 같은 마음의 간호를 신체적 · 정신적 · 사회적 간호 및 치료와 병행하는 것이 노인의 건강을 통합적으로 유지 · 증진하는 면에서 효과적이다.

3) 영적 간호의 구현 : 영적 간호사

영적 간호를 행하기 위하여 간호사에게 영적 간호를 구현할 것을 제언한다. 기술한 바와 같이 영성지향적 접근법(스피리추얼한 대상 · 존재)에는 신불, 조상, 자연뿐만 아니라 「생존한 사람」도 연계될 수 있다. 간호사 자신도 노인에게 영성지향적 접근법의 하나가 되어 노인들과 연계하고 영성지향적 접근법의 기능(마음을 지원하고 안정시키고 마음에 힘을 주는)을 발휘하기 때문이다. 결국 간호사는 노인을 위로하고 존경하고, 이제까지의 인생이나 경험을 존중하고, 이야기에 귀를 기울이고, 그 사람의 기분이나 소중히 하고 있는 생각이나 신념, 가치관을 인정하고, 받아들이고, 통증이나 고통을 이해하고, 피로를 치유하고, 불완전한 것을 허용하고, 격려하고, 질병이나 죽음에의 불안이나 두려움, 고독 등의 부정적 감정을 완화하고, 기분을 진정시키고, 안심시키고, 살려는 용기와 희망을 주고, 신체적 · 정신적 · 사회적인 곤란을 함께 극복할 수 있도록 지원하는 것이다.

간호사의 직무는 여러 건강단계의 사람들에게 「원기를 주는 것」이다. 원기란 「활동의 원천이 되는 기력, 만물생성의 근본이 되는 정기」[31]를 말한다. 원기를 주고, 마음을 지원하는 것이 영적 간호이고, 노인 곁에 있을 때에도 노인이 회고할 때에도 간호사는 그 사람의 마음에 안심이나 신뢰, 희망을 가져다 줄 수 있는 존재, 즉 「영적 간호사」가 될 수 있다. 그리고 간호사가 사람들의 마음을 이해하고 지원하기 위해서 아래의 내용이 도움이 된다고 생각한다.

- 간호사 자신이 건강하도록 건강의 유지 · 증진에 노력할 것 :
  다른 사람의 건강을 지키기 위하여 먼저 자신의 건강상태를 양호하게 유지하도록 노력하자.
- 마음을 안정시킬 것 :
  다른 사람의 마음의 안정을 돕기 위하여 「자기 자신의 마음을 안정시키는 방법」을 알고, 자기 마음의 안정을 도모하자.
- 주관적인 건강감이나 행복감을 높일 것 :
  조그마한 일에도 기쁨이나 행복감을 느끼고, 또 설령 질병이나 허약이 있더라도 「건강」하다고 느낄 수 있도록 풍부한 감수성을 양성하자.
- 다른 사람의 가치관이나 신념을 받아들이는 포용력이나 공평성, 관용성, 중용성(편견된 사고방식을 하지 않는 것)을 몸에 익힐 것 :
  다른 사람에 있어서의 영성지향적 접근법이 자신의 것과 다르더라도 부정하지 않고, 존중할 수 있는 포용력을 기르자.
- 상담 능력을 높일 것 :
  잘 듣는 역할과 이야기하는 자가 되기 위하여 상담기술을 연마하자.
- 삼라만상에 관심을 가지고 경험을 쌓고, 폭넓은 지식과 확실한 기술을 몸에 익힐 것 :
  사람의 「신체면 · 정신면 · 사회면 · 마음」전체를 간호할 수가 있도록 하기 위하여 간호의 기술과 지식을 습득함과 동시에 사회의 여러 가지 현상이나 정세, 문화, 사상 등에 대한 이해를 깊게 하자.

인간은 누구나 불완전하고, 개성이나 경험, 학습 · 발달단계도 여러 가지이기 때문에 이들의 것을 단번에 완전히 행하기는 어려울지도 모른다. 그러나 자신이 할 수 있는 범위에서 기대하면서 매일 조금씩 힘을 붙여가는 것은 보다 좋은 영적 간호의 실천에 도움이 될 것이다. 노인의 마음에 원기를 주고 질병이나 불안이나 곤란 등 여러 가지 문제를 극복하는 힘을 기울여 완성할 수 있는 간호사가 되어주기 바란다.

학습과제

1. 영성지향적 접근법에는 어떠한 기능이나 효력이 있는지 설명해 보자.
2. 노인의 신체적 · 정신적 · 사회적 건강이나 건강증진과 영성지향적 접근법과의 관계를 설명해 보자.
3. 영적 사정의 요점을 설명해 보자.
4. 연령이나 성별, 가족 구성, 신앙의 유무, 건강상태 등의 배경을 설정하고 어느 노인을 사정하여 그 노인에 대하여 영성지향적 접근법과의 연계를 촉진하는 구체적인 방법을 생각하여 보자(예: 지역거주의 75세 여성으로 2년 전에 배우자와 사별한 독거노인).
5. 보다 좋은 영적 간호를 제공하기 위한 「자신의 과제」를 고찰하여 보자.

⊙인용문헌

1) 臼田寛, 玉城英彦, 河野公一：WHO憲章の健康定義が改正に至らなかった経緯. 日本公衆衛生雑誌 **47**(12)：1013-1017, 2000
2) World Health Organization：Amendments to the Constitution. Fifty-Second World Health Assembly, Provisional agenda item 16. ANNEX 1 of the Document A52/24, 1999
3) Simpson JA, Weiner ES：The Oxford English Dictionary, 2nd ed, Vol. XVI (Soot-Styx), p.295, Clarendon Press, 1989
4) Suzuki D：Japanese Spirituality, p.viii, Greenwood Press, 1972
5) Imamura E：A Theory of Spirituality. Unpublished manuscript, School of Nursing, University of Michigan, 2003
6) Imamura E：Spiritual Care in Nursing Practice. Unpublished manuscript, School of Nursing, University of Michigan, 2003
7) 新村出編：広辞苑, 第六版, 999-1000ページ, 岩波書店, 2008
8) Burkhardt MA：Spirituality：an analysis of the concept. Holistic Nursing Practice **3**(3)：69-77, 1989
9) Neuman B, Fawcett J：The Neuman Systems Model, 4th ed, pp.12-32, Prentice Hall, 2002
10) 厚生統計協会：国民衛生の動向2009, 440-443ページ
11) Depaola SJ, Griffin M, Young JR：Death anxiety and attitudes toward the elderly among older adults：the role of gender and ethnicity. Death Studies **27**：335-354, 2003
12) 井上勝也：老年期と生きがい. 高齢者のケアと行動科学 **1**：3-11, 1994
13) Stroebe M, Stroebe W, Schut H：Gender differences in adjustment to bereavement：an empirical and theoretical review. Review of General Psychology **5**(1)：62-83, 2001
14) 東京都老人総合研究所, 東京大学, ミシガン大学：高齢者の健康と生活 **2**：6, 2004
15) Gellis ZD, Taguchi A：Depression and health status among community-dwelling Japanese American elderly. Clinical Gerontologist **27**(3)：23-38, 2004
16) Waern M, Rubenowitz E, Runeson B et al：Burden of illness and suicide in elderly people：case control study. British Medical Journal **324**(8)：1355-1357, 2002
17) Rogers A：Factors associated with depression and low life satisfaction in the low-income, frail elderly. Journal of Gerontological Social Work **31**(1/2)：167-194, 1999
18) Krause N, Liang J, Shaw BA et al：Religion, death of a loved one, and hypertension among older adults in Japan. The Journals of Gerontology Series B **57**(2)：S96-S107, 2002
19) Hill TD, Angel JL, Ellison CG：Religious attendance and mortality：an 8-year follow-up of older Mexican Americans. The Journals of Gerontology Series B **60** (2)：S102-S109, 2005
20) Strawbridge WJ, Cohen RD, Shema SJ et al：Frequent attendance at religious services and mortality over 28 years. American Journal of Public Health **87**(6)：957-961, 1997
21) Han J, Richardson VE：The relationship between depression and loneliness among homebound older persons：does spirituality moderate this relationship? Journal of Religion and Spirituality in Social Work：Social Thought **29**：218-236, 2010
22) Yoon DP：Factors affecting subjective well-being for rural elderly individuals：the importance of spirituality, religiousness, and social support. Journal of Religion & Spirituality in Social Work **25**(2):59-75, 2006
23) Nelson-Becker H：Meeting life challenges：a hierarchy of coping styles in African-American and Jewish-American older adults. Journal of Human Behavior in the Social Environment **10**(1)：155-174, 2004
24) Nelson PB：Intrinsic/extrinsic religious orientation of the elderly：relationship to depression and self-esteem. Journal of Gerontological Nursing, **16**(2)：29-35, 1990
25) Musick MA：Religion and subjective health among Black and White elders. Journal of Health and Social Behavior **37**(September)：221-237, 1996
26) Hill TD, Burdette AM, Angel JL et al：Religious attendance and cognitive functioning among older Mexican Americans. The Journals of Gerontology Series B **61**(1)：P3-P9, 2006
27) Krause N, Ingersoll-Dayton B, Liang J et al：Religion, social support, and health among the Japanese elderly. Journal of Health and Social Behavior **40**(4)：405-421, 1999
28) Roff LL, Klemmack DL, Parker M et al：Religiosity, smoking, exercise, and obesity among southern community-dwelling older adults. The Journal of Applied Gerontology **24**(4)：337-354, 2005
29) Krause N：Race, religion, and abstinence from alcohol in late life. Journal of Aging and Health **15**(3)：508-533, 2003
30) Koenig HG, George LK, Cohen HJ et al：The relationship between religious activities and cigarette smoking in older adults. The Journals of Gerontology Series A **53**(6)：M426-M434, 1998
31) 新村出編：広辞苑, 第六版, 896ページ, 岩波書店, 2008

제5장

노인 간호 대상자의 사정방법

이 장의 학습목표

1. 노인의 특징을 파악할 수 있다.
2. 노인을 통합적으로 파악하고 환경의 영향을 파악하며, 상호작용을 파악할 수 있다.
3. 국제생활기능분류의 생활기능평가 모델에 입각한 평가척도와 사정도구를 활용할 수 있다.

제1절 노인의 특성

학습목표

1. 인간의 몸, 마음, 관계, 삶, 사는 보람의 5가지 측면에서 파악하고, 서로 연관된 상승작용을 설명할 수 있다.
2. 노화의 개별성과 다양성을 이해하고, 통합적 · 전인적으로 노인을 파악할 수 있다.
3. 노인이 타인과의 관계 속에서 어떻게 존재하는가를 설명할 수 있다.
4. 노인의 심신 변화에 따른 자아성찰을 설명할 수 있다.
5. 노인의 문화를 설명할 수 있다.

1. 5가지 측면(몸, 마음, 관계, 삶, 사는 보람)의 관련성

요코마에와(横田, 2002)[1]는 그림 5-1과 같이 간호의 대상인 인간 본연의 모습을 5가지 측면(몸, 마음, 관계, 삶, 보람)으로 기술하고 있다. 이 장에서는 이들 5가지의 측면을 살펴보고 노인을 전인적으로 이해하며, 간호 대상인 노인의 '인간다움'을 파악해 보려고 한다. 치매 노인처럼 인지기능에 장애가 있고, 언어를 통한 의사소통이 곤란한 대상자라도 일상생활 과정에서 인간다움을 발견할 수 있다.

인간은 몸, 마음, 관계, 삶, 보람의 5가지 측면이 서로 관련되어 있는 통합된 총체로서 한 사람의 인격을 형성하고 있다. 따라서 이 측면들은 상호 간에 밀접한 관련성이 있으나, 특히 노인에게 있어서는 관련성이 서로에게 영향을 미치고 상승적으로 변화해 가는 것이 특징이다. 노인의 「몸」은 신체의 기능장애가 복합적으로 생기기 때문에 생활 전반에 걸쳐서 어려움이 발생하고 「삶」에 영향을 준다. 「몸」 상태의 저하는 직접적으로 「마음」에 영향을 주고, 「마음」은 「생활」태도를 변화시킨다. 예를 들면, 외출했을 때 가볍게 넘어진 것이 계기가 되어 집안에서의 칩거생활이 시작되고, 신체활동 능력을 저하시켜 남과의 「관계」가 점차 줄어들고, 정신기능이 저하되어 「사는 보람」을 상실하는 악순환을 초래한다. 이와 같이 5가지 측면이 서로 작용하여 노인의 건강문제에 영향을 미치고 있음을 감안할 필요가 있다.

노인의 경우, 일단 건강문제가 발생하면 그것이 만성화 · 중증화되기 쉽고, 생명의 위기를 초래하기 쉽다. 침상안정에 의한 폐용(비사용)증후군의 방지, 와상이나 치매 예방은 노인 간호의 주요한 과제이다. 이들은 생활기능의 악순환을 예방하여 선순환을 만들어 낸다(그림 5-1). 즉 몸, 마음, 관계, 삶, 보람의 5가지 측면과 그 측면들의 관련성

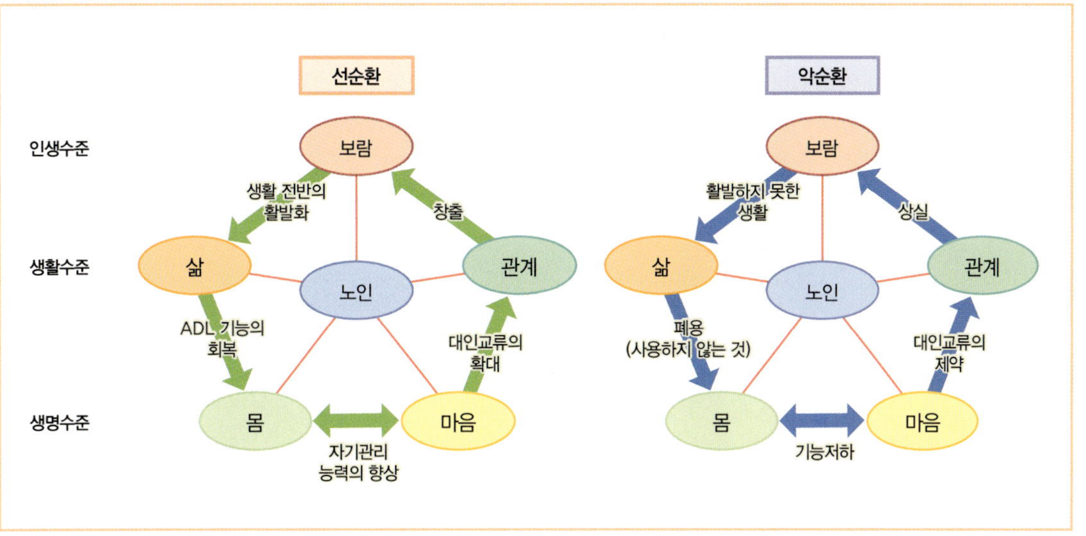

그림 5-1 5가지 측면의 선순환과 악순환

을 포괄적으로 사정하여 건강문제를 예측하고 예방적 대처를 하는 것이 중요하다.

2. 개별성과 다양성

노인 간호의 대상은 65세부터 100세 이상의 폭넓은 연령층을 포함한다. 또한 생리적 노화는 개체나 장기 간에 격차가 현저하고, 생활습관에 따라 발생되는 요인은 큰 영향을 준다. 그러므로 심신의 기능수준도 다양하고, 건강수준이나 신체 기능은 개인적 차이가 연령의 차이를 넘는 일도 나타난다.

노인은 풍부한 인생 경험을 가지며 경험 정도는 개인차가 크다. 70대 노인이 에베레스트 등정을 달성하는 등 젊은이에게 뒤지지 않는 활동을 계속하는 사람의 예에서 볼 수 있듯이, 노인은 건강 · 경제면에서 혜택을 받지 못한다는 획일적인 파악방법으로는 노인을 진정으로 이해할 수 없다. 노인에 대한 획일적인 이미지를 버리고, 노화의 다양성과 각자 노화하는 방식이 다르다는 것을 감안할 필요가 있다.

노인의 언어와 행동을 피상적으로 관찰하여 획일적으로 파악할 것이 아니라 앞에서 기술한 바와 같이 몸, 마음, 관계, 삶, 보람의 5가지 측면에서 노인의 전체 이미지와 개별성을 파악할 필요가 있다. 한편 노인의 긴 인생, 과거의 시간적 축적이 현재의 모습에 깊게 반영되어 있으며, 현재의 건강문제와 서로 관련되어 있다. 그러므로 개인의 생활사, 가족사, 그리고 시대배경을 이해하여야만 노인을 보다 전인적으로 이해할 수 있다. 이와 같이 통합적이고 전인적으로 노인을 파악하는 것은 개별 간호를 가능하게 한다.

3. 타인과의 관계성

1) 관계성 속에서 살아가는 존재

인간은 관계성 속에서 살아가는 존재이고, 타인의 존재가 없어서는 안 된다. 아무리 신체 기능이 쇠약하더라도 일상생활 속에서 타인과의 교류를 통해 살고 있다는 것에 기쁨을 느끼는 존재이다.

노인을 사회와 관계성 속에서 살아가는 존재로서 이해할 필요가 있다. 특히 가까운 가족과의 관계와 간호나 돌봄에 임하는 사람들과의 관계는 노인 심신의 건강수준이나 안녕에 큰 영향을 준다. 관계성 속에서 살아가는 존재란 심신이 쇠약하고 일상생활의 여러 측면에서 타인의 간호를 필요로 하고 언어를 통해 자기 표현을 할 수 없더라도 자신의 의사를 전달하고 자신이 원하는 생활방식을 타인과의 관계 속에서 완수하여 가는 것이다.

2) 관계의 변화

노년기는 은퇴나 육아의 종료에 따른 가족 구성에 변화가 올 수 있는 시기로 타인과 교제가 없어지거나 사교적인 교류가 감소하면서 관계가 변화한다. 특히 혼자 살거나 노인만 사는 세대 또는 배우자와의 사별로 인해 관계를 상실하면 고립감 · 고독감이 강해진다. 친척이 전혀 없는 노인도 있는가 하면, 몇 세대의 대가족이 함께 살고 있는 노인도 있고, 사회활동 참여 정도도 다양하다. 또 요양시설에 입소하거나 간호를 지속적으로 받는 상태가 되면, 같은 요양시설 입소자나 간호 제공자들과 새로운 관계가 만들어진다. 이와 같이 노인이 어떤 관계 속에서 생활하는가는 사람마다 천차만별이며, 신체 상태나 생활조건에 따라 관계의 성질도 변화한다. 물론 새로운 사람과의 관계가 옛 친구를 대신하는 것은 아니지만, 노인은 새로 교류하는 사람들과도 관계를 즐기게 된다. 이러한 삶의 유연성은 오랜 인생 경험을 통해 얻어진 삶의 지혜라고도 볼 수 있다. 이처럼 이와 같이 노인의 관계 능력의 유연성을 염두에 두면서 어떠한 관계 속에서 생활하고 있는가에 대해서 파악하는 것이 중요하다.

3) 가족과의 유대

가족의 존재는 동거 혹은 별거에도 불구하고 정서적인 유대가 중요한 위치를 차지하고, 노인의 일상적인 만족감 및 노인 자신의 의사 결정에 큰 영향을 끼친다[2]. 독립적인 일상생활을 하는 노인에 대해서도 생활면이나 정신면에서 가족의 영향은 크게 나타나지만, 가족에게 돌봄을 제공받고 있는 노인은 모든 면에 걸쳐서 서로에게 영향을 준다. 그런 의미에서 노인에게 직접 간호를 제공할 뿐만 아니라 가족에게 행하는 교육이나 지원도 중요한 역할이다. 특히 노인에게 돌봄을 제공하고 있는 가족을 정신적으로 지원하는 것은 노인과의 관계성에 영향을 준다는 관점에서 매우 중요하다.

노년기에는 앞날에 죽음이 있기 때문에 죽음을 수용하는 관점도 포함된다(☞196쪽). 그 과정에서 부모나 손자, 조상 등 가족과 신앙을 의식하는 일이 많다. 죽음의 관점에서 보면, 자신이 죽은 후 누군가에게 영향을 주고, 무엇인가를 남기는 것이 중요하다고 생각한다면, 노인에게 가족은 현세를 초월한 존재인 것이고, 그 유대감 속에 자신의 운명도 존재하는 것이다.

4. 자아성찰과 방향 설정

노구치(野口, 2001)는 생활에 있어서 노년기의 특징을 그림 5-2와 같이 표시하였다. '노화'는 개인차는 있지만 각각의 사람에게 좋든 싫든 간에 자각된다. 심신의 기능은 나이가 들어감에 따라 저하되어도 이러한 기능과 유연하게 교류하면서 노인 본인은 자신의 생활양식이나 신체에 맞는 방법을 선택하고, 그것을 오래 유지한다. 매일의 생활방식 하나 하나가 자가간호이며, 습관이 되어 노인의 신체 리듬을 만든다.

한편, 질병 이환으로 새로운 자가간호 행위도 필요하게 된다. 예를 들면, 노년기에 들어서서 처음으로 고혈압 약물 복용이나 당뇨병의 인슐린 자가주사, 또는 암 치료 때문에 만든 인공항문 관리가 요구되는 일도 있다. 이와 같이 자가간호를 위한 새로운 학습이 필요하게 되는 경우, 자신이 지닌 경험 · 지식을 필요에 따라 활용하여 자가간호 행위를 수정하는 경우도 있는가 하면 습관화된 행동을 변경하는 데 불안감이 생겨 요구되는 행위를 다른 사람에게 의존하는 경우도 있다. 다만, 이 경우에도 본인 나름의 의사와 선택으로 자신이 해야 할 일과 과제를 결정한다. 즉 다른 사람의 의견을 받아들이지 않는 노인의 행동이 그 행위를 통하여 무엇인가 자가간호를 하고 있다고 파악할 수 있다. 이처럼 노년기의 심신 변화에 따른 습관이나 생활의 변경을 강요받을 때 노인은 자신을 되돌아보고 새로운 방향 설정을 모색한다고 이해할 수 있다.

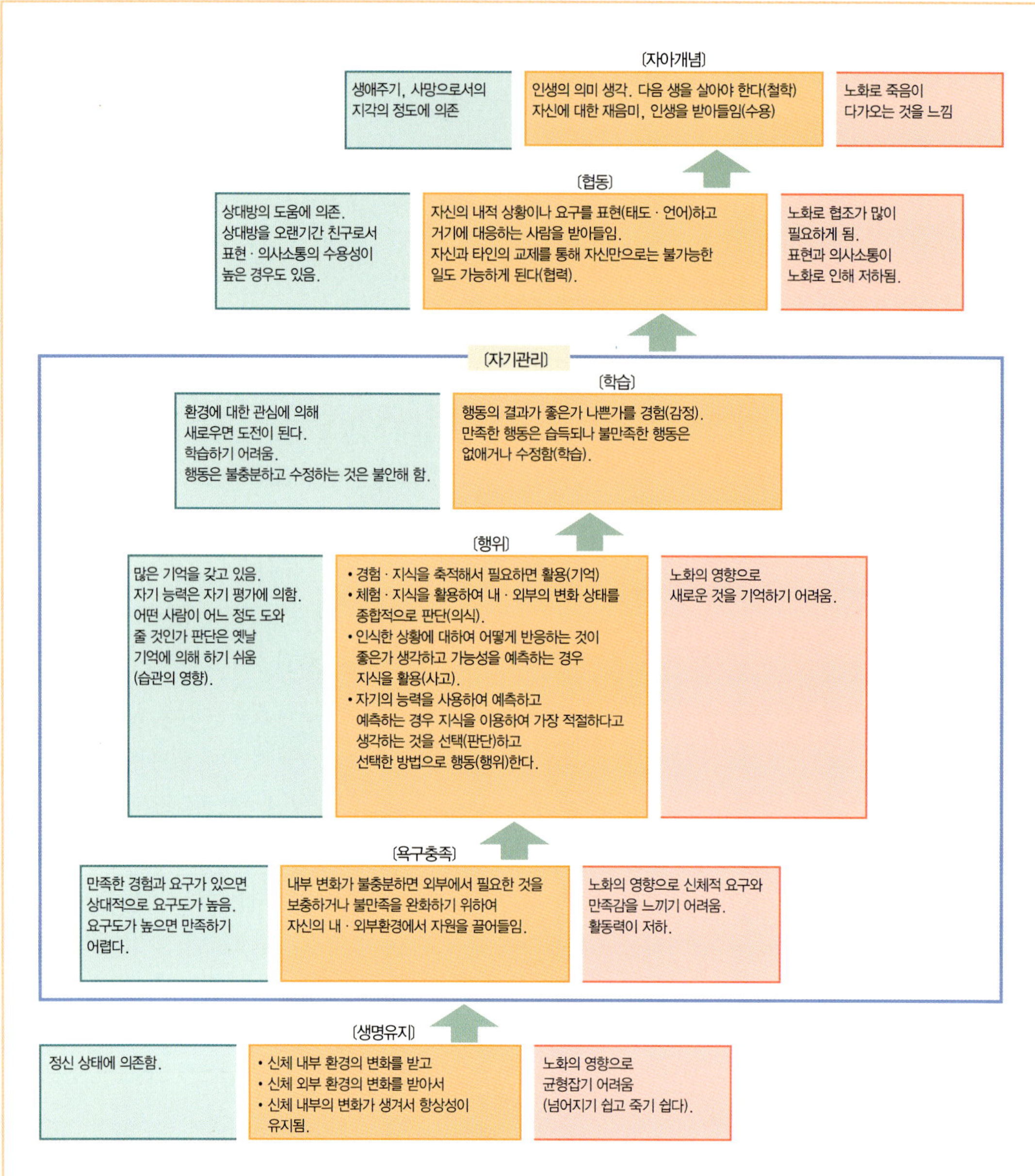

그림 5-2 생활에 있어서 노년기의 특징
〈출처〉 노구치 미와코(野口美和子) : 노인간호학개론 수업 자료, 치바대학 간호학부, 2001년도에 인용

5. 문화적인 존재

와 츠지(和辻, 1934)[3]는 일상적인 표현과 이해를 통하여 인간 존재의 구조 및 실천과 행위를 연결하는 방법을 발견하는 예로서 「아침에 일어나서 밥을 먹는다」는 것을 기술하고 있다.

> 아침에 일어나는 것은 일반적으로 「집」 안에서 발생되는 일이다. 「집」은 단지 목재나 흙을 쌓아 올린 것이 아니라 「주거」이고, 주거로서 이미 인간 존재를 표현하고 있다. 「집」이라는 말이 일상적으로 가족 공동체를 표현하고 있는 것처럼, 집의 구조는 일반적으로 가족적인 인간 존재를 표현한다. 거실, 침실, 응접실, 주방, 현관 등은 각자에게 가족이 되는 공동 존재의 방식을 나타내고 있다. ……(중략)……식기나 식탁이나 요리 방식이나 밥을 짓는 법 등이 모두 일정한 존재의 방식을 표현한다. 우리들은 그 표현을 이해해야만 밥을 먹을 수 있다. 또한 그곳에서는 가족 간에 말이나 몸짓을 주고 받고, 식사 자체가 공동적으로 이루어진다. 우리들은 미각을 자기 자신만의 감각이 아니라 공동으로 음식을 맛보는 것이다. 이들은 모든 관계의 표현이고 이해이므로, 그러한 면이 없다면 사람은 아무것도 음미할 수 없을 것이다.

이와 같은 시점에서 노인의 생활 속 "관계"를 살펴봄으로써 노인의 문화를 이해할 수 있다. 그것은 그 노인과 가족의 문화이고 역사이며 가치가 반영된 표현이라 해석할 수 있을 것이다(그림 5-2).

소도야마(外山, 2003)[4]는 「누운 상태로 목욕할 수 있는 욕조 기계가 노인요양시설에는 설치되어 있는 것을 흔히 볼 수 있으나, 그것은 유럽식의 목욕 습관을 토대로 개발된 기계를 그대로 수입하여 의료시설과 복지시설에 도입된 것으로, 본래 전통적인 목욕의 형태는 아니다. 예전에 앉아서 목욕해 온 노인들은 '인체가 세정'되어 마치 기계처럼 다뤄진다는 느낌을 받을 수 있다」고 기술하고 있다. 의류나 생활공간도 마찬가지이다. 간호한다는 목적하에 이른바 「문화」에 무관심했던 것은 아닐까 하고 반성하게 된다.

노인의 일상생활 속에 「문화」가 있고, 그것이 노인을 지원하는 것으로 존재한다. 또한 가족은 일상생활 속에 계승되어 가는 「문화」를 가진다. 노인을 지원하면서 그 사람에 내재화된 「문화」를 충분히 이해할 필요가 있고 그것이 간호에 활용되는 것이 중요하다.

컬럼 | 노년적 초월 |

고령화 추세 속에서 장수과학의 대상으로서 85세 이상의 초고령 노인의 연구가 진행되고 있다. 이들 연구의 일부는 초고령기에도 적응력 발달이 가능하다는 것을 시사하고 있다. 아래의 그림은 토미자와(冨澤)[1)]가 엄미군도(奄美群島) 지역의 초고령 노인 11명에 대하여 심층 면접한 것(현재의 생활 스타일, 인생에의 회고, 장수의 비결, 몇 살까지 살고 싶은가? 신앙이나 살아가고 있는 느낌 등)에 근거하여 자료를 수집하고, 질적으로 분석한 결과이다. 토미자와는 「노년적 초월」의 정의를 '근본적으로 살아가는 의미를 요구하는 인간의 노화를 긍정적으로 파악하는 과정에서 깊어지는 초월적이고 영적인 사고'로 기술하면서, 노년기 초월이 형성되는 과정을 전체 그림으로 묘사하였다. 즉 「노년기 초월」을 촉진하는 요인은 일상생활에서 「목표는 100세」라는 생을 추구하는 초고령 노인의 능동적인 생활자세이다. 이 자세는 자식이나 인근의 지원환경과 생사를 체험한 전쟁에서 얻은 지식에서 형성되고 생활 만족을 느끼는 데 영향을 주어 「자아 초월」, 「집착 초월」, 「우주 초월」 세 가지 요인으로 이루어지는 「노년기 초월」 형성을 촉진하는 것으로 나타났다.

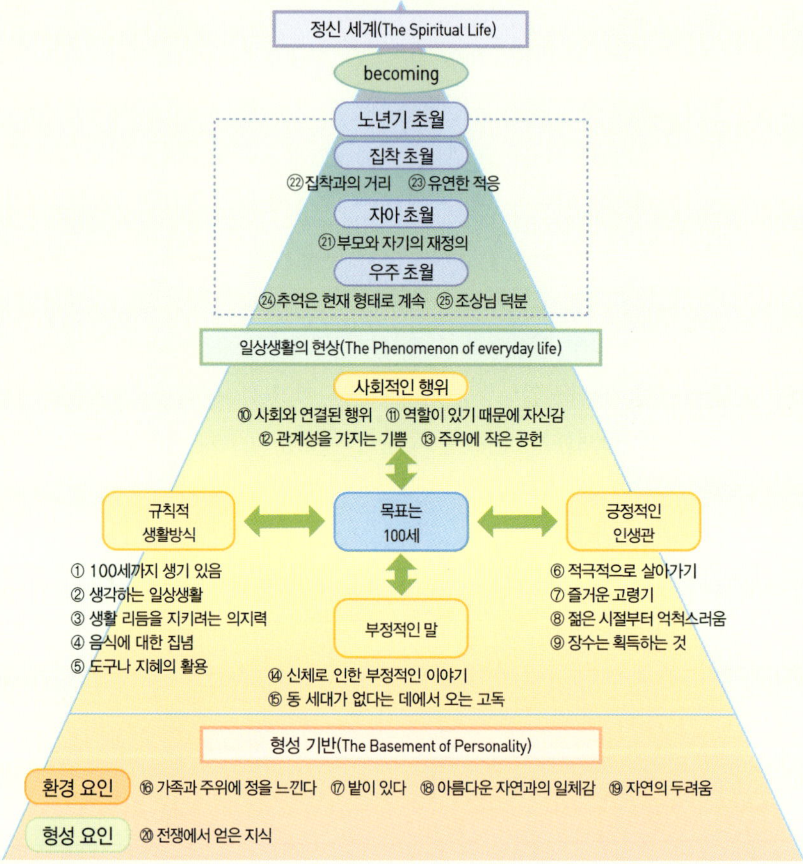

【인용 문헌】

1) 토미자와 키미코(冨澤公子) : 엄미군도 초고령 노인의 일상에서 보는 「노년기 초월」 형성 의식-초고령 노인의 성공적 노화의 부가 요인 -, 노년사회과학 30(4) : 477-488, 2009

학습과제

1. 노인을 통합적 · 전인적으로 파악해야 하는 이유에 대해 설명해 보자.
2. 타인과 관계성의 노년기 특징을 설명해 보자.
3. 일상생활 속에 존재하는 자신의 「문화」가 무엇인가를 기술해 보자.

⊙인용문헌

1) 横田碧：リハビリテーションアプローチを必要とする患者の看護．成人看護学概論・成人保健（野口美和子編），182-194ページ，メヂカルフレンド社，2002
2) 正木治恵：老年看護における文化と家族看護．家族看護学研究 **10**(1)：57-61，2004
3) 和辻哲郎：人間の学としての倫理学，229-231ページ，岩波全書，1934
4) 外山義：自宅でない在宅—高齢者の生活空間論，医学書院，2003

제2절 노인의 이해

학습목표

1. 노인을 통합된 총체적 인간으로 이해하는 것이란 무엇인지 설명할 수 있다.
2. 노인에게 환경이란 무엇이고, 노인이 환경에서 어떠한 영향을 받고 있는가를 파악하여 노인을 이해하는 방법을 열거할 수 있다.
3. 상호작용을 통한 노인의 이해와 관련된 의미와 방법에 대해 설명할 수 있다.
4. 노인에 대한 심도 있는 이해 과정과 계기를 설명할 수 있다.

1. 총체적 인간

1) 인간을 전체론적 관점에서 통합된 총체로서 이해하는 것의 의의 및 필요성

노인 간호에 있어서 늙음이나 늙어가는 인간을 어떻게 파악할까 하는 것은 중요하다. 노년기는 이제까지 쇠퇴나 상실에 초점을 맞추어서 논하는 일이 많았다. 그러나 쇠퇴나 기능저하라고 하는 한정된 측면으로만 노인을 파악하는 것은 노인의 풍부한 경험이나 지혜에 눈을 돌리기 어렵게 하고 노인이 가진 힘이나 가능성을 축소시켜 버린다. 또 이와 같은 인간에 대한 부분적인 견해에 의해 인간을 기계적으로 판단하고, 「나쁜 곳 = 고장」으로 파악하여 간호하려고 한다면 노화과정으로 기능저하가 나타나고 있는 노인의 신체는 부품을 교환하는 방법 밖에 없어 간호의 힘을 발휘할 수 없다. 또한 늙음의 가치도 잃어버리고 말 것이다.

이와 같이 인간에 대한 한정된 이해방법으로는 인생의 통합이라는 발달과업에 맞서는 노인들을 간호하기가 어렵다. 따라서 노인 간호는 인간의 생애를 계속적인 발달로 파악하고, 노인의 가능성을 끌어내어 풍부함을 지원하기 위한 전체론적 관점에서 노인을 통합된 총체적 인간으로서 이해하는 것이 중요하다.

전체론적 관점에서는 「노화」가 "시간의 흐름 속에서 생기는 인생의 총체이다"라고 파악하고, 「노인」을 수명이 다할 때까지 통일성(unity)과 전체성(wholeness)에 마주하여 계속 노력하는 존재로 파악한다[1]. 노인은 긴 인생을 살아 왔고 여러 가지 경험을 하고 있다. 경험은 각각의 노인들 속에 뿌리내리고 노인의 인생에 통합되어 있다. 늙음이나 신체적 쇠약조차 의미가 있는 개인의 경험으로서 노인들 속에 통합되어 가는 것이다. 그리고 이와 같은 발달적 변화는 인생의 마지막까지 계속 진행된다. 80세 노인에게는 80년 분량의, 90세 노인에게는 90년 분량의 극히 개인적인 인생이나 생활, 인간관계의 누적이 있고, 오랜 세월에 걸쳐서 환경과의 상호작용을 거치면서 경험을 축적한 통합된 총체로서 이해할 필요가 있다. 대상자가 살아온 세월이 긴 만큼, 특히 노인 간호에 있어서는 이와 같은 전체론적 관점에서 대상을 이해할 필요가 있다.

2) 통합된 총체적 인간으로 노인을 이해하는 관점

(1) 균형이나 조화로부터 보는 관점

인간을 통합된 총체로 파악하며 신체적, 정신적 측면에서 접근하는 전인적(holistic) 간호에서는 인간과 환경, 개인의 생활양식, 심신의 균형 등에 눈을 돌리면서[2] 인간 자체를 단독으로 파악 하는 것이 아니라 인간과 관계되는 사항에 대해 시야를 넓혀서 보거나, 균형이나 조화의 관점에서 보고자 한다. 즉 통합된 총체로 노인을 이해하는 것을 가능하게 한다. 예를 들면, 노인은 노화로 인해 부분적으로 크거나 작은 몇 가지 부적합함이 있더라도 여러 가지 기능이 서로 보완되면서 전체적으로 조화가 유지되고 그 사람 나름의 건강한 생활이 성립되고 있는 경우도 많다. 즉 신체나 정신, 환경, 생활양식 등 각 요소를 독립시켜 파악하는(사정하는) 것으로는 노인을 이해하기 어렵고, 이들의 요소가 어떻게 관련되고 있는가를 균형이나 조화의 관점에서 이해하려고 노력함으로써 노인을 통합된 총체로서 이해하는 것이 가능하게 된다.

노인에게 간호를 적용할 경우, 당연히 이와 같은 균형이나 조화의 관점에서 노인을 파악하는 것이 중요하다. 노인에게 나타나는 질환이나 기능저하는 불가역적이다. 이와 같은 변화만 생각하여 간호로 해결하려고 하면 어려운 경우가 많다. 그러나 연령 증가에 의한 부분적인 변화가 노인의 생활이나 건강상태에 어떻게 영향을 미치고, 어떠한 부적합함을 초래하는가를 생각하는 것과 같이 전체를 감안한 후에 균형이나 조화의 방향을 확인하여 간호를 제공한다면, 부분적으로는 부적절한 면이 있으나 전체로는 균형이 잡힌, 건강한 상태에로 접근할 수 있다.

예를 들면, 폐렴이나 골절 등으로 입원한 노인이 환부의 치료에만 몰두한 간호를 수행한 결과, 부동 상태나 적절한 자극의 감소가 섬망이나 치매 증상의 악화, 비사용성 기능장애 발생 등 이차적인 건강문제를 일으켜 회복이 늦어지는 경우가 흔히 발생한다. 이와 같이 부분만 보았을 때 결과적으로 전체가 조화를 이루지 못하고 건강 회복이 방해되는 일도 있다. 따라서 균형이나 조화의 관점에서 노인의 심신을 이해하고 간호를 적용할 필요가 있다.

(2) 노인 자신과 자신의 인생 축을 기준으로 파악하는 관점

통합된 인간을 이해하는 것은 있는 그대로 파악하려고 하는 것이다. '인간 전체'를 파악하려면 부분이 아니라 전체론적인 관점을 가지고 이해하는 것이 필요하다. 이를 위해 노인 자신을 기준으로 하는 관점이 반드시 필요하고 지금 현재 상태의 노인뿐 아니라 긴 시간적 요소를 포함하는 노인의 인생 축에서 파악하는 관점도 포함된다.

통합된 총체로 노인을 이해하기 위해 노인 자신을 기준으로 하는 관점이 왜 중요한가? 그것은 변화의 원인이 생리적 · 심리적 · 사회적 또는 정신적이거나 변화의 경험에 반응하는 그 사람 전체이다[1]는 것이 가장 큰 이유이다. 결국 변화를 경험하고 변화에 대응을 주체적으로 결정하여 행동하는 사람은 노인 자신이기 때문이다.

예를 들면, 당뇨병의 식사요법에 대해 반복적으로 지도를 받고 있으나 혈당 조절이 잘 되지 않는 노인 환자가 「젊었을 때 전쟁으로 인해 배불리 먹을 수가 없었다. 나라가 풍요하게 되면서 좋아하는 것을 실컷 먹을 수 있게 되고, 지금이 제일 행복하다」고 말했다고 한다. 이 노인은 식사가 제한되고 있는데 왜 배불리 먹는 것인가, "먹는다"는 것에 대해 어떠한 생각을 가지고 있는가를 이해하고, 적절한 식사요법 지원을 위해 먼저 전쟁이라는 사회적 상황 때문에 만족스럽게 먹을 수가 없었던 자신의 경험이나 그러한 사회적 환경 속에서 "배부르게 먹는다"는 것에 대한 긍정적인 가치 배양에 초점을 맞출 필요가 있다. 그렇게 함으로써 노인의 지금까지 경험이나 경험의 영향을 고려하여 이해할 수 있고, 지원할 수 있는 실마리를 찾아낼 수 있을 것이다.

컬럼 | 노인의 건강을 파악하는 관점 – 〈안정성〉,〈실현성〉,〈전체성〉의 세가지 관점 |

이 항에서는 통합된 총체로서 노인을 이해하는 것에 대해 설명하고 있으나, 노인의 건강을 파악하는 관점의 하나로 〈전체성〉을 명확하게 하는 흥미있는 논문의 내용을 소개한다. 2007년에 일본 노년간호학회지에 게재된 논문[1]은 국내 · 외의 문헌 고찰을 통해 노인의 건강 특징을 고찰한 연구이다.

노인의 건강 개념이나 정의를 다루고 있는 국내 · 외 23편의 서적 · 논문을 대상으로 질적 분석을 하였다. 그 결과 노인의 건강을 이해하는 관점은 〈안전성〉, 〈실현성〉, 〈전체성〉의 세 가지 관점이 명확하게 제시되었다. 〈안정성〉이란 생리적 기능이 정상이고, 환경에 적응하고, 독립적인 일상생활이 가능하며, 개인의 건강 측면이 전체와 조화되고 있는 상황을 나타내고, 〈실현성〉은 노인이 지향하는 방향이 있고, 자기의 가능성을 실현하는 성향을 나타내고 있다. 그리고 〈전체성〉이란 노인의 가치나 신념에 관계되는 인생의 의미와 현실이 일치하여 얻을 수 있는 전체적 감각을 나타내고 있다. 이 〈전체성〉은 노인 자신이 사는 의미와 현실이 적합하다는 인식이나, 정신적인 안정과 안녕의 감각, 신체 · 마음 · 영혼의 전체적 감각, 남을 염려하는 감각, 영속적인 활력이라는 성질을 가진 것으로 특징지을 수 있다.

이와 같이 노인의 건강에 대해 "전체로서 어떠한가"라고 하는 관점을 가지고 검토하거나 지원하는 것이 필요하다.

【인용문헌】

1) 島田廣美, 谷本眞理子 외 : 노인의 건강의 특질에 관한 문헌 검토, 일본노년간호학회지 11(2) : 40–47, 2007

이와 같이 노인의 경험이나 주체적인 행동은 신체나 마음, 생활습관, 사고방식, 가치관 등에 영향을 주어 통합되고, 현재의 노인을 형성하고 있다. 통합된 총체로서의 노인을 이해하기 위해서는 노인 자신과 노인 자신의 인생 축을 기준으로 파악하는 관점이 중요하다.

2. 환경 안에서의 인간

1) 인간의 환경, 노인의 환경

환경이란 사람의 생활과 생존에 영향을 주는 외적 조건을 가리키고, 물리적 환경, 화학적 환경, 생물학적 환경, 사회적 환경 등이 포함된다[3]. 이런 외적 조건을 외부 환경이라 부른다. 인간을 둘러싸는 대부분은 환경으로 파악할 수 있고, 인간은 여러 가지 환경과 상호작용을 하면서 존재하고 있다. 환경과 인간은 분리할 수 없는 관계에 있고, 노인을 이해할 때도 환경의 영향을 고려하는 것이 중요하다.

먼저, 인간이 환경과의 상호작용으로부터 어떠한 영향을 받고 있는가에 대해서 생각해 보자. 인간은 외부의 여러 가지 물질의 특성을 환경자극으로 수용하고 느끼는 기능이 구비되어 있다. 이것을 환경자극 감각기능이라 한다. 예를 들면, 망막을 통하여 얻어지는 시각이나 피부를 통하여 얻어지는 촉각이나 온각, 통각 등이 해당된다. 인간은 이 기능에 의해서 외부의 존재를 앎과 동시에 자기와 외부를 구별하고 자기의 존재를 인식한다. 환경적 자극에 의해 사고가 발달하고 사고범위의 확대가 가능하게 된다[4]. 그리고 인간의 성장 · 발달은 환경으로부터의 자극을 받아들이고 의미를 부여하고 그것에 대해 반응하는 방법을 학습하는 것으로 유도된다[5]. 또한 자신이 생활하기 쉽도록 가구 배치를 변경하고(물리적 환경의 조정), 도와주는 사람에게 자신이 원하는 사항을 전하는(인적 환경의 조정) 등 인간은 환경의 영향을 받을 뿐 아니라 환경에 대해 작용하는 존재이기도 하다.

환경에는 앞에서 기술한 바와 같이 외적 조건인 외부환경 외에, 체내의 항상성을 유지하는 내적 조건이 존재하는데 이것을 「내부환경」이라 부른다. 내부환경은 항상 외부환경의 영향을 받지만 외부환경에 대해서도 일정한 쾌적성을 유지하려는 작용을 가지고 있다[3]. 이와 같이 내 · 외 환경 변화에 대해서 항상성(homeostasis)을 유지하려고 하는 작용은 인간의 생명 유지를 위해 필수불가결하지만, 건강문제가 있거나 예비력이나 적응력이 저하된 노인에게는 내부환경의 부조화가 일어나기 쉽다. 내부환경이 부조화를 이루면 항상성이 작용하지 않고, 회복의 지연이나 새로운 건강문제가 일어나기 쉽다.

이상과 같이 환경은 인간의 생명을 유지하고, 성장 · 발달을 가져오고, 생활을 영위하는 면에서 중요한 영향 요인이다. 그러나 노인으로서는 방어력이나 예비력, 적응력, 회복력, 운동기능이나 감각기능이 저하되고 있기 때문에, 환경으로부터의 자극을 받아들이고 적절하게 대처하거나 적응하기가 곤란하게 된다. 따라서 노인은 대수롭지 않은 환경의 변화에 적응할 수 없어 부적응 상태에 빠지거나 환경으로부터의 자극을 적절히 받아들일 수가 없어 안전성이 위협받게 된다. 또한 스스로 환경에 작용하여 환경을 변화시키기가 어려워져 능력이 없으면 할 수 없게 되는 일도 있다. 노인을 간호할 경우에는 노인과 환경의 관계에 관심을 가지고 노인이 환경으로부터 어떠한 영향을 받고 있는지를 생각하는 것이 필요하다.

2) 환경을 보는 관점과 이해하는 방법

앞서 기술한 바와 같이 노인은 환경으로부터 영향을 받기 쉽고 환경의 좋고 나쁨이 노인의 상태를 좌우한다. 따라서 노인을 이해하고 간호할 때에는 환경을 노인의 신체 · 정신상태, 생활, 자기인식 등의 영향 요인으로서 파악할 필요가 있다. 구체적으로 환경을 어떻게 보고 이해하는가를 노인 간호와 관련하여 생각해 본다.

인지장애가 있는 노인에 대한 간호의 사고방식으로 「가능하게 함(enablement)」의 관점[6]이 있다. 「가능하게 함(enablement)」이란 권한이나 힘을 주어 가능하게 함을 의미하고, 치매 노인의 「할 수 있는 능력」에 착안하여 노인 자신의 능력을 일상생활 속에서 최대한 발휘할 수 있도록 지원하는 것이다. 치매 노인의 "할 수 있는 능력"은 환경에 의해 좌우되는 부분이 크고 노인 자신의 기능이나 능력을 발휘할 수 있도록 하기 위해 그 사람의 생활을 둘러싼 환경에 대해 이해할 필요가 있다.

이 관점에서 치매 노인의 능력은 환경의 압력으로 파악하고 있다[7]. 예를 들면, 노인이 능력이 있음에도 불구하고 하지 않는 상황을 "환경의 자극이 너무 적은 상태"라고 파악하고, 역으로 환경의 자극이 노인의 능력을 넘어 과부하가 걸려 있는 듯한 상황을 "환경의 부적절하고 과도한 자극이 가해지고 있는 상태"라고 파악하는 견해이다. 이와 같이 "환경의 자극이 너무 적은 상태", "환경의 부적절하게 과도한 자극이 가해져 있는 상태" 양 측면이 노인에게 불안, 초조, 과잉반응 등 바람직하지 않은 상태를 일으키고 그 상태가 지속되어 능력의 저하가 초래하게 된다.

여기서 중요한 것은 노인에게 바람직하지 않은 상태가 노인의 특성이나 치매에 수반하는 기능장애 때문에 생기는 것이 아니라, 부적절한 환경에 의해 생기는 것으로 파악하는 것이다. 노인의 반응이나 상태를 이해하거나 간호할 때 노인에 대한 자극으로 환경을 고려하는 것이 필요하다.

3) 환경의 영향을 고려한 노인의 이해

인간은 환경으로부터 항상 영향을 받고 있다. 그러므로 노인을 이해하려면 그를 둘러싼 내 · 외부환경이 현재 노인의 상태에 어떻게 영향을 미치는가 하는 관점에서 노인을 파악할 필요가 있다.

예를 들면, 노인이 어떠한 일상생활활동(ADL)을 할 수 있는가는 환경에 의해 좌우된다. 병원이나 시설에서 도움 없이는 혼자서 화장실에 갈 수 없을 정도로 보행이 어려운 노인이 집에서는 방바닥에 앉은 상태로 무릎으로 기어 이동함하면서 아무 도움없이 화장실을 사용할 수가 있다. 그러나 병원이나 시설 환경에서는 무릎으로 기어 다닐 수가 없기 때문에 누군가의 도움을 받지 않으면 안 된다. 이와 같은 상황을 「능력이 없다」고 파악할 것이 아니라, 「환경에 따라 할 수 있거나 없게 된다」고 파악함으로써, 노인의 능력에 맞추어, 돌봄이나 간호를 제공하고 노인 개개의 능력이 되살아나도록 도와야 한다.

또한 인지기능이 저하된 노인은 텔레비전이 켜져 있거나 배경음악이 흐르고 있는 상태에서 식사에 집중하기가 어려울 수 있다. 우리들이 기분 좋게 느낄 수 있는 배경음악도 치매 노인이 식사를 할 때는 소음이 될 수도 있다. 이와 같은 상황을「먹고 싶지 않을 것이다」,「식사에 집중할 수 없다」고 노인의 반응만을 파악하기 보다는「환경으로 인해 먹고 싶어도 먹을 수 없다」,「먹기 위한 환경이 조성되어 있지 않다」고 노인의 기능장애(여기서는 인지기능의 저하)를 고려하여 환경의 과도한 부하가 없는지, 목적에 적합한(여기서는 식사를 하는) 환경이 조성되어 있는지 노인의 반응을 이해하는 것이 중요하다.

이와 같이 건강문제를 가진 노인을 이해하는 데에는 환경 조정의 관점도 유용하지만 인간환경조화이론[8]이 흔히 활용된다. 이 이론은 개인의 생활기능이나 자아의 강도, 운동 능력, 신체적 건강, 인지 능력, 감각, 지각 능력 등의 개인적 적합 능력과 환경과의 상호작용을 고려한 이론이다. 인간의 능력과 환경의 요구를 균형의 관점에서 파악하는 사고방식이고, 환경의 요구가 개인의 능력을 능가하거나 개인의 능력에 비해 환경의 요구가 너무 저하되는 경우에는 부적응이 나타난다고 보는 것이다.

4) 환경의 일부로서의 간호사

노인에 있어서는 간호사도 환경의 일부이며, 간호사 자신의 의사소통 방법이 노인에게 어떠한 영향을 미치고 있는가를 의식할 필요가 있다. 때로는 간호사가 좋게 생각하여 실시한 의사소통이 노인의 능력 발휘를 저해하는 일도 있다.

예를 들면, 노인의 대답을 기다리지 않고 간호사가「그러면 ~끝내지요」하고 말을 걸면 노인의 일을 자신이 결정하거나 생각하는 기회를 박탈하는 결과를 초래하여 노인에게 부정적인 환경이 되어버린다.

간호사는 예전에 교수였던 치매 노인에게 인생의 선배로 존경을 표하고「가르쳐 주십시오」라는 존경심을 가지고 대하면, 그 노인은 자신이 어떤 사람인지를 명확하게 인식하게 되고 교육자로서 존경받고 살아온 이제까지의 인생과 모순되는 일 없이 자기답게 행동할 수 있을지도 모른다. 반대로 지시적이고 지도적인 태도로 대한다면「자신은 누구이고, 지금 어디에 있는가」라고 하는 지남력이 점점 혼란스럽게 될지 모른다.

앞에 기술한 바와 같이 인간과 환경은 상호작용한다. 노인은 상기의 예와 같이 환경의 영향을 받는 존재일 뿐만 아니라 환경에 작용하는 존재이기도 하다. 인간이 환경에 작용하는 예를 들면, 노인이 간호를 해준 간호사에 대하여「언제나 고맙다」고 감사의 마음을 전하면, 간호사는「간호를 해서 좋았다」,「또 기꺼이 도움을 주고 싶다」고 하는 마음을 가지게 되고, 결과적으로 노인 본인에 있어서는 자신의 간호 환경이 개선될 것이다. 환경과의 상호작용 관점에서 보면, 이와 같은 노인의 언행은 자신의 환경을 조정하는 역할을 수행하고 있는 것이다.

3. 상호작용하는 인간

1) 상호작용을 통한 노인 이해란?

간호는 대상자와 상호작용을 통하여 제공된다. 상호작용을 통하여 대상자를 이해하는 것도 중요하다. 기록에 기재되어 있는 환자 정보 등 이미 수집되어 있는 정보만을 이용하여 대상자의 전체 모습을 묘사하는 것이 아니라 그들의 정보를 활용하여 실제로 대상자와 상호작용하고 그 관계를 통하여 이해하는 것이 필요하다.

노인을 간호할 때도 마찬가지이다. 간호사는 노인과 상호작용을 통해 이해한다. 적극적으로 대상자를 돕고 그 반응을 이해하고, 이해한 반응을 다음의 관계에 활용하면서 상호작용을 계속한다. 이와 같이 상호작용을 통해 노인을 이해하는 것은 여러 가지 상황에서 이루어진다. 예를 들면, 식사 보조 상황 등을 상상해 보면 좋다. 식사를 보조할 때 간호사나 돌봄 제공자는 기호나 간 맞추기, 먹고 싶은 것 등을 노인에게 물어보고 노인의 의향을 받아들이면서 보조하려고 한다. 또는 질문에 대답하기가 어려운 노인의 경우에는 노인의 눈길이나 음식물을 입에 넣었을 때의 표정, 삼킴 동작의 타이밍 등 여러 가지 반응을 파악하고 노인의 시선이 향한 음식을 입에 가까이 가져갈 반응을 활용하면서 노인이 맛있고, 안전하고, 즐겁게 식사할 수 있도록 식사 보조를 진행할 수 있다. 그리고 말을 주고받는 등의 상호작용을 통하여 노인의 식사에 관한 능력이나 취향, 습관 등에 대해 이해할 수 있다.

2) 상호작용을 통한 노인 이해의 의의

상호작용을 통한 대상자 이해는 어느 연령대의 대상자에게나 필요한 것이지만, 특히 노인을 이해하는 데 상호작용이 중요시 되는 것은 "늙음"을 이해하기 어렵다는 데 있다. 노인의 "늙음"에 대한 경험은 대부분의 임상 간호사에게 미지의 것이고, 노인이 어떠한 생각을 하고, 어떠한 체험을 하고 있는지 상상하거나 이해하기는 어렵다. 이러한 어려움으로 인해, 간호사는 노인의 개별성을 보는 것이 아니라「노인이란 이러한 것」이라며 연령에 따라서 대상을 하나로 묶으려고 하거나「도저히 알 수 없다(그렇기 때문에 알려고 하지 않는다)」고 하면서 이해하기를 체념해버리는 등 노인의 모습을 일방적으로 부정적인 것으로 표현할 가능성이 있다. 그러나 간호사가 노인과 상호작용하면서 대상을 이해하려고 노력함으로써 이러한 왜곡을 해결할 수 있다. 간호사가 묘사하는 노인의 모습은 노인과의 상호작용을 통하여 명확해지거나 수정되면서 노인에 대한 이해가 깊어진다. 그리고 상호작용이 계속 반복되면서 간호사는 노인의 의견이나 생각이 반영된 진정한 노인의 모습을 이해할 수 있다.

3) 상호작용을 통한 노인의 이해방법

간호사는 노인과의 상호작용을 통하여 전체 모습을 그려보고, 이해를 깊게 하는 것이 중요하다. 하지만 치매나 실어증, 난청 등 의사소통에 영향을 주는 기능장애가 있는 경우나, 상호작용에 대한 반응이 없는 듯한 노인은 상호작용이 어렵다고 느낄 수 있다. 이와 같은 어려움을 감안하고 상호작용을 통하여 노인을 이해하기 위한 구체적인 방법에 대해서 생각해보고자 한다.

선행연구[9]에 의하면, 상호작용이 어려운 노인에 대한 간호사의 이해방법은 "단정적 · 단편적인 이해"로부터 "노인을 주체로 한 이해"로 발전해 가는 것으로 나타났다. 예를 들면, 언어적인 의사 표시를 확인할 수 없는 노인과 관계를 시작하면서 「언어에 의한 반응은 살필 수 없으나 격한 거부는 살필 수 있기 때문에 싫어하지 않는다고는 할 수 없을 것이다?」고 이해할 수 있듯이 대상자의 반응을 간호사 중심으로 표면적이고도 일방적으로 파악하는 것이 아니라 대상자의 의사를 고려하여 이해하도록 변화해 가는 것이다.

그림 5-3은 상호작용이 어려운 노인에 대한 간호사의 이해가 어떻게 발전해 나가는지를 도식화한 것이다. 간호사가 노인에 대해 깊게 이해하려면 노인의 생활배경이나 능력, 관계에 대하여 어떠한 반응을 하는 사람인가 등 노인의 개별성을 이해하고, 노인의 언행을 질환이나 기능장애의 영향, 생활력 등을 고려하고 이해하며, 주위 사람들의 상호작용이나 주위 환경에 의한 영향을 함께 이해하는 것이 도움될 수 있다.

예를 들면, 「간호사가 침상안정 지시를 몇 번이나 설명했어도 지키지 않고 혼자서 화장실까지 보행한 K씨」가 있다고 가정해보자. 간호사가 처음에는 K씨를 「안전에 대한 지시를 지키지 않는 사람」으로 파악할 수 있다. 그러나 K씨와 상호작용하면서 「집

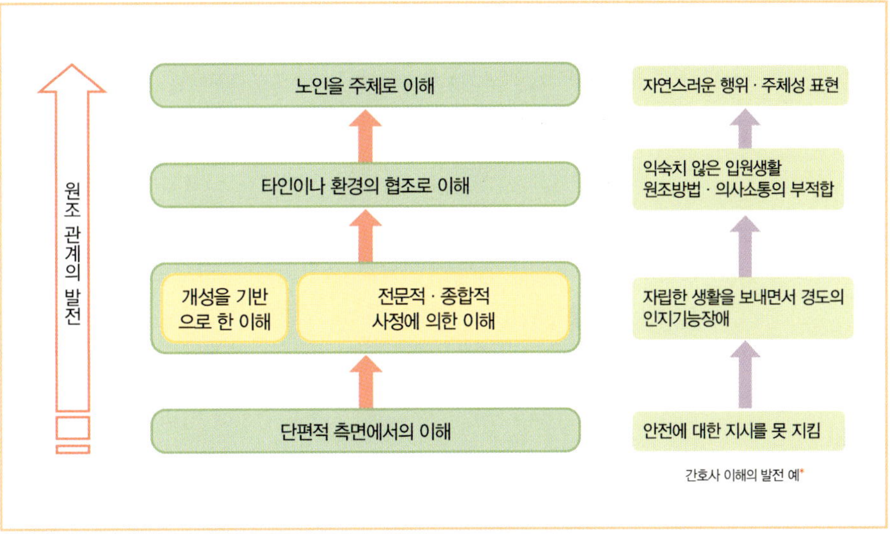

그림 5-3 상호작용에 어려움을 느끼는 노인에 대한 간호사의 이해의 발전

*간호사의 이해의 발전의 일례로서 본문 중의 사례 K씨에 대한 간호사의 이해를 그림 중 오른쪽에 대응하여 나타내고 있다.

〈출처〉 島田美紀代, 清水安子, 正木治恵 : 노인의 의사를 추측하여 간호하는 데 어려움을 느끼는 간호사의 이해방법의 구조 – 대인 돌봄 관계의 구축에 초점을 맞춘 질적 연구의 메타 통합에 의한 분석 –. 千葉看護学会誌 12(2) : 67, 2006년에서 일부 수정하여 게재

에서는 자신의 일은 무엇이든지 스스로 하고, 자율적인 일상생활을 보내온 사람이다」는 생활배경, 혹은 「경도의 인지기능장애가 있고 지시받은 내용을 깨닫고 실행하기가 어렵다」고 하는 기능장애가 있음을 알아낼 수 있다. 한편, 「간호사의 설명 과정이나 방법 면에서 K씨의 기능장애를 고려하지 않고, 안정의 의도가 제대로 전해지지 않았을지도 모른다」는 간호사 측의 의사소통 영향을 돌이켜 생각해볼 수 있다. 그럼으로써 간호사의 이해는 「(낯선 입원 생활과 신체적인 상황 때문에 간호가 필요하지만) K씨가 스스로 화장실에 가려고 하는 것은 K씨에게는 자연스런 것이고 주체적인 행동이다」고 K씨를 주체로 한 이해로 발전할 것이다. 그 결과 K씨의 자율성을 존중하면서 안전을 유지하는 방법을 모색하는 것이 가능해진다. K씨의 사례에서 간호사의 이해가 발전되는 과정을 그림 5-3의 오른쪽에 제시하고 있다.

이상과 같이 상호작용을 통하여 노인을 이해할 때에는 단편적이고 한정된 이해로부터 노인 증상의 한 이해로 향하는 것을 의식하면서 상호작용을 계속해 나가는 것이 좋다. 또한 그 과정에서 노인의 개별성을 이해하고, 전문적 · 종합적인 사정을 근거로 이해하며, 주위 사람들이나 환경의 영향을 고려하면서 노인을 이해하는 것을 의식적으로 행하는 것이 좋다.

4. 노인에 대한 인식 개선

관계 맺기가 익숙하지 않은 노인이나 치매 노인을 접할 때 노인이 하는 말이나 행동을 이해할 수 없어 혼란스러울 때가 있다. 그림 5-4는 노인 간호의 초보자라고 할 수 있는 간호 학생이 치매 노인을 담당하면서 다른 사람의 표현에 따라 노인의 모습(이미지)이 통합되고 노인 이해가 발전하는 과정을 나타낸 것이다. 이 과정에는 노인의 일을 알 수 없고, 노인의 자세나 상황을 구체적으로 파악하고, 노인의 자세나 상황 등의 단편이 연결을 가진 전체상을 묘사하고, 묘사한 전체상이 발전하는 단계가 있다. 이들의 단계는 그 노인에 대해 이야기하는 것, 다면적 · 다각적인 시점을 얻어가는 것, 자신과 노인의 상호작용의 장이나 상황을 객관화하는 것으로 진행해 간다. 그리고 노인의 모습(이미지)을 통합하고 발전하는 과정을 통하여 간호 학생의 이해가 깊어진다.

사례 ① | 처음으로 치매 노인을 담당하는 간호 학생 A의 노인 이해(1) |

「노인의 일을 알 수 없다」로부터 「노인의 자세나 상황을 구체적으로 파악한다」 단계로

학생 A 「B씨는 87세의 여성으로 치매가 있습니다. 처음 만났을 때는 무표정으로 『당신 어디에서 왔어?』라고 말한 이후, 아무것도 말해주지 않아 제가 어떻게 하면 좋을까 하고 고민하였습니다. 그렇지만 담당한 지 3일째 되는 날 아침 인사를 하러 갔을 때 어르신은 생긋 웃는 얼굴로 제게 답례해주었습니다. 생긋 웃는 얼굴을 보여주었을 때 솔직히 대단히 즐겁게 생각했습니다. 무엇인가 나의 일을 깨우쳐준 듯하고, 여하튼 …… 이번에도 마찬가지로 매일 아침 『당신은 어느 쪽에서 왔어?』라고 묻기 시작했지만, B씨는 웃는 얼굴을 보여준 무렵부터 어렸을 적에 어머니의 집과 떨어진 부잣집에서 청소나 세탁을 하고 살아온 것, 근처의 아이들에게는 언제나 구식 옷과 가방 때문에 왕따를 당해 괴로웠던 것을 반복하여 이야기하는 것입니다. B씨는 어렸을 때부터 쓰라린 경험을 해 왔구나, 그래서 괴로운 기분을 알고 싶고, 경청하고 있는 것입니다.」

(여기서 학생 A의 이야기를 듣고 있던 교수가 「B씨에게, 가족은 지금 무엇인가?」하고 물으면)

학생 A 「제가 그 부분에 대해 질문하면, B의 입에서는 지금의 가족 이야기는 전혀 나오지 않고……, 저는 B씨가 옛날 가족으로부터 떨어졌던 일이 괴롭기 때문에 들어주지 않으면 안 된다고 생각하고 반복되는 이야기를 듣고 있기는 하지만, 실은 단지 듣고 있는 것만으로 정말로 이것이 좋은 것인가 하고 생각하고 있었습니다……. B씨의 반복되는 이야기로 저는(B씨의 곁에서) 떨어질 수 없을 때도 있어서, 조금 곤란한 때도 있고……. 그렇지만 치매이기 때문에 어쩔 도리가 없다고 생각했습니다……. 그래도 "치매이기 때문에 도리가 없다"고 하는 것은 저의 장애물이었던 것인지도 모릅니다.

남편은 죽었지만, 지금 친아들이나 딸, 며느리가 교대로 매일 와 B씨에게 말을 하고 세탁물을 가져가고 있는 것 같습니다.」

다음에는 노인 요양시설에서 치매를 가진 노인을 처음 담당하게 된 간호 학생 A가 노인의 "반복되는 이야기"의 의미를 이해함으로써 노인에 대한 이해가 깊어진 예를 열거하여 설명한다.

실습 초기에 학생 A는 자신이 담당한 노인과 어떻게 상호작용하면 좋을지 모르고 있었다. 간호 학생과 같은 노인 간호의 초보자는 노인이 말하고 있는 것을 이해하지 못하고, 치매 노인이 언제나 같은 이야기를 몇 번이나 반복하는 것에 「노인의 일을 알 수 없다」고 생각하고 혼란스러워할 수 있다.

학생 A는 B씨와 매일 상호작용함으로써, B씨는 웃는 얼굴을 보이게 되고, 학생 A에게 옛날의 이야기를 하게 되었다. 그리고 학생 A는 B씨의 이야기에 이 방법이 좋을까 하고 생각하면서도 귀를 기울여주면 좋은 것이라고 그 의미를 깊게 생각하는 것이 아니라 "B씨의 이야기가 반복되는 것은 치매이기 때문에 도리가 없다"고 자신을 납득시켜 상호작용하고 있었다. 그래서 교수로부터 현재 노인의 가족에 대한 질문을 받으면서 비로소 학생 A는 B씨에 대해서 "치매이기 때문에"라고 하는 획일적인 견해를 갖고 있었던 것과 자신의 상호작용 방법의 제한점을 깨달았다. 이에 따라 학생 A는 지금의 B씨를 둘러싼 상황이나 사실을 의식하게 되었다.

이와 같이 그 때의 노인 상태, 자신의 상호작용하는 방법이나 그 때의 노인 생각 등을 파악하여 이야기하면 자신의 노인에 대한 견해나 선입관이 염려스러울 때도 있다.

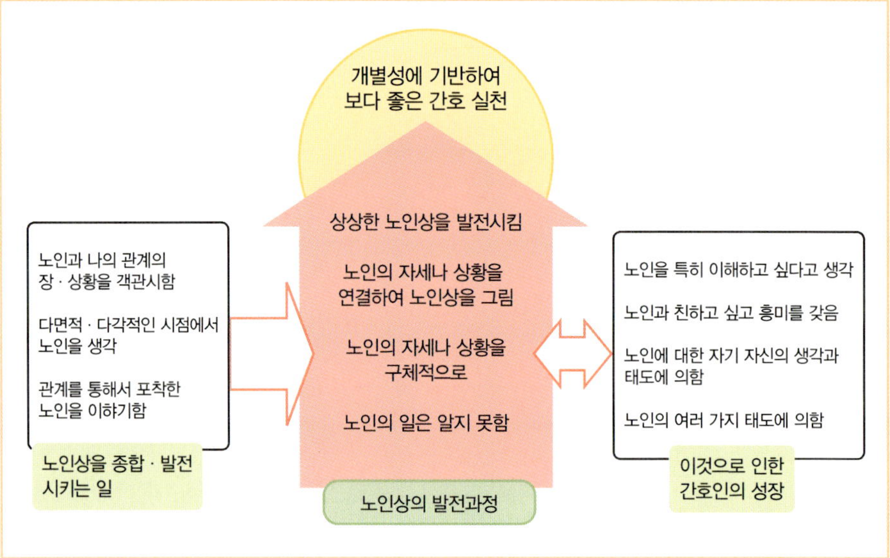

그림 5-4 노인 간호에 있어서 노인의 모습(이미지)의 발전 과정

〈출처〉 谷本眞理子, 島田美紀代, 田所良之 외 : 노인 요양시설 실습에 있어서 노인 이해를 위한 방법으로서의 내러티브 면접의 의의. 51 : 27–31, 2009년을 기초로 작성

그와 같은 염려를 할 수 있으면 지금까지 볼 수 없었던 노인의 자세가 구체적으로 보인다. 또한 노인의 상태를 구체적으로 자신의 말로 표현하게 되면 노인의 모습이나 상황 하나하나를 구체적인 사실로서 확인할 수 있다.

이 외에도 담당 노인과 관계 맺기를 시도해도 반응이 거의 없다는 생각을 다른 사람들과 의논했을 때, 「90세 정도에 그렇게 말하는 것은 당연할 것이다」라든가, 「어떤 치매 증상이 있어?」, 「너의 업무가 그런거야」 등으로 상대가 의견을 줌으로써 지금까지 파악하지 못했던 노인의 발달단계나 장애의 정도, 상황 특성이라고 하는 노인의 새로운 면을 깨달을 수 있다.

사례 ② | 처음으로 치매 노인을 담당하는 간호 학생 A의 노인 이해(2) |

「노인의 일을 알 수 없다」로부터 「노인의 자세나 상황을 구체적으로 파악한다」 단계로 – 사례 ①의 계속

(치매 때문에 나 자신이 솔직히 보지 못한 일이 있을지도 모른다고 말한 학생 A에게 교수가 「어떠한 때에 B씨로부터 괴로운 이야기가 나올까?」라고 물으면)

학생 A 「그렇게 말하면 아침인사 후에는 언제나 그 이야기가 반복되고……, 그 후의 B씨의 스케줄은 재활훈련이지요. 모두 넓은 홀에 모여서 공놀이나 달리기나, 체조를 하고 있습니다. 어쩌면 B씨는 별로 재활훈련을 원하지 않는 것일까……, 재활훈련을 하러 갈 때 B씨는 직원에게 권유받아 어쩔 수 없이 간다고 하는 느낌입니다. ……그렇기 때문에 내가 하루의 실습을 끝내고 인사를 하러 갈 때마다 언제나(그 이야기)이지요. ……라고 말하는 것은 지금의 B씨에 있어서 괴로운 일, 그것은 무엇인가 남들 앞에 나가지 않으면 안 될 때와 다른 사람과 이별 상황에서 일인가……. 그렇게 생각해보면 확실히 B씨의 이야기에서 옛날의 괴로운 체험 그 자체를 상상하고 있다기보다 그때그때 다른 사람과 상호작용하는 방법이 B씨 과거의 체험에 겹쳐지는 듯한 그런 괴로움을 느끼는 것인지도 모르죠.」

여기서 학생 A는 교수로부터 B씨의 구체적인 상황을 질문받고, B씨의 반복되는 이야기는 어떠한 상태에서 어떠한 때에 나오는 것인가, B씨와 상호작용하는 자신의 자세는 어떠했나? 등을 구체적으로 표현하고 있다. 이것은 B씨에게 반복해서 괴로웠던 경험을 이야기하는 것이 어떠한 의미를 가지는지 생각하는 것으로 연결되었다. 학생 A에게 B씨의 이야기는 여전히 "반복되는 이야기"가 아니라 지금의 B씨에게 의미있는 이야기가 되었다.

이와 같이 노인의 여러 가지 모습이나 상황을 자신의 언어로 연결해 가면 단편적이었던 노인의 정보와 연결이 된다. 또 노인에 대해 "이 사람은 이런 사람"으로 표현하여 무엇부터 전하면 좋을지, 무엇이 이 사람에게 중요하고 왜 중요한지를 연결지을 수 있다. 또한 노인의 모습이나 상황의 구체적인 단편들이 연결되면 '이것은 구체적으로 어떻게 되었을까' 하고 애매한 점을 깨닫고 새로운 의문이 생기거나, 노인과 얼굴을 마주하고 상호작용할 때 깨닫지 못했던 일을 깨닫게 되는 일도 있다. 상호작용하는 상황에서 한 걸음 물러나 자신의 상호작용을 포함한 노인의 반응들이 연결되고 노인의 모습이 전체로 떠오르게 된다.

사례 ③ | 처음으로 치매 노인을 담당하는 간호 학생 A의 노인 이해(3) |

간호 학생이 「표현한 노인의 전체 모습으로 발전하는」 단계

(그 후 학생 A는 B씨의 「괴로웠을 때의 이야기」에 대해 이야기할 수 있는 상황과 B씨의 그때마다 느끼는 기분에 주의하면서 상호작용을 계속하고 있었다. 다음은 학생 A의 회고이다.)

학생 A 「옛날에는 부잣집에서 하는 식모살이가 흔했고 식구를 줄이기 위한 하나의 방편이었던 것 같습니다. 식모 생활이 힘들고, 친정으로 돌아갈 수 없었다는 것을 책을 읽고 알았습니다. 이와 같은 역사적인 일을 앎으로써, B씨가 이야기한 내용이 왜 B씨의 괴로움으로 통하는 것인지 바로 직감적으로 느꼈습니다. '그 노인을 얼마만큼 이해할 수 있을까'는 '내게 얼마만큼 받아들일 곳이 있을까'로 달라지는 것을 알았습니다. 그래서 사람에 따라 그 사람을 파악하는 방법으로 전체 모습이 달라진다고 생각했습니다. 간호를 하는 데 있어 중요한 것은 노인의 요구를 계속 발견하는 것과 그 때의 노인 감정을 소중히 생각하는 것입니다.」

학생 A가 그러했던 것처럼 노인과 상호작용할 때 노인의 살아온 시대의 배경이나 생활 상황에 대해서 구체적으로 알고 있다면, 노인이 하는 말이 어떻게 전해질 것인가는 받아들이는 사람의 지식이나 배경에 따라서 달라진다. 또 노인 자신도 그때마다 상대방에 따라서 이야기하는 일이나 보여주는 모습이 달라지는 것은 당연하다.

노인의 전체 모습은 표현한 사람에 따라서 달라지는 것이지만, 때나 장소 등의 상황에 따라서 달라진다는 것을 알게 된다면, 보다 넓은 시야로 그 노인을 보고 파악하려는 자세와 연결되면서 노인의 전체 모습은 더욱 발전해 간다. 이것은 간호사의 성장 그 자체이고 개별성에 따른 보다 좋은 간호를 실천해 간다고 말할 수 있을 것이다.

학습과제

1. 노인을 총체적 인간으로 이해하는 것의 의미와 의의에 대해 설명해 보자.
2. 노인을 총체적 인간으로 이해하기 위해 필요한 간호사의 관점을 설명해 보자.
3. 노인에게 환경의 의미와 환경의 영향을 고려하여 노인을 이해하는 방법에 대해 설명해 보자.
4. 상호작용을 통한 노인의 이해에 대해 의미와 방법에 대해 설명해 보자.
5. 노인과 상호작용하면서 야기된 기분이나 감정을 생각하고, 그때 자신이 보고 있던 노인의 측면을 열거해 보자.

⊙인용문헌

1) Lucille DG, Sister Rose TB：全体論的視点から見た老人看護の展開（武山満智子訳），1-8ページ，医学書院，1987
2) 唐崎愛子：ホリスティック看護の実践．哲学—看護と人間に向かう哲学（田畑邦治，田中美恵子編），160-165ページ，ヌーヴェルヒロカワ，2003
3) 和田攻，南裕子，小峰光博編：看護大事典，505ページ，医学書院，2002
4) 前原澄子，野口美和子監修：機能別臨床看護学 第7巻 環境刺激感覚機能の障害と看護/言語機能の障害と看護，12-19ページ，同朋舎メディアプラン，2005
5) 前掲載4)，13ページ
6) パム・ドーソン，ドナ L. ウェルズ，カレン・クライン：痴呆性高齢者の残存能力を高めるケア（山下美根子監訳），12-14ページ，医学書院，2002
7) 同掲書6)，20-23ページ
8) 山崎智子監修，井上郁編著：明解看護学双書6 老人看護学，20-21ページ，金芳堂，2004
9) 鳥田美紀代，清水安子，正木治恵：意思をくみ取って援助することに困難を感じる高齢者に対する看護師のとらえ方の構造—対人援助関係の構築に焦点をあてた質的研究のメタ統合による分析—．千葉看護学会誌 **12**(2)：63-68，2006

⊙참고문헌

1) 谷本真理子，鳥田美紀代，田所良之ほか：老人ケア施設実習における高齢者理解のための方法としてのナラティブ面接の意義．千葉大学看護学部紀要 **31**：27-31，2009
2) 柳原清子：看護教育におけるナラティブとは何か　ナラティブの概念整理と老年看護教育での実践．看護教育 **44**(8)：661-665，2003

제3절 노인 간호에 활용 가능한 척도와 도구

학습목표

1. 노인의 건강사정과 신체사정 수행 시 주의할 점을 기술할 수 있다.
2. 생활기능평가(ICF)가 작성된 역사적 배경, 내용, 노인 간호의 임상 · 교육 · 연구의 의의를 설명할 수 있다.
3. 포괄적인 노인평가(CGA)의 목적과 대표적인 척도를 설명할 수 있다.
4. 기본적 일상생활동작(BADL)과 수단적 일상생활동작(IADL)의 개념과 내용을 설명할 수 있다.
5. 인지기능 사정도구의 목적을 설명하고 대표적인 척도의 활용과 주의점을 기술할 수 있다.

간호활동은 사정, 진단, 계획, 수행, 평가로 이루어지는 일련의 과정이다. 정보의 수집과 분석, 판단의 3가지 단계를 취하는 사정은 건강 문제를 가진 대상자에게 있어야 할 것과 현실과의 차이(간호 문제)를 체계적 · 전인적으로 이해하고 대상자의 욕구를 충족하는 방법을 검토하기 위한 근거가 된다. 사정은 그 후의 간호과정의 모든 단계에 있어서 행해지며, 수시로 이루어지는 모니터링이나 피드백에 의해 대상자 이해를 위한 새로운 정보 수집과 계획 수정 등에 활용된다. 본 절에서는 노인에 대한 사정을 수행할 때 주의해야 할 점과 노인 건강관리에 필요한 다학제적 접근 등에서 활용되고 있는 사정 척도와 도구에 대해 학습한다.

1. 노인사정

간호사정에는 건강사정(health assessment)과 신체사정(physical assessment)이 있고, 양자는 개념적으로 구별된다.

건강사정(health assessment)은 대상자에게 일어날 가능성이 있는 건강문제나 현재의 건강 수준에 대해서 결론을 도출하고, 개입의 목표나 방법을 결정하기 위하여 신체적 · 심리사회적 · 영적 측면의 주관적 · 객관적 정보를 수집 · 분석 · 통합 · 판단하는 전인적인 사정이고, 건강관리에 있어서 의사 결정의 중심적 구성요소이다.

신체사정(physical assessment)은 대상자의 신체적 측면을 중심으로 한 사정으로, 면담에 의한 대상자의 주관적 정보와 시진, 촉진, 청진, 타진에 의한 신체검진(physical examination)의 결과인 객관적 정보를 통합적으로 분석하여 도출되는 대상자의 신체적 상황에 관한 판단이다.

(1) 건강사정 시 노인의 특징

노인과 면담에서 질병이나 증상에 대한 노인의 해석이 들어갈 경우가 많고, 또 두 가지 이상의 질환을 가지고 있는 경우가 많기 때문에 호소가 다양할 수 있다. 그렇지만 안이하게 「가장 중요한 주호소가 무엇인지 정할 수 없다」라고 일방적으로 단정짓지 말고 노인에게 가장 중요한 주호소가 무엇인지 못 듣는 경우가 없도록 주의해야 한다. 특히 발열이나 동통 등이 건강문제의 전형적인 증상이지만, 노인의 경우 어깨 결림, 치통, 낙상 등 특이성이 없는 막연한 증상으로 나타날 수 있다. 또한 오랜 세월 병원에 갈 정도의 큰 병을 모르는 생활에 익숙해진 노인의 경우, 사소한 증상을 이상으로 인식하지 않으므로 의료진에게 호소하지 않을 수 있다. 노인이 진찰실에 들어올 때의 보행이나 말하는 방식에 주목하고, 본인이 아무렇지 않게 표출한 호소나, 가족이나 돌봄 제공자 등의 주요 인물(key person)이 걱정이 되어 이야기하는 노인의 언행 등을 신체사정 결과와 통합적으로 분석할 필요가 있다. 또 찌르는 듯한 통증, 둔한 통증 등 노인이 체험하고 있다고 생각되는 증상을 신체 부위에서 선택하게 하는 방법도 유효하다.

경우에 따라서는 노인이 면담의 목적과는 전혀 관계없는 병력이나 생활사를 언제 끝날지도 모르게 이야기하는 경우가 있다. 이때 노인의 회상이나 과거의 체험을 존중하여 공유하면서 자신의 생각을 드러내지 않고 계획했던 면담의 방향으로 이야기를 유도하는 것이 필요하다. 그러나 "최근 좀처럼 잠이 오지 않아서… 수면제가 있으면 언제 먹으면 좋은지, 무엇인가 좋은 방법은 없을까?" 등 의료진에게 원하는 사항을 전할 수 없어 방법을 모르는 경우도 있기 때문에 노인이 말하는 메시지(위의 예에서는 처방되어 있는 수면제는 효과가 없기 때문에 변경하고 싶다는 의미)를 이해하기 위하여 경청과 함께 정보를 해석하면서 확인해가는 과정도 필요하다.

(2) 노인 건강사정 수행 시 유의점

① 사정하는 데 장시간이 소요될 때는 노인의 피로, 졸음, 공복, 요의 등의 사항에 유의하여 대응을 할 필요가 있고, 식사 전후, 늦은 시간 등을 피하거나, 예상되는 종료 시간을 처음에 알리고, 종료 시간을 기준으로 단시간에 몇 번으로 나누어서 수행한다.

② 어려운 의학용어나 새로운 말은 피하고, 되도록 노인이 익숙하고 친숙해진 표현을 사용하여 요점을 파악하면서 한 번에 2개 이상의 질문은 하지 않는다.

③ 시각 · 청각 등의 감각기능 저하 때문에 평소부터 안경이나 보청기 등을 사용하고 있는 경우가 있으므로 처음부터 확인한다.

④ 적당한 크기의 목소리로 천천히 정면을 향하여 입 모양을 알 수 있도록 이야기한다.

⑤ 잡음이 없고 방해받지 않는 조용한 곳, 적당한 밝기가 있는 1인실, 앉는 기분이 좋고 긴장을 풀 수 있는 안락한 의자, 안전하게 이동할 수 있는 진찰대의 배치나 높이 등 환경도 배려할 필요가 있다.

(3) 치매 노인의 건강사정

치매 노인에 대해서는 주요 인물(key person)의 정보가 중요하다. 연령 등을 질문했을 때 「나이는 신경 쓰지 않기 때문에 잊어버렸습니다.」 등 아무렇지도 않은 모습과 그럴듯한 태도로 대답해도 치매가 있는 경우가 있기 때문에 사전에 중요한 사람으로(key person)부터 정보를 얻어 두거나 노인에게 알기 쉬운 다른 내용의 질문을 해본다.

질문에 대하여 노여움을 나타내고, 신체검진을 거부하는 경우는 어느 항목일 때에 어떠한 반응을 나타냈는가를 기록해 둔다. 시간이 없기 때문이라고 재촉하거나 억지로 실시하려고 하면 불안 등으로 인해 더욱 격하게 거부하기 때문에 노인의 자존심이 상하지 않도록, 또 안심하고 신체검진을 받을 수 있도록 충분히 배려한다. 설령, 말하고 있는 내용에 모순이 있더라도 잘못을 지적하거나 비난하지 말고 노인을 다정하게 지켜보면서 성실한 태도로 실시하는 것이 중요하다.

2. 생활기능평가(ICF)

1) 생활기능평가(ICF)란?

생활기능평가란 국제생활기능분류(생활기능 · 장애 · 건강의 국제분류: International Classification of Functioning, Disability and Health; ICF)를 의미하며, 질병 · 상태 변화나 연령 증가 등을 포함하고, 모든 건강 상태와 관련된 생활기능 상태부터 그 사람을 둘러싼 환경 요인이나 고유의 특징까지 통합한 전체 모습을 파악하기 위해 정리된 새로운 건강관 · 장애관에 근거한 분류 · 모델이다. 생활기능평가(ICF)의 원안 번역에 주도적으로 참여한 우에다(上田)[1]는, 생활기능평가는 가능성(플러스)이나 복잡성 · 다양성이 풍부한 「사람이 사는 일」을 전체의 중심에 놓고, 장애를 잃은 것(마이너스)뿐만 아니라, 「사는 일의 곤란(장애)」을 이해하는 새로운 관점이며, 사람이 사는 일의 전체 모습에 대한 「공통 언어」이고, 그 최대의 목적은 보다 좋은 방향으로 유도하는 것에 있다고 설명하고 있다.

생활기능평가(ICF)는 1980년에 제시된 WHO(세계보건기구) 국제장애분류(기능장애 · 능력장애 · 사회적 불리의 국제분류: International Classification of Impairments, Disabilities and Handicaps; ICIDH)의 개정판으로서 작성되고, 2001년의 WHO의 총회에서 채택되었다. 국제장애분류(ICIDH)는 「장애」를 단순한 기능 · 기능저하(impairment)뿐만 아니라, 기능장애(disability)나 기능결점(handicap)의 세 가지를 포괄한 것으로서 1981년의 국제장애자연맹 세계행동계획의 기본 개념으로서 채택되고, 장애를 다면적으로 이해하는 데 영향을 주었다. 그러나 3가지의 장애 수준이 마치 일방적인 시간적 순서로 진행된다는 오해를 초래할 우려가 있다는 것, 장애의 부정적인 면만이 강조되기 쉬운 모델인 것, 물적 · 인적 환경 외에 사회의식으로서의 환경이나 제도적 환경 등 장애의 발생에 크게 영향을 주는 환경적 요인이 고려되지 않는 것 등의 여러 가지 비판도 제기되었다. ICF는 이러한 비판에 대해서 비서구지역의 국가들도 가담한 전 세계적인 개정 작업을 거쳐 완성하였다.

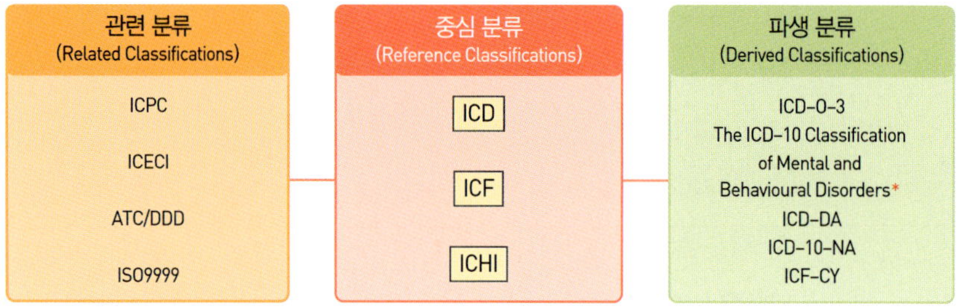

ICPC : 이차 간호에 대한 국제 분류
ICECI : 상해 원인에 대한 국제 분류
ATC/DDD : 해부 · 치료 관점에서 본 화학물질 분류 시스템/1일 사용 약제 용량
ISO9999 : 장해자에 대한 기술적 원조의 분류
ICD-O-3 : 국제질병분류-종약학, 제3판
The ICD-10 Classification of Mental and Behavioural Disorders : ICD-10 정신과 행동장애에 대한 분류
ICD-DA : 국제질병분류-치과학 또는 구강과학에 적용, 제3판
ICD-10-NA : 국제질병분류-신경질환에 적용
ICF-CY : 국제생활기능분류-소아 청년판

그림 5-5 WHO 국제분류군(WHO-FIC)에 있어서 분류의 종류와 구성 내용
*ICD-10(국제질병분류의 제10판)의 제5장「정신 및 행동의 장애(Mental and Behaioural Disorders)」가 단독으로 출판도 되어 있고, ICD의 일부이기는 하지만 파생 분류로 되어 있다.
〈출처〉 World Health Organization : The WHO Family of International Classification, 2009를 기초로 작성
참고 사이트 : http://www.who.int/classifications/docs/en/index.html

또 WHO는 건강이란 단지 질병이 없는 것이 아니라, 생활기능 전체가 높은 수준에 있는 상태로서 대상을 이해할 때는 질병뿐만 아니라 생활기능과 양면에서 봐야 할 필요성을 강조하고 있다. 이러한 배경 속에 생활기능평가(ICF)는 국제질병분류(International Classification of Disease; ICD), 작성 과정에 있는 의료행위분류(International Classification of Health Interventions; ICHI)와 함께 WHO 국제분류패밀리(The WHO Family of International Classifications; WHO-FIC)의 주축으로 자리매김하고 있다(그림 5-5).

2) 생활기능평가(ICF)

그림 5-6에 생활기능평가(ICF) 모델에 있어 구성요소 간의 상호작용과 생활기능, 장애 간의 관계를 나타냈다. 생활기능평가(ICF)에 의하면 생활기능에 영향을 미치는 건강 상태는 단지 질환이나 상태 변화뿐 아니라 연령 증가나 임신, 스트레스 상태 등도 포함한 포괄적인 용어이고, 국제질병분류(ICD)를 사용하여 코드화된다. 또 사람이 살아가는 일을 전체적으로 파악하기 위하여 생물 수준(생명), 개인 수준(생활), 사회 수준(인생)의 세 가지 수준을 포함한 포괄 개념을 생활기능으로 하고 있다.

생물 수준에 해당하는 것은 심신기능 · 신체 구조이고, 상 · 하지의 움직임이나 정신 등의 기능, 형태적인 신체의 부분을 가리킨다.

개인 수준의 활동은 사람이 살아가기 위하여 필요하게 되는 일상생활동작(ADL)이나 사회생활에서 필요하게 되는 행위나 과제 등 일련의 동작을 의미한다. 생활기능평가(ICF)에서는 실제로 생활 행위로서 행하고 있는 활동(실행 상황)과 실시할 기회가 있으면

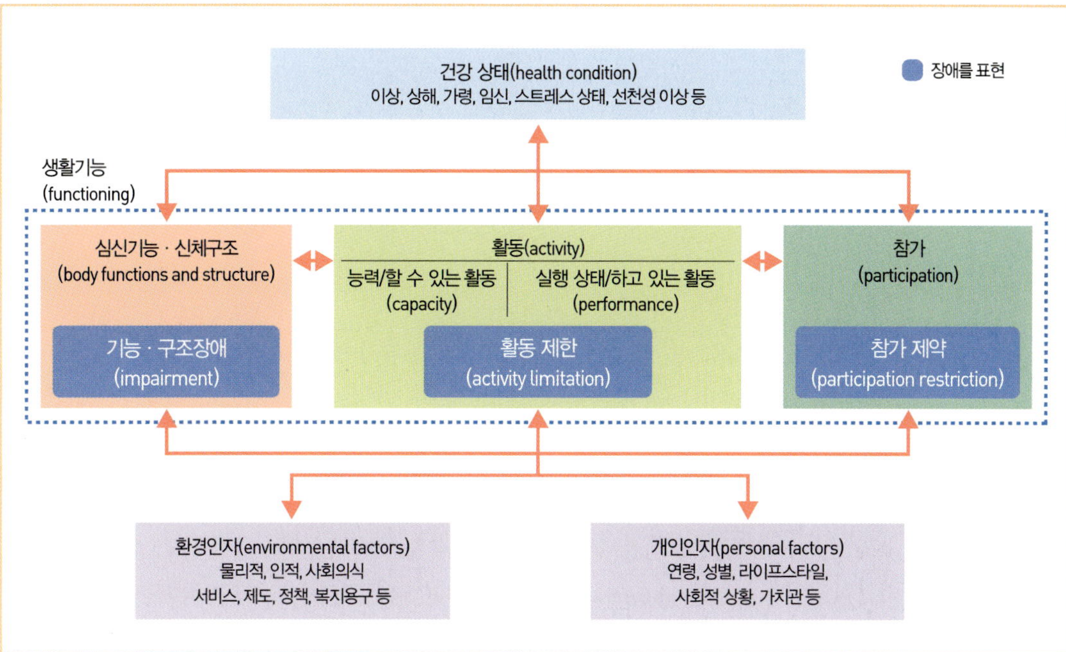

그림 5-6 ICF 생활기능 평가 모델에서 구성요소 간의 상호작용과 생활기능에 대한 장애와의 관계

〈출처〉 World Health Organization: ICIDH-2: International Classification of Functioning, Disability and Health, FINAL DRAFT Full Version, 2001년을 기초로 해서 작성. http://www.sustainable-design.ie/arch/ICIDH-2Final.pdf(2011년 2월 23일 검색)

가능한 할 수 있는 활동(능력 두 측면에서 파악하려고 하는 것이 특징이다. 특히 「할 수 있는 활동」(능력)은 재활과 같은 의도적 · 체계적인 개입이나 환경 조정이나 보조기구 이용 등의 작용에 의해서 발휘되는 잠재적인 능력을 의미하며, 어느 시점에서 달성될 수 있는 최고의 활동 수준 평가를 포함한 개념이라 할 수 있다.

생활기능에 있어서 사회 수준을 의미하는 참여는 그 사람이 생활이나 인생의 여러 가지 장면에 관계하거나 역할을 수행하는 것을 말한다. 따라서 지역 활동 외에 음식을 만드는 등 가정 내의 역할 수행, 제3자와의 교류, 교육이나 일 · 고용의 기회, 취미 모임 참가 등 여러 가지 것이 포함된다.

이들 세 가지 수준은 서로에게 영향을 주는 동시에(상호 의존성), 상호에게 규정되지 않은 독자적 성질을 가진 존재로(상대적 독립성) 강조되고 있다. 즉 심신기능 · 신체 기능의 수준이 저하되더라도 활동 수준의 상대적인 독립성을 높임으로써 참여 수준을 향상시키는 것이 가능한 것으로, 대단히 중요한 사고방식이라 할 수 있다.

이와 같이 생활기능평가(ICF)에서는 세 가지 수준의 생활기능을 "플러스의 포괄 개념"으로서 파악하여 개인의 건강 상태와 배경 인자(환경인자와 개인인자)간의 상호작용 중 부정적인 측면, 즉 생활기능에 문제가 생긴 상태를 장애(disability)라고 명명하고 있다. Disability는 국제장애분류(ICIDH)에서 장애 수준의 하나인 「기능장애」에 해당하는 것이었으나, 생활기능평가(ICF)에서는 생활기능에 대응하는 "마이너스의 포괄 개념"으로서 위치가 정해졌다. 각 수준에서 보면 심신 · 신체 기능에 있어서 상실이나 이상이 기능이나 구조장애(Impairment), 개인이 활동을 할 때에 생기는 불편함이 활동제한(activity limitation), 그리고 그 사람이 속한 사회나 문화에서 장애를 갖지 않은 사람의 참여상태와 비교하여 무엇인가 생활 · 인생 과정에 관계할 때 경험하는 불편함이 참여 제약(participation restriction)이다. 이처럼 장애를 세 가지 수준에서 이해한다는 점에서 국제장애분류(ICIDH)의 사고방식이 계승된 것이라고 할 수 있다.

3) 생활기능평가(ICF)의 평가 점수

생활기능평가(ICF)는 각각의 구성요소마다 정해진 규정(rule)에 따라서, 대 · 중 · 소분류의 다수의 코드(부호)로 구성되어 있다.

대분류는 3가지 「생활기능」과 「환경인자」의 총 4가지 수준 밑에 있는 분류이고, 코드로 표시할 때에는 1개의 로마자와 1개의 숫자로 표시하기로 되어 있다. 즉 「심신기능」은 신체의 b, 「신체 구조」는 structure의 s, 「활동」은 activity의 a, 「참여」는 particiaption의 p, 「환경인자」는 environmental factor의 e이다. 「심신 기능」은 8개의 장(대분류)이 있기 때문에 각각의 대분류는 b1~b8로 표시된다. 「신체 구조」도 마찬가지로 8개의 장이, 「활동」과 「참여」는 공통으로 「활동과 참여」에 9개의 장, 그리고 「환경인자」에는 5개의 장이 있다.

중분류는 각 대분류 아래에 있는 항목이고, 코드 표시는 대분류의 코드에 숫자를 2개 더한다. 또한 소분류에는 그곳에 1개의 숫자를 붙인다. 예를 들어, “a5”는 「활동」의 대분류의 5【제5장 셀프 간호】이고, 그 중분류에는 “a510”의 《자신의 신체를 씻는 일》 등이 있고, “a510”의 소분류에는 “a5100”의〈신체의 일부를 씻는 일〉, “a5101”의〈전신을 씻는 일〉 등이 있다.

다만, 공통의 리스트로 되어 있는 「활동과 참여」의 분류 항목에는 임시로 로마자로서 d(영역, domain)가 붙어 있다. 코드화하여 사용할 경우 반드시 a나 p를 붙이고, d만으로 사용하는 일은 없다. 예를 들면, “d9”는 「활동과 참여」의 대분류의 9【제9장 지역사회생활 · 사회생활 · 시민생활】이고, 중분류의 “d920”는 《레크리에이션과 레저》로 된다. 소분류를 코드화할 때 「활동」의 경우에는 “a9201”〈스포츠 활동〉이 달린다, 춤춘다, 볼을 던진다 등의 스포츠에 관련한 여러 가지 행위 · 동작 실시를 의미하지만, 〈스포츠의 참여〉의 경우에는 개인 또는 단체 경기로서 비공식 혹은 공식으로 조직화된 게임이나 운동 행사에 참여하는 것을 의미하기 때문에 「활동」과 「참여」는 반드시 구별하여 사용해야 할 것이다.

평가 점수는 하나의 코드(항목)에 대하여 어느 정도의 문제가 있는가를 나타내는 점수이다. 나타내는 방법의 규정으로 코드의 다음에 점(소수점)을 찍고, 0(문제 없음), 1(mild-경도의 문제), 2(moderate-중간 정도의 문제), 3(severe-심한 문제), 4(완전한 문제), 8(상세불명), 9(비해당)의 숫자를 넣는다. 예를 들어, “a510.2”라면 《자신의 신체를 씻는 일》을 전체 중 중간 정도의 제한을 의미한다. 또한 소분류 수준에서 보다 세밀하게 평가 점수를 붙일 경우는 "a5101.3"이라면 〈전신을 씻는 일〉에 대해서 심한 제한이 있는 상태로 된다.

「환경인자」는 플러스의 영향을 주는 촉진 인자(소수점의 뒤에 + 마크와 숫자)와 마이너스의 영향을 주는 저해인자(소수점의 뒤에 마크를 붙이지 않은 숫자만)가 있고, 그것을 평가 점수로 구별하여 표시한다. 또 「환경인자」는 본인의 관점에서 평가되는 것이 중요하다. 예를 들면, 보도와 차도를 구별하기 위한 요철 포장이 되어 있지 않은 도로에 연석(경계석)을 설치하는 것은 시각장애가 있는 사람에게는 안전의 의미로서 촉진 인자로 평가되지만 휠체어를 사용하는 사람에게는 저해인자로 평가되는 일 등이 있다. 「환경인자」의 코드 표시는 "e130.0"이라면 《교육용의 생산품과 용구》의 억제인자가 존재하지 않고, 혹은 무시할 수 있는 수준의 억제인자라는 것을 의미하고, "e410.+2"라면 《가족의 태도》가 중등도, 또는 상당히 촉진인자라는 것을 나타내고, "e540.4"라면 《교통 서비스 · 제도 · 정책》이 완전한 저해인자라는 것을 나타낸다.

4) 생활기능평가(ICF)의 활용과 문제점

현재 생활기능평가(ICF)는 국제 통계 비교나 자료 수집을 위한 통계도구, 성과나 환경인자 측정을 위한 연구도구, 대상자의 욕구나 개입상의 평가 등을 위한 임상도구, 교육과정 계획이나 시민 계발 등의 교육도구로서 폭넓게 적용되고 있다. 특히 생활기능평가(ICF)의 목적인 건강 상황과 건강 관련 상황을 표현하기 위한 공통언어로서 장애를 가진 당사자 본인과 보건의료종사자, 정책입안자, 일반시민 등과의 의사소통 촉진이나 상호 이해에 있어 유용성이 기대되고 있다.

또한 실천적으로는 생활기능평가(ICF) 모델의 구조를 사용하여 정보를 정리 · 분석하여 장애를 마이너스로 주목하는 것이 아니라, 개인의 잠재력을 끌어내 플러스를 발전시키는 전인적인 시점을 중심으로 계획과 실시가 가능하다. 또한, 노인의 최고 삶의 질 실현에 기여하는 가능성을 두고 있다. 고령, 질환, 상태 변화를 가진 노인 간호의 생활기능평가(ICF)는 사회적 의의가 크다고 할 수 있다.

한편 생활기능평가(ICF)를 활용하는 데 한계와 과제도 지적되고 있다. 전인적인 작용을 생각하는 면에서 당사자가 장애를 어떻게 받아들이고 그것을 어떻게 극복하려고 하는가 등의 주관적 장애, 즉 「체험으로서의 장애」[2] 차원의 이해가 매우 중요하다. 그러나 생활기능평가(ICF) 모델은 객관적 세계 범위의 이해에 한정되어 있기 때문에 주관적 장애의 평가에는 다른 도구, 척도 등을 조합시킬 필요가 있다. 이와 같은 한계와 과제가 있다는 것을 감안하고, 생활기능평가(ICF)의 기본적인 사고방식이나 모델의 의미 등을 이해하여 노인에 대한 보건의료복지의 실천이나 서비스, 제도 · 정책 면에서 질의 향상이 도모되도록 적절히 활용할 수 있어야 할 것이다.

3. 포괄적 노인평가(CGA)

1) 포괄적 노인평가(CGA)란?

노인은 질병의 중증도나 합병증의 유무만으로는 생명예후를 규정할 수 없고, 일상생활동작(ADL)이나 심리적 측면, 노인이 사는 사회적 환경 등을 통합한 평가에 의해서 치료 · 간호의 방향을 검토할 필요가 있다. 질환은 치료되더라도 치료에 동반한 장기 와상상태로 인해 노인증후군의 발생을 초래하는 것은 독립적이고 사람다운 생활의 실현을 곤란하게 하여 노년 의료 · 간호가 목표해야 할 바람직한 방향성이라고는 할 수 없다. 포괄적 노인평가(comprehensive geriatric assessment; CGA)는 노인 의료에 있어서 전인적인 치료 및 간호 계획 작성을 목적으로 노인의 생활기능을 의학적 · 신체적 · 심리사회적 측면에서 종합적으로 평가하기 위한 방법으로 인지되고 있다. 구체적으로 신뢰성 · 재현성이 있는 표준화된 지표는 척도나 사정 도구를 다각적으로 조합시켜 평가를 한다.

2) 포괄적 노인평가(CGA)의 실시와 과제

현재 포괄적 노인평가(CGA)에서 활용되고 있는 척도를 표 5-1에 나타냈다. 또 몇 개의 척도에 대해서는 부록으로 하여 게재하고 있다. 노인의료기관 등에서 사용 · 실시율이 높은 지표는 바델 지수(BI, barthel index), FIM, IADL 척도, 활동능력지표, GDS, SDS 등[3]이다.

포괄적 노인평가(CGA)는 의사, 간호사, 사회복지사 등을 중심으로 하는 팀 접근으로 실시하는 것이 일반적이나, 영양상태나 약물복용 상태, 연하 · 구강기능 등의 평가의 중요성도 강조되고 있어 영양사나 약제사, 물리 · 작업치료사, 치과의사 등이 더해져 독자적인 조직체계를 갖추고 있는 시설 · 기관도 있다.

포괄적 노인평가(CGA)를 활용함으로써 일상생활동작(ADL)이나 생명예후의 개선뿐만 아니라, 퇴원 조정 지원이나 팀 의료의 형성에 있어서도 유용성이 확인되고 있다. 반면 포괄적 노인평가(CGA)를 실시하는 데 시간이 걸리고, 인력 부족, 진료 비용에 반영되지 않는 등 부정적인 견해도 있다. 최근에는 5분 정도 소요되는 「활력」, 「인지기능」, 「BADL(기본적 일상생활동작)」, 「IADL(수단적 일상생활동작)」, 「우울」을 평가할 수 있는 CGA7(표 5-2)이 외래진료나 자치단체 건강진단 등에서 최초의 선별을 목적으로 하여 활용되고 있다. 또한 포괄적 노인평가(CGA)는 의료기관뿐만 아니라, 지역이나 보건복지기관에 서 다직종의 공통언어, 공통 평가도구로서 시설 간 제휴나 건강관리의 질 평가 등에 폭넓게 활용되고, 보건의료 경제면에서의 장점도 보고되고 있다.

그러나 측정한 포괄적 노인평가(CGA)의 내용이 충분히 활용되고 있다고 말할 수는 없고, 측정 결과를 간호나 건강관리 서비스의 실질적인 질의 향상이나, 노인에 있어서의 최고의 삶의 질 실현에 기여하기 위해 어떻게 활용할지가 향후 과제이다.

표 5-1 포괄적 노인평가(CDA)에서 활용되고 있는 주요 척도

1. 생활기능면, 신체면의 평가	
A. 일상생활동작(ADL)	① 기본적 일상생활동작(BADL) · 바델 지수(Barthel index) · 케이츠카츠 지수(Katz index) · N식 노인용 일상생활동작 능력 평가척도(N-ADL) ② 수단적 일상생활동작(IADL) · IADL척도(Self-maintaining and instrumental ADL) · PSMS(자가간호 척도, physical self-maintenance scale) · 노연식 활동능력 지표(TMIG index of competence) ③ 종합적 ADL 자립도 · FIM(기능적 자립도 평가표, functional independence measure) · 일본 후생노동성 「장애노인의 일상생활 자립도」 판정 기준(J/A/B/C rank) · Frenchay activities index · Rivermead ADL scale(개정판)
B. 행동기능	① 보행, 신체 균형, 유연성 · UP & GO(up and go test) · 베르그 균형 검사(Berg balance test) · FRT(자세반사 기능과 신체의 유연성 평가, functional reach test) ② 정교 운동 · 버튼 테스트
C. 의사소통	· MCT(mini communication test)
D. 연하기능	· 음수 시험
E. 영양상태	· SGA(subjective global assessment)
	· 간이영양상태평가MNA(mini-nutritional assessment)
2. 정신심리면의 평가	
A. 인지기능(질문지, 행동평가, 주변증상의 평가)	· HDS-R(개정 하세가와식 간이치매선별검사) · MMSE(간이 인지기능 검사, mini-mental state examination) · MMSE-DS(치매 선별용 한국어판 간이정신상태검사, Korean version ofmini-mental state examination for dementia screening) · 국립 정연식 치매 선별검사 · DBD(dementia behavior disturbance scale) · CDR(임상치매등급평가, 관찰식 행동 척도, clinical dementia rating) · N식 인지기능 검사(Nisihimura dementia scale) · NM 척도(N식 노인용 정신상태 척도) · 병택식 「노인 치매의 임상적 판정 기준」
B. 기분, 우울, 의욕	· 한국판 노인우울척도 단축형 (Geriatric depression scale short form-Korean version) · SDS(Zung's self-rating depression scale, Zung의 우울평가척도) · 하밀톤 우울평가척도(Ham-D HRS : Hamilton's rating scale for depression) · 치매 환자의 행동 관찰에 의한 활력지수(vitality index)
C. 사기(morale) 삶의 질(QOL)	· 개정판 노인용 사기 척도(주관적 행복 척도, Philadelphia Geriatric Center morale scale) · LSIA(생활만족도 척도 A, life satisfaction index A) · LSIK(생활만족도 척도 K, life satisfaction index K) · 주관적 건강감의 VAS(visual analogue scale) · WHO/삶의 질-100(Quality of Life-100) · SF-36(MOS short-form 36-item health survey) · 일본어판 Euro 삶의 질(유로콜)

3. 사회환경면의 평가	
A. 인적 환경	· ZBI(자리트 돌봄 제공자 부담감 척도, Zarit caregiver burden interview/inventory) · SBS(주관적 간호 부담감 척도, subjective burden scale)
B. 물리적 환경, 생활 환경	· 거주 형태, 경제 상황 등

표 5-2 포괄적 노인평가 7(CGA7)의 지표 항목과 평가, 내용

지표의 항목	평가	내용
1. 외래 또는 진찰 시나 방문 시에 피검자의 인사를 기다린다.	○ 자진하여 인사한다 × 답례는 한다 또는 반응 없음	의욕
2. 「이제부터 하는 말을 반복하여 주십시오(벚꽃, 고양이, 전차).」「다음에 또 듣기 때문에 기억하고 있어 주세요.」	○ 가능 × 불가능하다면 4번은 생략	인지기능(복창)
3. 외래의 경우 : 「여기에 어떻게 왔습니까?」 그 이외의 경우 : 「평소, 한 정거장 떨어진 거리에 어떻게 갑니까?」	○ 스스로 버스, 전차, 택시, 자가용차를 사용하여 여행 × 곁에서 시중이 필요	IADL(교통수단의 이용)
4. 「조금 전 기억하고 있던 말을 해주십시오.」	○ 힌트 없이 전부 가능 × 상기 이외	인지기능(지연 재생)
5. 「목욕탕에 혼자 들어가서 씻는 것도 도움이 필요 없습니까?」	○ 자립 × 부분 도움 또는 완전 도움 필요	BADL(목욕)
6. 「오줌을 지리는 일은 없습니까?」「화장실에 가지 않을 때는 소변기를 스스로 사용합니까?」	○ 실금 없음 ○ 소변기 스스로 사용 × 상기 이외	BADL(배뇨)
7. 「자신이 무력하다고 생각합니까?」	○ 아니요 × 예	정서 · 기분

*어디까지나 선별이기 때문에 이상(×)이 검출된 경우는 표준화된 방법으로 평가하는 것이 필요.

〈출처〉 鳥羽研二 : CGA의 목표, 포괄적 노인평가 지침(鳥羽研二 감수), 15, 후생과학연구소, 2003년에서 일부 수정하여 전재

4. 기본적 일상생활동작(BADL)과 수단적 일상생활동작(IADL)

1) 기본적 일상생활동작(BADL), 수단적 일상생활동작(IADL)의 개요

일상생활동작(activities of daily living; ADL)이란 일상생활상의 목적을 가진 일련의 동작으로 이루어진 구체적인 활동이나 행위이다. 1800년대 후반은 일상생활기능이라고 하는 개념이 사용되고 있었으나, 제2차 세계대전 후 뉴욕의 신체 장애자 시설의 디버(Deaver GD) 등이 최초로 일상생활동작(ADL)의 개념을 제창하였다. 그리고 사회 복귀나 직업 복귀를 지원하는 보건의료복지 서비스에 있어서 장애를 가진 사람들의 잔존기능의 평가나 독립적인 생활을 획득하기 위한 프로그램 입안 등에 일상생활동작(ADL)의 사고방식이 도입되어, 재활 의료의 세계로 급속히 보급되었다.

100가지 항목 이상이있던 ADL의 내용에 대해서, 1960년대에 로우톤(Lowton MP)이 행

동학적 모델의 이론적인 구조에 근거하여 생활기능(ADL)을 계층으로 나누고, 다시 계층 중에서 단순한 것에서 복잡한 것으로 배열하였다. 즉 식사의 준비, 가사 행위, 세탁, 쇼핑, 전화, 약물복용 관리, 교통기관의 이용, 금전관리 등 사회생활상 필요로 하는 복잡한 활동 · 행위를「수단적 일상생활동작(Instrumental ADL; IADL)」으로 하고, 그것에 대하여 사람이 살기 위하여 기본적으로 필요하게 되고, 식사를 하고, 화장실에 가고, 의복을 벗고 입는 등의 자가간호에 관한 행위나 그러한 행위를 실시하도록 연결하는 동작인 앉고, 서고, 걷는 등의 이동 능력을「기본적 일상생활동작(Basic ADL; BADL)」이라 하였다.

또한 1980년대에 자가간호의 범주를 초월하여 장애를 가진 사람의 입장에서 보다 바람직한 생활의 자세를 지향하는 사고방식이 생기고 삶의 질의 관점을 채택함으로써 여가 활동이나 자원봉사 활동, 직업 활동 등의 인간에 관한 인식을 수반하는 주체적 행동을「상급 일상생활동작(Advanced ADL; AADL)[4]」으로서 평가하려는 시도가 주목받고 있다.

2) 기본적 일상생활동작(BADL)과 수단적 일상생활동작(IADL)의 평가방법

BADL과 IADL의 평가방법에는 자기 기입식 질문지법이나 면담, 관찰법 등이 있다. 관찰법에는 진찰실이나 훈련실에서 과제를 실시하여 사정하는 방법과 자택이나 시설 등의 생활환경에서 관찰하는 방법이 있다.

과제 동작 능력의 단계 결정은 3단계 법(완전히 할 수 있다/부분적으로 할 수 있다/할 수 없다)이 일반적으로 사용되고 있고, 신뢰성이나 재현성도 높다고 할 수 있다. 3단계보다도 많은 상세 분류에 의한 다단계 평가는 평가자 간의 불일치를 해소하기 위하여 매뉴얼에 근거한 훈련 등이 필요하다. 또한 생활기능평가(ICF) 활동의「할 수 있다-할 수 없다」의 능력과「하고 있다-하고 있지 않다」의 실행 상황 사정은 간호의 필요성이나 환경 설정 등을 검토하는 면에서 중요하다. 일반적으로는 BADL은 능력에 중점을 두고 있으나 IADL은 문화적 배경이나 성별, 환경 등에 영향을 받는 경우도 있기 때문에 실시 상황을 감안한 평가가 행해진다.

간호사는 대상자가 진찰실이나 훈련실에서 과제에 대하여「할 수 있다」고 하여, 집에서 생활하는 데「할 수 있는 것」에 관심을 두지 않으면 안 된다. 일상생활에서는 여러 가지 행위를 거듭하고 있고, 그 중에서「할 수 있다」는 능력을 실행에 옮기는 것이 용이하지 않기 때문이다. 간호사는 대상자의 일상생활 전부를 관찰하는 일은 어렵기 때문에 가족이나 돌봄 제공자, 이외의 건강관리 전문직 종사자 등과 협력과 연계를 통해 정보를 얻어 평가할 필요가 있다.

5. 인지기능 사정도구

1) 인지기능 사정도구의 의의 · 목적

인지기능이란 지각, 주의, 기억, 지남력, 계산, 언어, 사고, 판단 등 인간의 지적 활동에 없어서는 안 되는 능력이다. 즉 경험적으로 획득한 기존의 정보에 근거하여 선택적으로 채택한 외부 세계에 존재하는 정보를 여러 가지 기능을 관여시키면서 축적 · 분석하여, 그것들을 외부에 전달하거나 자신의 행위를 결정 · 판단하는 데 활용한다. 지각에서부터 판단에 이르기까지의 생체의 능동적인 정보 수집 · 처리의 포괄적인 활동의 총칭이라 할 수 있다. 이 정보 처리과정에 있어서는 주의, 기억, 비교, 통합 등을 하는 여러 가지 고차원적인 뇌기능이 관여하고 있다.

노인 의료 · 간호에서 인지기능의 사정이 매우 중요한 이유는 노년기에는 인지장애를 수반하는 질환의 출현빈도가 상당히 높아 안전하고 독립적인 생활기능의 유지가 어려울 수 있기 때문이다. 인지기능은 연령 증가로 인한 영향을 받기 쉽고, 불안이나 우울상태 등의 심리 · 정신적인 건강문제와도 상호 관련되기 때문에 바르고 적절하게 사정하여 보다 질 높은 의료 · 간호의 제공에 활용할 필요가 있다.

인지기능 사정은 아래와 같이 목적이 다양하다

① 인지장애를 선별하거나, 기억 저하를 주호소로 하는 환자의 임상평가

② 피검자에게 질문이나 과제 수행 지시가 곤란한 경우로, 기분 · 의욕의 변화나 인격 · 행동의 변화 등에서 치매를 평가하기 위한 행동 관찰

③ 개별적인 치료 · 간호계획 수립을 위한 증상의 특징이나 정도의 파악(장애 정도의 평가)

④ 시간의 경과에 따른 인지기능 변화 정도를 보기 위한 평가나 치료 · 간호의 평가

⑤ ①~④를 통합하여 의료 행위에 관한 판단능력(의사능력)이나, 법률 행위를 수반하는 노인장기요양보험 시설 입소 계약이나 재산 관리에 관한 판단능력(사리 식별능력)의 평가

이상 5가지가 있다. ③에 대해서는 인지기능 자체가 정보 수집 · 처리의 포괄적인 활동을 포함하기 때문에 원인 질환이나 중증도에 따라서 장애의 양상은 다르다. 따라서 증상이 글자 읽기, 글씨 쓰기, 기억, 시각적 구성, 계산, 추리 등의 가운데, 어느 기능이 어느 정도로 저하하고 있는 것인지 장애 프로필을 파악할 필요가 있다. 또 ⑤의 개인 의사능력이나 사리 식별능력 평가에 대해서는 현재 그 판별의 어려움 때문에 의견이 분분하다.

2) 인지기능 사정도구

표 5-3에 인지기능의 대표적인 사정도구(assessment tool)를 목적별로 나타냈다. 이들은 국내 · 외에서 개발된 후, 현재 실용화되어 있는 주요한 것으로,(1) 질문법이나 관찰법

에 의해서 치매를 선별하거나 중증도를 평가하는 것,(2) 인지장애의 치료 · 간호 효과 등의 시간 경과에 따른 평가를 목적으로 한 것,(3) 기억을 여러 가지 측면에서 임상적으로 평가하는 것,(4) 인지기능의 장애 정도뿐 아니라 전반적인 장애 프로필을 다면적으로 평가하는 것의 4가지로 분류할 수 있다.

(1) 질문법

질문법으로 실시하는 치매 선별검사나 중증도 평가는 지남력이나 기억, 계산, 언어기능, 행위, 관념운동 등을 간단하게 검사하기 위하여 개발된 것으로, 노인의 상태에 따라 다르지만, 대략 5~10분 정도로 실시가 가능하다. 합계 점수를 산출하여 인지기능의 정도를 평가한다. 인지기능장애가 없는 노인은 정답률이 높고, 합계 점수가 낮을수록 인지기능의 장애는 심하고, 기준점(cut off point) 이하에서는 치매가 의심된다.

개정 하세가와식 간이치매선별검사(HDS-R)는 1974년에 일본에서 개발된 하세가와식 간이치매선별검사(HDS-R)의 개정판이며, 간이정신상태검사(MMSE)는 1975년에 미국의 폴스타인(Folstein) 등에 의해서 개발된 것이다. 간이정신상태검사(MMSE)는 국제적

표 5-3 인지기능의 대표적인 사정도구

(1) 치매 선별이나 중증도 평가
A. 질문법
· HDS-R(개정 하세가와식 간이치매선별검사)
· MMSE(간이정신상태검사 Mini-mental state examination)
· MMSE-K(한국형 간이정신상태검사, Mini-mental state examination-Korean version)
· K-MMSE(한국형 간이정신상태검사, Korean version of mini-mental state examination)
· MMSE-DS(치매선별용 한국형 간이정신상태검사, Korean version of MMSE for Dementia Screening)
· N식 정신기능검사(Nisihimura dementia scale)
· 국립 정연식 치매선별검사
B. 관찰법
· CDR(임상 치매등급평가, 관찰식 행동척도, clinical dementia rating)
· NM척도(N식 노인용 정신상태 척도)
· 병택식(柄澤式) 「노인 치매의 임상적 판정 기준」
· FAST(functional assessment staging of Alzheimer's disease)
(2) 인지기능의 시간 경과에 따른 평가
· ADAS(알츠하이머형 치매 평가검사, Alzheimer's disease assessment scale)
· ADAS-Cog-K(한국형 알츠하이머형 치매 평가검사, Alzheimer's disease assessment scale-Cognitive-Korean Version)
· YDS(산대식 치매 평가검사, Mattis dementia rating scale-Japanese Version)
· KDRS(한국형 치매 평가검사, Korean dementia rating scale)
· GDS(전반적 퇴화 척도, Global deterioration scale)
(3) 기억의 임상 평가
· WMS-R(웩슬러 기억척도-개정판, Wechsler memory scale-revised)
· BVMT(벤톤 시각기억검사, Benton's visual memory test)
(4) 인지장애 프로필의 파악과 다면적 평가
· WAIS-R(웩슬러 성인지능척도-개정판, Wechsler adult intelligence scale-revised)
· COGNISTAT(신경행동 인지상태 검사, neurobehavioral cognitive status examination)

으로 통용하는 것이지만, 피검자의 연령이나 교육 수준에 영향을 받기 쉽다는 보고도 있다. 국내에는 이 도구를 그대로 번안한 강연욱 등[5]의 K-MMSE(Korean-Mini Mental State Examination)와 교육 수준에 영향을 받기 쉬운 문제를 최소화하기 위해 일부 문항을 변경하여 번안한 권용철과 박종한[6] 의 MMSE-K가 사용되고 있다. 보건복지부[7]에서는 2010년 치매 선별검사의 표준화 과정을 거쳐 치매 선별용 한국어판 간이정신상태검사(MMSE-DS)를 개발하여 사용하고 있다. 한편, N식 정신기능검사에는 HDS-R에 없는 시공간 인지, 도형 모사, 운동 구성 능력 등의 광범한 인지기능을 평가하는 항목이 포함되어 있다.

국립 정연식 치매 선별검사는 지역에서 생활하고 있는 노인들로부터 치매가 의심되는 사람을 조기 발견하기 위하여 개발된 것이고, 방문간호사 등 지역보건 종사자들이 활용하고 있다. 이 외에 앞에 제시한 도구들과는 달리 「어머니의 자매를 일반적으로 무어라 부릅니까?」「북쪽으로 향했을 때, 오른 손은 어느 방향을 가리킵니까?」 등 논리적 사고를 요하는 과제가 포함되어 있는 것이 특징이다.

(2) 관찰법

관찰법에 의한 치매의 평가는 피검자의 일상생활 행동이나 모습을 관찰을 통해 평가하는 방법이다. 질문법에 의한 검사를 실시할 때는 피검자인 노인으로부터 검사에 대한 협조를 얻거나 피검자가 과제에 집중할 수 있는 상태에 있어야 하는 등의 여러 가지 조건이 필요하게 된다. 피검자인 노인에 있어서 이와 같은 조건을 충족하기가 상대적으로 곤란한 경우, 행동 관찰을 통해 치매를 평가하는 것이 유효하다.

임상치매등급평가, 즉 관찰식 행동척도(CDR)는 1982년에 휴즈(Hughes C) 등이 개발하여 국제적으로 사용되고 있는 도구로, 기억 등의 6개 영역의 항목을 각각 평가한 후, 이들을 통합하여 건강(CDR 0), 치매의 의심(CDR 0.5), 경증 치매(CDR 1), 중등도 치매(CDR 2), 중증 치매(CDR 3)의 5단계로 중증도를 판정한다.

NM 척도는 1988년에 소림 등에 의해서 개발된 사정도구로, 가사 · 신변정리, 관심 · 활기 · 교류 등의 5항목으로 이루어지고, 5단계로 평가한다.

그 외에 노인의 지능 수준을 일상생활에 있어서 언행이나 태도, 작업수행 능력 등으로부터 판정하는 것(병택식 「노인 치매의 임상적 판정 기준」), 알츠하이머(Alzheimer)의 임상단계를 판정하는 FAST(Functional assessment staging of Alzheimer's disease) 등이 있다.

이들 관찰법에 의한 평가는 피검자의 일상의 모습을 잘 아는 가족이나 돌봄 제공자로부터 정보를 얻을 필요가 있고, 단독 세대의 노인에게는 사용이 어렵다.

(3) 시간의 경과에 따른 평가

시간의 경과에 따른 인지기능 변화의 평가도구에는 ADAS(알츠하이머형 치매 평가검사, Alzheimer's disease assessment scale), YDS(산대식 치매평가척도)과 이 도구를 한국판으로 표준화한 KDRS(한국형 치매평가검사, Korean dementia rating scale), GDS(전반적 퇴화척도,Global deterioration scale)가 있다.

ADAS는 기억, 언어, 행위에 관한 11개 항목의 인지기능 하위 검사와 기분이나 행동상의 변화 등 10개 항목의 비인지기능 하위 검사로 구성되어 있다. 인지기능 하위 검사는 알츠하이머병에 대한 약물요법의 임상지견으로 사용되어 왔다. ADAS-Cog-K(한국형 알츠하이머형 치매 평가검사, Alzheimer's disease assessment scale-Cognitive-Korean Version)은 주의집중력, 기억력, 언어 능력, 시공간 구성 능력, 행위 능력, 전두엽 기능 등 여러 인지 영역을 종합적으로 포함하는 18개 항목으로 구성되어 있으며, 점수가 낮을수록 인지기능이 잘 보존되어 있다고 판단한다.

YDS는 MDRS(Mattis dementia rating scale)의 일본어판이며, KDRS는 이 도구의 한국어판으로서 장노년의 인지기능을 평가하고, 치매 환자의 경과를 측정하는 데 유용한 질문식 검사이다.

GDS는 치매가 의심되는 환자나 치매로 진단된 환자의 임상증상 및 심각도를 7단계로 구별하여 시간에 따른 환자의 단계 변화를 파악할 수 있어 치료의 경과나 예후를 평가하는 데 유용하다.

(4) 임상평가

기억을 여러 가지 측면에서 임상적으로 평가하는 방법으로서 WMS-R(웩슬러 기억척도-개정판, Wechsler memory scale-revised) 이나 BVMT(벤톤 시각기억검사) 등이 있다. 기억은 그 유지시간으로부터 감각기억, 단기기억, 장기기억(근시기억과 원격기억)으로 분류할 수 있다. 또한 특성으로부터 보면 에피소드 기억과 의미기억으로 이루어지는 진술기억, 수속기억(기능), 작업기억(워킹 메모리), 언어성 기억과 시각성 기억 및 지연 재생 등이 있다. 기억을 평가하기 위한 검사는 노인뿐만 아니라, 뇌의 기질성 장애 등에 의한 기억장애의 임상적 평가에도 폭넓게 사용되고 있다.

(5) 인지장애 프로필의 파악과 다면적 평가

인지기능의 장애뿐만 아니라 장애 프로필을 포함하여 다면적으로 평가하는 도구로서 WAIS-R(웩슬러 성인지능척도 개정판)이나 COGNISTAT(신경행동 인지상태 검사) 등이 있다. 장애를 다면적으로 평가하는 것의 의의는 어느 기능이 유지되고 어느 기능이 저하되어 있는가를 파악함으로써 그 사람에 적합한 개별성이 높은 간호의 자세를 생각하는 면에서 유용하다는 데 있다.

WAIS-R은 1955년에 웩슬러(Wechsler D)가 작성한 WAIS의 개정판으로 뇌손상이나 정신장애를 가진 환자의 지적기능을 임상적으로 평가할 목적으로 개발되었다. 언어성 검사(상식, 이해, 계산, 유사성, 어휘, 숫자 주의력, 문자-숫자 연속)와 동작성 검사(그림 완성, 숫자 기호, 블록 디자인, 매트릭스 추론, 그림 정렬, 기호 찾기, 물건 모으기)로 이루어지고, 국제적으로도 사용되고 있다. 또 연령 증가에 의한 결정성 지능(상식, 어휘, 이해, 유사)과 유동성 지능(그림 완성, 그림 정렬, 블록 디자인, 매트릭스 추론, 물건 모으기, 숫자 기호)의 변화 평가에도 이용된다.

COGNISTAT는 일반 인자(각성 수준, 지남력, 주의)와 5가지 영역의 인지기능(언어, 구성, 기억, 계산, 추리)을 평가하여 인지 프로필로 나타내고, 유지되고 있는 능력과 저하하고 있는 능력을 시각적으로 파악할 수 있다는 것이 특징이다.

3) 인지기능을 사정할 때의 주의점

인지기능을 사정할 때 노인의 불안이나 심리적 스트레스를 충분히 배려할 필요가 있다. 특히 질문식으로 사정할 경우에는 다음 사항에 주의한다.

① 사무적인 진행방법은 노인을 긴장시키거나, 검사자에게 질문할 수 없게 하여 개인의 인지기능을 적절히 반영하지 못한 결과를 초래할 가능성이 있다.

② 어린아이처럼 취급받고 있다는 느낌을 주지 않도록 노인을 존중하는 것을 잊지 말고, 검사자의 목소리 톤이나 태도에 유의한다.

③ 선별검사를 심각하게 받아들이는 노인에 대해서는 어느 일정 수준의 연령이 되면 일반적으로 하는 검사라고 설명하여 안심하고 받을 수 있도록 한다.

④ 검사 결과뿐만 아니라, 수행과정에 있어서 관찰되는 과제 실패에 대한 반응이나 집중력, 적극성, 협력성 등을 적절히 파악할 필요가 있다. 특히 우울상태에 있는 노인은 지적으로는 이해하고 있어도 「모릅니다」라고 하는 대답이 많아지거나, 이미 진성 치매를 가진 경우는 이야기를 꾸며내거나 제멋대로인 반응도 나타난다. 가족이나 돌봄 제공자로부터 사전에 평소의 생활 모습이나 교육 수준 등의 정보를 얻어 두는 것도 결과의 해석에 도움이 된다.

⑤ 안이한 태도로 시작하거나 강요하는 것은 노인의 협조를 얻을 수 없을 뿐 아니라 신뢰관계 구축을 어렵게 하므로, 검사 취지나 방법을 숙지하여 검사를 시행할 때 협조를 얻을 수 있도록 성실하고 유연한 태도로 임할 필요가 있다.

⑥ 그 외의 주의점은 「치매를 가진 노인의 건강사정」을 참고한다.

학습과제

1) 치매 노인을 대상으로 사정 시 주의할 점을 설명할 수 있다.
2) 임상실습에서 경험한 노인환자의 전체 모습을 생활기능평가(ICF)를 사용하여 기술할 수 있다.
3) 부록의 포괄적 노인평가(CGA)의 대표적인 척도를 적용하고, 장단점을 서술할 수 있다.
4) BADL과 IADL을 사정할 때의 구체적인 관찰 · 측정 항목을 설명할 수 있다.
5) 간호사 역할과 노인 환자 역할을 설정하여 대표적인 인지기능의 사정도구를 실제로 적용하고, 느낀 점을 토의할 수 있다.

⊙인용문헌

1) 上田敏：ICFモデル—その基本的特徴．国際生活機能分類ICFの理解と活用—人が「生きること」「生きることの困難(障害)」をどうとらえるか，15-31ページ，萌文社，2005
2) 前掲書1)，ICF(国際生活機能分類)の今後の課題．60-69ページ
3) 鳥羽研二：高齢者総合的機能評価とは：歴史と展望．Geriatric Medicine **43**(4)：549-552，2005
4) 江藤文夫，稲源一郎，本多卓ほか：転倒・骨折患者のQOL．Geriatric Medicine **34**(6)：727-731，1996
5) 강연욱 등: 치매 노인들을 대상으로 한 K-MMSE의 타당도 연구. 대한신경정신의학회지, 15, 300-308, 1997
6) 권용철, 박종한: 노인용 한국판 Mini-Mental State Examination(MMSE-K)의 표준화 연구-제1편: MMSE-K의 개발. 신경정신의학, 28(1), 125-135, 1989
7) 분당서울대병원: 치매 진단도구의 표준화, 보건복지부, 2009

제6장

건강한 노년과 평온한 임종을 위한 간호

이 장의 학습목표

1. 노화와 임종의 의미를 살펴보고, 어떻게 직면하고 대비하면 좋을지를 설명할 수 있다.
2. 노인의 「풍요로운 삶」을 이해하고, 그것을 지원하는 방법을 설명할 수 있다.
3. 노화로 인해 변화하는 노인의 환경을 이해하고, 환경 적응을 지원하는 방법에 설명할 수 있다.

제1절 노화와 임종

학습목표

1. 노년기를 살아가는 의미에 대해서 설명할 수 있다.
2. 노화를 수용하는 것의 어려움을 알고, 노화에 어떻게 대비할지를 설명할 수 있다.
3. 노인의 자기관리 능력과 타인의 도움을 받는 것의 양면성을 설명할 수 있다.

1. 노화의 의미

에릭슨(Erikson EH)은 태어나서부터 죽음에 이르기까지의 심리사회적 발달을 8단계로 나누고, 개인의 자아가 각각의 발달 단계에서 직면한 위기와 선택을 통해 성장하고 발달하는 과정을 체계적으로 설명하였다. 그의 발달 이론에 의하면 노년기는 개인의 삶의 주기에 있어 최종적인 원숙 단계로 자아의 통합과 절망 사이에서 생기는 심리적 위기를 극복하여 적응하고, 스스로를 성장시켜가는 시기로 파악된다.

그러나 일반적으로 노인은 쇠퇴기 · 상실기에 있는 사람들이라고 생각될 뿐, 「사람은 평생에 걸쳐 계속 발달한다」고 하는 관점에서는 이해되지 않았다. 에이지즘(ageism, 연령차별)이라고 하는 용어는 노화하는 것에 대한 우려, 질병이나 장애, 죽음에 대한 공포, 그리고 사회적 유용성의 상실에 대한 혐오감으로부터 유래되었다. 사람들이 노인에 대하여 가지고 있는 가치관(노인관)은 그 사회에서 노인이 놓여 있는 상황과 연관되어 노인의 현실을 반영함과 동시에 노인의 자아 발달에도 크게 영향을 미치는 것으로 생각된다. 대부분의 사람이 부정적인 노인관을 공유하고 있는 사회에서는 노인 자신도 부정적인 관점으로 자신을 보게 되고, 노인이라고 하는 사실 때문에 자존감이나 만족감이 저하되어 자신의 노화를 수용하고 적응하는 데 어려움을 갖게 된다.

노인 인구의 급증으로 초고령 사회로의 진입을 눈 앞에 둔 요즈음 이와 같은 에이지즘(ageism)을 극복하기 위하여 "성공적인 노화"나 "신노인"이라고 하는 말을 통해 노화에 대한 보다 긍정적인 의식을 만들어가고 있다. 하지만 키노시타(木下)[1] 씨가 지적하고 있는 바와 같이 현대 사회는 여전히 노화를 이해하기 어려운 개념으로 생각하고 있다. 노인 인구가 증가하고 일반 집단화됨에 따라 노인은 사회에서 평범한 존재로 인식되고, 인간에 있어서 노화한다는 것의 의미는 노인 당사자에게는 물론 그 이외의 사람들에게 있어서도 한층 더 파악하기 어렵게 되었다.

노인은 자신의 노화를 어떻게 자각할까? 노화를 자각하는 것에 관한 횡단적 · 종단적 연구에서 노화에 대한 자각은 연령이 증가함에 따라 높아지지만, 상당한 연령이 되어도 노화를 자각하지 못한 사람도 있었다. 또한 노화를 한 번 자각하였다 하더라도 그대로 지속되는 것이 아니라 '자각하였다', '자각하지 못하였다'를 반복하면서 점차로 안정되어 가는 것으로 보여졌다. 노화를 자각하게 된 계기에는 신체적 요인이 많았고, 자신의 신체적 쇠약으로 인해 활동이 저하되는 것이 큰 계기가 되었다고 하였다.

카우프만(Kaufman SR)[2]은 저서 『Ageless self—늙음의 자기 발견』에서 노인은 「자신이 노인이라는 것 자체에는 의미를 두지 않고, 오히려 노인이 자기 자신에 대해서 이야기할 때에 노화와 함께 찾아오는 신체적 · 사회적 변화에 관계없이 유지되는 자아, 즉 '에이지레스 · 셀프(ageless self)'에 직면한다」고 기록하고 있다. 노인이 자신에게 있어 소중한 것들에 관해 이야기할 때 어느 때는 「나이를 느낀다」고 하는 말이, 다른 때에는 「젊게 느낀다」 또는 「나이를 느끼지 않는다」 라는 의미로 사용되기도 한다. 노인에게 있어 노화 그 자체는 자기중심적 특성도 아니고, 그 자체가 중요한 의미를 가지지도 않는다.

노년기를 어떻게 살아갈지는 중년기 이후를 어떻게 살았는지에 의해 좌우된다. 페크(Peck R)는 30대 말부터 40대 말 사이에 위기적 과도기가 존재하는데, 이때 위기에 대처하는 가장 중요한 요소로서 「체력을 중요한 요소로 생각하는 사람들은 노화로 인해 체력이 쇠퇴함에 따라서 점차로 고민하고 우울하게 되지만, 반대로 예지(뛰어난 지혜)를 중요한 요소로 생각하는 사람들은 비교적 원만하게 노화한다」고 기술하고 있다. 노화함에 따라 생각이나 행위의 유연성이 떨어지고 새로운 사고방식을 받아들이는 데 어려움이 생기는데, 이것이 위기적인 문제로 인식되는 최초의 시기는 중년기이다(표 6-1).

노년기에는 이전까지 경험하지 못했던 새로운 문제에 직면하게 된다. 특히 정년퇴직은 전반적인 가치 체계의 변화를 요구하는 위기로서, 이것을 원만하게 받아들이면 가치를 재평가하는 기회가 되어 지금까지의 역할 이상으로 광범위한 역할을 찾아내는 일도 가능하게 된다. 이른바 「일」 이외의 활동에서 가치를 찾아낼 수 있는지의 여부가 여생을 활발하게 지속할지, 아니면 인생의 절망적인 상실을 경험할지의 분기점이 된다.

대부분의 노인은 노년기 특징인 질병에 대한 저항력 약화와 회복력의 쇠퇴, 신체적 고통 증가 등을 경험한다. 노화로 인해 신체 기능이 저하되면 배설, 식사, 이동 등 일상생활을 유지하는 데 있어 타인의 도움을 필요로 하게 되는데, 이것은 자신은 물론 가족에게도 여러 가지 부담이 될 수 있다. 그래서 가족 및 주변 사람들에게 부담을 주지 않기 위하여 장수를 주저할 뿐만 아니라 거부하는 일도 있다.

노화를 받아들이는 데 있어 쇠약해져 가는 신체 상태를 어떻게 직면할 것인지는 중요하다. 신체적 쇠약 때문에 상실을 경험한 사람이 있는가 하면, 신체적 고통에 시달리면서도 인생을 받아들이고 즐기는 사람이 있으며, 다가오는 임종에 대해 긍정적으로 적응하는 일이 가능한 사람도 있다. 「원만하게 노화하는 것」이 결코 쉬운 일은 아니지만 모든 사람은 그것을 실현할 가능성을 가지고 있다.

표 6-1 페크(Peck R)에 의한 중년기와 노년기의 제반 단계

시기	단계
중년기	**1. 지혜에 가치 부여하기 대 체력(물리적 힘)에 가치 부여하기 valuing wisdom vs. valuing physical powers :** 지혜란 나이가 듦에 따라 증가하는 현명함(판단력)으로 누구나 노화함에 따라 더 현명하게 되는 것은 아니다. 인간은 30대 말에서 40대 말 사이에 위기적 과도기를 만나게 되는데, 이때 위기에 대처하기 위한 주요한 도구 또는 자신의 가치 체계, 즉 자기를 정의하는 데 있어 가장 중요한 요소로서 체력에 가치를 두는 사람은 노화에 따른 필연적인 체력의 쇠퇴로부터 점차 고민하게 되고, 우울해지거나 불행하게 되는 경향이 있다. 반면 자신의 가치 체계를 완전히 역전시켜 자기 평가의 기준 또는 인생의 문제를 해결하기 위한 방법으로서 「손」보다도 「머리」를 사용하는 사람들은 이 단계에서 가장 「원만하게」 성공적인 노화를 경험한다. 신체적 쇠퇴 단계를 경험하는 사람들에게 있어 최선의 방법은 자기를 정의하거나 행동을 결정함에 있어 체력에 바탕을 둔 가치로부터 지혜에 바탕을 둔(또는 정신에 기초를 둔) 가치로 전환하는 것이다.
	2. 인간관계에 있어서 사회화 대 성 역할화 socializing vs. sexualizing in human relationships : 전반적인 신체적 쇠퇴를 경험하면서 다소 그것과는 독립되어 있는 부분이 성적인 영역이다. 인생의 전반부에서 성은 생물학적 및 사회적으로 중요하고 필수적인 부분이지만 인생의 후반부에서는 그 중요성이 부수적인 것으로 여겨진다. 인생 후반에 접어들어 현실적인 성적 욕구는 강하지 않더라도 성적인 힘에 자신의 가치를 부여하는 사람들에게 갱년기는 하나의 비극이라고 느끼질 수 밖에 없다. 이 시점에서 남성과 여성을 성적인 요소의 중요성이 점차로 감소하고 있는 개인 및 상대라고 재정의한다면 인간관계는 이전의 자기중심적인 성적 욕구로 인해 제한될 것이다.
	3. 정서적 유연성 대 정서적 빈곤성(고갈) cathectic flexiblity vs. cathectic impoverishment : 「정서적 유연성」은 정서적 감정을 어떤 사람으로부터 다른 사람에게로, 어떤 활동으로부터 다른 활동으로 전환하여 집중하는 능력을 의미한다. 이러한 현상은 평생에 걸쳐 나타남에도 불구하고 특히 중년기에 이것이 더욱 위기라고 생각되는 이유는 이 시기가 되면 자녀가 성장하여 집을 떠나고, 동년배의 친구나 일가 친척과의 관계가 그 사람들의 죽음에 의해서 깨지기 시작하기 때문이다. 중년기에는 대부분의 사람들이 직장이나 지역사회에서 모든 연령층에 걸쳐 가장 폭넓은 인간관계를 맺게 되고 다양한 역할을 경험한다. 즉 자신의 정서를 집중할 수 있는 대상을 가장 광범위하게 가진 시기이다. 이 시기에 정서적으로 빈곤해지는 것으로 인해 괴로워하는 사람들이 있는데, 그들은 정서를 집중시킬 대상이 사라져 가는데 반해 그들의 정서를 다시 한 번 향하게 할 다른 사람, 다른 일, 또는 다른 생활이 없기 때문이다.
	4. 정신적 유연성 대 정신적 경직성 mental flexibilty vs. mental rigidity : 인간의 성장과 생존에 있어서 중요한 문제 중 하나는 자기 자신, 즉 자신의 경험적 사상이나 체험이 자신의 인생을 지휘하고 있는가 하는 문제일 것이다. 어떤 사람들은 그들의 경험이 인생을 지배하고 있어 새로운 문제를 해결하고자 할 때 공정한 생각을 하기보다는 그들의 경험을 잠정적인 지침으로 활용하여 경험의 지배를 받도록 하는 사람도 있다. 그들은 그들이 우연히 만난 사상이나 행동 양식을 확고불변한 규정으로 받아들이는 것이다. 어쨌든 중년기가 지난 대부분의 사람들은 사고나 행위가 유연하지 않아 새로운 사고방식에는 마음을 닫아버리는 경향이 있다고 이해되고 있다. 노인은 물론 대부분의 사람들에게 있어 이것이 위기적 문제로 인식되는 최초의 시기는 중년기이며, 이 단계는 의심할 여지없이 제1단계(지혜에 가치 부여하기 대 체력에 가치 부여하기)와 관계가 있다.
노년기	**1. 자아 분화 대 직업 역할에의 몰두 ego differentiation vs. work-role preoccupation :** 우리 사회 대부분의 남성에게 있어 60세 이후에 찾아오는 정년퇴직은 굉장히 충격적인 문제이다. 이로 인해 가치체계의 변화라는 위기에 직면하게 되는데, 이를 원만하게 해결하면 정년퇴직자는 그의 가치를 재평가하여 자신을 재정의할 수 있게 되고, 오랫동안 종사해 온 특정 업무에서의 역할 이상으로 광범위한 역할을 하게 된다. 대부분의 남성에 있어 「업무」 이외의 활동에서 자신의 가치를 찾아낼 수 있는지의 여부는 여생을 활발하게 지속할지, 아니면 인생의 절망적인 상태에 이르게 될지를 결정하는 중요한 요소이다(대부분의 여성에게 있어 이 단계가 찾아오는 것은 자식이 성인이 되어 집을 떠나게 됨으로써 어머니라고 하는 「직업적」 역할을 내려놓게 될 때이다. 이 위기적 단계는 많은 여성의 경우에 중년기에 찾아올 수 있다). 정년퇴직은 수입의 감소나 타인에 의존하는 생활을 강요한다. 이러한 강제적인 변화에 원만하게 대응하기 위해서는 이제까지와는 다른 자아 분화가 필요하다. 결국 다양한 역할 활동에서의 분화뿐 아니라, 인격이나 인간관계 등 여러 가지 측면에서의 분화가 요구된다.

표 6-1 페크에 의한 중년기와 노년기의 제반 단계(계속)

시기	단계
노년기	**2. 신체 초월 대 신체 몰두 body transcendence vs. body preoccupation :** 대부분의 노인은 질병에 대한 저항력 약화, 회복력 쇠퇴, 신체적 고통 증가를 경험한다. 신체적 안녕을 삶의 기쁨이나 즐거움으로 생각하는 사람들에게 있어서 이것은 가장 중대하고도 치명적인 모욕일 것이다. 점차 쇠퇴해가는 신체 상태에만 몰두하여 고민과 번뇌 속에 노년기를 보내고 있는 사람들이 많이 있다. 그런데 신체적 고통으로 고생하면서도 인생에 더욱 만족하는 사람들도 있다. 그러한 사람들은 「행복」이나 「위로」를 인간관계라든가 정신적인 창조 활동에서 정의하는 사람들이며, 그들의 가치 체계에 있어서 기쁨이나 만족은 사회적 · 정신적 기능이 신체적 기능을 한결 같이 초월하고 있다. 이러한 가치체계 달성은 인간 발달 목표의 하나로 볼 수 있을 것이다.
	3. 자아 초월 대 자아 몰두 ego transcendence vs. ego preoccupation : 노년기에 직면하는 중대하고도 결정적인 사실 하나는 죽음이 불가피하다는 것이다. 젊은이는 죽음을 뜻밖의 일로 생각하지만, 노인은 죽음이 틀림없이 찾아온다고 예상하고 있다. 서양의 사상가들은 물론 중국이나 인도의 철학자들도 이 달갑지 않은 예상에 대해 적극적으로 적응하는 것이 가능하다는 것을 시사하고 있다. 노년기를 건설적으로 사는 방법은 예상되는 개인의 죽음 앞에서 넓고 긴 미래를 위해 사람이 구축해 온 견고한 지식만큼 중요한 것은 없다고 느끼면서 관대하고 무욕으로 사는 것이다. 이것이 인간이 자신의 생명의 한계를 초월하여 그 삶에서 영속적인 의미를 획득할 수 있는 방법이다. 이와 같은 적응은 수동적인 단념이나 자아 부정이 아니기에 그 사람의 사후를 계승하여 살아갈 사람들을 위하여 인생을 보다 안전하고 의미 깊게, 보다 행복한 삶으로 영위하기 위한 적극적인 노력이 필요하다. 이 최종 단계에서 「원만하게 노화하는 사람」은 인간의 생존을 동물적 생존으로부터 구별하여 다른 무엇보다 영구적 문화를 위해 자아 초월적인 활동을 하는 사람일 것이다. 그는 후손에게 좋은 세상이 되도록 하기 위해 할 수 있는 노력을 계속하고 있을 것이다.

*Peck(1956)의 기술에서 작표. 또한 Peck은 중년기와 노년기를 만 나이로 구분하는 것은 옳지만 각 시기 내에서 제반 단계가 생기는 시간 계열은 개인마다 다르다고 생각하고 있다.

〈출처〉 守屋国光 : 노년기의 자아 발달심리학적 연구, 214–216, 風間書房, 1994년에서 인용

2. 노화의 발견과 죽음의 수용

노년기를 경험하지 않은 사람이 노화를 건강하고 풍요롭게 받아들이고, 노화를 지원한다는 것의 의미를 이해하는 것은 쉽지 않다. 여기서 하나의 연구[3]를 소개한다. 이것은 노인의 주체적인 건강 창출과 지원을 염두에 두고 노인 자신이 어떻게 건강을 파악하고 살아가는지를 명확하게 하기 위해 실시한 것이다. 연구는 질병이나 장애를 가졌지만, 건강상태가 유지되고 있는 노인 24명(노인요양시설 입소자 10명, 지역 거주자 14명)을 대상으로 건강을 유지하기 위해 필요한 것, 소원이나 희망, 심신의 상태, 지역의 행사 등에 참가하는 것에 관한 생각을 개별 또는 소수 그룹의 인터뷰를 통해 자료를 수집하였다. 이 자료를 질적 분석한 결과가 그림 6-1이다.

이 그림은 노인이 질병이나 죽음의 고통을 회피하기 위해 저항하기도 하고, 인력을 초월한 힘을 수용하기도 하며, 또 지금까지의 생활습관이나 방법으로 건강을 유지하려고도 하며, 역경을 긍정적이고 낙관적으로 수용하여 장수를 누리려고 노력하기도 한다는 것을 보여주고 있다. 이와 같은 모습에서 알 수 있듯이 노인은 자기관리 능력과 타인의 도움을 받고자 하는 상반된 마음을 가지고 있으며, 그 안에 내재된 죽음을 수용하

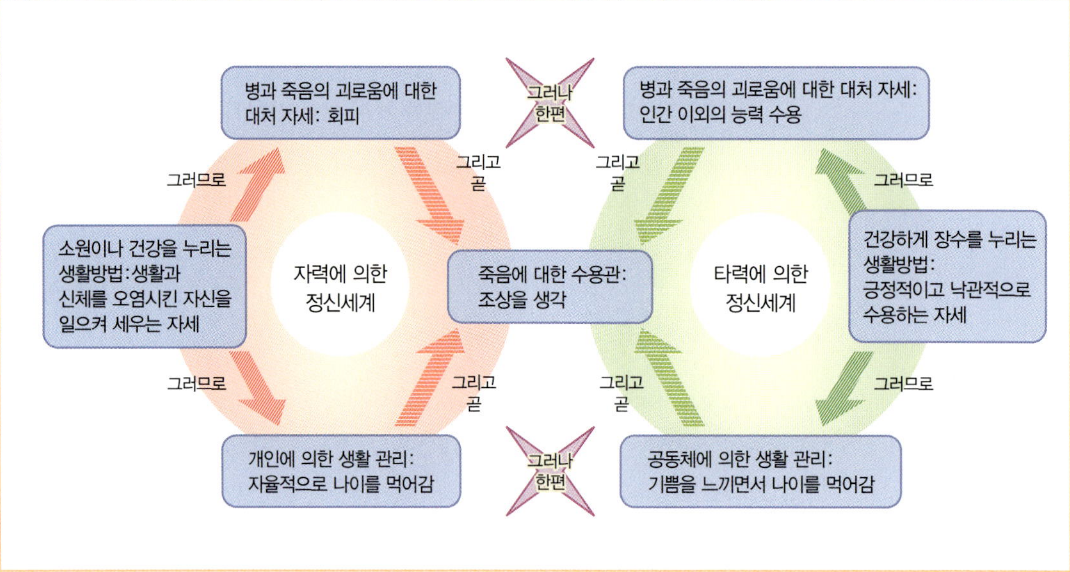

그림 6-1 노인 자신으로부터 파악하는 건강 심볼도
〈출처〉 鳥田美紀代, 正木治恵, 高橋良行 외 : 노인 자신으로부터 파악하는 건강. 제29회 일본간호과학학회학술집회강연집, 479, 2009의 데이터를 근거로 山浦晴男 씨에 의한 질적 통합법(KJ 법) 분석에 의해 작성.

는 가치관을 통해 죽음을 수용하는 단계에 이르게 된다. 이 그림은 노화하는 노인 자신의 모습을 이해하는 데 도움을 줄 뿐 아니라 노인의 풍부한 생을 지원하는 일에 활용될 것으로 생각된다.

카우프만[2]은 그의 저서 『Ageless self－늙음의 자기 발견』에서 「노인은 노화하는 것 그 자체가 아니라 노화되어 살아가는 것에 의미를 두고 있다」고 기술하고 있다. 인생의 마지막 단계를 자기답게 살고, 자기답게 죽음을 수용하는 것이 인간이 본래 근원적으로 가지고 있는 소원이지 아닐까? 또 마츠 무라(松村)은 「인간이 노화한다는 사실을 스스로 자각하면서 어떻게 살아가는가?」라는 질문 속에서 다음과 같이 기술하고 있다. 「사람은 『타인으로부터』, 『타인에 의해서(타인을 위해서)』, 『타인과 함께』 살아가는 과정에서 진정한 의미의 『인간』이 되고, 자기 중심의 삶으로부터 타인 중심의 삶으로 옮겨짐으로 인해 우주의 전존재 속에서 자기 자신의 존재와 남은 생의 『분량』을 강하고 명료하게 자각한다. ……(중략) ……이것은 각각 개인의 『노화』에 그 사람의 개성이 나타난다는 것에 근거한다. 이것이 자연의 순리를 각자 인간의 과제로 다시 받아들이는 이유이다.」[4]

개인차는 있으나 사람은 노화되어 임종에 이르기까지 돌봄 제공자의 간호를 필요로 하는 때가 찾아온다. 노인으로부터 「수발을 받게 되면 끝장이다」, 「가족에게 폐를 끼치고 싶지 않다」, 「남의 신세를 지기 전에 갑자기 덜컥 죽고 싶다」고 하는 말을 듣기도 하고, 남의 신세를 지지 않겠다고 열심히 버티는 모습도 볼 수 있다. 그러나 간호와 요양을 받기 시작하면서 노화해버린 자신을 새삼스럽게 자각하기도 하고, 반면 자신을 잃어버리는 일도 있다. 또한 이제까지 소중히 여겨온 자기다운 모습이나 생활을 유지하는 것을 체념해버리고, 이로 인해 무력감을 경험하기도 한다.

설령 일상생활을 유지하기 위해 돌봄 제공자의 도움이 절대적으로 필요한 사람일지라도 식사나 배설 등 일상생활 속에 그 사람의 의사나 의향을 반영시키는 것은 중요한 일이며, 돌봄 제공자가 이러한 생각을 가지고 있다면 가능한 일이다. 평범한 일상 속에 자신의 의사가 반영되는지의 여부는 그 사람의 생에 있어 대단히 큰 의미를 가진다. 그것이 자기답게 생활하고 자기답게 임종하는 것이라 생각한다.

학습과제

1. 노화란 어떤 것인지를 자신의 말로 설명해 보자.
2. 당신의 주변에 있는 노인과 소원이나 희망, 일상생활에 소중하게 생각하는 것 등에 대해 인터뷰 해보자.
3. 죽음을 수용하는 마음의 자세란 어떤 것인지를 설명해 보자.

⊙인용문헌

1) 木下康仁：老いの社会文化的意味の創出．保健婦雑誌 **53**(6)：432-437，1997
2) Kaufman SR：エイジレス・セルフ—老いの自己発見(幾島幸子訳)，筑摩書房，1988
3) 正木治恵：高齢者の主体的な健康を創出・支援する老人看護専門技術の評価ツールの開発と検証，平成19年度～21年度科学研究費補助金(基盤研究(B))研究成果報告書，2010
4) 松村克己：老化のなかに人間の生命の意味をさぐる．メディカル・ヒューマニティ **4**：86-90，1986

제2절 풍요로운 삶을 위한 지원

학습목표

1. 노인의 풍요로운 삶을 다면적 · 포괄적으로 할 수 있다.
2. 노인의 풍요로운 삶을 위한 지원방법을 설명할 수 있다.
3. 노인에게 나타나는 환경 변화의 의미를 이해하고, 환경 적응을 지원하는 방법을 설명할 수 있다.

1. 노인의 삶의 질 향상

노인의 삶의 목표로서 「풍요로운 삶」을 제시하고 싶다. 사람은 노화로 인해 신체 기능이 쇠약해지고, 각종 장애를 가지고 있을지라도 노년기의 긴 인생을 인간적으로 풍요롭게 살 수 있다.

노인에게 있어 풍요로운 삶이란, 매일의 생활이 만족스러운 것과 평온한 임종을 준비하는 것의 2가지 측면으로 생각할 수 있다. 노인요양시설에 입소하고 있는 90세 이상의 초고령 노인을 대상으로 실시한 연구[1]에서 일상생활을 통하여 느끼는 기쁨과 즐거움은 '자신의 존재를 확인할 수 있는 기쁨', '특별한 가족의 존재를 확인할 수 있는 기쁨', '좋아하는 일을 하는 기쁨', '자신을 향상시켜 가는 기쁨', '젊은 사람으로부터 젊음을 느끼는 기쁨', '여기까지 살 수 있었던 기쁨'으로 발견되었다. 여기에서 알 수 있듯이 노인에게 있어서는 특별한 행사나 색다른 경험보다도 일상생활 속의 평범한 대화나 관계 속에서 자신의 존재나 가족의 존재를 확인할 수 있는 것이 매일의 생활을 풍요롭게 하고 여기까지 살아온 기쁨을 느끼게 하며, 최종적으로 평온하게 죽음을 받아들일 수 있는 일로 연결되는 것은 아닐까?

노인의 「풍요로운 삶」을 다면적 · 포괄적으로 파악할 필요가 있지만 또한 개개인의 특성에 따라 이해하지 않으면 안 된다. 노인의 심신 상태, 노화에 따른 욕구 변화 및 다양성, 다양한 거주 형태나 주변 환경 등에 대한 일반적인 이해만으로는 노인의 삶의 질을 향상시키는 데 한계가 있다. 바꾸어 말하면, 돌봄 제공자는 「노인에게 있어서 풍요로운 삶이란 무엇일까?」를 끊임없이 묻고, 그것을 생각하면서 간호해야 하며, 그렇게 간호하는 과정 그 자체에 의미를 두어야 한다.

1) 노인의 삶의 질 향상을 위한 지원방법

(1) 자가간호를 유지하는 것

제1절에서 「원만하게 노화하는 것」은 중년기에 찾아오는 위기를 어떻게 대처하였는가의 영향을 받는다고 기술하였다. 지금까지 어렵지 않게 할 수 있었던 일을 할 수 없게 되고, 가치 있다고 생각하던 것을 잃어버리고, 부모를 잃고, 자식이 떠나가는 것 등은 중년기부터 시작되는 상실이다. 이런 경험들 속에서 건강한 노년을 보내기 위해서는 주위의 지지가 중요함과 동시에 자가간호(self care), 즉 자기 자신의 신체를 소중히 여기고, 일상생활을 조절하고, 자신의 생활방식을 살피면서 즐거움을 발견해 가는 것이 중요하다.

간호사가 제공하는 자가간호 교육이 노년을 살아가는 데 중요한 지원임을 염두에 두어야 한다.

(2) 자존심을 상하지 않게 할 것

일상생활을 스스로 할 수 있는 노인이든 타인의 간호를 필요로 하는 노인이든 신체 상태는 다르더라도 노인 자신을 향상시키고자 하는 의지는 동일하며, 이것은 자아발달의 관점에서 모든 인간이 가지고 있는 자질이다. 이 자질을 살리는 데 가장 중요한 것은 자존심을 상하지 않게 하는 것이다. 인간이 인격적인 통합을 유지하면서 살아가는데 있어 「자존심」은 중요하고, 자존심이 상하면 자신을 부정적으로 인식하게 되어 살 의욕을 잃게 된다. 노인의 경우 자존심이 손상되는 위기에 봉착하더라도 노인 자신은 이에 대해 말을 하지 않는 경우가 많고, 일단 손상되어 버리면 지원(follow)하는 것도 쉽지 않다.

자존심을 상하게 할 위험성은 일상의 평범한 대화 속에도 잠재하고 있기 때문에 간호할 때 노인의 자존심을 상하게 하지는 않는지에 대해 민감해야 한다.

(3) 노인과의 대화를 소중히 할 것

「노화함에 따라 인생은 점점 더 깊고 재미있게 된다. 어려움이 있더라도 도전할 만하다」. 이것은 구로카와(黑川)[2]가 100세 노인들의 인터뷰를 통하여 기록한 말이다. 노인의 옛이야기에는 재평가된 자신의 과거와 타협함으로써 미래를 보다 좋게 살아가도록 하는 힘이 있다는 의미이다. 노인은 경의를 가지고 자신의 이야기를 경청하는 사람에게 안심하고 자신의 이야기를 하게 되는데, 이런 노인과의 대화는 「지금」을 살고, 「미래」를 향하여 살고 있는 우리와 노인의 과거, 현재, 미래를 연결한다. 경청을 위해서는 수용적 · 지지적인 자세로 접근하는 훈련이 필요하다.

노인의 옛 이야기를 듣는 것의 또 다른 의미는 듣는 이로 하여금 노인이 체험한 세계를 상상하여 그 사람의 관심을 깊게 하며, 자신 속에 있는 기존의 한계를 없애고 관점을 넓혀가도록 하는 과정이 된다는 데 있다. 젊은 사람이 노인으로부터 그 경험을 전수받음으로써 자신이 경험하지 못했던 세대나 세계를 회상할 수 있게 되고, 이를 통해 그 시대를 꿋꿋이 살아온 노인들을 보다 깊이 이해하게 된다. 이와 같이 노인의 삶의 질 향상을 위한 지원은 노인들과 교류하여 대화하는 것에서부터 시작된다.

(4) 대인관계 · 사회 교류를 창출하는 것

노인이 다른 사람과의 관계 속에서 살아가도록 사람들과의 교류를 새로이 창출하는 것은 중요하다. 주기적인 행사 참가, 마음이 맞는 친구와의 여행, 사회활동 참가, 새로운 학습 기회 제공 등과 같은 대인관계 · 사회 교류를 간호 계획 속에 포함시켜 간호 대상자인 노인과 주변 사람과의 관계를 조성하여 가는 것이 필요하다.

노인을 사회적 존재, 즉 관계 속에서 살아가고 있는 존재로 이해할 필요가 있다. 특히 가족과의 관계나 돌봄 제공자와의 관계는 노인의 심신 건강과 안녕에 큰 영향을 준다. 관계 속에서 살아가는 존재라는 것은 심신이 쇠약해져 일상생활을 유지하기 위해 다른 사람의 간호가 필요하게 되고, 언어로 자신의 의사를 표현할 수 없게 되더라도 자신의 의사를 전달하고, 자신이 바라는 삶의 방식을 타인과의 관계 속에서 유지하여 가는 것이라고 생각할 수 있다.

(5) 노인과 신뢰관계를 형성하는 것

다른 사람의 도움이 없으면 일상생활을 할 수 없거나, 인지기능이 저하된 노인을 함부로 대하는 것을 자주 볼 수 있다. 그러나 노인과 신뢰관계를 형성하기 위해서는 노인이 가지고 있는 가능성을 믿고 그것을 찾아내기 위해 노력하는 것, 가능성을 발견하는 일에 기쁨을 느끼고, 노인과 공유하는 것이 필요하다. 이런 신뢰관계 형성이 간호의 효과에 영향을 준다는 것을 감안해야 한다.

2. 노인의 환경적응 지원

인간은 환경과의 상호작용 속에서 생활하고, 환경과 조화를 이루며 생존하고 있다. 노화와 동시에 일어나는 여러 가지 변화는 노인이 지금까지 생활해 온 환경을 서서히 다른 공간으로 변화시킨다. 노화에 따라 그 변화는 크게 나타나 생활하기 어려운 상태를 만들어내기도 하는데, 예를 들면, 다리의 근력 저하나 균형유지 능력의 저하는 이동할 수 있는 공간의 범위를 좁히고, 또 혼자서 안전하게 활동할 수 있는 가능성을 저하시킨다.

노화로 인한 신체적 · 정신적 기능의 변화로 자택에서의 독립적인 생활이 곤란하게 되면 돌봄 제공자가 있는 노인요양시설 등 낯선 환경으로의 이동을 강요받게 된다. 그것은 간호를 받기 위한 일시적인 입원이거나 재활훈련을 목적으로 한 단기 입원일 수도 있지만, 혹은 임종 때까지 살아야 할 곳이 되기도 한다. 또한 이곳에서는 다른 생활 패턴이나 습관, 문화를 가진 사람들과 좋든 싫든 접하며 사는 것이 요구될 것이다.

노인의 환경적응에는 노인이 생활하는 주택이나 도로, 설비 등의 물리적 환경과 그곳에서 관계를 맺는 인적 자원 등의 인적 환경이 서로 상호작용하여 영향을 미친다. 노인이 이제까지 경험한 적이 없는 새로운 환경에 적응해가지 않으면 안 되는 상황을 고려하여 노인이 생활하는 환경에 적응하도록 지원할 필요가 있다.

1) 재택에서의 생활환경 변화

질병이나 노화로 인한 신체적 · 정신적 기능의 변화는 노인이 지금까지 지내온 생활환경 속에서 독립적으로 생활하는 것을 저해하는 요인이 된다. 때로는 노인이 자택에서의 생활을 계속하기 위해 거주환경 개선이 요구된다. 일본에서 제정된 「노인의 거주안정 확보에 관한 법률」에는 노인을 위한 임대주택 공급이나 노인에게 적합한 거주환경을 가진 주택으로의 정비 등이 정해져 있어 일반적이거나 재활훈련을 위한 환경으로의 정비가 기대된다.

한편, 일상생활에 있어서 변화가 필요하게 되면 그것은 가족뿐 아니라 보건 · 의료 · 복지관계자 등 다른 사람의 개입으로까지 확대된다. 일상생활을 전부 자신의 의사대로 유지해온 지금까지와는 달리 다른 사람을 통해 일상생활을 유지하게 되면 노인의 의견이나 의사를 반영하는 데 있어 상당한 변화가 초래된다. 이와 같이 일상생활 유지에 있어 타인의 개입에 적응하는 것도 노인에게는 큰 과제이다.

2) 시설이라는 새로운 환경으로 인해 발생한 고뇌

대부분의 노인은 지금까지 살아온 지역, 생활이 익숙한 자택에서 임종을 맞이하고 싶다는 공통된 소원을 가진다. 그러나 현실적으로 90%에 가까운 사람들이 의료시설이나 그 외의 시설에서 임종을 맞이하고 있다. 질병이나 신체적 · 정신적 기능저하로 인해 독립적인 생활을 유지할 수 없을 때, 노인복지시설 등으로 전원, 입소, 입주하게 된다.

오랫동안 살아온 정든 지역을 떠나 새로운 시설로 생활의 장을 옮기게 된 노인의 생활은 어떠할까? 또 이곳에서 어떠한 경험을 하게 될까? 새로운 환경에의 부적응은 노인의 생명력을 저하시킨다. 토야마(外山)[3]는 생활환경이 지역(자택)에서 시설로 변화할 때 노인이 경험하는 고뇌를 다음과 같이 기술하고 있다.

- **제1의 고뇌 : 시설에 들어가는 원인 그 자체에 대한 고민**(시설에 입소하는 계기로 낙상 · 골절에 의한 이동기능의 상실, 간병자의 상실이 있다.)
- **제2의 고뇌 : 지금까지 자기가 조절해 온 주거환경 시스템의 상실**(오랫동안 살고 있던 환경으로부터 완전히 떠나버린다.)
- **제3의 고뇌 : 시설이라고 하는 비 일상적인 공간으로 옮김에 따라 경험하는 여러 가지 「차이」**(생활 공간의 차이, 생활 시간의 차이, 준수해야 할 규칙의 차이, 직원이 건네는 말이나 대화 내용의 차이, 역할의 상실)

시설 입소라고 하는 환경 변화에 따라 노인 자신에게 이와 같은 고뇌가 생긴다는 것을 이해할 필요가 있다.

3) 환경적응 지원

환경 변화에 대한 적응 여부는 노인의 건강상태에 큰 영향을 미친다. 예를 들면, 불러 모은 노인에게 나타나는 폐용성 변화* 등은 새로운 환경에의 부적응을 나타내고 있다. 그러기에 노인의 「풍요로운 삶」을 창출하고 유지하기 위해서는 환경에 적응하는 것이 필수적이다. 이하에 노인의 환경적응을 지원하기 위해서 고려해야 할 사항을 기술하였다.

(1) 노인의 자기결정권 존중

노인에게 가장 좋은 환경이란 매일의 일상 속에 노인 자신의 특성과 기호가 반영되는 환경이다. 환경과 노인의 행동이 서로 상호작용한다는 점을 고려하면 환경과 노인 양측을 평가할 필요가 있다. 특히 인적 환경과의 상호작용 영향은 더 강하게 나타난다.

매일 옷을 갈아입는 것, 식사, 배설, 목욕, 다른 사람과의 교류는 노인의 일상생활을 구성하는 중요한 요소이다. 이러한 일상생활 하나하나에 노인 자신의 의사나 의견을 반영할 필요가 있으며, 이렇게 노인의 의사나 의견을 반영하는 것은 노인의 주체성을 높인다.

시설에 입소하거나 자녀들의 집으로 이사하는 것 등 생활환경 변화에 있어 노인 자신의 자기결정권이 어떻게 반영되었는지 여부는 그 후의 환경적응에 크게 영향을 미치는 것으로 생각된다. 생활환경의 변화에 있어 노인 자신이 주체적으로 결정할 수 있는 경우보다도 가족의 결정을 따라야 하는 등 전혀 결정에 관여할 수 없는 경우가 많이 나타나는데, 노인의 환경적응을 지원하기 위해서는 새로운 환경으로 이행할 때 노인의 자기결정권을 검토하는 것이 필요하다.

* 불러 모은 노인에게 나타나는 폐용성 변화 : 노화에 의한 건강 문제나 배우자 사별 등에 의해 고령의 부모가 다른 지역에 사는 아들 가족이 있는 곳에 불려가는 일이 있고, 그와 같은 노인을 「불려온 노인」이라 한다. 아들 가족이 낮 동안 일로 부재 중이고, 새로운 지역에 친구 · 지인이 없으며, 또 자택 주변의 지리에도 익숙하지 않기 때문에 집에서 두문불출함에 따라 자극이 없는 상태가 계속되어 폐용성 장애를 경험하게 된다.

컬럼 | 서로 염려해주는 일상 교류 |

거처 만들기에 관한 연구에서 여성 노인이 가지는 관계성의 특징으로 『서로 염려해주는 일상 교류』가 도출되었다1). 65~79세 여성 13명에게 반구조적 인터뷰를 실시한 결과 『서로 염려해주는 일상 교류』는 자신의 앞날을 모르고, 가족 속에서 거처할 곳을 잃고, 살 의욕을 잃어버린 상황에 있는 노인의 삶의 질을 높이는 것으로 나타났다. 여성 노인은 서로의 존엄을 침해하지 않도록 적당한 거리감을 유지하면서 공감대를 함께 나누고, 서로의 일상에 관심을 가지면서 일상적인 교류를 계속하는 상호행위를 통하여 자신이 거처할 곳을 찾아내며, 오늘을 사는 의욕을 얻어서 지금의 자신을 확인하고, 자기 나름의 인생을 살 수가 있었다. 이러한 『서로 염려해주는 일상 교류』는 노인의 삶의 질 향상을 위한 지원으로 연결된다고 생각할 수 있다.

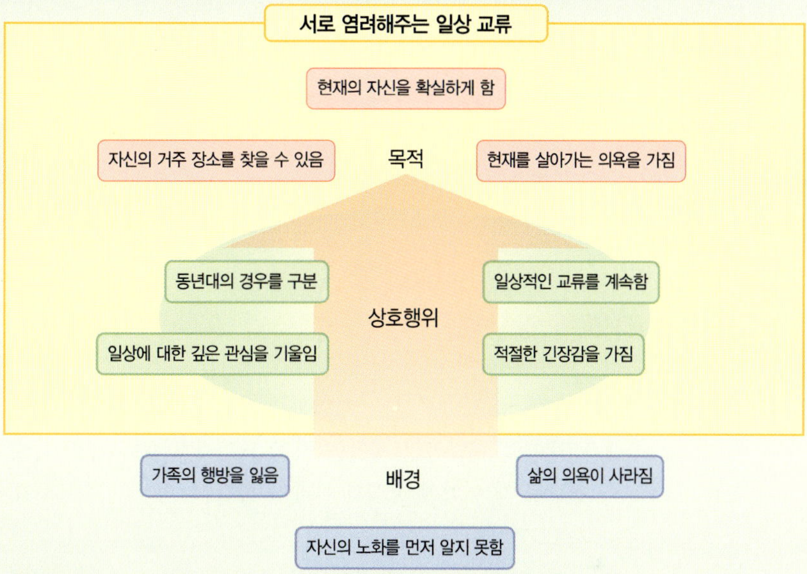

【인용문헌】

1) 大森純子 : 전기 고령 여성의 가족 이외의 친근한 타인과의 교류 관계에 관한 질적 기술적 연구–관계성의 특징 : 『서로 염려해주는 일상 교류』–. 노년 사회과학 27(3) : 303–313, 2005

(2) 새로운 환경에서 「거처」 만들기

시설 입소나 이사 등 환경 변화에의 적응을 돕는 측면에서 「그 사람의 거처를 보장」하는 것은 중요하다. 거처란 안녕감을 주어 생활하기에 편안한 공간이다. 노인은 새로운 환경에서의 생활에 서서히 익숙해져 가는 과정 속에서 새로운 생활의 장을 자신의 「거처」라고 느낄 수 있게 된다.

오래 사용하여 익숙한 가구나 추억이 있는 그림, 사진 등의 물품들은 「거처」를 형성하는 과정에서 중요한 역할을 한다. 이러한 물품은 개인적 활동을 위한 도구라는 관점을 넘어 노인의 삶에 대한 상징이 되기도 하고, 다른 사람과의 만남을 이루도록 하는 계기를 만들기도 한다. 또 「거처」라는 개인 공간의 확보뿐만 아니라, 타인과 교류하는 공유의 장에서 자신의 「거처」를 획득하는 것도 새로운 생활환경에 적응하는 데 있어서 중요하다.

이와 같이 타인과 교류하고 공유하는 공간 속에 노인 자신이 안심할 수 있는 거처를 형성하는 것은 새로운 사회적 관계를 만들어내고, 환경에 적응하도록 하는 일로 연결된다.

(3) 자연과 교감할 수 있는 환경 조성

노인을 대상으로 건강, 삶의 보람, 삶의 질, 삶의 의미, 성공적 노화, 영성(정신력) 등을 조사한 문헌[4]에서 자연과의 교감에 관한 기술을 하고 있다. 예를 들면, 섬에서 생활하거나 어부로서 자연과 함께 살아온 노인은 자연의 아름다움을 느끼며, 자연과 교감하면서 자연을 사랑하고, 자연과의 하나됨을 느끼고 있다. 지역의 축제나 행사 등을 소중히 하는 문화 속에서 오랜 세월 자연의 변천을 피부로 느끼고, 그것이 삶과 직접 결부된 노인이 많기에 늙어서 생활하는 그 거처 속에 자연과 교감할 수 있도록 환경을 조성하는 것도 환경적응을 지원하는 측면에서 중요하다.

학습과제

1. 노인의「풍요로운 삶」을 지원하는 방법을 설명해 보자.
2. 자택에서 독립적인 생활을 하던 노인이 생활의 변화가 요구되는 시설로 환경이 변화될 때 어떠한 고뇌와 문제가 생길 수 있는지 구체적인 장면을 떠올리며 생각해 보자.
3. 시설이라는 새로운 환경에 있는 노인의 적응을 위해 어떠한 지원을 할 수 있는지 설명해 보자.

⊙인용문헌

1) 高場慎介：老人ケア施設に入所している超高齢者が，日常生活を通して感じる喜びや楽しみについて．平成16年度千葉大学看護学部卒業研究，2005
2) 黒川由紀子：百歳回想法，木楽舎，2003
3) 外山義：自宅でない在宅ー高齢者の生活空間論，医学書院，2003
4) 正木治恵，山本信子：高齢者の健康を捉える文化的視点に関する文献検討．日本老年看護学会誌 **13** (1)：95-104，2008

제7장

시설에 입소한 노인의 간호

이 장의 학습목표

1. 노년증후군의 개념, 요인 및 관련 질환을 배우고, 노인 특유의 증후에 대해 설명할 수 있다.
2. 노인이 받는 치료나 재활훈련, 진료의 특징을 이해하고, 간호의 역할이나 배려해야 할 일에 대해 설명할 수 있다.
3. 치매증상이나 특유한 심리상태, 생활상의 곤란을 파악하고, 치매 노인의 이해와 지원 방법에 대해 설명할 수 있다.

제1절 노인의 특유한 증후군과 간호

학습목표

1. 노년증후군의 개념과 노인 간호에 있어서 임상적 의의를 설명할 수 있다.
2. 노년증후군의 3분류에 있어서 대표적인 증상을 열거할 수 있다.

1. 노년증후군의 개요

1) 노년증후군의 3분류

노년증후군(geriatric syndrome)은 노인에게 많이 나타나거나 특유한 일련의 증상을 총칭하며, 1980년대부터 사용되기 시작한 비교적 새로운 개념이다. 원인은 여러 가지가 있으며, 치료와 동시에 간호와 요양이 중요하기 때문에 미국과 유럽에서도 중요시 되고 있다. 노인의 특유한 증후로서 1982년에 원인불명의 의식소실 발작이 처음 소개된 이후 무통성 협심증, 섬망 등 50가지 이상의 증상[1,2]이 보고되었으며, 그 후에 증상, 특징 및 연령 등의 관계를 바탕으로 노년증후군을 3가지로 분류하고 있다(표 7-1).

첫째, 연령이 증가해도 변하지 않는 증상으로, 주로 급성질환에 나타나는 설사, 수면장애, 낙상, 골절, 현기증, 감염증 등이 포함되며, 이것과 관련하여 노인의 대처방법에

표 7-1 노년증후군의 분류와 특징, 빈도가 높은 증상소견

분류	특징	빈도가 높은 증상소견
1. 연령 증가에도 변화하지 않는 증후군	주로 급성질환에 나타난다. 젊은이와 동등한 빈도로 나타나지만 대처방법에 있어 노인에게는 연구가 필요하다.	설사, 수면장애, 낙상, 골절, 현기증, 의식장애, 감염증, 두통, 저체온, 숨이 참, 복통, 황달, 흉·복수, 림프절종창, 객혈, 토혈, 하혈, 수면 시 호흡장애
2. 전기 노인(65~74세)에서 서서히 증가하는 증후군	주로 만성질환에 나타난다.	가려움증(소양증), 탈수, 변비, 시력저하, 치매, 저림, 언어장애, 마비, 골관절 변형, 관절통, 요통, 발열, 체중감소, 식욕부진, 오심·구토, 객담, 기침, 천명, 호흡곤란, 부종
3. 후기 노인(75세 이상)에서 급증하는 증후군	ADL 저하와 밀접한 관련을 가지며, 요양이 중요하게 된다.	섭식·연하곤란, 저영양, 요실금, 빈뇨, ADL 장애, 난청, 골다공증, 추체골절, 우울, 섬망, 욕창, 빈혈, 출혈경향, 흉통, 부정맥

〈출처〉 鳥羽研二 : 노인에 특유한 증후, 노년의학 텍스트, 개정 제3판(일본노년의학회 편), 66-71, メジカルビュー社, 2008 작성

대한 연구가 필요하다. 둘째, 65세 이상 노인들이 가진 만성질환으로 인해 서서히 증가하는 증상으로, 가려움증, 탈수, 변비, 시력저하, 치매 등이 있다. 셋째, 75세 이상 노인에서 급격히 증가하는 섭식 · 연하곤란, 영양상태불량, 요실금, 난청, 골다공증, 우울 등의 증상이며, ADL(activities of daily living) 저하와 밀접한 관계가 있기 때문에 치료에 맞추어서 간호나 요양이 필요하게 된다.

2) 노년증후군을 일으키는 요인과 관련 질환

(1) ADL과 노년증후군의 관련

노인이 가진 노년증후군의 수는 연령의 증가로 인해 많아지며, 입원하거나 시설에 입소한 85세 이상의 노인에서는 평균 8가지 이상이 나타나고 있다. 또 ADL 수준이 낮은 노인일수록 노년증후군의 수가 많고, 거의 침상에서 지내는 노인일수록 자립 생활이 가능한 노인에 비해 약 2배 많은 노년증후군을 갖는다.

(2) 약물관련 노년증후군

약물관련 노년증후군이란 약물의 유해작용에 의해 비틀거림, 낙상, 우울, 건망, 섬망, 식욕저하, 변비, 배뇨장애, 수면장애, 연하장애 등이 나타나는 것을 말한다. 약제기인성 노년증후군은 노인의 ADL 수준의 향상이나 삶의 질(quality of life)에 크게 영향을 미치기 때문에 조기에 발견하여 적절하게 대응하는 것이 필요하다.

(3) 파킨슨병과 파킨소니즘

뇌혈관장애나 치매과 함께 노인의 3대 신경질환 중 하나인 파킨슨병(Parkinson disease)은 떨림이나 보행장애 등의 운동장애 외에 기립성 저혈압, 요실금, 연하곤란 등의 자율신경 증상, 우울 등의 정신증상, 불면 등의 수면장애, 통증 및 저림 등의 증상을 수반하는 경우가 많으며, 이는 노년증후군의 증상과 매우 유사하다. 파킨소니즘(Parkinsonism)은 파킨슨병의 특징적인 임상적 증후군이며, 증상으로 휴지기성 진전, 강직, 서동, 자세이상 등이 있으며, 이는 뇌의 심부에 있는 기저핵부위 중 특히 흑질이라는 부위에 병변이 생겨서 발생하는 운동성 이상증후군을 말한다. 최근에는 약제나 뇌혈관장애, 종양, 외상 등에 의해 2차적으로 발생한다는 것이 밝혀짐으로써[3,5] 노인에게 나타나는 미세한 증상에도 중대한 질환이나 장애가 잠재하고 있을 가능성이 있음을 이해할 필요가 있다.

2. 노년증후군의 이해와 간호

1) ICF 생활기능평가 모델에 의한 노년증후군의 이해

그림 7-1은 노년증후군을 보다 통합적으로 이해하기 위하여 국제기능장애건강분류(international classification of functioning; ICF)의 생활기능평가 모델(☞177쪽)을 기초로 생활불편의 악순환 관계를 나타낸 것이다.

여러 가지 질환을 가진 노인들을 치료하는 과정에서 안정을 취하도록 하는 것이나 급성기 때의 재활로 인한 불편한 생활 등은 「심신 기능 · 신체 구조」의 활동성 저하를 가져오고, 이로 인해 2차적인 신체적 · 정신적 기능저하인 폐용증후군(disuse syndrome)이 유발된다. 「활동」에서는 보행능력의 저하로 이동장애나 동작 불안정이 나타나고, 결국에는 거의 침상에서 지내는 상태로 활동수준이 떨어지게 된다. 「참여」에서는 하루 대부분의 시간을 집안이나 그 주변에서 보내게 되고, 점점 일상생활 활동범위가 축소되어 칩거(두문불출) 등과 같이 참여가 제한된 상태로 되며, 이러한 요인들은 삶의 질에 악영향을 미치게 된다.

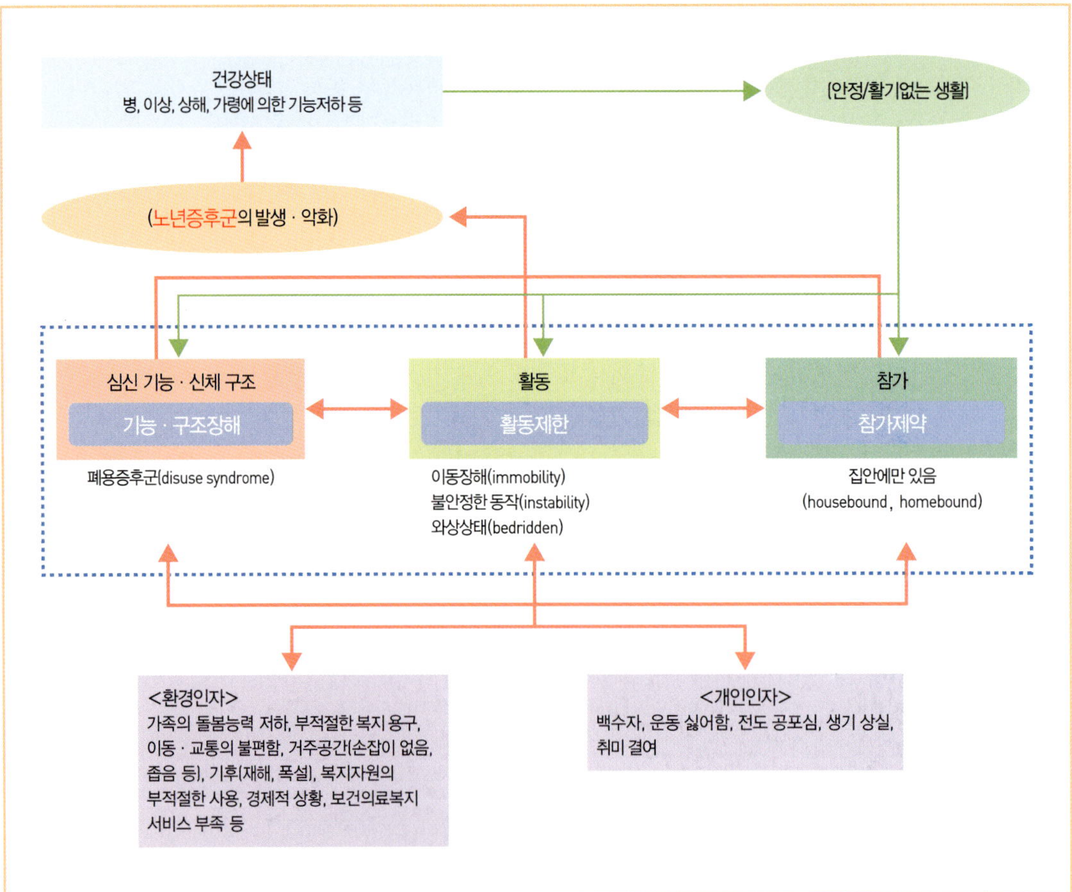

그림 7-1 ICF 생활기능 평가 모델에서 활발하지 못한 생활 악순환과 노년증후군의 관계

2) 노년증후군의 간호

노년증후군의 간호에서는 그 원인을 질환이나 변화에만 두는 것이 아니라, 그림 7-1과 같이 환경인자나 개인인자를 포함한 포괄적인 평가(☞180쪽, 노인 종합기능 평가: comprehensive geriatric assessment; CGA)를 참고하여 확인할 필요가 있다. 특히 폐용증후군, 와상, 칩거 및 노년증후군으로 인한 연쇄적 상실이라는 악순환을 방지하지 않으면 요양을 필요로 하는 노인들은 더욱 더 증가하게 될 것이다. 이에 대한 간호 본연의 자세에 대해서는 본장 4절의 「건강수준과 욕구에 부응한 일관된 재활의 제공」(☞228쪽)을 참조하기 바란다.

3. 연습문제

연습문제 ① 노년증후군 악화 예방을 위한 간호계획안 평가

A씨(88세, 남성)는 뇌경색 후 재활을 목적으로 요양보호노인복지시설에 입소 중이다. 좌측편마비, 좌반측공간무시(우반구 손상에 의한 왼쪽 방향에 대한 주의 저하), 좌반측신체실인(좌측신체를 완전히 무시하고 사용하지 않음)이 있다. 식사는 오른손으로 젓가락을 사용하여 절반 정도 먹는 것이 가능하지만, 좌측 구강 내에 음식물이 남거나 좌측 입언저리로부터 음식물을 흘린다. 요의는 있으나 화장실로 이동하는 도중 참지 못하여 소량의 요실금을 보이고, 배변은 3일에 1회 정도이며 잔변감이 있다. 수분섭취량은 발병 전부터의 생활습관과 요실금에 대한 불안으로 1일 300mL 정도밖에 섭취하지 않기 때문에 돌봄 제공자의 관심이 필요하다. 백내장으로 수명(눈부심)이나 눈이 침침해지는 것을 느끼고, 연령이 증가함에 따른 경도의 좌측 난청이 있고, 기억력 저하가 나타나지만 자신의 의사를 전하는 일은 가능하다. 돌봄 제공자가 왼쪽 몸통을 지지해주면 일어서고 휠체어로 옮겨 타는 것은 가능하다. 휠체어에서 앉은 자세 유지는 10분 정도 가능하지만 신체가 건강한 쪽으로 기울거나 넘어지는 일이 있다. 피부는 건조하고 골반부에 직경 약 12㎝의 발적이 있다. 간호사는 A씨가 「타인의 수발을 받는 것이 한심스럽다. 휠체어 정도는 스스로 타고 싶다」면서 혼자서 침대에서 일어서려고 하는 것을 관찰하였다.

Q1 현재 A씨가 가지고 있고, 혹은 발현 가능성이 있는 노인 특유의 증상소견(노년증후군)과 그것에 영향을 미치는 요인은 무엇인가?

Q2 Q1에서 열거한 노년증후군의 악화 예방을 위한 간호계획안 평가에서 수집할 필요가 있는 정보는 무엇인가?

학습과제

1. 3분류의 노년증후군에서 나타나는 대표적인 증상소견을 열거해 보자.
2. 노인 환자의 사례를 바탕으로 노년증후군의 발생, 또는 악화에 영향을 미치는 요인에 대하여 생각하여 보자.

⊙인용문헌

1）鳥羽研二：高齢者に特有な症候．老年医学テキスト，改訂第3版(日本老年医学会編)，66-71ページ，メジカルビュー社，2008
2）鳥羽研二：高齢者の病態の一般的特徴．実地医家のための高齢者診療ガイド（大内尉義編著)，22-25ページ，同人社，2008
3）久野貞子：高齢期パーキンソン病の特徴と治療指針．Geriatric Medicine **47**(8)：947-950，2009
4）内海裕也：高齢期のパーキンソン病の類縁疾患ー薬剤性パーキンソン症候群．Geriatric Medicine **47**(8)：961-965，2009
5）宮下光太郎：高齢期のパーキンソン病の類縁疾患ー脳血管性パーキンソン症候群．Geriatric Medicine **47**(8)：967-971，2009

⊙참고문헌

1）秋下雅弘：薬の一元管理はなぜ重要かー高齢者の多剤投与，薬剤起因性老年症候群の観点から．Geriatric Medicine **46**(7)：707-710，2008

제2절 약물요법을 받는 노인의 간호

학습목표

1. 연령 증가에 따른 약물동태와 약역학의 특징을 설명할 수 있다.
2. 약물요법을 받고 있는 노인의 돌봄과 위기관리의 실태에 대해서 설명할 수 있다.

1. 약물요법과 부작용

간편성이나 의료의 경제적 측면에서 볼 때 치료에 있어서 약물요법은 노인뿐만 아니라 모두에게 중요하다. 치료원칙은 주작용(질환이나 증상의 개선효과)에서 충분한 효과를 나타내고, 부작용[약물 유해사상(ADME : adverse medical events) 또는 약물 유해작용(ADR : adverse drug reactions)*]은 최소화 하는 것이라 할 수 있다. 그러나 노인은 복합 질환으로 인해 여러 가지 약물이 투여되는 경우가 많고, 연령이 높을수록 부작용의 출현빈도가 높아진다.[1)] 여기서 문제가 되는 것은 제1절에서 언급한 약물관련 노년증후군(☞207쪽)이다.

부작용의 증가요인으로는 ① 여러 가지 약물병용, 과다진료, 장기복용 등의 질환상 요인, ② 과량투여, 오용 · 남용, 복용이행 수준의 저하 등의 기능상 요인, ③ 투여중단 등의 사회적 요인의 3분류가 있으나, 그 중에서도 노인에게 가장 많은 요인은 장기 예비력 저하로 인해 과량투여하는 투약과오(medication error)이다.

따라서 약물요법을 받고 있는 노인에 대한 간호에서는 연령 증가에 따른 약물동태(약물의 흡수 · 대사 · 분포 · 배설의 과정)나 약역학(약리작용 · 약의 효과)의 변화, 노인의 약물반응의 특징을 이해하여, 주작용을 최대화하고 부작용을 최소화하기 위한 노인의 위기관리와 그들의 생활에 기초한 질병과 약물관리를 도와주어야 한다.

* ADME(또는 ADR) : 약물이 투여된 환자에게 생기는 부작용, 불이익 또는 의도하지 않은 징후 · 증상, 질병 등으로 투여된 약물과 인과관계 유무에 상관없이 발생한 의학적 사건 전부를 포함한다. 따라서 ADME(또는 ADR)은 약물 알레르기 등의 확률적 유해작용(협의의 부작용 : side effect)과 약효의 지나친 증강에 의한 유해작용이나 혈중농도의 과다상승에 의한 장기 장애 등을 포함하는 광의의 부작용을 의미한다.

2. 노화와 약물동태 및 약역학

1) 약물요법의 종류와 약물동태

(1) 약물요법의 종류

환자의 입장에서 살펴보면 약을 복용하는 목적은 5가지로 나눌 수 있다.

① 생명을 구함(항균제, 인슐린, 수액, 수혈 등)

② 통증의 완화(진통제, 수면제 등)

③ 질병에 의한 기능저하를 방지(파킨슨병 치료제, 기관지천식 치료제 등)

④ 만성질환의 예방, 예후를 좋게 하기 위함(혈압강하제, 골다공증 치료제 등)

⑤ 장기 예후와의 관련이 불분명함(항전간제, 뇌순환 · 대사 개선제 등)

또, 약물요법의 방법은 크게 경구투여와 비경구투여로 나누어지고, 비경구투여는 다시 외용약과 주사약으로 나눌 수가 있다.

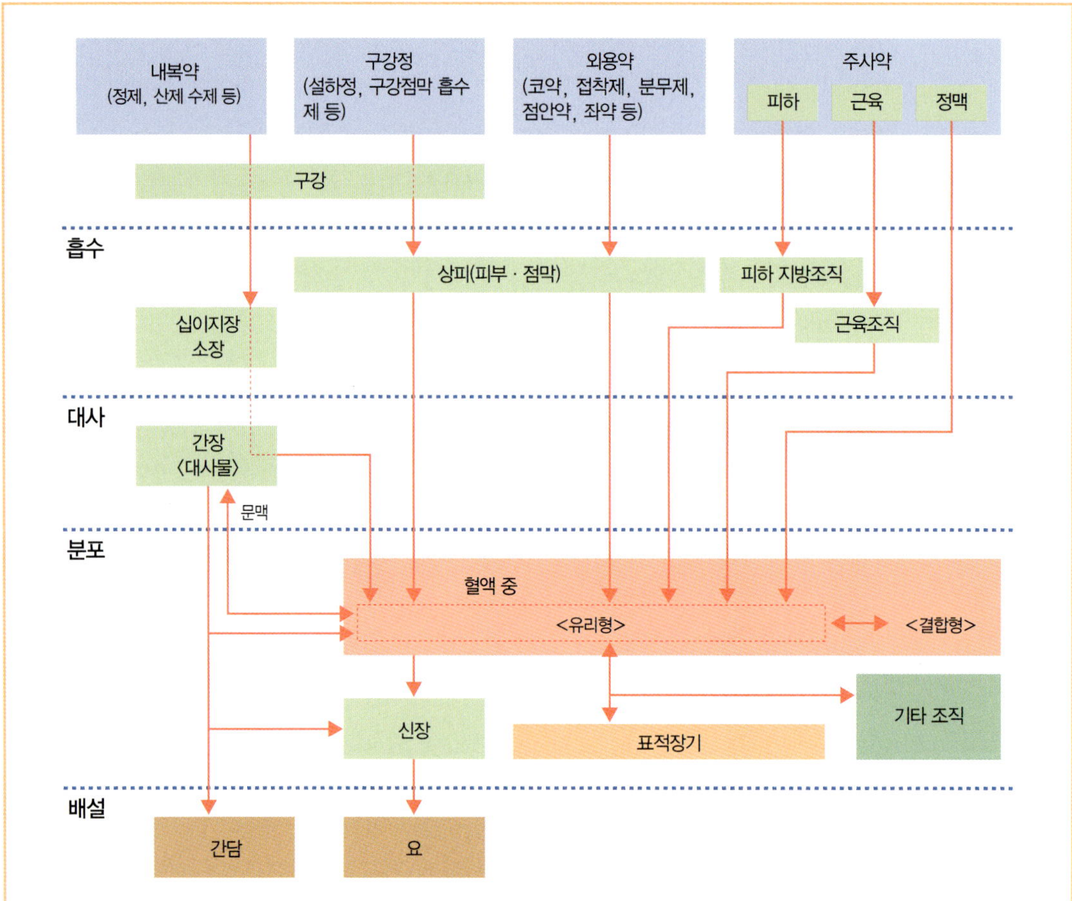

그림 7-2 대표적인 약물요법의 종류별에 의한 약의 체내동태

〈출처〉 松野浩之, 植松俊彦 : 약리작용의 복습 : 약물동태와 노인, 看護技術 42(15) : 1544, 1996년을 참고로 작성

(2) 약물동태

그림 7-2는 대표적인 약물요법의 종류별 약물동태 개요를 나타낸 것이다. 내복약은 주로 십이지장이나 소장의 소화관에서 흡수된 후 문맥으로 들어가 간을 거치면서 대사되어(초회통과 효과, first-pass effect) 표적장기 등에 분포하게 된다. 혈액 중에 분포한 약물에는 알부민 등의 혈장단백질과 결합한「결합형」과 그렇지 않은「유리형」이 있으며, 그 중「유리형」이 장기 · 조직에 분포하여 약효를 나타내고 최종적으로 간에서 대사되어 대부분 신장으로 배설된다.

설하정은 구강점막으로부터, 외용약은 피부나 항문점막 등으로부터, 피하주사는 피하지방조직으로부터 흡수되고, 정맥내 주사는 직접 혈관 내로 들어간다. 이들은 내복약과는 달리 간장 통과에 의한 대사(초회통과 효과)의 영향을 받지 않고 대체로 전신장기에 분포하기 때문에, 약효 발현시간은 정맥내 주사가 가장 빠르고, 내복약이 가장 늦다.

2) 연령증가에 따른 약물동태와 약역학의 변화

노인은 약물 부작용의 빈도가 높기 때문에, 특히 연령증가에 따른 약물동태의 변화에 주의할 필요가 있다.

(1) 약물흡수

약물흡수는 생체내 이용률(투여된 약물이 전신순환계에 도달한 약물량의 비율)이 좌우한다고 하지만 철분제나 비타민제 등 능동적으로 수송되는 약물을 제외하면 연령의 증가가 흡수에 미치는 영향은 적다. 그러나 조직의 투과성과 말초혈류 저하로 인해 경피제나 주사약물의 흡수는 젊은 사람보다 떨어지는 경우가 있기 때문에 약효를 확인할 필요가 있다.

(2) 약물대사

연령 증가에 따른 간세포 수와 간혈류량의 감소, 간세포의 마이크로솜에 존재하는 약물대사효소(시토크롬 P450, cytochrome P450; CYP 등)의 감소에 의해 약물대사도 감소한다. 그러므로 칼슘길항제(강압제)나 록소프로펜(소염진통제) 등과 같이 간에서 대사율이 높은 약물은 혈중농도 증가와 반감기 연장에 의해서 부작용이 나타나기 쉽다.

또한 약물대사 효소의 작용을 저해 · 억제하는 약제나 물질(그레이프후루츠, 허브(herb), 담배 등에 함유되어 있는 성분)이 계속 밝혀지고 있다[3,4]. 이러한 작용은 약효를 강하게 하는 위험성이 있어서 상호작용을 하는 내복약이 처방된 경우에는 생활습관을 파악하고, 올바른 복용법을 설명하는 등 특별한 주의가 필요하다.

(3) 약물분포

노인은 체내 수분과 혈장단백질이 감소하기 때문에, 수용성 약물의 혈중농도가 상승하기 쉽다. 단백질 결합률이 높은 약물에는 진통제, 당뇨병약, 중추신경 작용약, 순환기계 작용약, 항균제 등이 있으며, 이 약물들은 노인이 많이 복용하는 약이기 때문에 부작용의 발현에 대한 세심한 주의가 필요하다.

또 노인은 지방량이 증가하기 때문에 혈중농도는 감소하지만 분포용적의 변화로 약물축적이 되기 쉬워 벤조디아제핀계 약 등의 지용성 약물은 약효의 변화에 주의할 필요가 있다.

(4) 약물배설

연령이 증가함에 따라 신혈류량이나 사구체여과량(GFR)이 감소하게 되는데, 디곡신(digoxin) 등은 대표적인 신장배설형 약물로 반감기를 현저하게 연장하여 부작용이 나타나기 쉽다.

이와 같이 연령의 증가는 약물동태의 변화를 가져오기 때문에 노인은 작은 변화를 통해서도 약물의 혈중농도가 증가하여 부작용이 발생할 가능성이 있음을 항상 염두에 두고 혈중농도를 측정하는 등 신속하고 적절하게 대응하는 것이 필요하다.

(5) 약역학

생체의 약물에 대한 반응성인 약역학에 있어서 연령의 증가가 미치는 영향을 살펴보면, 혈중농도는 동일하다 하여도 반응성(약의 효과)은 변화하는 것으로 알려져 있다. 또한 항콜린성 약이나 벤조디아제핀계 약 등은 중추신경억제제에 대해서는 감수성이 증가하고, β 차단제나 β 자극제에 대해서는 감수성이 떨어진다. 예를 들면, 노인이 가족에게 처방된 수면제를 의사의 지시 없이 복용한 후 강한 효과가 나타남으로써 낙상 등의 위험성이 발생할 수 있다. 따라서 강한 불안이나 인지기능이 저하된 노인과 생활하는 가족에게, 복약관리에 대해 알기 쉽게 설명하고, 도움을 요청하도록 하는 것이 노인의 건강한 생활유지에 더 효과적이다.

3. 약물요법에 따른 위험관리

1) 부작용 예방

복용이행도(adherence)란 환자 자신이 주체적으로 치료방침의 결정이나 복약관리에 참여하는 것을 의미한다. 조사에 의하면 약물 부작용 발생의 관련인자로는 질환 수, 노년증후군의 누적, 복용약제 수, 입원일수, 응급입원, 우울, 의욕저하 등[5]이 강하게 영향을 미치고 있지만, 노인의 복용이행도의 저하가 부작용 발생에 직접적인 영향을 미친다는 보고는 없다. 따라서 약물요법을 받고 있는 노인의 간호에 있어서는 시력 · 청력 · 인지기능 저하 등의「노인환자 관련」요인, 여러 가지 질환으로 인한 다약제 복용 등의「질환 및 처방 관련」요인, 의료관계자 설명 부족으로 인한「의료관계자 관련」요인, 돌봄 제공자 등의 인식부족이나 부적절한 복약관리 등의「돌봄 제공자 관련」요인 등을 포함한 다각적인 사정이 필요하다.

또한 노인이 복용하고 있는 약을 정확하게 파악하여, 무표정이나 언동의 변화와 같은 현상들을 충분히 고려하여 부작용을 조기에 발견하려는 노력이 필요하다.

『노인의 안전한 약물요법 가이드라인 2005』에서는 약물의 부작용 예방을 위한 원칙으로서 다음의 8항목)을 제시하고 있다.

① 가능한 한 비약물요법을 사용한다.
② 처방약제의 수를 최소화 한다.
③ 복용법을 간편하게 한다.
④ 명확한 목표와 종료 시점(end point)에 유의하여 처방한다.
⑤ 생리기능에 유의하여 용량을 조절한다(소량으로 시작하여 천천히 증량한다).
⑥ 필요에 따라서 임상검사를 한다.
⑦ 정기적으로 처방내용을 재검토한다.
⑧ 신규 증상이 출현할 때는 먼저 약물 부작용을 의심한다.

2) 노인의 복용이행도 향상을 위한 지원

노인 환자 중에는 복용법, 약의 작용 · 부작용 등에 대해 충분히 이해하고 있으면서도 젊었을 때의 고정관념이나 생활습관으로 인해 복용해야 할 약과 그렇지 않은 약을 스스로 판단하는 경우가 많다. 또한 복용해야 할 약을 일상적으로 복용하고 있는 한방약이나 건강식품으로 대용하거나, 식사 후 복용 약에 대해서는 식사를 하지 않았다는 이유로 처방된 약을 복용하지 않는 등의 행위를 하는 경우가 있으므로 이 모든 사항을 충분히 고려하여 도움을 주어야 할 필요가 있다.

이른바 "약 먹기를 잊음"에 대해서는 약사와의 협조하에 복약 이해나 복약 관리에 관한 능력을 적절히 평가하여 환자의 생활양식이나 돌봄 제공자의 협력실태에 맞는 복약방법을 제시할 필요가 있다. 일반적으로는 약봉투나 약병(pill case) 등으로부터 꺼내어 한 개의 포로 만든 일회 분량 패키지(one dose package; ODP), 휴대형 필 케이스나 카렌다형 필 케이스의 활용, 내복약의 보관장소를 식탁 가까이로 하거나, 복용 예정시간에 알람(alarm) 설치, 내복약 체크표를 만들어 복용 후 ㅇ표 표시하기, 가족들의 복용 확인 등이 있다.

그 외에 연하기능 저하가 있는 노인에게는 정제를 잘게 부수어 먹기 쉽게 하거나, 조금 끈끈한 젤리제나 반고형상의 음식물(푸딩 등)에 약제를 혼합하거나, 또는 삼키는 타이밍 등을 지도한다. 의치 사용자에게는 산제(가루약)가 의치에 붙지 않도록 구강 내를 습윤하게 하여 복용하도록 지도하고, 시력저하가 있는 사람에게는 색을 식별하기 쉽도록 설명문서나 포장을 고안한다. 손가락운동 기능저하가 있는 사람에게는 약을 떨어뜨리지 않고 구강 내에 약 넣는 방법을 연습하도록 하는 등 개개인에게 빈틈없고 세밀한 돌봄을 제공하는 것이 중요하다.

4. 연습문제

연습문제 ② 약물요법을 받는 노인의 복용이행도 향상과 복약지도

B씨(77세, 여성)는 독거노인으로, 58세 때에 당뇨병을 진단받아 내복약을 복용하고 있었으나, 자기판단으로 중지하고 있었다. 지난 달 이른 아침 흉통이 발생하여 스스로 구급차에 전화를 걸었고 협심증이 의심되어 입원하게 되었다. 다음 날, 경피적 관상동맥형성술을 시행하여 좌측 하행지의 협착이 99%에서 50%로 개선되어 7일 후에 퇴원하게 되었다. 또 검사결과 자택에서 인슐린 주사를 맞게 되었다. 퇴원 시의 처방약은 이소솔비드 서방제(캡슐), 와파린, 티크로피딘, 이소솔비드(설하정), 니트로글리세린(테이프제), 자기주사용의 중간형 인슐린제제이다.

Q1 B씨의 복용이행도의 향상을 저해하는 요인은 어떠한 것이 있다고 생각되는가? 또 B씨의 복용이행도를 사정하기 위하여 어떠한 정보가 필요한가?

Q2 약물요법을 받는 노인들의 간호와 위기관리 면에서, 퇴원 시 어떠한 것에 유의하여 복약지도를 하면 좋은가?

학습과제

1. 노인에게는 왜 약물 부작용이 많은지를 설명해 보자.
2. 노인에게 많이 사용되는 약의 약물동태와 약역학이 연령증가에 의한 기능저하에 의해서 어떻게 영향을 받는지 설명해 보자.
3. 연습문제의 사례를 기초로 간호사 역할과 환자 역할로 나누어 퇴원을 위한 복약지도에 대해 역할극(role play)을 하여 보자.

⊙인용문헌

1) 鳥羽研二，秋下雅弘，荒井秀典ほか：高齢者における薬物療法の問題点と対策．高齢者の安全な薬物療法ガイドライン2005(日本老年医学会編)，16-21ページ，メジカルビュー社，2005
2) 前掲書1)，ガイドラインの目的と使用法．6-11ページ
3) 前掲書1)，付録—CYPに影響する薬剤．144-149ページ
4) 前掲書1)，付録—併用禁忌薬．150-164ページ
5) 秋下雅弘，寺本信嗣，荒井秀典ほか：大学病院老年科における薬物有害作用の実態調査．日本老年医学会雑誌 **41**(3)：303-306，2004

⊙참고문헌

1) 日本老年医学会編：高齢者の安全な薬物療法ガイドライン2005，メジカルビュー社，2005
2) 秋下雅弘：高齢者の薬物療法の実態—高齢者におけるADMEの特徴．Geriatric Medicine **45**(11)：1393-1398，2007
3) 日本老年医学会編：老年医学テキスト，改訂第3版，メジカルビュー社，2008
4) 大内尉義編：実地医家のための高齢者診療ガイド，同人社，2008

제3절 수술받는 노인의 간호

학 습 목 표

1. 마취 · 수술침습이 노인에게 주는 영향에 대해서 설명할 수 있다.
2. 수술을 받는 노인 환자에 있어 충분한 정보에 근거한 동의(informed consent)와 간호의 역할을 설명할 수 있다.
3. 노인 환자나 가족에 대한 수술 전 간호에 대해서 설명할 수 있다.
4. 노인 환자의 수술 중 간호에 대해서 설명할 수 있다.
5. 노인 환자에서 일어나기 쉬운 수술 후 합병증과 예방적 간호에 대해서 설명할 수 있다.

최근 저침습 수술방법이나 마취법의 발전 및 수술 후 관리의 질적 향상으로 인해 노인의 수술적용 범위는 계속 증가하고 있다. 노인이 안심하고 수술을 받아 수술 후에 보다 자립적이고 삶의 질이 높은 생활을 할 수 있고, 또한 의료경제적인 측면에서도 일상생활 수행능력, 삶의 질의 향상은 보건의료비 감소로 연결된다는 점에서 노인 환자의 수술 전, 중, 후의 과정 동안 간호의 중요성은 더욱 강조되고 있다.

1. 수술 전 노인의 신체 기능평가

수술은 침습으로 인해 피부 점막조직 손상이나 국소적 방어기능 장애, 체액상실, 자율신경 자극이나 동통 등을 수반한다. 마취법은 이러한 생체 내부환경의 항상성(호메오스타시스) 유지를 방해하는 요인으로 과잉의 생체방어 반응을 조절하여 실시하는 방법들이 발달하였으나 마취효과 자체가 중추신경계나 호흡 · 면역계 등에 악영향을 미치는 경우도 있다. 표 7-2는 현재 일본에서 노인들에게 많이 실시되고 있는 수술을 침습의 수준별로 나타낸 것이다. 최근 들어 실시율이 높은 소수술은 임상경로(clinical path)에 따라서 당일 수술, 당일 퇴원으로 진행되는 일이 많아지고 있으나 노인은 젊은 사람보다 부담을 느낄 가능성이 있기 때문에 침습이 작은 수술이라도 개인의 건강 수준에 맞는 돌봄이 필요하다.

또 일반적으로 환자의 치료방침은 부작용과 치료효과에서 그 빈도와 환자에게 미치는 영향의 크기를 평가하여, 어느 쪽의 영향이 큰가에 따라서 결정된다. 노인은 연령의 증가로 인해 나타나는 신체 기능의 취약성 이외에, 현재 앓고 있는 질환이나 장애로 여러 약제를 통합적으로 복용하고 있는 경우가 많아, 젊은 사람과 비교하여 수술 전보다 상태가 더 불리할 수 있다. 그리고 동일한 연령에서도 개인차가 있기 때문에, 수술 전

평가에서 보행상태 등의 BADL(☞182쪽), 대화 시의 모습(표정, 목소리의 크기 등), 우울상태의 유무, 인지기능, 자택에서의 생활상태 등을 의료팀들이 서로 협조하여 다각적으로 평가해야 할 필요가 있다(☞173쪽, 제5장 제3절 「노인 간호에 활용 가능한 척도와 도구」).

표 7-2 수술침습의 수준과 노인에게 많이 실시되는 수술

		수술침습의 수준		
		대	중	소
수술의 개요		대량 출혈, 체액상실이나 광범위한 염증반응 등 순환동태나 호흡 · 대사 · 면역기능의 회복에 대한 억제요인이 큰 전신마취하의 수술	수술 후의 일반적 상태가 비교적 안정되어 있고 척추 · 경막외마취나 전신마취와의 병용으로 행하는 수술	체표수술, 내시경수술 등, 국소마취하에서 실시 가능한 수술
계통별로 본 대표적인 수술	순환기계	대동맥류인공혈관치환술, 인공판막치환술 등	관상동맥우회로술(coronary artery bypass surgery), 말초혈관수술 등	경피적 관상동맥형성술 등
	뇌 · 신경계	뇌혈관질환 수술 등	만성경막하혈종제거술, V-P션트술(ventriculoperitoneal shunt), 척추 · 척수질환 수술 등	혈관내 치료(경동맥 스텐트 유치술) 등
	골격근계	골절의 응급수술 등	인공슬 · 고관절전치환술, 요추추궁절제술 등	서혜탈장, 반월판경시하수술, 수지골절, 수근관증후군 등
	소화기 · 호흡기계	장폐색(ileus) 응급수술, 식도암 수술, 폐암확대 수술 등	위 · 간 · 췌두십이지장절제술, 담관소화관문합술, 대장암 수술, 갑상선암 수술 등	흉강경하수술, 용종절제술, 협착부풍선(balloon)확장술, 치핵 · 치루 등
	비뇨기 · 생식기계		자궁 · 난소 · 유방절제술, 방광종양 수술, 전립선절제술 등	경요도적 전립선절제술, 자궁탈근치술, 질확대경수술, 자궁경하수술 등
	외피		피부 악성종양절제술 등	함입조수술, 피부궤양 · 괴사수술 등
	시각기		초자체수술 등	백내장수술, 안저수술(레이저광응고), 안검하수 등의 외안부수술 등
	청각기		고실형성술 등	고막형성술, 고막튜브유치술, 비용절제술 등

2. 수술 전 정보 제공 및 수술동의서 받기와 간호의 역할

1) 노인의 의료행위 결정에 대한 지원

고령이라도, 자신이 받을 치료나 간호에 대해서 자율적으로 결정할 권리가 보장되도록 도와줄 필요가 있다. 그러기 위해서는 의료인이 치료의 방향을 권위적이거나 합리적으로 결정하거나(부권적 온정주의, 패터널이즘 paternalism), 또는 고령이라 하여 최선의 치료를 제공하지 않는(에이지즘 ageism : 노인 차별, ☞15쪽) 등의 윤리적 문제에 민감해야 한다. 또

충분한 정보에 근거한 동의과정에서는 노인 환자가 의료자의 설명을 「예, 예」하고 고개를 끄덕이면서 듣고 있는 경우라 하더라도 이해를 정확히 하고 있는지를 확인하고, 의료인의 생각에 맡기는 듯한 태도이더라도 노인 스스로 질문이나 진심을 표현할 수 있도록 하는 등의 배려가 필요하다.

그림 7-3은 노인 환자의 의료행위에 대한 의사결정에 영향을 미치는 요인을 나타낸 것이다. 설명할 때는 병명 · 병의 진행정도, 치료방법에만 그치지 말고, 원하는 것, 하고 싶은 것은 무엇인가, 어떠한 것이 가장 고통스럽고 불안한가 등 노인의 기분이나 생각을 끌어내면서 그 사람의 이해력이나 시각 · 청각 기능 등의 수준에 맞는 적절한 방법으로 수술 전 과정이나 수술 후의 상태를 설명할 필요가 있다.

2) 의사결정 능력이 없는 노인의 대리판단

건망증이나 경도의 치매가 있다고 해서 의료행위에 관한 판단능력(의사결정 능력)이 없는 것은 아니다. 개인의 의사결정 능력은 강화되거나 유도될 수 있는 유동적인 측면을 가지고 있기 때문에 알기 쉬운 그림이나 비디오 사용 등을 통해 노인의 불안을 완화하면서 이해를 높이는 돌봄이 요구된다. 그러나 치매 말기증상 등으로 의사능력이 없다고 판단된 경우, 현재 일본에서는 ① 사전지시(advance directive), ② 대행판단(substituted judgment), ③ 최선의 이익판단(best interests judgment)의 순으로 대리승낙자(대리자)에 의한 판단이 행해진다. 사전지시는 정상적인 의사결정 능력을 가진 사람이 장래 판단능력을 잃

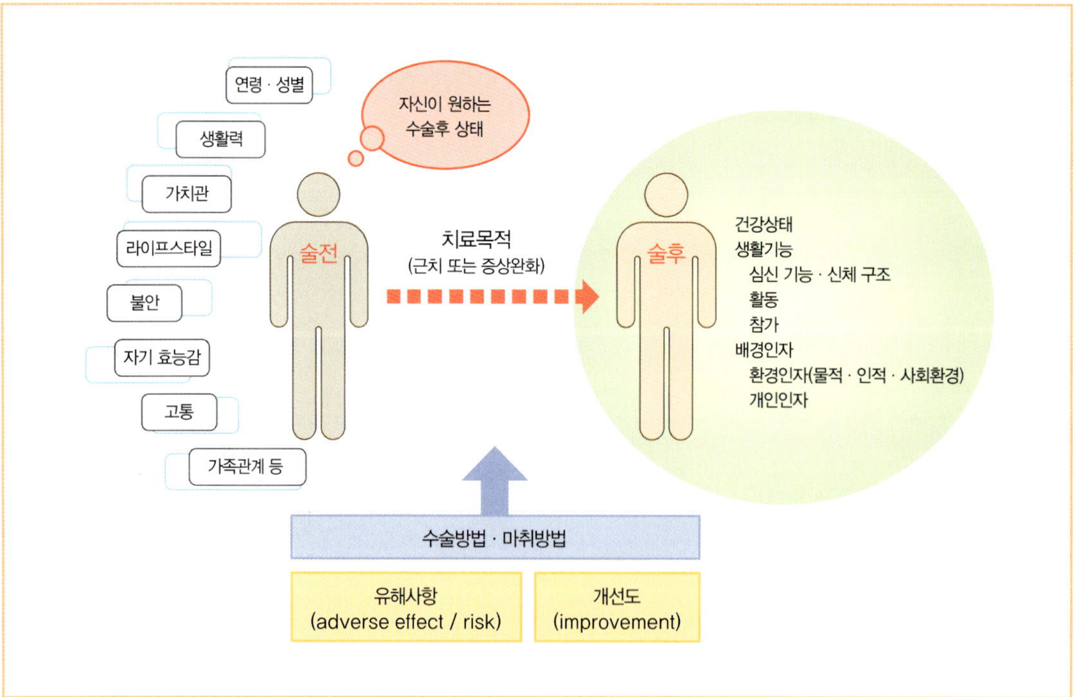

그림 7-3 노인 환자의 의료행위에 대한 의사결정 능력에 영향하는 요인

은 경우에 대비하여 의료행위에 관한 지시를 사전에 해두는 것으로, 사전지시를 작성하는 과정에는 본인과 가족뿐만 아니라 보건의료복지 종사자 등으로부터 정보를 제공받거나 대화를 통해 신뢰관계를 형성하면서 진행할 필요가 있다. 사전지시에는 과거의 대화 등을 근거로 추정하는 구두에 의한 사전지시와 서면에 의한 사전지시가 있다.

대행판단이란, 현재 의사결정 능력이 없는 환자가 현재 당한 상황하에서 의사능력이 있다고 가정했을 때 선택했을 결정을 대리승낙자가 하는 것이다. 이 경우 의료 · 간호의 방침은 대리승낙자에 의해 좌우될 가능성이 있기 때문에, 환자와 신뢰관계가 있고, 환자 본인의 가치관이나 인생관을 고려하여 신중하게 판단할 수 있는 사람이 바람직하다고 할 수 있다.

그러나 사전지시나 대리승낙자에 의한 대행판단을 행할 수가 없는 경우는, 의학적 사실과 환자 본인의 가치관 · 인생관을 고려하여, 의사능력이 없는 환자에게 가장 좋다고 생각되는, 즉 이익이 불이익을 상회하는 결정을 의료인과 가족 등이 서로 의논하는 과정을 통해 내리는 것이 최선의 이익판단이다. 그러나 이러한 과정을 취할 경우 무엇을 가지고 의사결정 능력이 있는지 없는지를 판단해야 할지는 아직까지 논란의 여지가 있다.

치료방침을 결정하는 것은 노인의 생명이나 인생 본연의 자세를 결정하는 중요한 과정이기 때문에, 대리승낙자나 가족 간의 갈등을 적절히 해결하면서 의료팀과 협동적인 대화를 통해 「자율」, 「이익」, 「불이익」, 「정의」의 윤리원칙에 준거하여 신중히 행할 필요가 있다.

컬럼 | 의사결정 능력의 판단기준 |

2007년에 아플바움(Appelbaum PS) 등이 환자의 의사결정 능력을 평가하기 위한 판단기준으로 제시한 4항목의 내용은 ① 선택의 표명, ② 관련 정보의 이해, ③ 상황의 인식, ④ 치료선택에 관한 논리적 사고이다.

「선택의 표명」은 결정한 내용이나 결정을 곤란하는 상황을 제3자에게 전달할 수 있음을 의미하고, 「관련 정보의 이해」는 의사를 통해 정보의 내용이나 의미 등을 파악할 수 있고, 치료나 대체요법에 수반하는 이익 · 불이익을 자신의 말로 표현할 수 있음을 의미하고, 「상황의 인식」은 치료의 선택 여부에 따라 어떠한 결과가 초래될 수 있는가를 인식하고 있음을 의미하고, 「치료선택에 관한 논리적 사고」는 어떻게 해서 그 선택을 결정했는가에 대해서 환자 자신의 가치관이나 인생관 등을 모두 대조하여 도리에 적합한 선택이라고 설명할 수 있음을 의미한다.

1980년대부터 의사결정 능력을 평가하기 위한 질문지가 개발되어 왔으며, 2009년에 빌리크(Billick SB) 등은 보다 간편하고 단시간에 실시할 수 있도록 CQ-Med(Competency Questionnaire modified for medical surgical patients)를 고안하였다.

그러나 판단기준의 신뢰성과 타당성, 판정하는 검사자의 자질에 의한 영향 등이 논의되고 있고, 임상현장에 있어서 치매가 있는 노인의 의사결정 능력을 적절히 평가하기 위한 과제가 아직도 많이 남아 있다.

【인용문헌】

1) Appelbaum PS : Clinical practice. Assessment of patients competence to consent to treatment. The New England Journal of Medicine 357(18) : 1834-1840, 2007
2) Billick SB, Perez DR, & Garakani A : A clinical study of competency to consent to hospitalization and treatment in geriatric inpatients. Journal of Forensic Sciences 54(4) : 943-946, 2009

3. 수술 전 · 중 · 후의 간호

1) 수술 전 간호

의료의 효율화가 추진되는 가운데 생명에 해를 미치는 위험요인을 예측 · 예방하면서 노인이나 가족의 불안 · 공포 · 갈등의 완화에 노력하고, 최상의 심신상태에서 수술에 임하도록 간호를 제공할 필요가 있다.

(1) 예측되는 수술 전 간호의 실수와 그 요인

전신마취 · 기관삽관하 수술의 수술 전 간호에서 예측되는 실수의 내용이나 그 요인에는 환자 및 환자 혈액형의 미확인, 항응고제 중지나 관장 등의 수술 전 지시의 수행 누락, 수술 전 검사의 미실시, 의치 · 보철 · 치아결손 및 개구 정도의 확인 누락, 수술실 입실 직전의 음수, 전 투약의 미실시나 전 투약 후의 낙상 · 전락, 수술시간이나 수술방법 변경의 연락 누락 등이 있다.

(2) 수술 전 교육

노인이나 가족에 대한 수술 전 교육은 수술방법이나 수술침습, 수술 후 경과에 따라 항목이나 내용이 다르기 때문에 노인의 신체적 · 심리적 부담을 배려하면서 실시한다.

(3) 신체 억제에 대한 사전확인

수술 후 섬망(postoperative delirium) 발생의 위험성이 높은 노인 환자에 대해서는 수술 후에 「절박성, 비대체성, 일시성」의 3요소를 다 가진 경우, 생명을 안전하게 유지하기 위하여 최소한의 의료적인 신체 억제를 실시할 가능성이 있다는 것을 수술 전에 본인과 가족에게 설명하여 동의를 얻는 것이 필요하다. 그러나 신체 억제에 대한 공포심이나 죽음에 대한 불안감이 생길 것을 우려하여 신체 억제를 실시하지 않을 수도 있고, 만일 신체 억제가 필요하게 된 경우에도 자주 관찰하여 신체 억제로 인한 2차적인 각종 폐해를 조기에 예방할 수 있다는 것 등을 구체적으로 설명하여 상호간의 신뢰관계를 구축하면서 안심하고 수술을 받을 수 있도록 간호하는 것이 필요하다.

2) 수술 중의 간호

마취도입 시의 간호는 마취법의 이점과 결점을 숙지하여 위험한 부작용을 미연에 방지하여 환자가 안심하고 수술에 임하도록 간호한다.

국소마취나 전달마취, 척추마취, 경막외마취는 각성 상태에서 수술을 하기 때문에 심리적 스트레스를 수반한다. 고통을 잘 전달할 수 없고, 의료인이 말하고 있는 것을 들을 수 없고, 이해할 수 없다는 등의 오해로 의사소통 부족이 생기지 않도록, 프라이버시를 배려하면서 말을 걸거나 스킨십을 도모한다.

전신마취하 수술에서는, 노인에서 발생하기 쉬운 장시간의 동일 체위에 의한 운동신경장애나 피부 감각장애의 예방 외에 마취 · 수술침습에 의한 이상 전구증상 발현에 대해 적절하게 대응함으로써 생체기능을 유지하고, 또 급격한 이상발현 시에는 팀 중심으로 적절한 역할을 수행할 수 있도록 준비해 두어야 한다.

3) 수술 후의 간호

수술이 문제없이 무사히 끝났다고 해도 수술 후 간호의 질에 따라 와상 등 수술 전보다도 불량한 상태로 될 가능성이 있어, 수술 후 간호는 대단히 중요하다.

노인의 경우 수술 전부터 잠재하고 있던 예비력 저하에 의해 항상성이 깨짐으로써 수술 후 위독한 합병증이 발생할 수 있다. 특히 수술 후 섬망은 연령증가에 의한 신체기능의 저하 중에서 유달리 취약한 뇌기능상태에 중추성 약제의 영향, 주야를 불문하고 실시되는 의료행위로 인한 스트레스, 심리적 불안에 의한 렘수면의 영향, 수술침습에 의한 체액 · 전해질 불균형 등의 복합적 요인에 의해 발생하고, 발생률은 24~80%나 된다.

또 심부전이나 사지마비, 장기와상 등으로 인한 「혈액정체」 요인, 신기능 저하에 따른 탈수 등으로 인한 「응고기능 항진」 요인, 장기간 정맥 카테터류 삽입, 고관절수술 등에 의한 「혈관내피 장애」 요인 등 심부 정맥혈전(deep vein thrombosis)의 위험인자를 가지고 있는 노인 환자가 많기 때문에 주의가 필요하다.

호흡기계의 수술 후 합병증으로는 폐렴(pneumonia)이나 무기폐(atelectasis)의 빈도가 높다. 특히 연하 · 기침반사가 떨어진 노인에서는 구강 내 세균을 함유한 타액이나 음식잔류, 나아가서는 위의 분문부 괄약근 이완에 기인하는 위식도역류현상(gastro-esophageal reflux; GER)에 의해서 구강 내로 역류한 위액이 야간수면 중 인식하지 못하는 사이에 기관내로 들어가 불현성 흡인(silent aspiration)을 일으키기 쉽고, 그것이 감염원이 되어 수술 후 폐렴이 발병할 가능성도 있다. 또한 면역력이 떨어진 노인은 합병증의 발생위험이 높고 중증화되기 쉽기 때문에 구강간호나 식후 체위 같은 방법 등을 간호에 적용함으로써 합병증을 예방하는 것이 중요하다.

그 외에 수술 후의 회복과정에서 발생하기 쉬운 합병증을 예측하고 노인의 안락과 자립의 원칙을 바탕으로 수술 후 노인의 삶의 질을 유지하고 향상시키기 위한 간호가 필요하다.

학습과제

1. 마취 · 수술침습을 구체적으로 열거하고, 특히 취약한 노인에게 주는 영향에 대해서 설명해 보자.
2. 수술요법을 받는 치매 노인 환자의 치료 · 간호에 있어서 어떠한 윤리적 과제가 생기는가를 의논하여 보자.
3. 노인 환자와 젊은 환자의 수술 전 기간의 간호를 비교하고, 각각의 특징에 대하여 설명해 보자.
4. 노인 환자에 일어나기 쉬운 수술 후 합병증과 그 예방적 간호에 대하여 설명해 보자.

⊙인용문헌

1) 厚生労働省：上巻第44表　推計退院患者数，手術の有無・手術名×性・年齢階級×病院——般診療所別．平成17年患者調査，2005
http://www.e-stat.go.jp/SG1/estat/GL02010101.do より 2010年12月27日検索
2) 肥田仁一，奥野清隆，吉藤竹仁ほか：高齢者の手術 5)高齢者大腸癌手術．Geriatric Medicine **42**(12)：1597-1610，2004
3) 上田裕一，荻野均：高齢者の心臓大血管手術—術後合併症と遠隔期QOL．循環器専門医 **8**(2)：285-290，2000
4) 會田信子：急性錯乱状態患者に対する看護婦の診断に至過程—情報の活用に焦点を当てて．看護研究 **31**(5)：395-406，1998

⊙참고문헌

1) 會田信子：高齢者に対する術前教育のポイント．臨床看護 **25**(11)：1638-1644，1999
2) 會田信子：手術を受ける高齢者のアセスメント—術前・術後の看護問題と援助の実際．看護技術 **43**(11)：1133-1139，1997
3) 岡崎薫：高齢者と麻酔侵襲．臨床看護 **28**(11)：1654-1661，2002
4) 岡崎薫：高齢者と外科侵襲．臨床看護 **28**(11)：1662-1668，2002
5) 深田伸二：高齢者外科治療の特徴．老年医学テキスト，改訂第3版(日本老年医学会編)，580-581ページ，メジカルビュー社，2008
6) 岩本俊彦：治療開始における決断学．臨床老年医学下巻 予防と治療・ケア編(岩本俊彦監)，3-4ページ，ライフ・サイエンス，2006
7) 山田典一：肺塞栓症のリスクファクター．看護技術 **49**(3)：187-190，2003
8) 箕岡真子，稲葉一人：「私は120歳まで生きたいわ」—自己決定と意思能力．ケースから学ぶ高齢者ケアにおける介護倫理(箕岡真子，稲葉一人編著)，12-24ページ，医歯薬出版，2008

제4절 재활치료를 받는 노인의 간호

학습목표

1. 노인에게 있어 재활의 의의와 특징을 설명할 수 있다.
2. 재활치료를 받는 노인의 간호에 대해서 설명할 수 있다.

본 절에서는 재활의 역사적 변천과 노인에 대한 재활의 의의와 특징을 이해하고, 그것을 근거로 재활 치료를 받는 노인의 간호 본질을 알아보려고 한다.

1. 노인재활의 개요

재활(rehabilitation)이란 말의 유래는, 유럽 중세기 봉건사회의 구교회법으로 거슬러 올라간다. 바람직하지 않은 상태에 놓여 있던 사람, 즉 이단자의 억울한 죄가 사라지고, 파문이 소멸하는 등 다시 이전의 상태로 돌아오고, 명예 · 자격 · 권리를 회복한다고 하는 폭넓은 의미를 가지고 있었으나, 근세 이후 종교적 의미는 엷어지고, 잃어버린 신체적 · 정신적 · 사회적 기능이나 능력을 회복하는 과정으로써 사용되고 있다. 1941년 미국 재활협의회와 1968년 WHO의 정의를 거쳐서, 장애자의 완전한 참여와 평등을 목표로, 1981년의 국제장애자의 해에 「재활이란 능력장애나 사회적으로 이롭지 않은 여러 조건의 악영향을 감소시키고, 장애자의 사회적 통합을 실현할 것을 목표하는 모든 수단을 포함하는 것」이라는 정의가 제시되었다. 이것은 장애가 생활상의 부자유스러운 행위나 사회적 관계성에까지 영향을 미치는 넓은 의미로 이해되었을 뿐만 아니라, 재활의 목적과 기법에 있어서도 생명 최우선과 ADL의 향상을 바탕으로, 자기결정이나 삶의 질에 근거한 지원이 도입되었다는 데에 의의가 있다. 그러나 삶의 질이나 장애에 영향을 미치는 사회적 요인에 치우쳐, 기능 · 형태장애나 능력장애에 대한 지원이 부족하였다. 또한 이 무렵, 기능 · 형태장애가 능력장애나 사회적 불리를 결정한다고 하는 기저환원론주의적 태도[3]로 치우치는 경향이 있었다.

그 후, 장애를 가진 사람에 대한 보다 전인적인 이해가 요구되고, 2001년의 ICF 모델의 채택에 의해 심신기능 · 신체 구조와 활동, 참여의 상호 의존성과 상대적 독립성이 강조되면서, 장애의 부정적인 측면뿐만 아니라, 긍정적인 측면을 포함하여 생활기능을 통합적으로 파악하려는 경향이 높아지고 있다. 재활의 목적은 「인간답게 사는 것이 곤란한 사람의 권리를 회복하여 인간답게 살게 하는 것」이며[3,4], 이것은 재활의 근본인 「전인간적 복권」의 사고방식에 많이 접근하였다고 할 수 있다.

ICF 모델에서는 3개 수준의 생활기능(심신기능 · 신체구조, 활동 및 참여)과 건강상태와의 상호 관계성을 중시하고, 건강상태를 연령증가나 스트레스 상태 등을 포함한 넓은 개념으로서 규정짓고, 플러스로 영향을 미치는 촉진인자와 마이너스로 영향을 미치는 억제인자를, 환경인자와 개인인자의 양면에서 폭넓게 이해하는 것이 중요하다는 것을 제언하고 있다. 이러한 ICF의 사고방식은 노인에게 나타나는 칩거(두문불출)와 같은 생활의 불편이나 식사, 흡연과 같은 생활습관이 건강상태에게 미치는 악영향까지도 포함하는 포괄적인 개별 재활의 본질을 말하는 것이다.

2. 노인가족의 지원

1) 노인의 생활 · 곤란한 삶 · 인생을 지원하기 위해 충분한 설명에 입각한 전문가와 당사자 간의 협동작업에 근거한 개별 재활

노인 재활의 목적은 최고의 삶의 질 실현과 지금까지 살아온 자기 인생의 의의나 가치를 받아들여 통합하는 것이라고 말할 수 있다. 이것은 누구나 피해 갈 수 없는 노년기에 간호나 지원을 받는 자신을 수용하여 편안한 최후를 맞이하도록 하기 위해서도 중요하다. 이 재활의 큰 목적을 달성하기 위해서는 노인에게 자기답게, 인간답게 살아가기 위한 개별 프로그램을 제공할 필요가 있고, 그러려면 노인의 「곤란한 삶에 있어서 "진정한 필요성(need)"과 "주관적 체험"」을 보건의료복지팀에서 이해하는 것이 중요하다.

그림 7-4와 그림 7-5에 나타낸 바와 같이 필요성(need)이란 환자나 이용자 본인이 필요로 하는 것으로 도움의 필요성이라고 하는 점에서 건강문제나 간호문제라고 바꾸어 말할 수가 있다. 필요성은 여러 가지 요인이 영향을 미쳐 노인(환자나 이용자 본인)으로부터 명확하게 구두로 전달될 수 있는 경우가 많지 않다. 일반적으로 욕구는 본인이 지각하고 있는 희망이고, 요구 · 요망은 본인으로부터 표출된 희망으로 필요성과는 구별되고 있어, 때로는 보건의료복지팀이 파악한 필요성(돌봄의 필요성)이 본인이 안고 있는 욕구나 요구 · 요망과 불일치하는 경우가 생긴다. 팀이 파악한 필요성이 절대로 정확하다고는 말할 수 없으며, 본인의 요구 · 요망에 100% 부합된다고 하는 것은 윤리적으로도 또 최고의 삶의 질의 실현을 지향하는 면에서도 전문적 치료나 간호의 본태라고는 말할 수 없다. 따라서 그들 양방의 의견을 단서로 진정한 필요성에 직면하는 것이 중요하다.

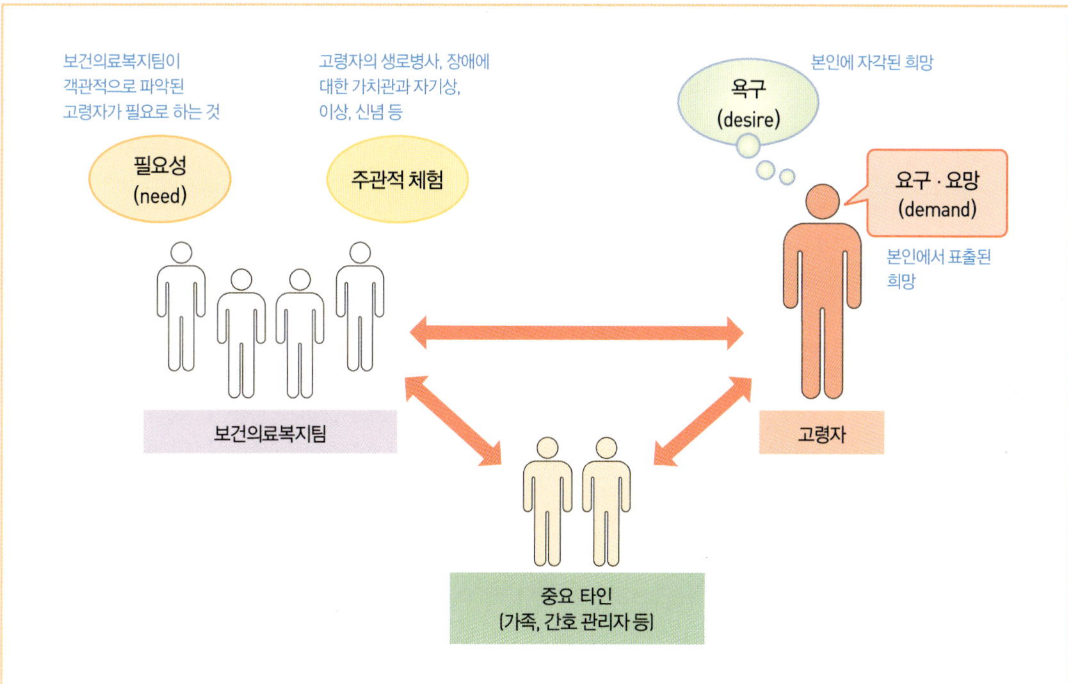

그림 7-4 팀 접근에 의한 고령자와 중요 타인과의 관계

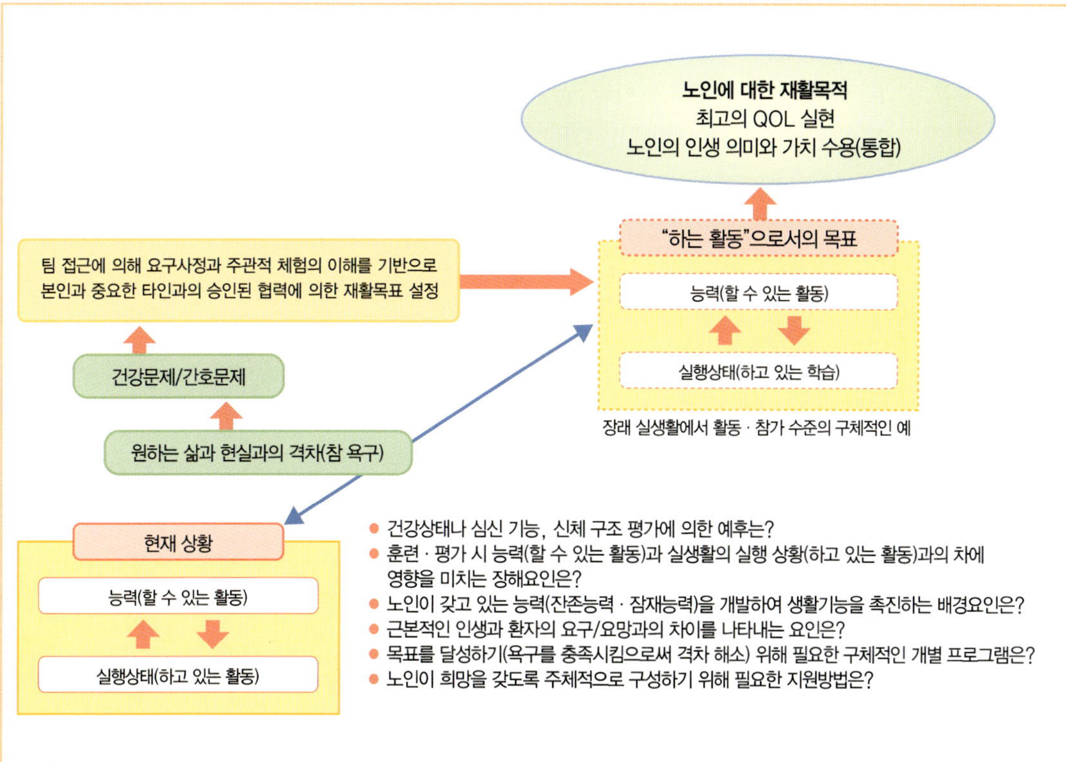

그림 7-5 고령자의 인생(힘든 삶)을 원하는 개인 재활에서 「하는 활동」으로서 목표와 목적

사례 ① | 보건의료복지팀이 파악한 필요성과 환자의 욕구 · 요망이 다른 사례 |

좌측편마비를 가진 A씨(88세, 여성)는 기본적인 기능 · ADL 훈련에 의해서 자립적인 생활을 할 수 있고 BADL의 향상이 가능할 것으로 예측 · 평가되었으나 A씨가 표출한 희망은 「재활은 하지 않고 시설에서 신세를 지면서 죽음을 맞이한다」고 하는 것이었다. A씨와의 대화나 가족관계 등의 정보에서 A씨가 아들 부부와의 관계에 대해서 응어리진 감정이 있고, 스스로 생각해서 행동할 수가 없는 상태에서 퇴원하여 가족에게 폐를 끼치고 싶지 않다는 것을 알았다.

B씨(81세, 남성)는 중증의 우측편마비와 실어증이 있다. 보조에 의해 휠체어로 옮겨 앉는 것과 자가간호 향상이 재활의 목표(goal)라고 생각하였으나 B씨 본인은 「혼자서 후지산에 오르고 싶다」고 하는 강한 희망을 제시하였다. 딸 키퍼슨(Key person)과 손자로부터 입수한 정보에 의하면 희수(77세)를 맞기 전에 고향에 사는 산악회원인 옛 친구와 100번째 후지산 등정을 약속하고 있었으나 발병과 입퇴원의 반복으로 꿈은 이루어질 수 없었고, 실어증 때문에 옛 친구와 만나는 것조차 힘들었다. B씨가 혼자서 산에 오르고 싶다고 하는 것에서 마음의 허무함을 달래고 싶어 하는 것을 알 수 있다.

보건의료복지팀이 객관적으로 파악한 A씨나 B씨의 필요성(돌봄의 필요성)은 생활의 자립, 보조에 의한 휠체어로 옮겨 앉기와 자가간호 향상에 있었으나, A씨는 가족기능의 파탄에 대한 불안을, B씨는 상실감이나 자부심의 저하를 안고 있고, 그와 같은 기분을 이해하는 것으로 진정한 필요성에 접근하고 있었다.

이와 같이 환자의 진정한 필요성을 파악하려면 본인의 생노병사나 장애에 대한 가치관 · 자기상 · 이상 · 신념 등의 주관적 체험(체험으로서의 장애), 즉 환자 본인이 체험하고 있는 기분이나 언행의 의미를 이해하는 것이 필요하다. 이것은 「할 수 있는 활동」과 「하고 있는 활동」과의 차이에 영향을 미치고 있는 저해요인이나 본인이 가지고 있는 힘(잔존능력뿐만 아니라 잠재능력)을 이끌어내는 촉진요인을 찾아내는 계기가 될 것이다. 또한 본인이 가치 있다고 느끼거나 소중하게 생각하고 있는 것을 존중한 충분한 설명에 입각한 전문가와 당사자와의 협동작업에 근거한 목표설정이 가능하게 되고, 전인적인 면에서 보다 개별적인 재활 프로그램을 할 수 있게 된다.

재활의 목표는 장래 본인의 실제 생활에 있어서 활동 · 참여수준을 구체적으로 제시하고, '하는 활동'으로서 노인이 희망을 가지고 주체적으로 재활에 임하도록 의사, 간호사, 물리치료사, 작업치료사, 요양보호사 및 돌봄 제공자 등의 협동적인 돌봄이 필요하다.

2) 건강수준과 필요성에 부응한 일관된 재활의 제공

진술한 바와 같이 생활기능의 장애를 가진 노인 자신이 오랫동안 살아온 정든 장소에서 사람답게 자립적인 생활을 계속할 수 있도록 급성기, 회복기, 유지기 등의 건강수준에 있어서 의료와 요양보험을 통해 종합적으로 일관된 재활을 질적 · 양적으로 충실하게 행하는 것이 긴급 과제이다. 특히 노인의 생활기능 저하에 직결되는 폐용증후군의 연쇄적인 악순환을 방지하여 효과적인 개별재활이 제공되어야 한다.

(1) 급성기 재활

급성기 재활은 여러 질병을 가진 노인의 경우, 과부하에 의해 병의 상태가 급격한 변화를 일으키지 않도록 팀 체제 내에서 모니터링과 「노인종합기능평가(CGA, ☞180쪽)」에 의한 포괄적인 평가를 실시하고, 재활 프로그램을 제공해 갈 필요가 있다.

단기입원 중에는 집중적이고 효과적인 근거(evidence)에 기초한 재활이 제공되어야 한다. 최근 의학의 발전과 함께 비침습적 치료나 재생의료 등의 새로운 치료도 고려되고 있지만, 노인이 받고 있는 치료의 특징이나 예후 · 예측을 감안하여, 퇴원 시의 목표를 구체적으로 명확히 해야 할 필요가 있다.

노인과 가장 가까이에서 간호를 제공하고 있는 간호사는 의욕저하나 우울상태, 섬망 등 재활의 진행을 저해하는 징후 · 증상을 조기에 발견하여 대처해 나가는 것이 중요하다. 또 인지기능이 떨어진 노인에 대해서는 불안이나 불온을 유발하지 않고 안심하고 기능훈련을 받을 수 있도록 환경을 정비해갈 필요가 있고, 그런 의미에서 간호사가 제공하는 배설, 청결, 갱의(옷 갈아입기) 등의 자가간호 교육은 기능훈련의 동기부여에 있어서 중요한 역할을 담당하게 된다.

(2) 회복기 재활

회복기 재활은 자택에서의 생활을 포함하는 유지기 재활로 연결되며, 특히 간호에 있어서는 수행상황을 효과적으로 향상시킬 수 있는 시기이다. 간호사는 환자의 현재 심신기능과 신체 구조의 상태, 기능훈련의 목적과 내용 등을 물리치료사나 작업치료사 등과 공유하고, 생활돌봄 속에서 적절히 활용하는 것이 필요하다. 잘못된 방법으로 실시하는 것은 오히려 관절손상이나 말초신경마비 등의 의료사고를 야기할 수 있기 때문에 주의가 필요하다.

또 장애로 인해 자기상이나 삶에서 곤란한 현실과 직면하는 시기이므로 노인과 가족에 대한 심리적 · 정신적 측면의 돌봄도 대단히 중요하다. 팀에서 명확한 목표와 방침을 설명하고, 환자 본인이나 가족들이 충분히 납득한 후에 동의를 받아가는 과정이 중요하다. 재활의 목표나 방침이 불명확하면, 예를 들어, 신체 기능이 완전히 원상태로 되기가 어려운 현실인데도 불구하고 본인이 자신의 신체가 원래대로 된다고 굳게 믿고 기능장애의 개선을 고집하는 경우이다. 이러한 경우 장비나 재활에 도움을 주는 기구 등을 유용하게 활용하여 활동이나 참여를 높이는 재활에는 관심을 갖지 않을 뿐만 아니라 현실적으로 의의가 있는 구체적인 생활의 확립에서 눈을 돌려버릴 위험성이 있다. 이와 같은 무리한 기능훈련은 과잉 사용에 의한 과용성 근손상이나 근력저하, 체력소모 등의 폐해로도 연결된다. 따라서 재활팀은 본인이 현실을 받아들여 희망을 가지고 새로운 생활이나 인생을 창조하도록 심리적인 면을 포함하여 도움을 주어야 한다.

또한 ADL의 확대와 동시에, 낙상이나 전락의 사고도 일어나기 쉽게 된다. 특히 반측공간무시나 기억 · 감각기능의 저하 등을 가진 노인에 대해서는 장애와 더불어 예측적인 위기관리가 필요하다.

(3) 유지기 재활

유지기 재활은 기능을 유지하는 것이 목적이 아니라, 생활기능의 개선과 향상을 목적으로 한다. 고령이라는 이유 때문에 유지기 재활을 경시하는 것은 폐용증후군을 일으키고, 활동제한이나 생활수준의 저하를 초래한다. 이 시기의 재활은 자택에서의 방문재활이나 외래재활, 요양입소시설에서의 재활 등이 실시되고 있다.

앞으로, 간호 분야에서는 유지기 재활에 있어서 간호의 유용성을 분명히 함과 동시에 물리치료사를 비롯한 다른 직종들과 협력하여 노인이 안전하고 편안한 자립생활을 유지할 수 있도록 지원하여야 한다.

컬럼 | 비마비측 상지억제요법(CI요법)과 경두개자기자극치료(TMS 치료) |

뇌졸중 후의 편마비 환자에 있어서 마비측 상지의 활동성을 높이는 치료나 재활이 시도되고 있다.

비마비측 상지억제요법(constraint-induced movement therapy; CI 요법)은 건강한 쪽의 상지를 부목(splint)이나 삼각건(sling) 등으로 억제하여 마비된 쪽의 상지를 ADL에서 강제적으로 사용하게 하는 방법이다. 하룻동안 억제하는 시간이나 지속기간 등에 대해서는 여러 가지 프로그램들이 실시되고 있다. 1년 이상의 장기평가에 의해 효과도 확인되고 있으나, 스트레스성 위궤양 등의 합병증도 보고되고 있어 적용에는 한계가 있다.

경두개자기자극요법(transcranial magnetic stimulation; TMS 치료)은 1985년에 바커(Barker AT) 등이 소개하였으며, 자기 자극은 신체 가까이에 전자기 코일을 놓고 강력한 전류파를 흘려서 생긴 자기장을 신체에 통과시켜 신체 내부의 근육 및 신경세포를 활성화시키도록 하는 새로운 자극법이다. 이는 비침습적으로 대뇌피질의 흥분성을 변화시키는 방법으로 이후 약물치료 저항성 우울증이나 파킨슨병, 실어증 등에 대한 치료법으로 응용되어 오고 있다. 최근, 뇌졸중 후의 상지마비의 치료 · 재활에도 적용되고 있으며, 그 방법은 건강한 대뇌조직부위를 머리의 외부로부터 자기로 자극하여 작용을 억제함으로써 좌우 뇌의 활동성에 균형을 줌과 동시에 위의 CI 요법을 집중적으로 행함으로서 마비측 상지의 기능을 높이는 것이다.

TMS 요법을 실시하기 위해서는 두개 내에 금속이나 심장에 페이스메이커를 달고 있으면 안 되고, 전신상태가 양호하여 ADL이 자립적이며, 치매가 없고, 일정 기간의 집중치료를 위한 입원이 가능해야 한다. 손가락이나 상지 관절운동 기능의 향상 등 일정한 효과가 나타나고, 통증, 두통, 경련 등의 부작용도 없기 때문에, 향후 뇌졸중 후의 상지마비의 기능향상을 위한 치료 · 재활로서 기대되고 있다.

【인용문헌】

1) 柳原幸治 : 뇌졸중 환자의 재활. Geriatric Medicine 41(7) : 929–937, 2003
2) 出江紳一, 近藤健男 : 편마비에 대한 비침습적 뇌자극의 유용성과 한계. 脳神経外科ジャーナル 17(7) : 519–526, 2008
3) 安保雅博 : FMRI 및 rTMS와 집중적 재활을 조합시킨 상지마비 개선에의 시도(회의록). The Japanese Journal of Rehabilitation Medicine 46(Suppl) : S111, 2009
4) 角田亙, 安保雅博 : 뇌졸중 후 상지마비에 대한 저빈도 경두개자기자극과 집중적 작업요법의 병용요법(회의록). The Japanese Journal of Rehabilitation Medicine 46(Suppl) : S151, 2009

3) 재활을 받는 노인 부양가족에 대한 지원

질병이나 장애를 가진 노인에게는 가족으로부터의 물적 · 심리적 · 경제적 지원 등이 건강생활을 유지해가는 데 중요한 환경인자(ICF 모델)로 작용한다. 그러나 노인과 함께 생활하는 가족은 재활을 필요로 하는 노인의 간병에 부담을 느끼거나 자신을 상실할 가능성이 있다.

간병을 받는 노인과 간병하는 가족은 항상 상호작용하는 관계이기 때문에 가족의 심신적인 스트레스가 노인들의 생활기능을 저하시키고, 이로 인해 간병을 필요로 하는 상황은 악화되어 가족의 부담은 점점 증가되고 있어, 복지용구 등의 도입으로 가족의 부담을 덜어주고 있다. 노인 본인과 가족이 희망을 가지고 보람있는 인생을 보낼 수 있도록 해당 직종들이 서로 협력하여 다각적으로 포괄적인 지원을 하는 것이 중요하다.

학습과제

1. 노인에 대한 재활의 의의와 특징을 설명해 보자.
2. 재활받는 노인을 둘러싼 현재 일본의 보건의료복지 시스템의 과제에 대해서 서로 의논하여 보자.
3. 재활 받는 노인의 급성기, 회복기 및 유지기의 간호의 본태에 대해서 설명해 보자.

⊙인용문헌

1) 厚生労働省：平成18年身体障害児・者実態調査結果，2008
http://www.mhlw.go.jp/toukei/saikin/hw/shintai/06/index.html より2011年1月11日検索
2) 厚生労働省：平成19年国民生活基礎調査の概況—IV介護の状況，2008
http://www.mhlw.go.jp/toukei/list/20-19-1.html より2011年1月11日検索
3) 上田敏：ICFの実践的意義．国際生活機能分類ICFの理解と活用—人が「生きること」「生きることの困難(障害)」をどうとらえるか，32-43ページ，萌文社，2005
4) 大川弥生：平成15年度介護報酬改訂におけるリハビリテーションの重視．介護保険サービスとリハビリテーション—ICFに立った自立支援の理念と技法，13-32ページ，中央法規出版，2004
5) 石川誠：高齢者リハビリテーション医療の現状と今後の展望．高齢者リハビリテーション医療のグランドデザイン(日本リハビリテーション病院・施設協会編)，18-21ページ，青海社，2008
6) 前掲書3)，ICF(国際生活機能分類)の今後の課題．60-69ページ
7) 前掲書4)，目標指向的ケアマネジメント．59ページ
8) 全国回復期リハビリテーション病棟連絡協議会：病棟数・病床数資料，2011
http://www.rehabili.jp/data/data.html より2011年1月11日検索

⊙참고문헌

1) 厚生労働省：社会保障審議会介護給付費分科会(第63回)議事次第，2008
http://www.mhlw.go.jp/shingi/2008/12/s1226-5.html より2011年2月10日検索
2) 厚生労働省：平成18年度診療報酬改定に係る通知等について，2006
http://www.mhlw.go.jp/topics/2006/03/tp0314-1.html より2011年2月10日検索
3) 厚生労働省：平成20年度診療報酬改定に係る通知等について，2008
http://www.mhlw.go.jp/topics/2008/03/tp0305-1.html より2011年2月10日検索

제5절 병원을 이용하는 노인의 간호

학습목표

1. 노인 환자의 입원 간호에 대해서 설명할 수 있다.
2. 노인 환자 퇴원계획의 필요성과 퇴원 간호에 대해서 설명할 수 있다.
3. 노인 환자 외래진료 시 간호에 대해서 설명할 수 있다.
4. 노인 환자 검사 시 간호에 대해서 설명할 수 있다.

1. 입원과 퇴원 시 간호

(1) 65세 이상의 입원 · 외래환자 수

일본에서 의료시설을 이용하는 환자의 실태를 조사한 「2005년 환자조사[1]」(후생노동성)에 의하면, 조사 당일에 병원, 일반진료소, 치과진료소에서 진료를 받은 총 환자 중 65세 이상에서 입원환자 93만 8천명(64.1%), 외래환자 307만 8천명(43.4%)으로 조사되어, 입원 · 외래 모두 증가추세를 보이고 있다.

또, 퇴원한 환자의 평균 재원일수는 병원 39.2일, 일반진료소 21.6일로, 1990년(병원 47.4일, 일반진료소 28.2일)에 비해 단축되었으나, 어느 해를 막론하고 평균 재원일수는 연령이 높아짐에 따라 늘어나고 있다. 2005년에는 70세 이상에서 평균 재원일수가 병원 53.9일, 일반진료소 39.4일이었다.

(2) 노인들의 병원 이용 환경 변화

일본에서는 노인에게 필요한 서비스 확보와 질 유지향상을 목적으로 2007년에 「의료요양서비스의 질향상 효율화 프로그램[2]」(후생노동성)이 공표되었다. 여기에는 포괄적 진료수가제도(DPC : Diagnosis Procedure Combination, 급성기 입원 의료의 진단군 분류에 근거하여 1일당 포괄평가제도)의 세부화와 대상 병원의 확대, 중복 및 불필요한 검사의 시정, 후기 노인 심신의 특성에 따른 진료수가의 신설(2008년부터 후기노인의료제도 개시), 평균재원일수의 지역 격차 시정 및 단축화에 의한 의료비의 적정화, 지역의료기관의 기능 분화와 제휴를 중심으로 지역제휴 임상경로(clinical pathway)의 전국 실시 등이 포함되어 있으며, 의료 · 요양 서비스의 효율성을 높이고, 공급비용의 절감을 위해 정비하였다. 이로 인해 노인들의 병원 이용 환경은 빠른 변화가 예상되고, 노인들이 안심하고 안전하게 의료를 받을 수 있도록 하기 위해 간호에서 담당하는 역할은 크고 중요하게 되었다.

(3) 입원 시 평가

입원 시 간호에서 다직종이 참여한 포괄적인 사정(CGA)에 근거하여 지원방침, 목표, 퇴원 시의 예후예측 등을 평가한다. 노인 환자를 인터뷰할 때는 병원까지 어떻게 왔는가, 아침밥은 무엇을 먹었는가, 누구와 동거하고 자식들은 어디에 살고 있는가 등 일반적인 대화를 나누면서 단기 · 장기기억이나 언어능력, 청력, 판단력, 실행기능 등을 관찰한다. 이것은 다음 단계인 치료 · 간호계획의 설명과 동의 등에 대처하는 데 중요한 정보를 제공한다.

(4) 치료 · 간호계획 설명

본인이나 가족, 돌봄 제공자 등에게 치료 · 간호계획(질병이나 검사 · 치료의 설명 외에 치료로 인해 입원 전과 생활이 어떻게 변화하는가, 그것에 대해서 어떠한 의료 · 간병 서비스가 필요하게 되는가 등)에 대한 설명은 의사나 간호사가 중심이 되어 실시된다. 빠른 말로 하는 어수선한 오리엔테이션은 노인이나 가족에게 심리적으로 부담을 주기 때문에 부드러운 어조로 천천히 설명한다. 본인이나 가족이 의료인에게 질문을 주저하고 있거나, 난청이나 이해력의 저하 때문에 설명의 내용과 동떨어진 발언을 하더라도 환자 본인의 자존심을 배려하여 대응한다. 의료인의 태도가 환자나 가족의 의사결정 과정에 중대한 영향을 주고 있다는 것을 항상 인식할 필요가 있다.

또 입원에는 치료목적으로 계획을 해서 입원하는 예정 입원뿐만 아니라, 위독한 상태에서 갑자기 입원하여 어쩔 수 없이 요양생활을 하게 되는 경우가 있는데 어떤 경우든 가족은 위기적인 상황에 놓이게 된다. 따라서 환자나 가족의 걱정이나 불안을 경청하여 필요하면 의료 사회복지사나 퇴원조정 간호사 등과 연결하여 줌으로써 심리적 부담을 덜어주도록 한다.

(5) 입원으로 인한 스트레스 완화

입원의 단기화가 진행 중인 가운데, 병원의 치료방침에 의해서 입원과 동시에 퇴원 후의 요양장소를 선택해야 되는 경우 많아 노인 자신이나 가족들은 입원으로 인한 불안과 동시에 퇴원 시의 일도 생각하지 않으면 안 되기 때문에 상당한 스트레스를 받게 된다.

노인은 익숙하지 않은 환경에서의 입원생활 중 불안 · 공포심에 의한 스트레스, 질이 나쁜 렘수면 등 여러 가지 요인들에 의해 섬망이 발생하기 쉽다. 섬망은 낙상 · 전락 등의 2차적 손상을 일으키기 때문에 심신의 회복에 미치는 영향은 대단히 크다. 환자나 가족과 접할 기회가 많은 간호사는 불안이나 의문 등은 없는지 세심히 관찰함으로써 환자나 가족의 대변자가 되도록 대처해 가는 것이 중요하다.

(6) 퇴원계획 및 지원

치료가 종료되더라도 대부분의 노인은 재택이나 재활병원, 요양보호시설 등에서 한 층 더 치료, 간호, 간병에 의한 종합적 돌봄을 필요로 하게 된다. 퇴원계획 또는 퇴원 지원은 환자 · 가족의 상황에 따라 퇴원 후 적절한 요양처를 확보하는 일과 그 후의 안정된 요양생활을 위하여 보건의료복지 서비스를 적절히 활용하도록 제공하는 시스템화된 프로그램이라 할 수 있다.

퇴원 후, 재택에서의 요양이 결정되고, 재택의료나 방문간호 · 간병 등이 필요한 경우에 요양보험이나 신체장애자제도 등의 사회 자원에 신청수속이 신속하게 행해질 수 있도록 가족에게 준비하게 하는 등의 구체적인 설명이 필요하다.

퇴원계획이나 컨퍼런스(conference)는 의료진뿐만 아니라, 환자, 가족, 재택간호 관계자 등이 한자리에 모여서 하는 것이 과제를 포괄적이고 다면적으로 검토할 수 있도록 하기 때문에 대단히 중요하다. 간호사는 환자나 가족이 그와 같은 모임에서도 자신의 불안이나 생각을 표출할 수 있도록 도움을 줄 필요가 있다.

(7) 퇴원곤란의 요인

퇴원이 곤란하게 되는 요인에는 여러 가지 합병증 때문에 흡인처치가 필요하고, 위루가 설치되어 있고, 돌봄 제공자가 없고, 경제적 문제를 가지는 등 여러 가지가 있다. 또 의료인의 설명부족으로 환자나 가족이 퇴원 후의 생활을 예상할 수 없거나, 퇴원을 위해 전향적으로 대처할 수 없는 등의 일도 생길 수 있기 때문에, 의료인은 퇴원 후의 생활이 그려질 수 있도록 알기 쉽게 설명하는 것이 중요하게 된다.

(8) 지역제휴 임상경로

최근, 증상의 발생에서부터 검사, 진단, 치료, 재활까지를 일련의 과정으로 파악하고, 의료수순의 공통화에 의해서 병원에서 병원, 병원에서 시설, 시설에서 재택 등의 정보교환이나 의료의 연계를 지원하고, 지역 전체에서 연속적으로 지원해 가는 지역제휴 임상경로의 구조가 정비되고 있다. 특히 병원이나 진료소가 적은 지역에서는 이러한 제휴를 강화하기 위한 네트워크, 퇴원지원 환자의 퇴원 후 추적조사와 평가를 실시함으로써 보다 좋은 퇴원지원의 형태를 구축할 수 있을 것이다.

2. 외래진료 및 검사 시 간호

검사방법 및 치료의 발전으로, 종래에 입원하여 실시하던 검사나 수술 등이 외래진료 시에 실시하게 됨으로써 외래진료에서 간호의 역할이 다양화되고 있다. 또 의료정보의 IT화로 의료인들 간에 여러 진료과에서 진찰을 받고 있는 환자 정보의 공유가 시도되고 있다. 그러나 의료정보뿐만 아니라 간호나 간병, 보건복지 서비스의 이용 등을 포함하는 포괄적인 정보가 보다 질 높은 치료나 간호를 위해서 잘 활용되고 있는지에 대해서는 더 많은 연구가 필요하다.

(1) 외래 진료환자 지지

최근 환자의 자율적인 의사결정을 지원하기 위한 자원으로 환자 자신이 자신의 질환이나 치료법에 대해 학습할 수 있는 환경(환자정보실, 환자도서실 등)을 제공하고 있는 의료시설이 증가하고 있다. 일반인이 쉽게 볼 수 있는 서적이나 팜플릿, 비디오 등을 이용할 뿐 아니라 컴퓨터에서 전국의 의료기관이나 새로운 치료법 등을 검색할 수 있다. 의료시설에 따라서는 정기적으로 의료진을 구성하여 환자 · 가족들에게 짧은 강의(mini-lecture) 등을 개최하고 있다. 간호직은 노인이나 가족의 생활을 가장 가까이에서 지원하는 직종이므로, 증상을 능숙하게 조절하고 있는 다른 환자의 자가간호 방법이나 가족간병의 요점 같은 정보를 제공해주고, 노인 자신이나 가족이 갖고 있는 강점을 이끌어내어(임파워먼트), 자가간호나 증상조절에 대한 능력을 높여갈 수 있도록 돌봐야 한다.

(2) 검사 시의 간호

노인이 과거에 반복해서 받고 있었던 검사라고 하더라도 정확하게 그 흐름이나 유의사항을 알고 있다고 단정해서는 안 된다. 환자의 자존심을 존중하고, 적절한 준비하에 안전하게 검사를 받을 수 있도록 알기 쉽게 설명을 할 필요가 있다.

금식시간이나 실시 전 내복약이 필요한 경우에는 노인의 생활패턴에 맞는 설명이 필요한 경우도 있기 때문에, 환자 자신의 생활패턴에 맞추어 검사가 이루어질 수 있도록 도와준다.

감각기능이나 이해력이 떨어진 노인은, 구두로만 설명했을 경우 빠뜨리고 못 듣거나 잘못 듣는 경우 등으로 적절한 검사를 실시할 수 없을 가능성도 있기 때문에, 이러한 환자를 위해 기능저하의 수준에 맞는 설명용지를 구조화하여 작성하고, 구두와 설명용지를 같이 사용하여 설명하는 것이 바람직하다.

검사결과의 수치에 대해서 수치적으로는 기준범위 내에 있으나, 의학서에 기재되어 있는 일반 성인의 기준치를 보고 자신의 수치가 더 높은 것에 대해 불안이나 걱정을 안고 있는 경우도 있기 때문에 의사로부터 설명을 들은 검사결과의 의미나 심신에의 영향 등에 대해 노인 환자가 잘 모르는 점이나 불안한 점 등을 파악하여 잘 이해할 수 있도록 적절히 대응하는 것이 필요하다.

(3) 외래진료 시 실시되는 검사 · 수술 간호

간호사는 외래에서 검사나 소수술을 실시할 때 예측되는 부작용이나 2차적 장애 등을 숙지하여 환자의 불안이나 공포심, 긴장감에 대해 배려하는 것이 필요하다. 특히 검사 전에 복용하는 약이나 조영제 등의 부작용에 있어서 노인은 비전형적인 증상을 나타내는 경우도 있기 때문에, 평소의 보행능력이나 언어능력, 표정 등을 파악하고, 작은 부작용의 징후 · 증상도 간과하지 않도록 한다.

검사 · 수술이 끝난 후에는 통증이나 피로, 공복감, 요의 등이 올 수 있기 때문에 신체적 · 심리적 부담을 배려한다. 자택에서 사용하는 약이나 처치방법, 다음 진료일, 대표적인 부작용의 특징, 상태변화 시의 연락처 등에 대해서 실시 전에 설명하고, 종료 후에 다시 확인한다. 또 종료 후 노인이 무사히 자택에 돌아갈 수 있도록 환자가 주거하는 지역의 교통수단이나 간병하는 사람의 유무 등에 대해서도 파악하여 둔다.

외래에서 실시되는 침습이 작은 검사 · 수술이라 하더라도 자택에서의 자가간호가 예후에 영향을 미치기 때문에 환자가 자기관리에서 동반되는 스트레스나 가족의 고민 등에 대해서 경청하고, 구체적인 대응책을 함께 생각하면서 노인이 질병 · 장애와 함께 생활할 수 있도록 지원해야 한다.

학습과제

1. 의료 · 요양정책이나 서비스의 동향에 대해 노인환자의 입원에서 퇴원까지 간호와 과제에 대해서 설명해 보자.
2. 외래에서 검사를 받는 노인 환자의 자립 · 안전 · 안심 등에 대한 간호를 설명해 보자.

⦿인용문헌

1) 厚生労働省：平成17年患者調査，2005
http://www.mhlw.go.jp/toukei/list/10-17.html より2011年1月11日検索
2) 厚生労働省：医療・介護サービスの質向上・効率化プログラム．平成20年版厚生労働白書，2008
http://www.mhlw.go.jp/wp/hakusyo/kousei/08-2/kousei-data/pdfNFindex.html#index より2011年1月11日検索

⦿참고문헌

1) 長野宏一郎：退院支援．老年医学テキスト，改訂第3版（日本老年医学会編），59-61ページ，メジカルビュー社，2008

제6절 치매 노인의 간호

학습목표

1. 치매 증상을 야기하는 여러 가지 요인을 설명할 수 있다.
2. 치매 노인의 심리와 생활상의 곤란에 대응한 간호에 대해 설명할 수 있다.
3. 치매 노인을 간병하는 가족이나 요양보호사를 지원하는 간호의 역할을 설명할 수 있다.

치매는 「일단은 정상으로 발달한 지적기능이 후천적인 뇌의 기질성 장애로 인해 지속적으로 떨어져, 일상생활이나 사회생활을 영위할 수 없는 상태」라고 정의되고 있으며, 지적기능이 발달되지 않은 정신발달지체, 사고나 심리적 외상 등에 의한 기억상실과는 다르다. 또 치매는 연령이 높아짐에 따라 증가하지만, 연령 증가 현상에 의한 건망증과는 다르다. 모든 노인이 치매 노인이 되는 것은 아니고, 만성적인 뇌기능의 장애를 초래하는 원인 질환에 의해서 치매가 되는 것이다.

일본의 경우, 노인인구 증가에 따라 2015년까지 치매를 가진 사람이 현재보다 100만명 정도 증가하여 약 250만명으로, 2025년에는 320만명으로 증가할 것으로 예상하고 있다[1]. 2003년에 후생노동성에서 나온 「2015년의 노인 간병–노인의 존엄을 지원하는 간호의 확립에 대하여」에 치매 노인 간호가 노인 전체 간호의 표준이 된다고 하는 방침이 제시되어[2] 있다. 치매를 가진 노인들에 대해 의료인뿐만 아니라 사회 전체에서 관심을 가지고 대처해 나갈 필요가 있다.

치매를 가진 노인에게는 치매 이외에도 여러 가지 질병을 합병하고 있는 일이 많다. 그러나 기억 · 인지 · 언어 등에 장애를 미치는 치매의 특징 때문에, 어떤 증상이 있더라도 적절하게 스스로 고통을 호소할 수 없어서 가족과 의료인도 증상을 파악하여 치료로 연결하기가 쉽지 않다. 또 치매의 증상은 환경이나 주위의 대응에 따라서 개선되기도 하고 악화되기도 한다. 악화되면 불면, 불안, 거식 등 생명유지를 위태롭게 하는 증상이 나타나고, 폭력이나 폭언 등 간병부담을 증가시키는 증상이 나타나기도 한다.

치매 노인 간호는 치매라고 하는 질병의 특징을 잘 파악하여 적절한 치료, 환경, 대응을 제공하여 환자 본인 및 가족의 삶의 질을 유지 · 증진시키는 것을 목표로 한다.

1. 조기 진단 및 치료

치매의 원인 질환으로는 알츠하이머(Alzheimer)병, 뇌혈관장애, 레비(Lewy)소체형 치매, 전두측두형 치매 순으로 많다. 뇌혈관장애를 제외하면 뇌의 변성질환이 많다(표 7-3). 변성질환의 경우 현재로선 근본적 치료법은 없고, 병은 서서히 진행한다. 그리고 여러 가지 뇌장애에 의해 자립적인 생활을 할 수 없게 되고, 최종적으로 와상의 상태로 된다. 그러나 원인 질환에 따른 치료법이 있어 증상이 개선되는 경우도 있다(표 7-4). 결핍성 질환에는 부족한 것을 보충하는 치료, 두개 내 병변에는 수술요법이 실시되기도 한다.

표 7-3 치매의 주요 원인 질환

1. 중추신경계의 변성	알츠하이머병, 레비-소체형 치매, 전두측두형 치매, 진행성 핵상성마비, 척수소뇌 변성증, 헌팅톤(Huntington)병 등
2. 혈관장애	뇌경색, 뇌출혈, 빈스완거(Binswanger)병 등
3. 감염증	크로이츠펠트야콥(Creutzfeldt-Jakob)병, AIDS(후천성 면역부전증후군), 매독 등
4. 기타	두부외상, 독성물질에 의한 중독 등

표 7-4 치매 증상이 생기는 주요 원인 질환 중 치료의 가능성이 있는 것

1. 결핍성 질환	비타민류의 결핍 : 펠라그라(니아신 결핍), 비타민 B_{12} 결핍증, 웨르니케(Wernicke)뇌증(비타민 B_1 결핍) 등 수분의 결핍 : 탈수 산소의 결핍 : 저산소혈증 호르몬의 결핍 : 갑상선기능저하증
2. 대사성 질환	간질환, 신질환, 저혈당 등
3. 두개내 질환	뇌종양, 경막하혈종, 정상압 수두증 등
4. 약물의 영향	향정신약, 강압약, 감기약 등

근본적 치료는 아니지만 알츠하이머형 치매에 대해서는 치매 증상의 진행 억제효과가 있는 치료약이 있다. 종전에는 도네페질(아리셉트®)뿐이었으나, 2011년 1월에 메만틴(메마리®)과 가란타민(레미니-르®)이 승인되었다. 그후 알츠하이머형 치매의 치료약으로써 최초로 첩부약제인 리바스티그민(익셀론®패취)이 승인되고, 치매 증상의 조절을 위한 선택치료가 보급되어 있다.

치매가 의심되는 사례나 상담을 해줘야 할 경우에는 증상을 잘 듣고 전문의에게 진료를 받을 수 있도록 정보제공을 한다.

2. 치매 원인과 증상의 사정

1) 치매와 유사한 증상을 나타내는 섬망 · 우울증과의 감별

알츠하이머병의 초기 단계에서는 본인이 자신의 신체에 생기고 있는 변화를 알아차리고 메모를 하고, 행동범위를 축소하는 등 자기나름대로 대처하고 있는 경우도 많다. 또 어떤 경우에는 주위에서 자기생각대로 반응이 나타나지 않음으로써 불안을 느끼거나 노여워 한다. 진단되지 않은 채로 증상이 진행하여 중기로 진행되기도 하고, 생활에 여러 가지 장애가 생겨 점차로 주위 사람들이 깨닫게 되는 경우도 있다. 주위 사람들은 알고 있어도 떨어져 생활하는 아들이나 처음 만난 사람은 치매가 있다고 느끼지 못할 수도 있다.

일상생활에서는 문제가 없더라도 입원이나 이사 등으로 오랫동안 생활해온 환경과 다른 장소로 옮긴 바로 그 순간 혼란스러워져 그때까지 할 수 있었던 것을 갑자기 할 수 없게 되는 일도 있고, 의미불명의 언동이 나타나는 일도 있다. 갑자기 치매가 발생하여 악화되었다고 생각할 수도 있으나 그렇지는 않다. 치매는 진행하고 있었으나 행동패턴을 유지할 수 있는 환경(오랫동안 생활하고 있던 집, 지역)이나 자연스럽게 행동을 보조해주는 사람(가족이나 이웃사람 등)의 존재가 있었기 때문에 일상생활이 유지될 수 있었던 것이다.

환경의 변화나 스트레스에 의해 갑자기 증상이 출현한 경우는 섬망을 생각할 필요가 있다. 섬망의 경우는 그 증상을 악화시키는 약물이나 처치를 줄이고, 적절한 약물을 사용하며, 환경변화를 줄이는 등 특별한 대처가 필요하게 된다.

또 노인에서는 경증의 우울증이 나타나기 쉽다. 치매의 원인질환인 뇌혈관장애의 후유증에도 우울증이 있다. 우울증의 경우는 신체증상을 강하게 호소한다. 초조감이나 불평이 나타나고, 표정이 없어지고 모두를 거부하고, 의욕이 없어지고, 움직이지 않는 등의 증상 때문에, 치매로 오인하는 경우가 있다. 우울증에서는 항우울제의 사용이 유효한 경우도 많다. 우울증이 의심되면 전문의에게 진료를 받을 수 있도록 연결해 주는 것이 중요하다.

정신질환이나 전해질 이상 등 치매와 유사한 증상을 나타내는 질환도 있다. 노인에서는 여러 질병을 합병하는 일도 많기 때문에 치매 이외의 질환에 의한 증상의 가능성을 항상 고려해야 한다.

2) 치매의 증상을 악화시키는 요인

대수롭지 않은 대응의 차이, 환경의 변화, 새로운 치료, 감염증 등의 질환에 의해 치매의 증상이 악화되고(그림 7-6), 그것이 일상생활의 유지를 곤란하게 한다. 악화의 원인을 확정하기는 어렵지만 「치매이기 때문에 어쩔 도리가 없다」고 체념해서는 안 된다. 여러 가지 가능성을 생각하여 접근을 시도하고, 그 결과로부터 원인을 추정하기도 한다.

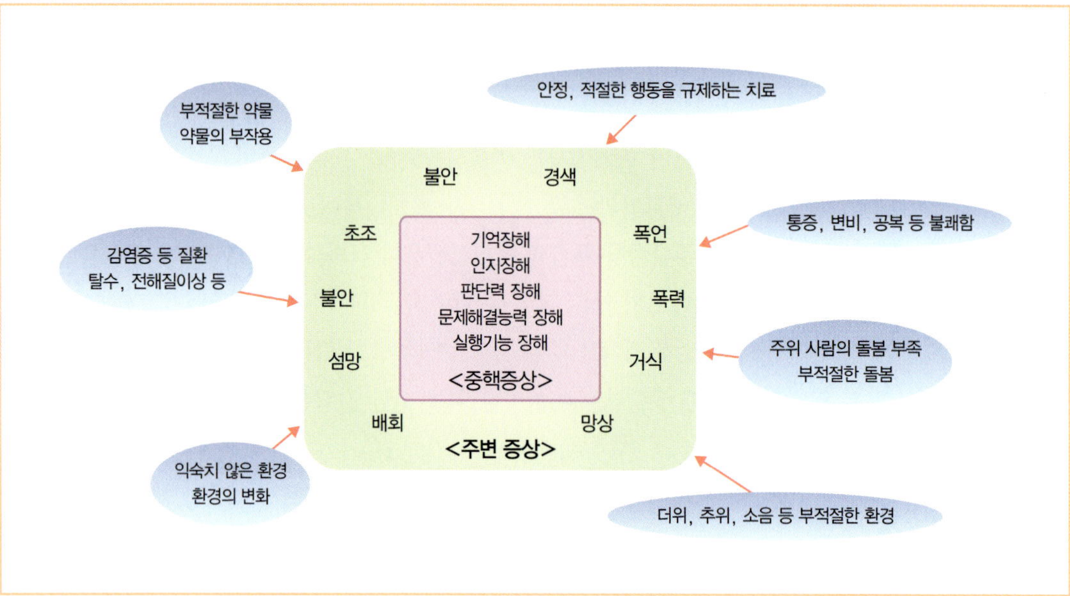

그림 7-6 치매의 증상을 악화시키는 요인의 예

계획을 위해 질병 전의 생활배경을 사정하는 것이 중요하다. 또 사정할 때, 치매 노인의 언동이나 그 변화된 사실을 있는 그대로 표현하는 것이 중요하다. 그 사실로부터 추측할 수 있는 것을 모두 열거하고, 시도한 간호의 결과에 따라 확실하게 계획한다.

3) 연령증가에 따른 영향 사정

질문을 해도 정확한 대답이 돌아오지 않고 호소하고 있는 내용을 의료인이나 가족이 이해할 수 없으면「치매니까」하고 생각할 수 있다. 그러면 이것은 의료인이나 가족이 치매 노인의 상황을 이해할 수 없다. 특히 노화현상인 난청이나 시력장애는 오랜 시간을 두고 서서히 진행하는 것이기 때문에, 본인도 주위 사람도 깨닫지 못하고 있거나 대수롭지 않게 생각한다. 의사소통을 할 수 없는 원인이 보청기의 전지가 떨어졌을 경우도 있다.「치매는 아닌가?」하고 의심하는 경우에 먼저 연령증가에 따른 변화, 특히 감각기능의 변화에 대해서 사정할 필요가 있다.

3. 심리 간호

1) 불안을 유발하지 않는 의사소통

치매인 사람의 심리는 자신이 갑자기 외국에 간 장면을 상상하면 잘 이해할 수 있다. 자신이 상식이라고 생각하고 있던 것이 통용되지 않고, 무엇인가 물으려고 생각해도 누구에게 어떻게 물으면 좋을지 모르겠고, 큰맘 먹고 물어도 상대방은 무엇을 묻고 있는지 모른다는 표정의 얼굴을 하고, 어떻게 하면 좋을지 몰라 대단히 불안한 심리가 된다.

이러한 심리를 마음 속으로 생각하면서 의사소통을 하도록 한다. 의사소통의 기본은 상대방을 불안하게 하지 않는 것이다. 예를 들어, 착각을 하고 있는 장면이나 잊어버리고 있는 장면에서는 의료인이 알기 쉽게 전해주지 못한 것을 사과하고, 지금 행할 필요가 있는 행동, 방법을 전한다. 그 사람이 잊어버리고 있다는 것조차 걱정하지 않도록 유도하는 것도 효과적이다.

2) 자존심의 존중

치매 노인의 자존심을 존중하여 사람들 앞에서 업신여김을 당하였다고 생각하는 일이 없도록 대응한다. 예를 들면, 「내 이름 알아?」, 「오늘은 며칠?」하고 테스트하는 것이 아니라 「안녕하세요? 담당 OO입니다.」하고 말한다. 그리고 납득하였다는 것을 확인하고 나서 「오늘은 O일이군요」 등으로 아무렇지도 않은 듯이 달력을 보인다. 인지능력의 저하가 있을 수 있기 때문에, 전할 때는 하나씩 하나씩 전달하고 이해할 때까지 충분한 시간을 준다.

3) 말이나 행동에 포함된 의미를 생각한 대응

치매는 개인차가 크기 때문에 효과적인 대응은 사람마다 다르다. 치매 노인이 호소하는 것을 잘 이해할 수 없는 장면에서는 이야기하는 말 그 자체보다도 이야기에 포함된 의미나 행동의 사인을 파악하려는 노력이 필요하다. 현재의 생활상황이나 그 사람이 어떠한 생활을 해왔는가를 앎으로써 그 사람의 심리상황을 상상하여, 무엇을 요구하고 있는가, 무엇을 곤란해 하고 있는가, 무엇을 화내고 있는가를 생각하여 대응한다.

예를 들면, 「밥, 밥」하고 말하기 때문에 「밥은 벌써 다 먹었습니다.」하고 말하여도 그 호소가 계속되는 장면에서는 「밥」은 식사의 요구가 아니라, 식사의 준비는 괜찮은가 하고 걱정하고 있는지도 모른다. 「지금, OO가 준비하고 있습니다」하고 대답하면 안심할지도 모른다. 그런데도 곧바로 잊어버리기 때문에 또 「밥, 밥」하고 호소할 것이다. 기억할 수 없는 것, 잊는 것이 증상이기 때문에 그때마다 대응한다.

쓰레기를 줍고 있을 때에 「쓰레기는 우리들이 치우겠습니다」하고 그 행동을 제지했을 때 화를 낸다면, 쓰레기는 쓰레기가 아니라 치매인 사람에 있어서 소중한 무엇이거나, 전혀 다른 의미의 행동(예를 들면, 풀베기)이기도 한다. 자신에게 필요하다고 생각하고 있는 행동을 제지시켰기 때문에 화를 내는 것이다. 건강상으로 해가 없으면 지켜보고 「수고하시네요」하고, 차를 권하는 등 다음의 행동으로 유도하는 것이 효과적일지도 모른다.

패닉(panic) 상태인 경우에는 조금 시간을 두어 진정된 무렵에 대응하고 일이나 장소를 변경하여 기분을 전환하는 것이 효과적일 수도 있다. 또 다른 직원이 대신하여 대응하는 것이 효과적인 경우도 있다. 직원 간에는 서로 정보를 교환하여 치매 노인이 어떻게 하면 좋은 표정이 나타나고, 원만하게 유도할 수 있는지를 알아내어 대응함으로써 그 사람에게 맞는 관계를 찾아내도록 한다.

4. 생활 간호

1) 치매의 증상을 파악한다

치매의 증상에는 기억장애, 인지장애, 이것으로부터 파생되는 판단력 장애, 문제해결능력 장애, 실행기능 장애가 있다. 이들은 치매의 중핵증상이라고 한다. 또 이들의 중핵증상은 신체적 · 심리적 · 환경적 요인에 영향을 받고, 생활상의 여러 가지 문제를 유발하는 증상(behavioral and psychological symptoms of dementia; BPSD : 치매에 수반한 행동장애와 정신증상으로 중핵증상에 대비해서 주변증상이라고도 한다)의 원인이 된다(☞240쪽, 그림 7-6). 생활에 지장을 초래하는 증상이 어떠한 중핵증상에서 생기고 있는가를 생각하면 대응하기 쉽다.

치매 원인 질환의 하나인 전두측두형 치매나 레비-소체형 치매에서는 중핵증상인 기억장애가 비교적 가볍다. 그러나 인격이나 행동의 변화가 현저하게 일어나고, 생활에 지장이 크다. 또 레비-소체형 치매에서는 증상의 변동이 크고 파킨소니즘에 의한 신체면에 영향을 미쳐 낙상이나 근육의 약화 위험이 높다.

뇌혈관성 치매에서는 뇌의 손상부위에 따라 장애가 생기는 것과 생기지 않는 것이 있고, 마비나 연하장애 등 신체면의 장애를 함께 가지는 일도 많다. 라쿠나 경색(lacuna infarction)의 경우는 서서히 경색부위가 확대됨에 따라 여러 가지 신체 증상을 일으키는 일도 있다.

원인 질환과 증상과의 관계를 알아서, 일어날 수 있는 증상을 예측하여 관찰하는 것이 중요하다. 또 증상의 악화를 초래하는 요인을 알아서 예방적인 대처를 취할 필요가 있다.

2) 기억장애, 인지장애를 보완한다

돌보는 사람은 환자의 행동을 구체적으로 지시하여 기억이나 인지가 가능하지 않은 부분을 보완한다.

「목욕하러 가자」고 하는 것을 말로는 이해할 수 없어 계속 거부하는 치매 노인에게 비누와 타월을 건네주면, 그대로 옷을 벗고 욕실에 들어가 스스로 몸을 씻는 예도 있듯이, 기억을 이끌어내는 자극적인 물품을 이용하는 것이 효과적인 경우가 있다.

환경의 연구도 효과적이다. 장소를 모르는 경우 보기 쉬운 곳에 표지를 놓아둔다. 그 사람에 있어서 무엇이 표지가 될 수 있을지는 여러 가지가 있을 것이다. 한글로 쓴 종이를 붙인다거나, 그 사람 개인의 물건을 침대 주위에 두거나, 좋아하는 물건을 진열할 수 있다. 밤에는 화장실에 가는 통로만 밝게 함으로써 그 밝기를 목표로 하여 화장실까지 찾아갈 수 있도록 하는 방법도 있다. 역으로 가고 싶지 않은 곳은 어둡게 하고, 도어

표 7-5 환경에 의한 영향의 예

예 1	**치매 노인 : 침대에 누운 채로 줄곧 눈을 감고 있다.** → 의료인은 거부하고 있다고 생각하고 있었으나 실은 침대에 누워 있으면 창에서 일광이 들이비쳐 눈부시기 때문에 눈을 감고 있었을 뿐이었다.
예 2	**치매 노인 : 창 쪽을 보고 무서워 하고 있다.** → 의료인은 환시로 생각하고 있었으나, 커튼을 닫으면 눈부신 상태는 없어지고, 창에 비치는 사람의 모습을 보고 무서워하고 있었다는 것을 알았다.
예 3	**치매 노인 : 계속 걷고 있다.** → 의료인은 치매의 증상인 배회로 생각하고 있었으나, 화장실을 찾고 있다고 알아차린 의료인이 대화를 해서 방을 화장실 앞으로 옮기고, 방에서 나가면 곧 화장실이라고 하는 문자가 보이도록 붙였더니 안정할 수 있게 되었다.
예 4	**치매 노인 : 몇 번이나 일시를 묻는다.** → 눈에 띄는 곳에 하루 한 장씩 떼는 달력과 시계를 두고 물으면 그것 보기를 계속 반복함으로써 치매 노인이 스스로 그것을 보고 일시를 확인할 수 있게 되었다.

에 벽걸이를 내걸어서 도어처럼 보이지 않게 하는 등의 방법이 있다.

병원처럼 동일한 방이 계속 이어지고 침대의 주변에는 아무 것도 없는 환경에서는 자신의 거처하는 장소를 몰라 혼란해 한다. 어떤 환경에 혼란스러워 하는지 잘 관찰하고, 이야기를 듣는 것으로 해결할 수 있는 경우도 있다(표 7-5). 벽의 색이나 방의 구조 등 쉽게 변경할 수 없는 경우도 많으나, 침대의 배치나 장식, 친숙하기 쉬운 사람과 관계하는 것 등 가능한 곳부터 개선할 수 있다.

5. 합병증의 예방

치매는 진행하면 여러 가지 뇌기능 장애인 언어장애나 의식장애, 운동기능장애 등이 나타나고, 최종적으로는 와상의 상태로 되어 생활 전반에 걸친 간병이 필요하게 된다.

진행되어 가는 동안에 폐렴, 질식, 낙상 · 골절사고를 일으키기 쉽기 때문에 이들을 예방하는 것이 중요하다. 치매 노인은 스스로 자신의 몸을 지키는 행동을 취하기가 어렵다. 그러나 위험하다고 생각되는 것 전부를 금지하도록 하면 본인은 그렇게 하는 이유를 몰라 규제되고 있는 것 자체에 화를 내서, 오히려 위험한 경우도 있다.

규제되고 있는 느낌을 될 수 있는 한 적게 하면서 위험을 회피하는 방법을 강구한다. 치매 노인에게 위험성을 이야기하고, 걱정하고 있다는 것을 충분히 전하여 비록 그 상황에만 한정된 행동을 했을지라도 안전한 행동을 취하게 하는 경우도 있다. 낙상의 위험이 있는 경우에는 감시받고 있다는 것을 모르게 지켜본다. 앉는 의자를 소파로 하고, 휠체어에 센서를 붙이는 등 주위환경을 정비함으로써 안전성이 증가하는 경우도 있다.

한편으로 위험이 있더라도 그 사람의 삶의 질을 유지하기 위하여 본인이 원하는 행동을 취할 수 있도록 하는 경우도 있다. 삶의 질을 유지하면서 안전하게 지원을 하는 것이 관건이다. 그러려면 그 사람의 장애 정도나 성격, ADL 수준에 맞추어서 개별적인 대책을 강구해야 한다.

또 병의 진행과정에서 매일 관찰하고 변화에 대처하는 것이 중요하다. 직원 간에는 보다 좋은 대처가 계속되도록 서로 정보를 제공한다.

6. 가족과 요양보호사에 대한 지원

1) 간호의 질 보장

일반적으로 치매 노인은 가족과 함께 자택에서 생활하거나, 장기요양할 수 있는 시설(그룹홈*이나 특별요양노인홈** 등)에서 돌봄 제공자에 의해 간병을 받고 생활하고 있다. 간호종사자는 방문간호사나 시설간호 직원으로 치매 노인과 관계하게 된다.

간호 종사자는 치매 노인에게 제공되는 간호의 질을 확보하기 위하여, 간병하고 있는 가족 또는 간병 직원의 심신부담, 곤란감, 건강상의 문제 유무, 치매 노인과의 관계성을 파악한다. 그리고 가족에게 부담이나 건강상의 문제가 있으면 단기간 요양(short stay) 등의 이용을 통해 휴식을 취할 수 있는지 알아보고, 간호관리자 등 관계자의 교대를 조정한다. 또 지식부족에 의한 곤란감이나 부담이 있으면 치매에 관한 지식 제공이나 간병방법에 대한 정보를 제공한다.

간병 직원에 대해서도 치매나 기타 질환에 대한 교육, 간호직원과의 협조방법 의논, 위기관리나 간호의 질관리를 위한 위원회 개최 등, 지식과 관리의 양면을 잘 조정하여 이끌어 간다.

컬럼 | 진단과 고지의 문제 |

치매의 진단방법은 임상증상, 심리테스트, 화상진단(CT, MRI, PET) 등이 있고, 현재 증상이 현저하지 않은 경증의 시기에도 진단이 가능하며, 앞으로 더욱 간편하고 정확한 진단방법이 개발될 것이다.

진단기술의 진보에 의해 본인이 충분히 이해할 수 있는 시기에 진단이 이루어짐으로써 진단을 본인에게 어떻게 전하는가 하는 문제가 제기되고 있다. 암 고지의 문제는 옛날부터 검토되어 왔으나 치매의 경우 심각한 문제가 있다. 진단 · 치료의 역할을 하는 의료기관에서 치매를 고지했더라도 그 후 본인이나 가족에 대하여 앞으로의 예측을 포함한 생활의 지원이 행해지지 않을 가능성이 있다.

질환명을 고지받은 본인은 「자신도 가족도 아무것도 모르게 되는 질병」, 「간병이 필요하게 되고 가족에게 폐를 끼치는 질병」 등 부정적인 것을 상상하지만, 잘 대처하면 좋은 결과를 가져올 수도 있다.

고지를 할 경우 노인 본인의 심리적인 배려를 위해, 본인과 가족이 상담할 수 있는 체제를 가질 필요가 있으나, 아직 이런 체제를 제대로 갖추지 못한 의료기관도 많다. 암 고지와 마찬가지로 의료인들의 과제로서 토의될 필요가 있다.

---

* 요양보험법에서는 치매 대응형 공동생활개호
** 요양보험법에서는 지정요양노인복지시설

2) 결정장면에서 지원

생명유지를 위해 의료관계인이 제시한 방법에 대해 가족이 노인 환자를 대신하여 승낙하는 경우가 있다. 예를 들면, 식사를 할 수 없게 되었을 때 위루를 만들거나, 급변 시에 인공호흡이나 심장마사지를 하거나, 위험요인이 있는 치료를 하거나 하는 등이다. 회복이 불가능한 치매 상황이나, 위험요인을 수반하는 상황에서는 치매로 인해 본인의 의사를 파악할 수 없기 때문에 가족은 갈피를 못 잡고 고민하게 된다. 또 가족은 입소를 결정할 때 죄의식을 느끼는 경우도 있다.

간호사는 가족의 심리적 부담을 이해하고 여러 가지 선택방법이 있다는 것, 각각의 선택에 따라 환자 본인이나 가족이 앞으로 어떻게 되는지, 선택방법에 따른 장점 · 단점을 설명한다. 또 치매 노인 자신의 가치관이나 생활신조 등을 가족에게 상기시켜, 본인과 가족에 있어서 보다 좋은 방법 · 결정을 모색한다. 그때, 의료인으로서 가진 가치관이나 판단이 있다 하더라도 가족의 결정을 존중하여, 그 결정이 보다 좋은 방향으로 진행하도록 지원한다.

7. 연습문제

연습문제 ③　폐렴으로 입원한 알츠하이머형 치매 노인 지원

C씨는 87세의 여성으로, 딸(64세 독신)과 둘이서 생활한다. 5년 전에 알츠하이머형 치매로 진단을 받고 도네페질 복용을 계속하고 있었다. 진단 시의 개정 하세가와식 간이지능평가 스케일(HDS-R)은 10점, MMSE는 14점이었고, 최근에는 검사를 시행하지 않았다. 요즈음은 말 수도 적고, 식사할 때를 제외하고 침대 위에 누워 있는 일이 많다. 화장실에는 가지만 때때로 실금이 있어 패드(기저귀)를 사용하고 있다.

간병필요상태 점수 인정에 의해 주 1회, 주간봉사(day service)를 이용하여 목욕하는 것 외에, 딸의 형편에 의해 3개월에 1주일 정도 단기간 요양(short stay)을 하고 있었다.

어느 날 아침, 발열이 있고 일어날 수가 없어서 구급차를 불러 병원으로 실려 갔다. 폐렴으로 진단되어 입원하게 되고, 항균제의 점적치료가 개시되었다.

Q1 입원 후, 생길 것으로 예측되는 문제상황은 무엇인가? 또 그 문제상황의 발생을 예방하는 방법은 무엇인가?

Q2 C씨와 의사소통을 하면서 무엇을 염두에 두어야 할까?

Q3 1주일 정도 입원 후 퇴원할 예정이다. 퇴원을 위하여 필요한 도움은 무엇인가?

학습과제

1. 치매와 감별이 필요한 질환이나 노화현상에 대하여 설명해 보자.
2. 치매증상을 악화시키는 요인에 대하여, 신체적 · 심리적 · 환경적 · 치료 · 요양적 측면으로 나누어서 설명해 보자.
3. 치매 노인의 심리와 생활상의 곤란은 어떤 것이 있는지 느낀 것을 서로 논의하여 보자.
4. 치매 노인의 의사소통 포인트와 그 이유를 설명해 보자.
5. 치매 노인의 삶의 질(QOL)을 높이는 간호에 대해서 서로 논의하여 보자.

⊙인용문헌

1) 厚生労働省老健局高齢者支援課認知症・虐待防止対策推進室：認知症高齢者数について，2012年8月24日発表，http://www.mhlw.go.jp/stf/houdou/2r9852000002iau1.html (2012年12月3日最終確認)
2) 厚生労働省：2015年の高齢者介護～高齢者の尊厳を支えるケアの確立について～，2003 http://www.mhlw.go.jp/topics/kaigo/kentou/15kourei/3.html より2011年1月11日検索

⊙참고문헌

1) 斎藤正彦：チームアプローチのための老年期精神医学，新興医学出版社，2007
2) 日本建築学会編：認知症ケア環境事典，ワールドプランニング，2009
3) 山口晴保編著：認知症の正しい理解と包括的医療・ケアのポイント，協同医書出版社，2005
4) 竹中星郎：明解痴呆学―高齢者の理解とケアの実際，日本看護協会出版会，2004
5) 斎藤正彦：親の「ぼけ」に気づいたら，文藝春秋，2005
6) クリスティーン・ボーデン：私は誰になっていくの？―アルツハイマー病者からみた世界（桧垣陽子訳），クリエイツかもがわ，2003
7) クリスティーン・ブライデン：私は私になっていく―痴呆とダンスを（馬籠久美子，桧垣陽子訳），クリエイツかもがわ，2004
8) パム・ドーソン，ドナL. ウェルズ，カレン・クライン：痴呆性高齢者の残存能力を高めるケア（山下美根子監訳），医学書院，2002
9) 湯浅美千代編：認知症高齢者のリスクマネジメント，すぴか書房，2007
10) 諏訪さゆり編：医療依存度の高い認知症高齢者の治療と看護計画，日総研出版，2006
11) トム・キットウッド：認知症のパーソンセンタードケア―新しいケアの文化へ（高橋誠一訳），筒井書房，2005

기출문제

Q9 노인이 이환했을 때의 특징은?

1. 약물의 대사가 빨라진다.
2. 증상이 정형적으로 나타난다.
3. 의식장애를 일으키기 쉽다.
4. 환경의 영향을 받기 어렵다.

Q10 노화에 의한 약물동태에의 영향으로 올바른 것은?

1. 반감기가 단축한다.
2. 수용성 약물의 혈장농도가 저하한다.
3. 지용성 약물이 체내에 축적하기 쉽게 된다.
4. 혈장단백과 결합하는 약물은 약효가 저하한다.

| 정답 | 9. ③ 10. ③

제8장

존엄성 유지와 노인 간호

이 장의 학습목표

1. 노인의 주체성과 개성을 유지하고, 편안한 죽음을 맞이하도록 하는 간호태도를 설명할 수 있다.
2. 노인을 간호하는 가족의 상황이나 문제점을 사정하고 간호중재를 수행할 수 있다.
3. 지역, 병원, 요양시설 등 여러 장소에서 노인을 간호하는 가족에 대한 지원방법을 설명할 수 있다.

제1절 노인의 존엄성 유지를 위한 간호

학습목표

1. 노인을 간호하는 윤리적 태도를 설명할 수 있다.
2. 노인이 어떤 상태든지 의견을 가지고 있다는 점과 노인의 의견을 파악할 수 있다.
3. 노인과 좋은 관계를 형성하기 위해 주의해야 할 점을 설명할 수 있다.

1. 의사결정 지원

1) 노인에 대한 간호사의 태도

(1) 노인의 생각을 존중한다

일반적으로 간호를 받는 노인은 간호 제공자와 친근한 관계를 유지할 때 편안함을 느낀다. 그러나 간호사가 일방적으로 친근하게 대한다고 관계가 좋은 것은 아니다. 간호를 받는 입장에서 노인의 생각을 배려하지 않은 친근한 태도는 불쾌감을 느끼게 할 수 있다. 노인이 어떻게 살아 왔는지, 간호를 받을 때 어떻게 느끼는지 등이 노인에게 영향을 주기 때문에 노인들에 대한 간호는 노인마다 다르다. 노인이 요구하는 것을 끝까지 확인하여 간호 제공을 하여야 한다.

(2) 존경심으로 대한다

노인은 다양한 인생 경험을 가졌으므로 다양한 가치관과 사고방식을 가지고 있어서 간호사와 어떤 관계를 형성하고 싶다는 생각도 다양하다. 그러므로 노인을 대하는 태도는 명확하게 정해져 있지 않다. 하지만 존경심으로 대하는 태도를 싫어하는 노인은 없다. 간호사에게 노인은 간호 대상자이며 동시에 인생의 대선배이기도 하다. 가령 의식이 없거나 치매 증상에 의한 폭언이나 폭력을 하는 노인에게도 동일하게 존경심을 갖고 대해야 한다.

(3) 간호사의 태도를 자아 성찰하고 윤리적 태도를 몸에 익힌다

간호사는 노인이 어떤 생각을 갖고 있는지 왜 그런 행동을 하는지 그런 상황 속에서 무엇을 느끼는지 상상해보는 감성이 필요하다. 또한 일상생활에서 흔히 나타나는 일에 관심을 갖고 일상적인 윤리를 의식해야 한다. 간호사가 '그 노인을 위해' 하는 행동이 오히려 노인에게 불쾌감을 주는 일이 있기 때문이다. 무의식적으로 노인의 의사를 무시하면서 「간호를 제공하고 있다」는 태도를 취할 수 있다는 점을 명심해야 한다.

노인의 의사를 확인하기 어렵다는 점은 노인 간호에서 많이 나타난다. 그러므로 간호사는 자신의 돌봄 제공자와 간호 능력을 자아 성찰해야 한다. 노인 인구가 급증하므로 간호사의 윤리적인 태도가 더욱 요구되고 있다.

2) 노인의 의사에 대한 존중 및 지원

노인은 만성질환의 후유증이나 치매로 인해 의사소통이 어렵거나 무의식 와상상태이기 때문에 전혀 의사를 확인할 수 없는 경우가 많다. 하지만 어떤 상태에 있더라도 노인의 인격을 잊어서는 안 된다. 언어 · 비언어적인 의사소통으로 의사를 확인할 수 없을지라도 간호사는 노인의 생각을 파악하고, 노인이 싫어하는 행위를 하지 않아야 한다. 노인의 상태를 잘 살피고 의사표현을 제대로 할 수 없는 노인의 고통을 생각하면서 간호를 제공해야 한다.

노인은 소중한 의사를 가진 인격체임을 인정받으면서 간호를 제공받아야 인생 말년을 보다 풍요롭게 보낼 수 있다. 이런 큰 역할을 간호사가 담당해야 한다.

3) 동의 구하기

간호를 제공할 때는 반드시 노인에게 동의를 구해야 한다. 간호를 제공하는 중 신체를 이동하거나 목욕을 할 때는 반드시 노인의 의사를 확인해야 한다. 또한 간호를 끝낼 때는 피로감이나 불편한 점, 그리고 불만이 있는지를 확인하고, 협조에 대한 감사의 말을 하고 끝내도록 한다. 노인으로부터 구두로 답을 들을 수는 없을지라도 간호사는 말을 걸어 노인의 기분이 좋다는 것을 확인해야 한다.

간호는 「말하기」로 시작하고 「말하기」로 끝난다. 「말하기」는 상대의 존재를 존중하고 인정한다는 중요한 의미를 나타낸다. 「말하기」를 실천하지 않는 경우, 노인의 존재를 무시한 것일 수 있으며, 의사결정에 대한 지원을 하지 않는 것일 수 있다.

컬럼 | 노인 간호의 특징 |

일반적 윤리는 간호 전문직 실천의 중심이며 간호의 목적이다. 노인 간호를 제공하여 노인이 회복하거나 자립하게 된다. 특히 치매 노인이나 와상 노인은 대화가 어렵고, 노인의 반응을 확인할 수 없으므로 간호사의 스트레스가 고조되어 노인을 학대하는 경우가 있다. 또한 매일 반복되는 일상생활을 간호하면서 간호 전문직 실천이나 간호의 목적을 잊기 쉬우므로 노인 간호에서는 일반적 윤리에 기초한 간호 제공에 가치를 두고 노인의 삶의 질을 향상시키는 것이 매우 중요하다. 그리고 일반적 윤리가 습관화되는 것이 중요하다.

2. 관계성 지원

1) 노인과의 관계 형성

(1) 노인을 부르는 방법

간호사가 노인 대상자를「할아버지」,「할머니」하고 편안하게 부르는 경우가 있다. 그러나 원칙은 이름에 존칭어인 씨를 붙여서「OOO 씨」하고 부르는 것이 노인을 한 사람의 인격체로 인정하고 대하는 방법이다. 그리고「OO 할멈」등으로 어린이처럼 취급하여 장난스럽게 부르는 방법은 부적절하므로 사용하지 않아야 한다.

(2) 노인에게 인사하는 방법

인사는 사람과 사람의 관계에서 가장 기본적이다. 인사는 상대방에게 주의를 기울이고 있다는 신호이다. 노인과의 관계 구축도 마찬가지이다. 노인은 감각기능이 노화되고 있으므로 노인에게 주목하고 인사를 함으로써 노인이 자신을 의식할 수 있도록 주의할 필요가 있다. 예를 들어, 평소부터 노인에게 시선을 맞추어 인사를 하고, 휠체어 이동 시에도 노인의 시선에 맞추어 인사를 하고, 노인의 뒤에서 인사를 하지 않도록 한다. 사소한 것 같지만 인사를 통한 순간의 관계가 노인이나 가족에게 편안함을 주고 신뢰관계를 구축하는 기반이 된다.

(3) 노인에게 적합하지 않는 말투

언어는 문화이다. 노인은 존경이나 생각을 다양한 표현으로 응축시켜 표현하였고 장기간 다양한 인간관계를 형성하며 살아온 사람이다.

언어로 자신의 생각을 전달하고 상대의 생각을 파악한다. 언어는 상대방과 관계를 유지하는 중요한 요인이다. 노화 경험이 없는 간호사는 언어에 주의를 충분히 기울여야 한다. 표 8-1은「노인의 의사를 존중하는 예와 존중하지 않은 예」를 보여주고 있다. 노인을 부정하는 말, 명령하는 말, 어린아이 취급을 하는 말을 사용하지 않도록 주의해야 한다. 노인을 존경심으로 대하고 존중하는 언어를 사용해야 한다.

노인에 따라서는 옛날부터 습관이 되어 친숙하게 부르는 방법이나 이름만 불러도 대답하는 사람이 있다. 그러나 모든 노인이 다 그렇지는 않다. 좋은 반응을 얻는 것은 부르는 방법보다는 간호사의 태도에 담긴 존경심에 기반한다.

너무 친숙한 태도나 친구에게 사용하는 언어는 삼간다. 습관적으로 친숙하게 부르거나 노인의 반응이 좋은 방법으로 부르는 경우에는 가족에게 상황을 설명하고 동의를 구해야 한다. 간호사는 친밀하게 부른다고 생각할지라도 노인과 가족에게 불쾌감을 줄 수 있기 때문이다.

2) 언어장애를 가진 노인과의 관계성 유지

표 8-1 노인의 의사를 존중하지 않은 예와 존중하는 예

장면	해설
기저귀 교환 시	
【기저귀 교환을 하고 있을 때 거부하는 것처럼 손을 내미는 장면】 **나쁜 예** : 「손을 내밀지 말아요. 기저귀 교환하고 있어요.」 **좋은 예** : 「곧 끝낼게요. 협조해 주세요.」「빨리 끝냅니다.」	☞수치심 때문에 행동, 반사, 불쾌감에 대한 반응을 하는 경우가 있다. 기분이나 느낌을 생각하면서 간호한다. 대부분의 경우 간호사를 거부하는 것이 아니다.
【기저귀 속에 손을 넣고 있는 장면】 **나쁜 예** : 「무엇 하고 있어? 왜 거기에 손을 넣고 있어!」 **좋은 예** : 「화장실에 가요.」「개운하지 않아요?」 「기분이 나쁘세요?」「가려워요?」	☞기분이 나쁘거나 가려움, 통증 등의 불쾌감을 나타내는 경우가 있다. 요인을 제거하지 못하는 간호 기술에 대한 자아 성찰이 필요하다.
화장실 유도 시	
【화장실 사용한 지 얼마 안 되어 또 가려고 하는 장면】 **나쁜 예** : 「또?」「방금 다녀 왔잖아요!」 **좋은 예** : 「화장실에 가요.」「개운하지 않아요?」	☞방광 용량이 작아져서 그럴 가능성이 있다. 또한 치매 때문에 화장실에 간 일을 잊어버렸거나 초조감 때문에 요의를 느끼는 경우가 있다. 간호사를 곤란하게 만들려고 하지는 않는다.
【화장실에서 좀처럼 끝내지 않는 장면】 **나쁜 예** : 「쉬 했어?」「아직 끝나지 않았어?」 **좋은 예** : 「괜찮아요?」「실례합니다.」 하고 미리 말하고 상태를 확인한다.	☞초조하면 긴장하게 되고 소변이 계속 찔끔거리며 나오게 된다. 실수하는 일도 있다.
식사 보조 시	
【좀처럼 입을 벌리지 않는 경우】 **나쁜 예** : 「입 안 벌려?」「이제 안 먹어?」 **좋은 예** : 「오늘의 반찬은 OO입니다(냄새를 맡아 보세요.)」 「이것은 싫으세요(눈으로 보게 한다)?」	☞무리하게 벌리도록 하면 역효과이다. 잠깐 기다려 본다. 보조자를 교대하는 방법을 생각할 필요가 있다. 치매 노인의 경우, 입을 벌리는 것을 잊어버리는 일도 있을 수 있다.
【배식 시, 다른 사람의 식사를 먹으려고 할 때】 **나쁜 예** : 「안돼! 그것은 당신 것이 아니잖아!」 「아니야!」 **좋은 예** : 「이것은 OO씨의 것이기 때문에. 이쪽에 놓을께요.」 「△△씨의 몫을 지금 기다립니다.」	☞부정적인 말이나 명령어는 사용하지 않는다. 화를 냈다고 하는 생각, 불쾌한 체험, 불안감만 남을 뿐이다.
【밥을 먹지 않았다고 불평하는 장면】 **나쁜 예** : 「아까 먹었으니까!」「몇 번을 말해야 알겠어!」 **좋은 예** : 「지금 준비를 하고 있어요. 식사는 O시 쯤에 됩니다.」 「그러면 간식을 먹고 기다려요.」	☞치매로 식사한 것을 잊어버리는 일도 있다. 이 경우 공복감에 의한 일이 많기 때문에 간식을 준비한다.
콜벨에 대한 대응 시	
【콜벨을 빈번히 누르는 장면】 **나쁜 예** : 「몇 번이나 누르지 않아도 알아요.」「또 뭐야!」 **좋은 예** : 「곧 갑니다.」	☞ 노인의 호소를 무시하지 않고 대하는 것은 간호사의 적절한 태도이다. 콜벨이 울릴 때마다 반응을 한다. 빈번한 콜벨 사용은 적적함을 표현한 행동인 경우, 노인의 호소를 받아들이지 않는 간호사의 마음을 간파하고 있다. 노인과의 관계는 매 순간이 중요하다, 한순간의 호소에 반응하여 노인을 조금이라도 안심시키는 것이 중요하다.
이동할 때	
나쁜 예 : 「똑바로 스스로 일어서!」「스스로 할 수 있어.」 「무거워서」 **좋은 예** : 「OO 씨, 발을 단단히 딛고 서세요.」「현재 자세가 좋아요.」「조금만 힘내세요?」「잡고 있기 때문에 안심하세요.」	☞노인에 있어서 이동은 큰 일이므로 불안도 크다. 알고 있거나, 할 수 있는 일이라도 불안이 있으면 의존하게 된다. 그런 기분을 비난하는 듯한 태도로 대하면 크게 상처를 입는다.

목욕 보조할 때	
나쁜 예 : 「아직 준비 안 되었어?」「굉장히 무겁네.」「뚱뚱하군요.」 **좋은 예** : 「준비되었어요?」「거들어 주지 않아도 괜찮아요?」「발밑이 미끄럽기 때문에 조심하세요.」	☞ 노인 앞에서 신체의 일을 부정적으로 말해서는 안 된다.

치매 노인의 경우, 이름을 불러도 이해하지 못하는 경우가 있다. 그러나 시선을 집중하여 노인의 표정을 보면서 「OOO 씨에게 이야기하고 있습니다.」 하고 말하면, 노인은 간호사의 존재에 신경을 쓰고 관심을 표현하게 된다. 간호하는 동안 노인에게 간호사의 존재를 알려줄 필요가 있고, 노인에게 공포심을 주지 않도록 한다. 노인에게 알기 쉬운 말을 사용하고, 대답하기 쉬운 질문을 하는 것도 중요하다. 예를 들면, "예", "아니요"로 대답할 수 있는 질문을 한다. 한 번에 한 가지 질문만 하도록 한다.

3) 의사소통 장애를 가진 노인과의 관계성 유지

노인이 의식이 없어 대답을 못하는 경우에도 듣고 있을 가능성이 있으므로 이를 전제로 하여 말을 하는 것이 필요하다. 의사소통이 안 되는 상태가 계속되면 말을 하지 않고 신체에 접촉하는 등 노인에 대한 존경심을 잊어버리는 경우가 있으므로 주의해야 한다. 반드시 얼굴을 보고 말을 하여 평소 느끼지 못했던 표정의 변화나 눈의 움직임을 주시하여야 한다. 의사소통이 어렵더라도 상세한 변화에서 노인의 표현을 인식하여 관계성을 유지하기도 한다.

4) 가족과의 관계성 유지

(1) 노인과 가족

노인과 가족관계는 오랜 시간에 걸쳐 형성되었고, 가족 내의 유대관계가 구축되었다. 가족 내의 관계가 좋은 경우도 있지만 좋지 않은 경우도 있다. 서로 간에 접촉 빈도나 시간, 의사소통의 교류 상황에 대해 간호사가 관계를 판단하거나 비난하는 경우가 있다. 그러나 서로의 교류에는 가족과 노인의 특성과 목적이 있으므로 가족 내 관계는 가족 이외의 사람이 이해할 수 없는 일도 많다. 그런 점을 고려하면서 가족과 노인의 관계가 잘 유지되도록 지지할 필요가 있다.

(2) 가족의 편안함

가족의 불안이 간호사의 태도에서 비롯되는 일이 있다. 가족에게 인사를 하지 않거나 웃지 않거나 노인에 대한 반응이 상냥하지 않는 등 간호사의 태도에서 가족의 불안이 증가하는 일도 있다. 노인이 간호를 받아야 하는 경우가 다양한데 가족이 안심하고 편안하도록 노인과 관계를 갖도록 도와야 한다. 간호사나 돌봄 제공자는 노인이 필요로 하는 다양한 간호에 대해 잘 알지만 가족은 일상적인 것도 모두가 생소한 것이다.

간호사는 가족에게 알기 쉽게 반복하여 설명하고, 차후에 일어나기 쉬운 문제들에 대해 사전에 설명하여 불안을 경감시키고 가족이 안심할 수 있게 도와 주어야 한다.

(3) 가족 간호

간호는 계속되는데 목표가 분명하지 않으면 가족의 부담감이 커져서 가족은 심신이 피로해지는 경우가 많다. 가족은 함께 간호하는 팀 구성원이지만 간호 대상이 되기도 한다는 사실을 명심해야 한다. 특히 노인과 가족이 함께 좋은 시간을 보낼 수 있는 기회를 만드는 것은 간호사와 요양보호사의 역할이다.

학습과제

1. 간호사로서 필요한 윤리적 태도에 대해 설명할 수 있다.
2. 노인의 의사결정을 지원하는 방법을 설명할 수 있다.
3. 노인과의 관계성을 구축하기 위해 주의할 점을 파악할 수 있다.

⊙참고문헌

1) 大塚宣夫：老後・昨日，今日，明日一家族とお年寄りのための老人病院案内，主婦の友社，1990
2) 厚生労働省：2015年の高齢者介護～高齢者の尊厳を支えるケアの確立に向けて～，2003 http://www.mhlw.go.jp/topics/kaigo/kentou/15kourei/3.html より2011年1月11日検索
3) 厚生労働省：認知症の医療と生活の質を高める緊急プロジェクト～報告書～，2008
4) 厚生労働省：安心と希望の介護ビジョン，2008 http://www.mhlw.go.jp/shingi/2008/11/dl/s1121-8a.pdf より2011年1月11日検索
5) 伊藤雅治．井部俊子監：特別養護老人ホーム看護実践ハンドブック，47-53ページ，中央法規出版，2006
6) 賀集竹子：看護するものの心構え．老人看護の基本，12-14ページ，医学書院，1980

제2절 임종 간호

학습목표

1. 노인의 사망 원인을 파악할 수 있다.
2. 임종 간호의 개념을 설명할 수 있다.
3. 노화로 인한 죽음을 설명할 수 있다.
4. 임종 간호에서 간호사의 역할을 설명할 수 있다.
5. 존엄성 있는 임종 간호를 수행할 수 있다.

1. 임종 준비에 대한 개요

1) 노인의 죽음

65세 이상을 노인이라고 하면 65세에 죽는 것과 90세에 죽는 것에는 25세의 나이 차이가 있다. 그러나 나이가 들면서 노인은 어떤 죽음을 맞이할 것인가, 인생의 막을 어떻게 내릴 것인가를 생각할 것이다. 노인은 「언제 죽어도 좋다, 형제자매도 죽고, 친구도 죽었다….」 또는 「아직도 건강하고, 이제부터 장생할 것이다.」라고 말할 수 있다. 모두가 진실이다. 노인은 가까운 친척의 죽음을 체험하면서 자신의 죽음을 인식하기도 하고, 건강하고 충실한 생활로 장생에 대한 의욕이 넘치기도 한다. 건강상태가 좋지 않아 노화와 죽음을 인식하는 순간도 있다. 노인에게 「죽음」은 미지의 세계이다. 노인의 죽음은 청년기나 장년기와는 분명 다르지만, 친한 사람들과 만날 수 없게 되는 적적함은 청년기나 정년기와 같다. 노인은 친한 사람과의 사별이나 체력 저하 등 청년기 때는 체험하지 못했던 상실경험을 수용해야 하지만 결코 쉬운 일은 아니다.

2) 노인의 사망 현황

(1) 평균수명과 기대수명

유엔(UN)이 노인복지정책 추진의 필요성을 마련하기 위해 65세 이상 노인인구 수를 고려하여 결정한 3단계 기준에 의하면, 전체 인구에서 65세 이상 노인인구가 차지하는 비율에 따라, 7% 이상이면 고령화 사회(aging society), 14% 이상이면 고령 사회(aged society), 20% 이상이면 초고령 사회(super-aged society)라고 불렀다.

우리나라는 2000년대에 접어들면서 이미 고령화 사회로 진입하였고, 2018년경에는

65세 이상 노인인구 비율이 14.3%, 2020년에는 15.7%에 도달해 고령 사회로 진입할 것으로 예상하고 있다. 또한 2026년경에는 65세 이상 노인인구 비율이 20.8%, 2030년에는 24.3%에 도달할 것으로 예상되어 초고령 사회로 진입할 것으로 전망하고 있다. 이같은 인구의 고령화 속도는 선진 여러 국가들과 비교해 봤을 때 매우 빠른 속도로 고령화가 진행되고 있어, 노년 부양비 증가로 인한 경제적 어려움과 건강 문제 등 다양한 문제에 직면해 있어 향후 대책이 시급한 실정이다(표 8-2, 3).

표 8-2 우리나라 65세 이상 노인인구 증가 추이

(단위 : 천 명, %)

연도	1970	1980	1990	2000	2010	2020	2030	2040	2050	2060
총 인구	32,241	38,124	42,869	47,008	49,410	51,435	52,160	51,091	48,121	43,959
노인 (65세 이상) 인구	991	1,456	2,195	3,395	5,452	8,084	12,691	16,501	17,991	17,622
(%)	(3.1)	(3.8)	(5.1)	(7.2)	(11.0)	(15.7)	(24.3)	(32.3)	(37.4)	(40.1)
65~74세	741	1,050	1,500	2,303	3,405	4,653	7,616	8,063	7,345	6,636
(%)	(2.3)	(2.8)	(3.5)	(4.9)	(6.9)	(9.1)	(14.6)	(15.8)	(15.3)	(15.1)
75~84세	–	–	–	918	1,677	2,621	3,759	6,359	6,947	6,505
(%)	–	–	–	(2.0)	(3.4)	(5.1)	(7.2)	(12.5)	(14.4)	(14.8)
85세+ (75세+)	(251)	(406)	(695)	173	370	810	1,316	2,079	3,700	4,480
(%)	(0.8)	(1.1)	(1.6)	(0.4)	(0.7)	(1.6)	(2.5)	(4.1)	(7.7)	(10.2)

〈출처〉 통계청(2011)

표 8-3 주요 국가별 인구 고령화 진전 현황 비교

국 가	도달 연도			소요 연수(년)	
	고령화(7%)	고령(14%)	초고령(20%)	고령화(7%) →고령(14%)	고령(14%) →초고령(20%)
한 국	2000	2018	2026	18	8
일 본	1970	1994	2006	24	12
프랑스	1864	1979	2018	115	39
이탈리아	1927	1988	2006	61	18
미 국	1942	2015	2036	73	21
스웨덴	1887	1972	2014	85	42

〈출처〉 통계청(2011)

우리나라보다 한 발 일찍 고령화 사회로 진입한 일본은 이미 1970년에는 65세 이상 노인 인구 비율이 전체 인구의 7% 선을 넘어섰고, 한국은 2000년에 진입하였다. 2018년경에는 14%, 2026년경에는 약 21%로 증가할 것으로 예상되어 초고령화 사회로 진입할 것으로 전망하고 있다(National Statistical Office, 2012).

기대수명(life expectancy at birth)은 출생 직후부터 생존할 것으로 기대되는 평균 생존연수를 말하며, 한 국가의 국민이 평균적으로 얼마나 오래 살 수 있는가를 보여주는 지표라

할 수 있다. 그 동안 우리나라는 의료기술의 급속한 발달로 사망률이 급격이 감소하면서 기대수명이 꾸준히 증가하고 있는 추세이다(표 8-4).

한편 2010년 통계청 자료에 따르면, 우리나라 남자의 평균수명은 77.2세, 여자의 평균수명은 84.1세를 보여 남녀 평균수명은 80.5세로 나타났다(통계청 2011).

표 8-4 기대수명

연도	1970	1980	1990	2000	2010	2020	2030	2040	2050	2060
전 체	61.9	65.7	71.3	76.0	80.8	82.6	84.3	86.0	87.4	88.6
남 자(A)	58.7	61.8	67.3	72.3	77.2	79.3	81.4	83.4	85.1	86.6
여 자(B)	65.6	70.0	75.5	79.6	84.1	85.7	87.0	88.2	89.3	90.3
차 이(B−A)	6.9	8.3	8.2	7.3	6.9	6.4	5.6	4.8	4.2	3.7

〈출처〉 통계청(2011)

(2) 노인의 사망 원인

우리나라의 노인 사망 순위는 1위가 암(악성 신생물), 2위가 뇌혈관질환, 3위가 심장질환, 4위가 당뇨병 그리고 5위는 만성하기도 질환으로 나타났다(표 8-5). 또한 갑작스런 사고로 인한 사망 원인은 낙상과 질식 등이다. 한편 암 종류별 사망률을 보면, 남성 노인은 폐암-간암-위암 순인 반면, 여성 노인은 폐암-대장암-위암 순으로 조사되었다(통계청, 2012). 일본도 비슷한 사망 원인을 보이고 있으나 순위는 다소 다르게 나타났다. 일본의 노인 사망 순위는 1위가 암, 2위가 심장질환, 3위가 뇌혈관장애, 4위가 폐렴, 그리고 5위는 노쇠로 되어 있다.

표 8-5 65세 이상 노인의 사망 원인 및 사망률 (단위 : 인구 10만 명당)

	1위	2위	3위	4위	5위
2000	암 (929.7)	뇌혈관질환 (785.3)	심장질환 (358.9)	당뇨병 (218.4)	만성하기도 질환 (209.1)
2010	암 (882.4)	뇌혈관질환 (409.4)	심장질환 (344.0)	당뇨병 (153.1)	폐렴 (127.6)
2011	암 (847.8)	뇌혈관질환 (381.1)	심장질환 (361.2)	당뇨병 (155.4)	폐렴 (143.2)
2012	암 (852.9)	뇌혈관질환 (372.9)	심장질환 (367.1)	폐렴 (166.4)	당뇨병 (163.0)
남자	암 (1,287.3)	뇌혈관질환 (400.0)	심장질환 (371.6)	폐렴 (196.7)	만성하기도 질환 (188.8)
여자	암 (550.6)	심장질환 (363.9)	뇌혈관질환 (354.1)	당뇨병 (152.3)	폐렴 (145.4)

〈출처〉 통계청(2013)

(3) 노인 간호 장소

우리나라 노인은 주로 자택에서 가족에 의해 간병을 받고 자택에서 죽음을 맞았으나, 2008년도 장기노인요양보험제도가 도입되면서 재가장기요양기관은 2013년 6월 말 현재 10,884개소, 그리고 요양병원이나 요양원 등 시설장기요양기관은 4,475개소로 급증한 것으로 나타났고, 진료수가나 간호수가를 받을 수 있게 되면서 서서히 시설이나 병원에서의 사망률이 급증하고 있다(국민건강보험, 2013).

일본의 경우에는 2000년에 개호보험제도가 시행되었고, 2006년에 자택이나 노인요양원, 개호노인보건시설의 간호에 대한 진료 및 개호 보수가 인정되면서 최근에는 병원사가 80%를 점하고 있는 실정이다. 그 원인은 핵가족화, 의사 수의 증가, 의료의 선진화 · 고도화 · 전문화, 병원 의료 지향이 높아졌기 때문이다.

또한 노인이 장기간 시설에 입소하고 있다가도 사망 직전에 신체 상태가 악화되면 급성기 의료시설에 입원하는 경우가 많다. 그러나 노인이 오래 거주했던 친숙한 장소에서 친숙한 사람들이 지켜보는 앞에서 자연스런 죽음을 맞이하고 싶다고 생각하는 마음도 있을 것이다. 노인요양원이나 요양병원은 노인이 생을 마감하는 집으로서 임종 간호에 대한 대처가 요구되며, 이런 노인 간호의 장소는 점차 확대되고 다양화되어 갈 것이다. 즉 간호사는 평온한 죽음을 맞이하기 위한 지지간호에 대한 요구를 더 많이 받게 될 것이다.

인간은 늙어서 반드시 죽음을 맞이한다. 그것이 자연의 섭리이다. 노인인구가 급증하면서 노인 사망자 수가 증가하고, 사망률도 상승하고 있다. 우리나라는 저출산 고령화 사회를 맞아 노인 사망률이 점차 높아질 것으로 전망된다.

2. 평온한 임종맞이

1) 종말기와 관련된 용어

(1) 종말기 간호와 터미널 간호

터미널(terminal)이라는 용어는 「종말의」, 「임종 말기의」라는 의미가 있다. 그러므로 종말기 간호와 터미널 간호는 동의어로 사용되고 있다. 종말기 간호는 1950년대에 미국이나 영국에서 제창된 사고방식이며 사람이 죽음을 향하여 가는 과정을 이해하고, 의료뿐만 아니라 전인적인 간호를 하는 것으로 기술되고 있다. 종말기 간호는 통상적으로 예후 3~6개월 진단된 환자, 또는 적극적인 치료 효과를 기대할 수 없다고 판단되는 환자와 가족에 대한 증상 완화와 고통 제거를 주로 하여 삶의 질 향상을 목표로 행하는 의료 및 간호로 정의된다.

컬럼 | 고독사 제로를 목표하여 |

일본은 고도 경제성장 시대에 대도시로 인구가 집중하였다. 세대 구성은 대가족세대 동거형에서 단독세대 핵가족형으로 변화되고, 대도시에서는 셋방살이나 아파트 거주가 급증하였다. 이러한 사회환경의 변화에 따라 노인을 둘러싼 환경도 크게 바뀌었고 친근한 의식이나 지역사회와의 유대가 약해지고 사회로부터 고립되는 세대가 증가하고 있다. 그 결과 1999년도에 207명이었던 「고독사」가 2007년도에는 589명으로 급증하였다. 이 중 68%가 65세 이상 노인이었다. 일본에서는 「고독사」가 사회 문제로 대두되어 정부 차원에서 「고독사 방지추진사업」을 진행하고 있다. 또한 「노인 등이 혼자서도 안심하고 살 수 있는 지역사회조성추진회」를 설치하고 '고독사 제로'를 목표로 한 사업들이 시작되고 있다. 부부 단독세대나 독신세대가 급증하면서 고독사에 대한 대처가 필요하다.

(2) 종말기의 정의

일반적으로 종말기는 예후 3~6개월을 의미한다. 종말기란 병이 비가역적이고, 진행성이며, 그 시대의 가능한 최선의 치료방법으로도 병이 호전되거나 진행을 막을 수 없고, 가까운 장래에 죽음이 불가피한 상태를 말한다. 그 중에는 구체적인 기간을 규정하지 않았는데, 이유는 여명의 예측이 어렵기 때문이다. 또한 노인은 신체와 정신 모두 개별성이 높기 때문에 연령으로 결정하는 것이 부적절하여 규정하지 않고 있다.

(3) 완화 간호

세계보건기구(WHO, 2002)의 정의에 따르면 '완화 간호(palliative care)란 생명을 위협하는 질환에 직면한 환자와 가족에게 질환 초기부터 통증, 신체적 문제, 심리사회적 문제, 영적 문제에 관해 정확하게 평가하고, 장애가 되지 않도록 예방하여 삶의 질을 개선하는 것이다'고 정의하였다. 그러나 질병의 치료 여부와는 구별하지 않아서 어느 특정 질환을 가진 대상자에게 행하는 간호라고 정의하기는 어렵다. 노인에게는 완화 간호의 개념이 적용되며, 완화 간호가 제공되어야 한다.

(4) 생애말기 간호

생애말기 간호(end-of-life care)는 1990년대부터 미국과 캐나다에서 노년기 의료와 완화 간호를 통합하는 방식으로 제창되어 왔다. 북미에서 완화 간호는 암이나 AIDS를 대상으로 한 것이라고 인식되었고, 생애말기 간호는 암이나 AIDS뿐만 아니라 치매나 뇌혈관장애 등 노인성 질환을 가진 대상자에게 제공되는 간호를 의미하고 있다[2]. 즉 생애말기 간호란 완화 간호를 포함하며, 임종 말기로 가면 임종 간호를 하는 것이다.

노인은 치료를 통해 증상이 개선되며, 적절한 의료가 제공되지 않으면 고통이 증가된다. 노인은 인생 말년에 자신의 가치관이 존중되고 "살아 있어서 좋았다"고 생각되는 순간이 더 많기를 바랄 것이다.

2) 종말기의 생활 태도와 죽음 맞이하기

(1) 사전동의서

사전동의서(informed consent)란 정보나 설명에 근거하여 동의하거나 승낙하는 것을 말한다. 대상자에게 어떤 행위를 할 때에는 그 행위에 대해 미리 설명하고, 대상자로부터 동의를 받고 시행해야 된다는 것을 의미한다[3].

사전동의서가 성립되려면 환자의 동의 능력이 있어야 한다. 동의 능력이 없는 경우에는 보호자에게 설명하여 사전동의서를 받는다. 노인 중에는 와상상태나 치매가 진행되면서 의사소통이 어려워 동의를 얻기 힘든 경우가 많다. 또한 노인 배우자가 대리 승낙을 하는 경우에는 쉬운 말로 천천히 설명하는 노력이 필요하다.

의료 제공자 측이 「노인이기 때문에」, 「치매이기 때문에」라는 이유로 노인의 의사 확인을 게을리해서는 안 된다. 어떤 상태든 노인은 스스로 생각하는 인격을 가진 사람으로 대하는 기본적인 자세를 가져야 한다.

(2) 사전지시와 존엄사

사전지시(advance directive)란 환자나 건강한 자가 장래에 자신이 판단 능력을 잃었을 때 자신에게 행할 의료행위에 대한 의견을 미리 표시하는 것이다. 사전지시에는 노인이 의사표시를 할 수 없는 경우에 지시를 행할 대리인을 지명하는 것과 치료에 대한 노인의 요구를 기록한 내용지시가 있다.

내용지시는 어떤 치료를 원하고 어떤 치료는 거부하는지 등 대리자가 의료 내용을 결정할 때 지침이 된다. 서면으로 미리 생전에 표명한 의사표시인 리빙 윌(living will)이 여기에 포함된다.

서면으로 자신의 의사를 명시하는 존엄사가 국민들에게 받아들여지고 있으나 리빙 윌에 대해 교육받을 기회가 적어 이에 대해 모르는 사람도 많다. 건강할 때 자신의 죽음을 생각하는 것이 어렵기 때문이기도 하다.

노인은 만성질환이 서서히 악화되거나 건강한 신체 균형이 깨지거나 급사할 가능성이 높다. 이럴 때 엄사가 적용되는지 판단하기가 어려울 때도 많다. 리빙 윌 때문에 치료를 충분히 받을 수 없는 것이 아닌지 하는 불안도 있을 수 있다. 임종 때에 노인의 의사가 반영되는 것은 중요한 일이지만 노인의 잔존 기능이 과소평가되지 않도록 주의해야 한다.

(3) 존엄사와 안락사

존엄사(dying with dignity, death with dignity)는 환자가 존엄이 있을 때 죽을 권리를 가진다는 것으로 환자의 권리에 관한 리스본 선언에서 비롯된 것이다[5]. 안락사(euthanasia)는 회복이 불가능하여 죽음을 피할 수 없는 상태에 있는 말기 환자가 현재의 심한 고통을 제거하거나 완화하기 위하여 죽음을 맞이하는 조치를 통해 고통으로부터 벗어나게 하는 적극적인 조치를 시행하는 일[6]로서, 의사 행위 그 자체를 나타내는 경우도 해당된다. 안락사에는 소극적 안락사와 적극적 안락사가 있다.

소극적 안락사는 의료인이 생명유지 치료를 보류하거나 중지하여 환자를 죽게 방치하는 것이고, 적극적 안락사는 환자의 죽음을 돕는 의료인의 행위 결과로 환자가 죽게 되는 것을 의미한다[6]. 소극적 안락사는 종말기 의료에 대한 사고방식으로 사회가 수용하고 있으나 적극적 안락사는 아직 사회적으로 허용할 수 없다는 입장이다. 협의적 의미의 존엄사는 무익한 연명치료를 중단하여 자연적인 죽음을 바라는 것이다. 노인의 삶을 마감하는 종말기 간호를 생각할 때에 중요한 개념이다. 이런 개념에 대해서는 앞으로 국민 한 사람 한 사람이 자신의 일로서 생각해 보아야 할 것이다.

3) 종말기 과정

질환에 따라 종말기 과정이 다를 수 있다. 암은 다른 질환과 비교하면 예후 예측이 비교적 용이하다(그림 8-1). 일상생활 동작이나 전신기능이 저하되므로 모든 간호를 제공한 후 대부분 1~2개월 사이에 죽게 되는 것이 특징이다.

호흡기나 심장질환 등의 장기적인 장애가 있는 경우에는 급성적인 악화와 개선이 반복되면서 서서히 악화되어 가는 과정이기 때문에 종말기를 판단하기 어렵다.

치매나 노쇠 현상은 서서히 기능이 감소된다. 특히 알츠하이머병의 경우는 심신의 기능이 아주 서서히 저하되고, 발병 이후의 경과가 오랫동안 계속되는 경우도 있으므로 종말기에 대한 예측을 일반화하기는 어렵다.

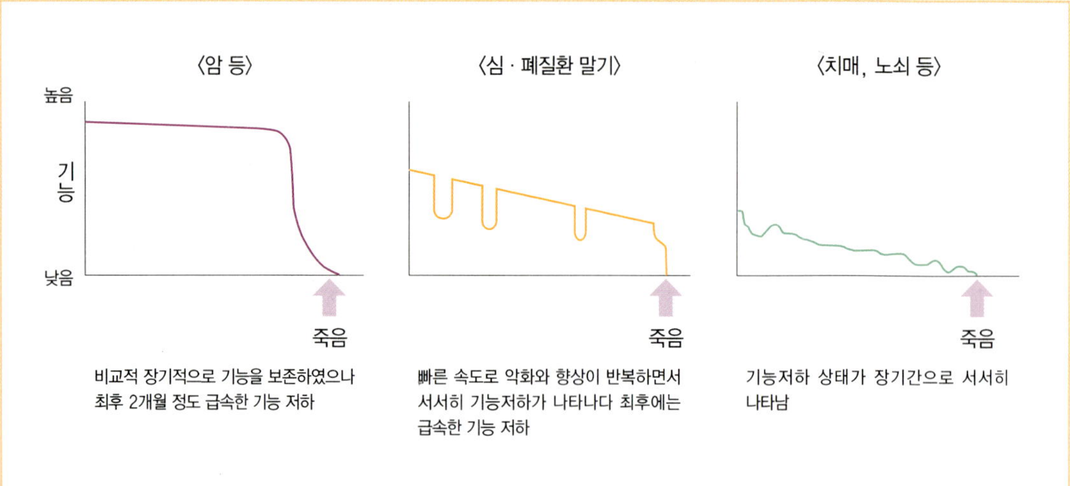

그림 8-1 질환별 예후 예측 모델

〈출처〉 Lynn J: Serving patiens who may die soon and their families. The Journal of the American Medical Association 285(7): 925–932, 2001을 번역. 시노다 토모코(篠田知子)가 번역한 것을 인용

4) 종말기를 맞는 가족의 불안 및 부담감의 경감

(1) 가족 간호

종말기 과정에 있는 노인의 경우, 대부분 가족이 간호하는 기간이 장기간일 수 있다. 가족도 간호팀의 일원이지만 지치고 쇠약해진다. 간호팀이 가족과 좋은 관계를 구축하기 위해서는 먼저 가족의 이야기를 주의 깊게 경청하고 음성이나 말투, 시선, 자세, 표정 등을 고려해야 할 필요가 있다. 가족의 이야기 내용에 대해 비난하거나 비판 또는 평가하는 행동은 하지 않아야 한다. 가족도 간호 대상에 속한다는 사실을 잊어서는 안 된다.

(2) 적절한 정보 제공

간호사는 현재까지의 경과를 근거로 앞으로 나타나는 현상 등을 어느 정도 예측할 수 있다. 가족은 노인에게 무엇이 일어나는지 이해하기 어렵다. 간단한 설명으로는 이해할 수 없거나 이미지가 떠오르지 않으므로 처음부터 노인의 상태에 대해 가족이 이해할 수 있는 용어로 설명해야 한다. 가족은 노인에 대해 모르는 것을 잘 질문하지 않으므로 주의해야 한다. 또한 가족에게 상세하게 설명한다고 모든 것을 이해하는 것은 아니므로 불안하지 않도록 하고 가능한 한 혼란을 방지해야 한다.

표 8-6 디켄(Deeken A)이 제시한 비탄 과정의 12단계

디켄(Deeken A)이 제시한 비탄 과정의 12단계	
① 정신적 타격과 마비상태	⑦ 환각 현상
② 부인	⑧ 고독감과 우울
③ 공황	⑨ 정신적 혼란과 무관심
④ 분노와 부당감	⑩ 체념-수용
⑤ 적의와 원한	⑪ 새로운 희망-유머와 웃음의 재발견
⑥ 죄의식	⑫ 회복단계-새로운 정체성 획득

〈출처〉 디켄(Deeken A): 배우자가 먼저 죽은 경우, 130–131, 春秋社, 1988에서 인용

(3) 노인과 가족이 지내는 장소의 환경 조정

노인과 가족이 함께 기분 좋게 보낼 수 있는 시간, 장소의 조정도 중요하다. 함께 보내는 시간이야 말로 간호를 위한 가족의 마음 준비가 되어 있어야 한다.

(4) 가족 상실에 대한 불안 : 예측되는 비탄

상실이란 사랑하거나 가치를 둔 사람이나 물건의 존재가 없어진 상태로 가까운 가족이나 친구의 죽음 또는 이별을 말한다. 그리고 비탄은 상실에 대한 정상적인 반응으로 사망 전부터 시작된다. 예측되는 비탄이란 상실에 대한 공포를 말한다. 표 8-6에 비탄 과정을 소개하였다. 노인의 죽음으로 인한 강한 상실 체험은 배우자와 다른 가족들이

경험한다. 자녀가 중년층인 경우에는 부모와의 사별을 자연스럽게 받아들이는 경우가 많다. 비탄에 대한 지원을 비탄 간호(grief care)라고 한다. 사망 전의 간호도 비탄 간호의 일부이므로 예측되는 비탄을 잘 고려하여 대응할 필요가 있다.

5) 종말기 지원 팀의 접근법

(1) 지원 팀 접근법의 중요성

종말기를 맞은 노인은 많은 욕구를 가지고 있다. 이 시기는 가족에 대한 간호도 중요하다. 노인과 가족의 의사를 존중하고 욕구를 충족시켜 주기 위해서는 의사와 간호사만으로는 충분하지 않다. 따라서 다양한 직종으로 구성된 팀 접근이 중요하다. 구성원은 의사, 간호사 이외에 생활 지원을 할 수 있는 요양보호사, 물리치료사 및 작업치료사, 사회자원 활용 지원을 위한 사회복지사, 식사 지원을 위한 영양사, 그리고 기타 지원을 위한 자원봉사자 등 지역에서 활동하고 있는 다양한 사람들이다. 팀 접근법은 다각적으로 유연한 관계를 통해 지원할 수가 있다. 간호사가 구성원 중 가장 깊은 관계를 맺는 사람은 요양보호사이다. 요양보호사도 생활 지원의 전문가이다. 일상생활의 지원을 통해 노인과의 관계가 깊은 요양보호사들과 서로 돕는 것이 중요하다.

(2) 팀 구성원의 상호 지원

팀 접근을 원활하게 하기 위해서는 회의를 하는 것이 중요하다. 의사소통을 통하여 팀 구성원들과 서로 이해하고, 지지하고, 동행하려는 자세를 갖추는 것이 중요하다. 노인 및 가족의 상황에 따라 지도자적인 역할을 해야 하는 직종이 필요하지만, 노인의 종말기 간호에서는 변함없이 간호사가 큰 역할을 담당한다. 종말기 지원의 경우 지원 단계에 대한 스트레스가 발생하므로 혼자서 고민하거나 갈등하지 않기 위해 팀 구성원 간의 상호 지원이 반드시 필요하다.

(3) 정보의 정리 : 임상 윤리의 4분류표

일상에서 제기되는 다양한 윤리적인 문제에 대해 또는 노인의 의사결정을 지원하기 위해 구체적으로 어떻게 대응하면 좋을지, 그 정보를 정리하여 객관적으로 분석할 필요가 있다. 그 방법으로서 4분류표가 있다(그림 8-2). 노인의 종말기 간호에 있어서는 진의를 확인하기가 어려운 경우가 많으므로 "노인의 의향은 무엇인가?" "삶의 질에 영향을 미치는 사항은 무엇인가?" "의료인의 가치관을 강요하고 있지는 않은지?" "주변 상황에만 매달리고 있지 않은지?" 등 객관적으로 현상을 확인하는 일이 필요하다.

6) 일상생활 간호는 더 좋은 죽음에 대한 준비

노인 간호는 일상생활 간호의 누적이다. 일상생활 간호를 통하여 「이 간호사에게 간

1) 의학적 적응(medical indication)
"이익 · 무해의 원칙"
(점검표)
1. 진단과 예후
2. 치료 목표 확인
3. 의학의 강점과 위험
4. 무익성

2) 환자의 의향(patient preference)
"자기 결정의 원칙"
(점검표)
1. 환자의 판단 능력
2. 비공식적 동의(의사소통과 신뢰관계)
3. 치료 거부
4. 사전 의사 표시
5. 대리 결정(대리 판단, 최선 이익)

3) 삶의 질(QOL)
"행복 추구의 원칙"
(점검표)
1. 삶의 질의 정의와 평가(신체, 심리, 사회 영성)
2. 누가 어느 정도 결정하는가
   - 편견의 위험
   - 환자에게 무엇이 최선인가
3. 삶의 질에 영향을 미치는 인자

4) 주변 상황(contextual features)
"공정과 효용의 원칙"
(점검표)
1. 가족과 이해 관계자
2. 비밀의무
3. 경제적 측면, 공공의 이익
4. 시설 방침, 진료 형태, 연구, 교육
5. 법, 관습
6. 종교
7. 기타

그림 8-2 병원 윤리의 4분류표

호를 받고 싶다」는 생각을 들게 하는 태도, 말 걸기, 간호 제공은 노인의 건강과 편안한 생활과 직결된다. 인생의 막을 내리는 임종의 순간도 소중하지만 일상적인 간호를 성실하게 하는 것이 노인 간호의 목표이다. 종말기의 일상적인 간호 내용은 ① 청결 유지, ② 부동으로 인한 통증 완화, ③ 사용하지 않아 생기는 폐용증후군의 예방, ④ 관절 변형 및 구축 예방, ⑤ 편안한 호흡, ⑥ 경구 영양섭취, ⑦ 편안한 배설, ⑧ 가족 간호[7)] 등이다.

예비력이나 회복력이 저하되고 있는 노인의 경우, 급성기부터 종말기에 이르는 과정을 고려하여 간호를 제공할 필요가 있다. 예를 들어, 신체의 변화를 초래하는 급성기 병동에 입원하면 그 질병에만 주목할 것이 아니라 폐용증후군을 예방하는 간호를 실시해야 한다. 폐용증후군 예방 간호를 통해 관절구축을 예방하고, 신체의 잔존 기능 활용도를 높일 수 있다. 각 영역에서 노인이 생활하기 편한 간호를 제공하는 것이 중요하다. 이러한 과정을 통해 임종의 마지막 순간과도 연결된다.

3. 임종 간호

1) 종말기의 신체 징후

생리적 노화와 병적 노화는 구별이 어렵다. 각종 검사치도 개인의 편차가 큰 노인의 종말기 신체 징후를 판별하기는 더욱 어렵다. 오랜 경과 속에서 보행 능력이 감퇴되어 와상상태가 되며, 체중감소가 나타나고, 연하장애로 인해 식사섭취량이 감소된다. 발열이 반복적으로 나타나면 종말기에 근접한 징후로 생각할 수 있다.

사망 1~2일 전에는 호흡곤란과 이상호흡[체인-스토크스(Cheyne-Stokes) 호흡], 의식 수준의 저하와 사지의 냉감, 소변량 감소 또는 무뇨, 감각기의 저하 등이 나타나게 된다. 또 사망이 가까웠을 때의 징후로서 사망 전 천명(death rattle)이 들린다. 사망 전 천명은 기도 분비물에 의해서 가래가 끓는 천명음이다. 통증뿐만 아니라 호흡곤란이나 발열, 담이나 침 분비 관리 등의 증상 완화에 대한 간호가 중요하다.

2) 통증 완화

임종 시의 고통은 누구든지 견디기 힘든 것이다. 죽는다는 것을 생각했을 때, 통증이나 괴로움이 없기를 바라는 사람이 많다. '아프다'는 호소를 듣지 않으면 간호사는 통증 간호 요구를 파악하기가 어렵다. 그러나 말로 "아프다"고 말하기 어려운 노인이 많다. 또 치매 환자는 통증을 느끼지 못한다고 생각하는 간호사가 있으나 사실이 아니며, 몸의 움직임을 통하거나 다른 행동으로 표출하는 것을 인식해야 한다. 표정이나 안구 등의 움직임을 관찰하여 노인의 고통을 예측할 수 있다. 또 "입안이 건조하여 괴로울 것이다", "스스로 신체를 움직일 수 없어 아플 것이다" 등 노인의 편에서 고통을 예측해 보아야 한다. 이런 고통을 완화시키기 위해 체위를 변경하고, 마사지를 수행하고, 체압 분산을 위한 매트를 사용하는 등 간호방법을 연구해야 한다. 간호를 가족과 함께 수행하면 가족의 기분이 편안해질 수 있다.

3) 안위 간호

누구나 인생을 마감하는 임종 때에는 "참담한 모습이 아닌", "고통이 없는", "소중하게 받아주는" 이들을 바라게 된다. 이를 위해 일상적인 윤리를 감안한 생활 지원 기술을 제공하는 것이 중요하다. 안위 간호방법을 기술하면 아래와 같다(그림 8-3).

(1) 생활 지원

일상생활에서 남의 도움을 받아야만 하는 상태가 되었지만 관절구축이 없는 아름다운 모습으로 잠을 자고, 청결한 피부상태를 유지하고, 구취가 없으며 건조하지 않은 이를 보면 누구나 기분 좋은 인상을 받을 것이다. 청결, 배설, 바른 자세, 체위 변경 등에 중점을 둔 기본 간호에 충실하는 노력이 필요하다. 이를 위해서 간호사는 일상적 윤리를 지켜서 생활 지원 기술을 향상시키도록 스스로 노력해야 한다.

노인에게 안위 간호를 하는 과정에서 불충분한 간호술을 제공하는 생활 지원이 오히려 많은 고통을 주는 경우가 적지 않다. 예를 들어, 식사를 억지로 강요하고, 몸을 질질 끌면서 체위를 변경하는 것 등이다(그림 8-4). 노화에 따라 신체 기능이 저하되고, 피부상태가 변화하는 생활에 대한 지원을 제공할 수 있는 간호술을 발전시켜야 한다. 요양보호사와 함께 있을 경우에는 주의사항을 알려주고, 간호방법에 대해 지도하는 역할이 간호사에게 있다는 것도 잊어서는 안 된다.

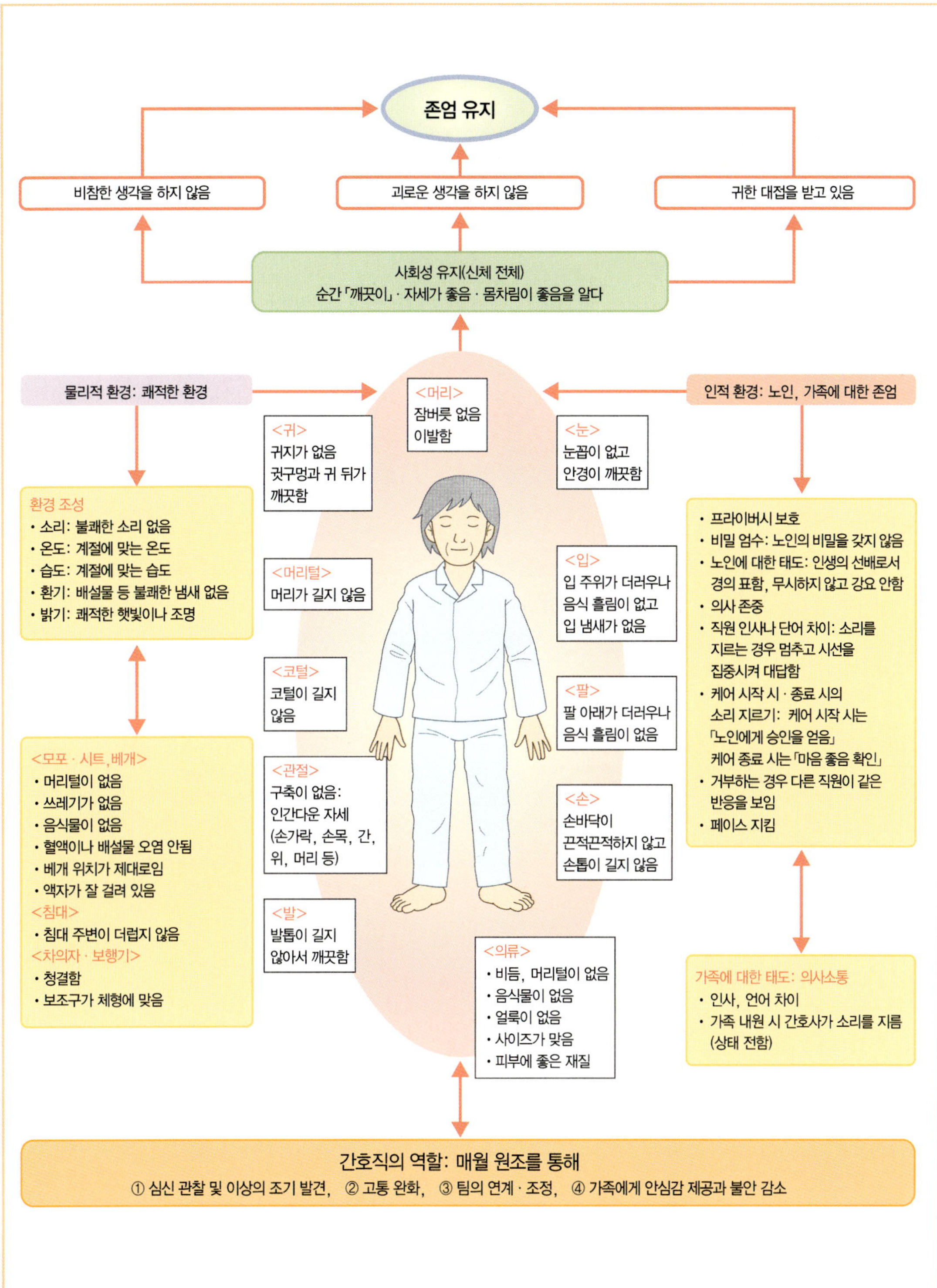

그림 8-3 고령자의 존엄 유지

〈출처〉 桑田美代子: 치매 노인의 케어 관리–종말기의 문제와 지원. 치매 노인의 간호. 치매 노인의 간호(中島紀恵子 책임편집, 128, 医歯薬出版 2007년에 일부 개편해서 전재)

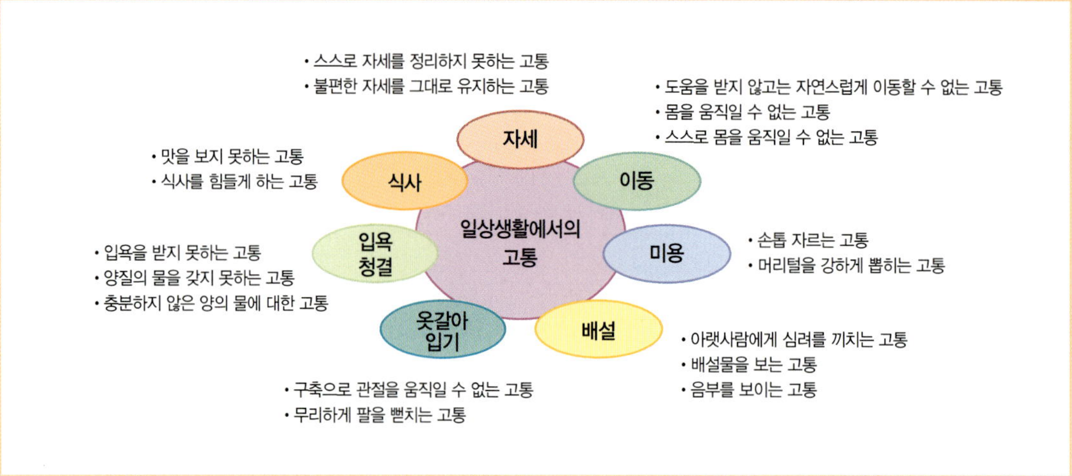

그림 8-4 생활 원조에서 고통
〈출처〉 桑田美代子 : 풍족하지 않는 상태에서의 간호–생활 가운데의 관리–완화 관리 17(2): 100, 2007년에서 인용

(2) 물리적 생활환경 조성 지원

의료기관의 경우 '일상생활'에 중점을 두는 환경은 아니지만 노인과 가족만의 공간을 확보하고, 원내 방송이나 기계의 소음을 감소하고, 사람 소리나 냄새, 실온 및 습도 등을 포함한 물리적 환경을 검토하여 조성해야 한다. 침대 위에서 보내는 일이 많기 때문에 베개를 포함한 침구에도 주의를 기울일 필요가 있다. 또한 침대 주위나 침대 옆의 서랍장 등 사용하는 물품도 청결하게 유지하도록 해야 한다.

(3) 인적 환경조성 지원

종말기 간호에 있어서 가장 중요한 것은 간호사들의 태도이다. 노인뿐만 아니라 가족의 비탄 간호에도 영향을 미친다. 간호사의 태도에 따라서 종말기 간호의 질이 변한다고 해도 지나치지 않다.

컬럼 | 엔젤메이크(사망 화장) |

「엔젤메이크(사망 화장)」가 주목을 모으고 있다. 엔젤메이크란 「의료행위에 의한 침습(예를 들면, 인공호흡을 위한 삽관 튜브나 위관의 고정 등)이나 투병으로 인해 잃어버린 생전의 모습을 가능한 범위에서 되찾기 위해 용모를 단정하게 하는 작업으로 청결 유지를 포함한 "간호의 일부로서 사망 화장"이며, 비탄 간호 의미도 포함한 행위이다」. 또한 고바야시 미츄에(小林光惠)는 사후 간호에 대해 「사망을 확인한 후의 모든 간호는 엔젤 간호라 부르는 "사후 간호"이고, 그 중에 엔젤메이크, 비탄 간호, 그리고 사후의 신체 부분의 정비가 중복된다고 기술하였다[1]. 여러 가지 치료로 인한 후유증으로 피부에 상처가 나고 시간의 경과에 따라 피부 양화 현상이 일어나 사망한 본인뿐 아니라 가족들이 죽은 사람의 생전 모습을 생각할 수 있게 도와주는 엔젤메이크는 중요하다. 엔젤메이크에 의해 남겨진 사람들의 비탄이 경감되기도 한다.

그러나 사망 후에는 늦어지기도 하므로 구축이 없는 경우는 생전에 결정하기 바란다. 바른 자세나 용모단정도 마찬가지이다. 일상적인 좋은 간호는 보다 좋은 엔젤 간호로 연결이 된다. 그리고 가족과 함께 엔젤 간호를 하는 것은 비탄 간호가 된다.

【인용문헌】

小林光惠 편: 케어로서 사망 화장. 18-19, 일본간호협회출판회, 2004

4. 노인 간호

1) 더 좋은 여행을 위한 조정

(1) 돌봄 제공자의 생과 죽음에 대한 관점

환자 간호는 돌봄 제공자가 큰 긴장감을 갖게 된다. 당황하거나 망설이는 경우에는 대화를 통해 팀에서 공유하는 것이 좋다. 종말기 간호는 의료 제공자에게도 정신적 부담이 있으므로 혼자서 고민해서는 안 된다. 그러나 자신의 생과 죽음에 대한 관점을 형성하는 좋은 기회이기도 하다.

(2) 노인의 종말기 간호

일상생활에서 '죽음'은 비일상적인 사건이다. 핵가족이 증가하면서 죽음을 경험할 기회도 감소하였다. 「늙어서 죽는 죽음」은 이미지 구축도 어렵다. 그러므로 간호사는 노인의 종말기 간호에 대한 이야기를 통해 일반 사람들을 교육해야 한다. 노인의 죽음은 생활의 연장선상에 존재하고 있다. "자신이라면…." "자신의 부모라면…." 하고 생각하는 기회로 삼아야 한다.

2) 노인 간호활동 사례

사례 ① | 영양을 섭취할 수 있는 방법은 얼마든지 있다. |

입원 환자인 S씨(89세, 여성)는 뇌경색 후유증으로 2년 전부터 와상상태이다. 남편과 자식은 이미 죽었고, 며느리와 살고 있다. 가까운 곳에 딸 가족이 살고 있다. 오염성 폐렴으로 입·퇴원을 반복하고 있는 실정이다. 이전부터 「먹을 수 없게 되면 끝장이다. 그러면 집에서 죽고 싶다」고 이야기해 왔다. 말초정맥주사가 주입되고 있었으나 가족은 「본인의 희망으로 자택에서 간호받고 싶다」는 뜻을 유지하고자 했다. 팀에서 경구영양의 가능성도 검토하였다. S씨의 이제까지 경과나 현재의 신체 상태, 본인의 말 등을 고려하여 가족의 희망에 따르기로 하였다. 방문의사와 방문간호사가 조정을 하였고, 퇴원하여 자택으로 돌아온 2주일 후에 사망하였다. 얼마 후 임상 경험 5년째인 Y 간호사가 상담을 요청했다. 그녀는 "퇴원한 S씨의 일로 고민하고 있습니다. 나는 곧 위루나 고칼로리 수액이나…하고 막연하게 생각하고 있었습니다. 영양섭취 방법은 얼마든지 있지 않습니까? 좋은 결정일까요?"라고 노인 전문간호사에게 말했다.

●사례 해설

1) S씨의 상황의 정리 : 먼저 4분할표를 활용하여 정보를 정리한다

(1) 의학적 적응

뇌경색 후유증으로 연하기능 회복은 거의 불가능하다. 경구 이외의 경로로 영양공급을 하면 연명이 가능하고 치료에 도움이 된다.

(2) 환자의 의견

뇌경색의 후유증 때문에 현재 의견을 확인하는 것은 어렵다. 이전에는 「먹을 수 없게 되면 끝장이다. 이 집에서 죽고 싶다」고 말해왔다(며느리에게).

(3) 삶의 질

음식을 만들거나 가족에게 도움되는 일 하기를 기뻐했다. 영양공급은 할 수 있으나 와상 생활은 유지된다.

(4) 주위의 상황

「집에서 간병하고 싶다」(며느리, 딸), 「오래 함께 살고 싶다」(S씨의 누이), 「영양공급 방법은 얼마든지 있다」(Y 간호사), 「가족의 희망에 따르고 싶다」(의료진), 본인과 며느리의 관계는 좋다. 동거 생활은 40년, 2년 전부터 며느리가 간호하고 있다.

2) 노인 전문간호사는 Y 간호사에게 다음과 같은 3가지 사항을 설명하였다

(1) "늙어서 죽는다" 자연사의 이해

병에 의한 연하장애와 노화로 인한 장애가 축적되어 "먹을 수 없게 되어 간다"는 점을 이해시키기 위해 설명하였다. 그리고 "먹을 수 없다면 다른 방법으로 영양을 공급하는 것"을 포함한 다양한 사고방식이 있지만 "노화 결과 생을 마감한다"고 하는 자연사를 이해시켰다.

(2) S씨의 말을 수용

「먹을 수 없게 되면 끝장이다」고 이야기한 S씨의 말에서 그렇게 결단한 생각을 추측해 보는 것, 또한 S씨가 좋아했던 것이나 생활 태도에서 S씨에게 무엇이 필요했었는가를 생각해 보도록 설명하였다.

(3) 가족 갈등이나 각오에 대한 이해

가족의 입장에 따라 다양한 의견이 있다는 것을 확인한다. 그리고 며느리의 입장에서 「집에서 간병하고 싶다」고 결단하기까지 갈등이나 간병할 각오는 우리들의 생각 이상으로 강한 것이므로 그것을 수용하는 것이 필요하지 않을까 하고 설명하였다.

Y 간호사는 「이제까지 자신이 최선이라고 생각하는 의료행위를 하는 것이 제일이라고 생각하고 있었다. 갑작스레 그 자신의 가치관에 속박되어 있던 기분이 들었다. 고령으로 의식장애가 있는 노인이나 가족의 기분을 존중하는 간호를 하고 싶다」고 소감을 말했다.

학습과제

1. 노인의 높은 사망률에 대해 토론해 보자.
2. 늙어서 죽게 되는 죽음에 대하여 토론해 보자.
3. 안락사, 존엄사 등 죽음과 관련된 권리에 대하여 토론해 보자.
4. 간호에 있어서 팀 접근의 중요성에 대하여 설명해 보자.
5. 간호에 있어서 간호사의 역할에 대하여 설명해 보자.
6. 존엄성 간호를 실현하기 위하여 간호사에게 필요한 것을 검토해 보자.

⊙인용문헌

1) 飯島節：高齢者の終末期の医療およびケアに関する日本老年医学会の立場表明とその後の展開. Geriatric Medicine **47**(4)：443-447, 2009
2) 日本ホスピス緩和ケア協会：ホスピス緩和ケアの歴史と定義 http://wwwhpcj.org/what/definition.htmlより2011年1月21日検索
3) 前田正一：インフォームド・コンセント. 入門・医療倫理I（赤林朗編), 141ページ, 勁草書房, 2005
4) 前掲書3), 水野俊誠：インフォームド・コンセント2. 161ページ
5) INR日本版編集委員会編：患者の権利に関するWMAリスボン宣言. 臨床で直面する倫理的諸問題, 日本看護協会出版会, 129ページ, 2001
6) 前掲書3), 水野俊誠, 前田正一：終末期医療. 251ページ
7) 大田仁史：介護期リハビリテーションのすすめ, 127ページ, 青海社, 2010

⊙참고문헌

1) 坂田三允編：日本人にふさわしい看護をめざすために．シリーズ生活をささえる看護 日本人の生活と看護，中央法規出版，1998
2) 中島紀恵子：看取る．生活の場から看護を考える，162-206ページ，医学書院，1994
3) National Advisory Committee：高齢者のend-of-lifeケアガイドーときに治し，しばしば慰め，つねに癒す(岡田玲一郎監訳)，厚生科学研究所，2001
4) 井出訓：看取りの援助技術．老年看護学（中島紀恵子監)，175-183ページ，日本看護協会出版会，2002
5) 金川克子, 野口美和子監：最新高齢者看護プラクティス 認知症ケア・ターミナルケア, 中央法規出版, 2005
6) 田中涼子：特別養護老人ホームにおける重度化・看取り対応．特別養護老人ホーム看護実践ハンドブック(伊藤雅治，井部俊子監)，186-194ページ，中央法規出版，2006
7) 桑田美代子：認知症高齢者のケアマネジメントー終末期における諸問題と支援．認知症高齢者の看護(中島紀恵子責任編集)，122-138ページ，医歯薬出版，2007
8) 桑田美代子：老いと病のケアの視点．緩和ケア **18**(3)：182-185，2008

제3절 가족 돌봄 제공자를 위한 생활 지원

학습목표

1. 가족 돌봄 제공자를 대할 때의 기본 자세를 습득할 수 있다.
2. 가족 간호의 장점과 단점을 설명할 수 있다.
3. 간호 스트레스가 건강에 미치는 영향과 간호 부담을 경감시키는 지원을 설명할 수 있다.
4. 지역사회 환경에서 간호 관리의 중요성과 간호 체계를 설명할 수 있다.

1. 간호 문제에 직면하는 가족

첨단 의료기술로 많은 생명이 구제되고, 평등하고 공평한 의료제도 및 사회보험제도, 사회경제의 발전 등으로 평균수명이 길어져 노인들이 장수하게 되었다. 반면에 노화로 인한 생리적 기능의 저하나 생활습관병의 발병률이 높아짐에 따라, 여러 가지 질환을 갖고 생활하는 노인이 증가하고 있다. 따라서 노환으로 인해 일상생활 면에서 가족의 지원이나 간호를 필요로 하는 노인이 급증하고 있다. 그러나 핵가족의 상황은 노인을 재가에서 돌보는 가족기능을 저하시켰다.

노인이 간호를 요구하게 되면 가족 내에서는 노인의 일상생활 지원이나 경제적 지원 등에 대해 결정하고 수행하는 일이 필요하다. 그러나 간호 또는 부양이 가능한 가족 구성원이 적거나 또는 없으면 간호 문제가 가족에게 무거운 짐이 되고 있다. 간호 문제는 그 가족의 평소 생활이나 가족 역할에 혼란을 초래하거나, 가족 구성원의 심신에 영향을 미치는 일이 흔하다. 그리하여 가족관계가 악화되고, 가족의 기능(육아, 단란, 노동, 지역과의 교류 등)도 원만하지 않고, 위기상황에 직면하게 된다.

2. 가족 돌봄 제공자에 대한 간호사 관점

1) 간호 대상으로 보는 관점이 필요하다

간호사는 노인이 일상생활에서 계속 자가간호하는 것을 목표로 하여 가족에게 협력하고 간호하는 방법 등을 설명해야 한다. 즉 가족 구성원을 노인의 인적 자원으로 파악하는 것이다. 가족은 확실히 노인에게 중요한 존재이며 자원이다. 그러나 간호가 필요한 노인을 지원하는 현대의 가족 간호 상황과 입장은 다양하다. 간호사는[6] 가족을 자원에서 간호 대상으로 바꾸어보는 관점이 필요하다는 것이다. 가족을 간호 대상으로 보는 것은 당연히 가족을 대하는 방법이나 적용이 달라지는 것을 의미하는 것이다.

가족이란 성장하고 발달하는 유기적인 관계를 가진 집단 공동체이다. 개개의 가족은 오랜 생활 속에서 배양된 가족의 고유한 가치관과 생활습관, 가족의 발자취와 경험을 갖고 있다. 간호사가 가족 돌봄 제공자와 관계를 가질 때, 가족과의 대화를 통하여 이제까지의 가족의 생활 모습, 건강에 대한 가족의 가치관, 가족 내의 정서, 가족 내의 돌발적인 사건이나 어려운 일에 봉착했을 때 가족이 수행한 대처 행동이나 역할분담, 가족의 경제력 등에 대해 이해하는 마음을 갖는 것이 중요하다. 즉 가족의 생활방식 전체에 눈을 돌리는 자세가 요구되고 있다. 그리고 노인과 가족의 통합체로 전체적인 모습을 파악하여 가족에게 필요한 간호를 수행하고, 가족 간의 유대관계를 확고하게 하는 과정을 주시하며, 가족의 성장 · 발달을 지켜보는 간호사의 자각이 중요하다(그림 8-4).

2) 가족 구성원의 특성에 따라 신뢰관계를 구축한다

가족은 직면하는 위기에 대처하고 극복해 가는 기능을 갖고 있다. 간호사가 가족을 대할 때는 이상형의 가족상에 맞추어 조언하거나 바람직한 생활을 제시하는 일 등은 하지 않아야 한다. 가족의 입장에서 그러한 것을 이해하더라도 심정적으로 받아들이고 싶지 않은 경우도 있다. 간호사는 가족이 실시하는 간호를 그대로 받아들이고, 가족의 생각이나 가치관을 추측하며, 노인의 상태에 맞추어 시행착오를 거치는 간호방법이나 그 가족 이외에는 할 수 없는 독자적인 교류방법을 찾아내기 위해 노력해야 한다. 유연한 사고와 감성으로 접근할 필요가 있다. 그런 면에서 간호사는 가족이 간호하기 어려운 것에 대해 경청하고 상담에 응해야 한다.

간호사는 가족이 노인의 간호에 대해 스트레스를 받는 듯한 기분이나 마음을 나타내는 가족의 말을 경청하는 것이 중요하다. 가족의 속마음을 이해하는 것은 상당히 어렵지만 가족의 고민을 듣는 과정을 통해 가족과 신뢰관계가 생길 수 있다. 가족의 감정을 수용하고 공감적인 태도로 가족의 이야기를 경청하는 자세를 갖고, 이 사람이라면 말할 수 있다는 인식을 가족에게 주도록 노력하는 것이 필요하다. 가족이 억제해 왔던 부정적인 감정이 발산되고 기분이 편안해져, 「무언가를 할 수 있다」라는 용기가 생기면, 노인에 대한 기분을 새롭게 하여 간호에 참여할 수 있다. 이와 같이 간호사는 가족과 대화를 유지하고 동시에 가족이 어떻게 하고 싶은가, 노인에게는 어떻게 하는 것이 좋은가, 진정한 가족 욕구에 접촉하면서 돌봄 제공자의 욕구와 노인의 욕구를 만족시키기 위한 중립적 입장을 지키면서 대처한다.

3) 가족이 가진 힘을 이끌어낸다

오카 도(岡堂) 씨는 가족 위기에 대한 대처는 가족의 유대감을 형성한다고 기술하고 있다[7]. 간호에 대한 가족의 과제에 대한 대처는 가족 내에서의 세대 간의 대화를 증가하여 상호 이해를 높이는 중요한 기회이다[8]. 가족 내에서 간호나 가사를 분담하고 협력하여 수행함으로써 가족 간에 새로운 상호작용이 생겨 간호라고 하는 공통 경험을 통하여 정신적으로 상호 지원할 수 있게 된다. 또한 노인으로부터 「고맙다」는 감사의 말을 들으면 가족 내에서 행하고 있는 간호를 긍정적으로 생각할 수 있다. 간호 경험이 가족 구성원 각자의 인식과 행동에 영향을 미치므로 가족의 일상적인 간호가 정착되면 당연히 수행하는 생활의 일부로 받아들일 수 있게 되므로 어려움을 극복할 수가 있고, 가족의 유대관계가 강해지게 된다.

가족이 간호에 참여하면서 신체적 부담과 스트레스가 생길 수 있다. 그러나 간호의 부정적인 측면뿐만 아니라, 간호를 통해 가족 간의 교류가 깊어지고 가족이 성장하여 안정되어 갈 가능성이 있는 장점을 인식하고 가족을 지원하는 것이 간호사에게 요구되고 있다.

표 8-7 노인 간호를 하는 가족의 사정 내용

구분	내용
1. 가족이 받는 영향	
1) 노인의 상태	일상생활능력(ADL) 정신적 건강상태(우울상태, 치매의 정도 등) 사회적 능력(의사소통, 친구관계 등)
2) 신체적 영향	피로감, 요통, 어깨결림 등의 상태 위궤양, 고혈압 등의 스트레스성 질환
3) 정신적 영향	부담감, 불안, 우울증상 노인(배우자, 부모)에 대한 이미지 변화에 의한 고뇌
4) 사회적 영향	직업, 취미, 여가활동, 학교생활, 가까운 사람들과의 교류에 영향
2. 가족의 대처 능력	
1) 구조적 측면	가족 구성(혈족관계, 연령, 동거 · 별거의 구별, 거주지) 발달과정(육아, 사는 보람 등) 생활 시간 체력 · 건강상태 직업 · 가업 주택구조(욕실, 화장실, 계단, 난간, 거실의 상황 등) 지역환경(교통, 쇼핑편, 사회자원, 근린 등)
2) 기능적 측면	가족 구성원 간의 정서적 관계, 의사소통, 상호 이해 가족의 가치관(개호에 대한 사고방식, 이미지) 역할분담(협력체제, 유연성) 노력 구조(리더십, 키퍼슨) 핵심인물 사회성(외부 자원에 관한 정보수집 능력, 활용 능력, 가까운 사람과의 교류)
3. 가족의 과거 대처 경험	
1) 가족으로서 노후의 설계나 사는 보람	
2) 가족으로서 과거의 건강 문제에 대처한 경험	

4. 가족의 대처 상황
1) 새로운 역할의 획득
2) 생활의 변화에 대한 수용
3) 대처 행동(간호 역할에 대한 인지적 · 정신적 대처)
4) 일상생활의 조정(식생활, 수면 시간, 기분전환의 노력, 일의 조정)
5) 역할분담 상황
6) 사회성의 확대(돌봄 제공 자원 · 제도의 정보 수집, 활용 상황)
5. 가족의 적응 상황
1) 노인과 가족의 건강상태 변화
2) 가족 내 인간관계에서 질적 변화
3) 가족의 일상생활에서 질적 변화

〈출처〉 鈴木和子 : 노인 개호에 관한 가족원조, 가족 간호학-이론과 실천, 제5판(鈴木和子, 渡辺裕子 저), 260, 일본간호협회 출판회, 2007년 인용

4) 가족 간호의 사정

가족 간호를 사정할 때는 가족 구성원 각자에 대한 정보나 가족사에 대한 정보 등의 자료를 분석하고 통합하여, 가족 전체를 기술하고, 어떤 간호나 지원이 필요한지 확인하는 것이 중요하다(표 8-7). 가족 구성원은 사정을 통하여 한 단위의 가족으로 파악되고, 잠재적인 가족의 능력을 끌어내는 지원이 가능하게 된다.

3. 가족 돌봄 제공자의 건강과 간호력

가족 돌봄 제공자는 만성적인 스트레스가 있다. 소중한 사람을 위한다는 생각이 있지만 간호를 하면서 여러 가지 갈등과 고뇌가 생긴다. 스트레스 때문에 심신의 균형이 파괴되어 건강이 나빠지거나 가족관계에 균열이 가는 경우도 있다. 다음은 간호사가 알아두어야 할 가족 돌봄 제공자의 제반 문제와 지원에 대한 기술이다.

1) 노인과 돌봄 제공자의 관점에서 본 가족 돌봄 제공자의 갈등

가족이 자택에서 간호를 하게 되면 노인의 일상생활 요구, 즉 이동, 식사, 배설, 목욕, 옷 갈아입기, 환경 관리(거실 관리 · 청소 · 세탁 등), 교우, 취미활동 등에 적합한 돌봄 제공이 중요하다.

(1) 돌봄 제공자가 노인의 아들인 경우

돌봄 제공자가 노인의 아들인 경우에는 꼼꼼히 간호할 뿐 아니라 곁에서 떨어지지 않고, 눈을 뗄 수 없어 긴장하며, 노인의 행동에 신경질을 내며 간호가 원만하게 되지 않는 경우에는 자책을 하기도 한다. 그런 때에는 돌봄 제공자의 노고를 인정하면서 먼저 돌봄 제공자의 생각이나 고민을 듣는다.

부모 간호 외에도 돌봄 제공자는 자신의 가족 주기에 따른 역할을 담당하고 있다. 그러나 자기 가족의 요구에 부응해야 할 시간이 충분치 않아 번민하기도 한다. 또한 일을

계속할 수 없어 간호를 이유로 이직하는 경우도 있다. 남성이나 여성이나 가족 구성원이 간호를 위해 이직하지 않으면 안 되는 상황은 가족의 경제기반이 약해지며 개인의 자아실현이나 경력쌓기를 어렵게 하므로 가족이나 개인에게 큰 스트레스가 된다. 돌봄 제공자가 시간을 낼 수 있게 공적 서비스 이용을 촉진시키거나, 돌봄 제공자 이외에 역할을 분담할 수 있는 인적 자원을 발견하기 위해 노력해야 한다.

(2) 돌봄 제공자가 노인인 경우

최근에는 노노 간호를 하는 가족이 증가하고 있다. 이 경우 돌봄 제공자는 건강상의 불안이나 자가간호의 과제를 안고 있다. 간호에 전념하다 돌봄 제공자의 건강관리가 나빠지면 다른 노인을 간호하기가 어렵다. 이때는 돌봄 제공자와 노인 모두 보호와 요양에 대해 신속하게 결단을 내려야 한다. 이런 상황에 빠지기 전에, 돌봄 제공자의 건강상태를 파악하고 따로 사는 아들이나 형제자매에 대한 정보를 수집하는 것이 중요하다.

노노 간호를 하고 있는 노인 부부는 때때로 지역과의 교류가 적게 되고 고립되는 일이 있다. 간호에 대한 새로운 정보나 적절한 간호방법에 대한 지식이 부족하고, 간호의 부담이 커서 피폐해지는 경우도 있다. 예를 들면, 간호 서비스 받는 절차를 모르거나 공적인 간호 서비스를 받으면 비용을 많이 지불해야 한다고 믿거나 타인의 신세를 지기 싫다는 생각에 제3자의 개입을 거부하는 등 그 가족의 고유한 생각이나 간호 방식을 존중하면서 간호 부담을 완화시키는 지원이 필수적이다.

(3) 돌봄 제공자와 노인이 부모와 자식 관계인 경우

돌봄 제공자와 노인이 부모와 자식의 관계라면 대부분 며느리와 남편의 부모라 할 수 있다. 돌봄 제공자가 아들의 배우자인 경우 대부분은 며느리가 간호를 한다. 며느리가 당연히 간호를 해야 하다고 했던 사회규범은 점점 희박해지고 있으나 폐지할 이유도 없고, 가족의 위기 때는 잠재적으로 남아있는 전통적인 가족이 나타나기도 한다. 며느리는 자식을 양육하고 가사, 노동을 하면서 시부모의 간호를 해야 한다. 간호가 생각처럼 잘 진행되지 않거나 고부관계의 갈등이 표출되면 며느리는 스트레스로 인해 정서적으로 불안정하게 된다. 고부관계를 좋게 하기 위해서는 남편과의 좋은 관계를 유지하는 노력과 태도가 영향을 미친다. 남편이 그것을 자각하고 있는지 어떤지, 남편의 성격이나 기질 등을 파악하면서 좋은 관계를 가족 내에서 구축하도록 지원해야 한다.

며느리가 돌봄 제공자인 경우, 가족의 핵심 구성원이 아닌 경우가 종종 있다는 것을 유의해야 한다. 핵심 구성원이란 가족 내의 중요한 선택이나 의사결정을 할 때에 강한 영향력을 가진 사람을 말한다. 결국 간호에 대한 의사결정권은 돌봄 제공자인 며느리에게는 없고, 남편이나 남편의 형제자매에게 있는 것이다. 간호사가 안일하게 생각하여 며느리의 대화만으로 간호에 대한 결정을 하게 되면 핵심 구성원이 없는 상태에서

동의나 의사결정을 한 것으로 될 가능성이 있으며, 가족 내에서 마찰을 일으키거나 새로운 갈등을 초래할 위험이 있다. 이것은 돌봄 제공자와 노인이 시부모와 자식 관계인 경우에만 해당하는 것이 아니다. 가족 형성이 다양화하는 현대에는 핵심 구성원을 찾는 것이 쉽지 않다.

치료방침이나 요양 장소의 선택 등 중요한 의사결정을 하는 상담을 할 때에는 함께 의논하지 않으면 안 되는 핵심 구성원을 파악하고 가족에게 상담 일시 등을 연락하여 조정하고, 가족의 핵심 구성원과 함께 동석할 수 있도록 배려하는 것이 중요하다.

2) 간호하는 가족의 스트레스

(1) 돌봄 제공자의 스트레스, 정서적 동요

돌봄 제공자는 간호를 요구하는 부모나 배우자와의 관계 속에서 누구에게든 도움을 받지 않으면 고독감을 느끼거나 언제까지 계속될 것인가 하는 불안감을 갖고 있다. 눈을 뗄 수 없는 긴장감으로 인해 시간적인 여유가 없고, 노인에게 시달리면서 노인이 제멋대로 생각하고, 고통을 당하거나 열심히 간호해도 보답받지 못하고, 잘 되지 않으면 초조와 무력감을 느끼게 된다. 노인의 상태가 악화되거나 급변한 경우에는 낙담하고, 자신을 책망하는 일도 있다. 평상시의 노인 모습을 잘 알고 있으므로 점차 늙어서 쇠약해져가는 모습을 눈으로 직접 보며 아무 말도 할 수 없는 슬픔, 괴로움, 섭섭함을 느끼는 일이 많다.

돌봄 제공자가 절망감에 빠지면 노인의 건강상태에 무관심하게 되고 돌봄 제공자의 역할을 잘 수행하지 않게 된다. 그런 상황에서는 노인의 마음을 엿보거나 노인을 학대하는 쪽으로 이행되어 심각한 상태로 가게 된다.

(2) 간호 스트레스에 의해 생기는 신체적 · 정신적 반응

장기간 지속되는 간호로 인해 스트레스에 노출되어 있으면 돌봄 제공자의 신체적 기능이나 정신적 기능에 영향을 미치고, 건강이 나빠져서 일상생활이나 사회생활에 지장을 초래하게 된다. 간호 스트레스에 의해서 생기는 신체적 · 정신적 반응에 대해서는 표 8-8에 나타나 있다.

표 8-8 간호 스트레스에 의해서 생기는 신체적 · 정신적 반응

- 수면장애(잠이 잘 오지 않는다, 야간에 몇 번이나 잠이 깬다, 숙면할 수 없다, 악몽 등)
- 어깨결림, 두통
- 권태감, 기력 감퇴, 의욕 저하
- 식욕부진, 위의 불쾌, 현저한 체중감소
- 과도한 식욕, 현저한 체중증가
- 흡연량 증가, 금연의 파탄
- 음주량 증가
- 면역력 저하, 감염증
- 초조감, 걸핏하면 화를 냄, 사소한 잘못이나 실패에 대한 과잉반응
- 집중력의 저하, 사고력의 저하
- 우울, 무기력, 칩거(틀어박힘)
- 무표정, 기쁨이나 웃음의 소실, 아무것도 아닌 상태에서 갑자기 운다
- 자율신경실조증(현기증, 이명, 호흡곤란, 설사, 변비, 저림 등)
- 원형탈모증
- 갑자기 무기력해지는 증후군, 절망
- 염려(죽음에의 생각), 자살기도

4. 연습문제

연습문제 ④ 가족 돌봄 제공자와 의사결정권자가 다른 노인 환자의 퇴원 지원

D씨(87세 여성, 환자)는 남편(91세, 돌봄 제공자)과 장남(65세, 무직, 미혼)과 함께 살고 있다. 어느 날 D씨가 자택에서 낙상하여 요추압박골절 진단을 받고 급성기 병원에 입원했다. 입원 후 약 4주 후에는 통증이 완화되고 압박 콜셋을 입은 후 ADL 범위도 확대되어 이동식 좌변기에서 배설을 스스로 할 수 있게 되었다. 입원 중 장녀(56세, 파트직, 기혼)는 매일 일이 끝난 후 1시간 정도 면회하였다. D씨는 식욕이 없고 체중이 감소하였다. 퇴원 후 식사는 동거하고 있는 장남이 만들기 때문에 별로 걱정하고 있지 않다. 그런데 D씨는 입원 시부터 야위어 있었는데 입원 중에 약 5kg의 체중이 감소되어, BMI가 14.4(145cm, 30.3kg)이다. 입원 중에 영양지원팀이 개입하였다. 퇴원 후의 영양상태를 개선하기 위해서는 계속적인 지원이 요구된다. 재택 복귀를 위해 지역사회 간호 관리자와 접촉하기 위해 매일 면회를 하는 장녀에게 D씨의 간호 담당 관리자에 대해 묻자 입원 전에는 재택 서비스를 이용할 필요가 없어 요양보험 수혜 대상으로 인정받았으나 이용한 적은 없고, 간호 담당 관리자도 없다고 한다. 또 입원 전에 D씨는 일상생활을 스스로 할 수 있는 상태였으며, 잘 때는 요와 이불을 사용하고 있었기 때문에 퇴원 후에 요양환경으로 침대나 이동식 변기 설치를 제안하였다. 장녀는 「침대나 이동식 변기는 오빠에게 물어보아야 한다. 내가 찬성하더라도 오빠가 안 된다고 말하면 그것으로 이야기는 끝나는데……, 어머니 침대를 놓을 장소가 아버지 간호하는 큰 침대와 나란히 놓는다고 생각하면 고인의 방에 두는 것으로 되어버리고……. 1년에 1회뿐인 제사가 있기 때문에 치울 수 없으면 곤란하다. 안쪽 방에 두어도 좋을지 모르지만, 옛날 집이기 때문에 간호침대를 두면 안쪽 방의 바닥이 꺼진 듯한 기분이어서 접는 식의 간이침대라도 사면 좋을까?……. 오빠에게 물어보지 않으면 모른다」고 말한다. 장녀의 표정은 굳어 있었고 글썽이는 눈물을 참으면서 말했다. D씨의 간호에 관한 의사결정권자는 동거하는 장남이지만, 면회는 하지 않고 병상 설명이나 입원 중의 제반 동의 사항에 관한 것은 장녀에게 듣고 판단하고 있었다. 장남은 아버지의 요양보험 간호 서비스를 계약할 때 심한 스트레스로 심신이 피곤하게 된 적이 있어 D씨의 입원 중에는 자택에서 아버지의 간호에 전념하고 있다는 것이다.

D씨에게는 차남(62세, 회사원, 기혼)도 있으나 거의 면회는 없었다. 차남의 처는 홈 헬퍼였다. D씨 부인은 요양보험에서 데이 간호 서비스를 이용하고 있으며 간호를 담당하는 관리자가 있다.

Q1 D씨의 가족도를 그리고, 정보를 정리해 보세요.

Q2 장녀의 긴장된 심리 상황을 완화하기 위하여 어떻게 대응하면 좋을까?

Q3 퇴원 후 D씨의 요양생활을 지원하기 위해 필요한 서비스는 무엇인가? 또한 간호하는 가족이 주체적으로 서비스를 선택하게 하려면 어떤 관계를 수립해야 하는가?

학습과제

1. 가족 간호 욕구를 지원하려면 어떻게 하면 좋은가 토론해 보자.
2. 가족 돌봄 제공자의 스트레스를 조기에 파악하여 완화하는 방법을 설명해 보자.
3. 가족의 간호 부담을 경감시키는 관점에서 지역사회 간호사의 역할에 대하여 토론해 보자.

⊙인용문헌

1) 鈴木和子：家族の形態と機能．家族看護学ー理論と実践，第3版(鈴木和子，渡辺裕子著)，36-44ページ，日本看護協会出版会，2006
2) 森岡清美，望月嵩：15家族形態の変化．新しい家族社会学，四訂版，158-168ページ，培風館，1997
3) 中島紀恵子：家族とのくらし．老人看護学(大友英一，中島紀恵子編)，31-40ページ，真興交易医書出版部，1986
4) 厚生労働省：平成19年版厚生労働白書，32-35ページ，2007
5) 内閣府：平成19年版国民生活白書，30-35ページ，2007
6) 野嶋佐由美：家族看護学と家族看護エンパワメントモデル．家族エンパワーメントをもたらす看護実践(野嶋佐由美監)，1-15ページ，へるす出版，2005
7) 岡堂哲雄：序論家族心理学の課題と方法．家族心理学入門，補訂版，1-11ページ，培風館，1999
8) 前掲載1)，鈴木和子：介護を行う家族への援助方法，265-271ページ
9) 前掲書1)，鈴木和子，渡辺裕子：家族看護アセスメント．82-101ページ
10) 内閣府：平成20年版高齢社会白書，36ページ，2008
11) 河合千恵子：義理の親子関係．家族心理学6 家族心理学の理論と実際(岡堂哲雄編)，106-114ページ，金子書房，1988
12) 髙見国生：看護師さんたちにもっと認知症にかかわってほしいーぼけても心は生きている 本人・家族が望む認知症の看護．コミュニティケア **9**(12)：4-8，2007
13) 関東澄子，戸田久美子，柏木とき江，中島紀恵子ほか：看護職の自分が「家族の会」に入会してみて．コミュニティケア **9**(12)：72-94，2007
14) 宇都宮宏子：退院支援のプロセスを学ぼう．看護学雑誌 **74**(5)：6-28，2010
15) 地域支援事業．社会保障の手引きー施策の概要と基礎資料(平成21年1月改訂)，48-58ページ，中央法規出版，2009
16) 地域包括ケア研究会：地域包括ケアシステム．地域包括ケア研究会報告書～今後の検討のための論点整理～，6ページ，厚生労働省，2009
http://www.mhlw.go.jp/houdou/2009/05/h0522-1.html より2011年1月25日検索

⊙참고문헌

1) 清水浩昭，伊田広行，野沢慎司：近代から現代家族へ．よくわかる現代家族（神原文子，杉井潤子，竹田美知編著），50-61ページ，ミネルヴァ書房，2009
2) 菰渕　緑：要介護老人と家族ケア．家族問題―危機と存続（清水新二編），86-93ページ，ミネルヴァ書房，2000
3) 渡辺俊之編著：介護家族という新しい家族．現代のエスプリ **437**：24-39，2003
4) 渡辺裕子：家族の力を引き出す援助のためのナースの課題．家族看護 **5**(1)：13-17，2007
5) 北山三津子：認知症患者を介護する「家族の力」を引き出す看護．家族看護 **7**(1)：22-26，2009

제4절 임종 말기의 가족 지원

학습목표

1. 간호 장소에 맞는 가족 지원을 설명할 수 있다.
2. 노인을 간호하는 가족의 심리를 설명할 수 있다.
3. 노인을 간호하는 가족의 비탄 간호(grief care)를 설명할 수 있다.
4. 간호를 끝낸 가족에게 도움이 되는 지원을 설명할 수 있다.

1. 지역에서 간호하는 경우

1) 재가 간병과 가족 지원

임종 말기의 노인을 간호하는 가족은 「의료와 간병은 병원에서 의사 또는 간호사가 하는 것」이라는 이미지가 강해 「자택에서 가족이 의료나 간병을 한다」는 이미지를 갖기는 어렵다. 실제로 자택에서 노인의 요양이나 임종 간호를 지원하는 일은 불안과 당황스러움을 수반하기 쉽다. 그러나 가족은 종말기 노인의 남은 시간을 어떻게 지내게 할 것인지를 지원하는 방법을 적극적으로 생각하고, 노인의 생활을 자택에서 어떻게 지원할 것인지 구체적으로 파악하고, 종말기 노인의 삶의 질을 높일 수 있도록 지원하여 간호에 대한 불안을 해소하고 만족감을 느끼도록 해야 한다.

노인의 재가 간호는 「가족이 안심하고 간호하도록 어느 정도의 지원이 가능한가?」가 성공의 열쇠이다.

2) 재가 간호를 위한 준비

임종 말기 노인과 가족이 자택에서 편안하게 생활하고, 노인이 보다 편안한 임종을 맞이하기 위해서는 단계적 관계의 지속이 필요하다. 가족에게 노인의 상태에 따른 설명이나 상담을 제공하고 그때마다 가족의 심리상태에 따른 지원을 제공하는 것이 필요하다. 가족이 「의료나 간호가 필요한 상태에서는 병원에서 진찰을 받을 수밖에 없다」고 생각하는 경우 종말기 노인에게 남아 있는 시간은 「한정된 시간」이고, 「집에서 임종 간호를 할 수 있다」는 선택을 설명하며, 함께 그 가능성이나 방법에 대해 생각할 필요가 있다.

죽어가는 사람을 간호하는 것은 큰 불안감을 수반한다. 가족은 노인이 원하는 경우 집에서 죽음을 맞는 것이 바람직하다고 생각하지만 「괴로워 하는 상태에 어떻게 대응하면 좋은가?」「갑자기 숨이 멎으면 어떻게 해야 하나?」「갑자기 이상해지면 어떻게 해야 하나?」 등 많은 의문점을 가지고 불안감을 느끼게 되어 가족끼리만 간호하는 것을 주저한다. 그러므로 가족이 큰 부담감을 느끼는 일 없이 재가 간호를 하기 위해 교육시키고 준비시킬 필요가 있다.

(1) 재가 환자 서비스 지원 내용

병원에 입원해서 했던 의료적 처치(주사 경관영양, 기관 절개에 의한 흡인 등)나 통증 조절 등을 집에서 할 수 있도록 준비해야 한다. 노인의 집에 가정의가 방문진료를 할 수 있거나 24시간 이용 가능한 방문 간호 사무실을 연계할 수도 있다. 간호 물품이나 의약품 구입 등 여러 가지 역할과 개입방법을 검토해 원활하고 계속적인 의료와 간병이 되도록 해야 한다. 상태에 따라 장기요양보험 서비스에 의해 방문요양, 단기보호, 가정봉사원, 입욕 서비스 등의 이용이 가능하다고 설명해야 한다. 그리고 요양보험 신청과 방문요양 책임자와 계약이 이루어지도록 해주어야 한다. 암의 종말기에는 완화 케어 병동이나 데이 케어 서비스 이용, 임시(respite) 입원* 등을 검토해야 한다.

(2) 야간 · 휴일 · 긴급 시의 대응에 대하여

가족의 불안을 고려하여 「언제나 연락을 취할 수 있고, 필요하다면 방문을 받을 수 있는」 연락 창구를 확보해 둔다. 연락을 원활하게 하기 위하여 가족에게는

① 낮 동안 노인을 관찰하여 상태를 파악해 둘 것

② 일어날 수 있는 증상 변화와 그 증상에 대하여 알아둘 것

③ 야간이나 휴일에 연락할 곳을 눈에 띄는 곳에 놓아둘 것

등을 설명하여 대응할 수 있도록 준비하여 둔다.

(3) 돌봄 제공자와 결정권을 가진 사람 파악

돌봄 제공자와 노인 주변인들과의 인간관계는 재가 간호의 결정에 영향을 준다. 돌봄 제공자가 주변을 이해하지 못하고, 지원을 받을 수 없는 상태에서는 신체적 · 정신적 부담감을 느끼며 신속한 간호를 할 수 없는 상태가 된다. 또 노인에 대한 결정권을 가진 사람과 돌봄 제공자가 달라 돌봄 제공자가 난처한 경우도 있다. 이때에는 노인의 생각을 제일 먼저 이해하고 노인의 곁에서 오랫동안 간호를 하는 돌봄 제공자가 누구인가를 제대로 파악하고 돌봄 제공자의 입장을 존중해 주고 경청하려고 노력하는 것이 중요하다.

* 레스파이트(respite) 입원 : 노인이 재택 간호 등으로 피로해지는 일(burn out)을 방지하기 위하여 환자에게 단기간 입원하게 하거나, 개호자가 개호를 할 수 없는 상황(가까운 친척의 관혼상제 등)이 일어난 경우에 병원이나 시설에 환자를 일시적으로 입원시키는 것을 레스파이트(간호휴가 목적) 입원이라 한다.

3) 노인을 간호하는 가족 지원

종말기 노인을 간호하는 사람은 노인 상태에 따라 자신의 생활 일정을 변경하게 되고, 생활리듬이 불규칙하게 된다. 또 노인 상태의 변화에 대해 공포나 불안이 생기게 되며, 이러한 감정들은 노인의 죽음이 가까워짐에 따라 더 고조된다. 노인의 임종 간호를 하는 가족이 안심하고 만족감을 느끼게 하는 방법은 노인에 대해 보다 좋은 간호를 제공하는 것이다. 이런 상황을 고려하는 가족의 간호를 검토할 필요가 있다.

(1) 노인에게 예측되는 상황을 설명한다

돌봄 제공자는 노인의 임종 과정을 이해함으로써 「어떻게 될지 모른다」는 불안에서 해방될 수 있다. 유의사항이 적힌 유인물을 보면서 설명을 하면 좋다. 또 연락 창구를 재확인해 두는 방법도 불안을 해소하는 데 도움이 된다.

(2) 간호를 함께 수행하면서 시범을 보인다

더운 물수건으로 몸을 닦아주고 발 씻기, 손 씻기, 음부 세척, 욕창이나 관절경직의 예방을 위한 체위 변경 및 베개 대주기, 구강간호 등 구체적인 간호방법을 수행하면서 시범을 보여 지도하고 가족이 실제로 안심하고 안정된 간호를 수행할 수 있게 한다.

(3) 노인의 평소 생각과 생활태도를 회상하도록 돕는다

노인의 의사를 확인할 수 없는 상태에서 가족은 「노인이 어떤 임종을 맞이하기를 바라고 있었던 것인가?」하고 고민하는 경우가 있다. 가족과 대화를 통해 노인의 의사나 사고방식 및 생활태도, 가족과 노인과의 관계, 가족 역사, 가족의 노인에 대한 생각 등을 이해하고, 가족이 재가 간호를 수행한 의미를 확인시키고, 노인과 「좋은 관계」 및 「좋은 임종」을 공유할 수 있도록 돕는다.

(4) 가족 구성원의 신체적 · 정신적 피로 완화를 위한 지원

가족은 종말기에 있는 노인의 불안정한 상태나 친족이나 지인의 방문 등에 의해 기본적인 생활 리듬이 깨지고, 수면 시간의 확보나 규칙적인 식사 등에 지장을 받게 된다. 또 「언제, 무슨 일이 일어날지 모른다」고 하는 긴장감에 장시간 노출되므로 정신적인 피로가 축적되기 쉽다.

가족의 건강상태와 심신피로 상태를 관찰하여 다른 가족 구성원이나 친족, 의사, 도우미, 인근의 지인이나 친구 등을 참여시키면서 지원한다.

(5) 임종 직전과 직후에 대한 지도

임종 직전(사망 1~2시간 전)에 나타나는 신체 징후는 청색증(cyanosis), 섬망, 호흡의 변화, 천명음, 가벼운 수면 등이다. 이런 증상을 처음 경험하는 돌봄 제공자가 많아 돌봄 제공자에게 큰 불안을 야기하게 된다. 노인이 죽어가면서 호흡이 멈추고, 맥이 끊어지고, 혈압이 없어지고, 동공이 열리고, 사지가 차가워지면 침착하게 의사나 간호사에게 연락을 하여 사망시간을 기록하여 둘 것을 교육한다. 또 생전에 사용한 틀니나 의치 등 보조기를 속히 착용시키도록 교육한다.

(6) 사후의 비탄 간호 지원(grief care)

사망한 노인과의 관계에 따라 유족의 비탄 정도나 과정이 다르다. 하지만 대부분의 경우 가족의 비탄은 슬프고 괴로운 마음이 치유되려면 오랜 시간이 걸리고, 때로는 우울상태로 전환되거나 건강상태가 나빠지는 경우도 있다. 이런 상태의 가족이 「사별 후 장례를 치룬 후, 이제부터 살아가는 방법을 지원하는」 것을 비탄 간호라고 한다. 재가에서 간호를 함께 한 방문간호사는 밤샘이나 고별식에 참석, 위로 전보나 생화를 보내고, 편지나 카드를 쓰는 등의 비탄 간호를 하기도 한다. 또 유족을 방문하는 경우, 분향을 하고 가족의 마음에 남은 추억이나 슬픔을 경청하고, 괴로운 기분이나 눈물을 수용하고 위로하며, 가족의 힘으로 노인의 임종 절차를 잘 치른 것을 언급하고 남은 가족의 건강상태를 잘 유지하도록 돕는다.

2. 급성기 병원에서 간호하는 경우

1) 급성기 병원의 종말기 간호 특징

노인의 임종을 맞는 장소가 재택이나 요양시설보다 병원이 훨씬 많다. 급성기 병원에서의 종말기는 사고나 응급 발병에 의해 예기치 못한 형태로 찾아오는 경우, 만성질환이 악화를 반복하면서 장시간에 걸쳐서 완만하게 진행되는 경우, 비교적 짧은 기간에 예측대로 진행되는 경우 등 양상이 다양하다.

급성기 병원은 치료가 목적이므로 임종 직전까지 치료가 계속되는 특징이 있다. 치료 효과에 대한 가족의 기대는 노인의 경우에도 높다. 그러나 대부분의 노인은 다양한 노화로 인해 여러 가지 질병이 있으므로 상태가 복잡하고 회복이 어려운 경우가 많다. 종말기에 있는 노인이 명확하게 의사표현을 하지 못하는 경우에는 큰 갈등이 생기기도 한다. 오래 살아온 노인의 말년이 잘못되어 가족이 후회하지 않도록 하는 것이 중요하다.

2) 간병하는 가족의 지원

(1) 환자상태를 예측하면서 돕는다

노인의 쇠약을 지각하면서 각오를 하는 가족이 있는가 하면 그렇지 않은 가족도 있다. 어떤 상황에서든 가족 구성원을 개별적으로 살피고 사소한 것이라도 경감시키도록 돕는다. 노인의 종말기를 예측하는 것은 쉽지 않다. 하지만 가장 가까이서 노인의 변화를 사정하는 사람이 간호사이므로 예측이 가능할 수 있다. 현재만 보는 것이 아니라 미래를 예측함으로써 종합적인 판단도 가능하게 되고, 결과적으로 가족에게 만족도가 높은 종말기의 지원을 하게 된다.

임종 때가 가까워 오면 특징적인 신체 징후가 나타난다. 혈압저하에 의한 말초순환부전, 호흡은 천명음을 동반하고, 손톱이나 입술에 청색증이 나타난다. 예측되는 증상이 나타나는데도 가족이 임종 시기를 맞추지 못했다고 후회하는 일이 없도록 증상 변화를 조기에 파악하여 가족에게 전하도록 한다. 황급히 달려온 가족에게 이런 증상을 눈으로 보고 느낄 수 있도록 설명한다. 불안한 마음으로 지켜보는 가족들은 아무 말 없이 혈압을 측정하고 모니터를 확인하는 것만으로는 충분하지 않다. 변화가 일어나는 이유를 설명하고 노인이 힘들어하는 상황을 설명하면 가족은 안심하고 노인을 계속 지켜볼 수가 있다.

(2) 노인 가족과 함께 하는 환경을 조성한다

가족이 여러 의료기기에 둘러싸인 종말기 노인 앞에 서서 지켜보고 접촉할 수 있게 돕는다. 가족이 노인과 함께 보낼 수 있는 환경을 적극적으로 준비하는 것이 필요하다. 노인과 이별이 얼마 남지 않은 시간을 유용하게 보낼 수 있도록 환자를 1인실로 옮기고, 가족이 편안하게 앉을 수 있는 환경을 제공하는 것이 바람직하다. 특히 나이 많은 가족은 좁은 침대 곁에서 장시간을 보내는 것이 힘들다. 가능하면 편안하게 임종을 지킬 수 있도록 배려한다.

가족 중에는 치료에 영향을 줄까 염려되어 노인에게 가까이 가는 것을 주저하는 사람도 있다. 노인과 접촉해도 좋다는 설명을 하고 촉진함으로써 가족이 안심하고 노인의 신체에 접촉하고 대화할 수 있게 돕는다. 가족이 원하면 노인의 몸을 닦는 등 청결간호에 함께 참여하도록 배려하는 것도 가족의 정서를 돕는다.

(3) 노인의 존엄성을 유지하는 간호를 제시한다

더 이상 스스로 움직일 수 없는 종말기의 노인에게 치료 과정에서 수해한 억제대가 그대로 있는 경우가 많다. 또한 자라난 손톱에 때가 끼어 있거나 산소 마스크의 고정 고무마개가 귀를 조여 피부를 손상시키기도 한다. 치료 때문에 무리한 자세를 취해야 한다거나 몸에 출혈 흔적이 나타나면 내출혈이 그대로 남게 된다. 토물이나 혈액의 흔적이 시트에 남아 있으면 가족은 괴로움을 느끼게 된다. 노인의 존엄성이 결여된 흔적은 가족들 마음에 큰 상처를 남기게 된다. 반대로 노인에 대한 따뜻한 간호는 그대로 가족에게 전달되고 치유로 연결된다. 노인에게 말을 걸면서 손등을 어루만지면서, 고통을 감소시키고 부득이 실시하는 흡인 등의 처치는 신속하게 실시한다.

3) 간병을 끝낸 가족 지원

(1) 임종 자세를 정리한다

노인의 자세를 반듯하게 하는 것은 가족에게 좋은 여운을 남기기 위해서도 중요하다. 청결 목욕, 머리 손질, 화장, 면도, 치료의 흔적이나 사후의 변화에 대비한 처치는 일반적으로 행해지지만 개별적 특성에 대한 고려는 아직 불충분하다. 오랜 세월을 살아온 노인은 자신만의 개성이 있다. 그 개성은 사망 후에도 동일하다고 생각한다. 누구나 똑같은 모습이나 얼굴이 되게 하는 처치가 아니라 노인이나 가족이 바라는 복장으로 건강했을 때 노인의 표정에 가깝게 몸치장을 할 수 있으면 가족에게 큰 위로가 된다. 또한 생체와는 달리 일단 손상된 조직은 결코 본래대로 돌아오지 않는다는 신체적 특성을 이해하고 간호하는 것이 임종 간호에서 매우 중요하다.

노인의 임종 자세는 간병 후의 간호만으로 정리되는 것은 아니다. 급성기 병원에서의 치료는 노인의 본래 모습과 맞지 않은 모습을 만들어버리는 경우가 있다. 노인의 임종 후 모습이 치료 흔적으로 흉하면「이럴 수는 없다」,「얼마나 괴로웠을까?」라는 가족의 후회도 심각하게 할 수 있다. 장기간의 간호가 임종의 모습을 만들어 간다는 것을 의식하면서 일상적 간호를 하는 것이 중요하다.

(2) 지원체계의 구축

노인의 죽음을 계기로 간병을 끝낸 가족과의 만남은 사라지고 지원은 마감된다. 그러나 실제로는 노인 가족의 경우 노인과 함께 지낸 세월도 길고, 상실감도 크고, 때로는 우울하게 되므로 신체적 형평성이 깨져 지원이 필요하다. 가족이 병원을 떠날 때에「괴로울 때 언제든지 연락 주십시오.」라고 설명한다. 가족은 지원을 받을 수 있다는 안도감을 얻을 수 있고, 외래나 의료상담실 등과 연락을 취함으로써 지원의 폭을 넓히는 것이 가능해진다. 남은 가족의 비탄 간호를 계속 지원해야 한다.

3. 노인 요양시설에서 간호하는 경우

1) 시설에서 간병하는 가족의 생각–가족의 생각을 안다

노인들은 오래 살아온 정든 집에서 가족과 함께 종말기를 보내고 싶어할 것이다. 그러나 이를 만족시킬 수 없는 이유들이 있다. 치매 노인은 자신이 선택하기 어렵기 때문에 가족이 시설 입소를 결정하게 된다. 결국 가족이 노인 인생의 최후를 보내는 장소로 시설을 선택한다.

재가 간호를 하는 경우에는 노인의 심신상태, 가족 내의 문제, 돌봄 제공자의 나이, 주거환경의 문제, 경제적 문제 등 모든 점을 생각해야 한다. 때로는 시설 간호가 노인에게나 가족에게 있어서 최선의 선택이 될 수도 있다. 그러나 가족과 함께 보냈을 종말기를 가족과 떨어져 보내고 자택이 아닌 장소에서 임종을 맞는 노인에 대해 미안하고 후회하는 마음으로 양심의 가책을 받는 가족도 있다. 그러므로 가족 상황을 고려하여 가족들이 긍정적 판단을 할 수 있도록 도와야 한다.

2) 시설에 입소한 노인의 가족을 위한 비탄 간호

시설에서 종말기를 맞는 노인은 입소 초기에는 건강하게 생활하고, 서서히 신체 기능이 저하되어 죽음을 맞는 일이 많다. 그러나 언제 죽음이 찾아올지는 모른다. 또 치매 노인의 경우 서서히 기억장애가 진행되어 가족에 대한 기억이 상실되고, 신체 기능도 저하되고, 낙상이나 오염에 대한 위험이 많아진다. 결국 가족은 노인이 사망하기 전부터 전신상태의 변화를 보살펴야 한다. 이런 상황에서 종말기나 사망 직후에 비탄 간호를 제공하면 너무 늦다. 노인 요양시설에 입소를 하면서부터 일반적 윤리를 감안한 간호가 제공되어 매일 활기차게 생활하고, 존중받고, 노인이 원하는 생활을 하는 모습을 보는 것이 가족의 비탄 간호 제공이다.

부모의 죽음보다 배우자의 죽음은 정신적인 충격이 더 크다. 그러므로 노환을 가진 배우자의 경우에 어떻게 대응할까를 사전에 상담하고 교육해 둘 필요가 있다.

3) 시설에서 간병을 끝낸 가족생활의 재구축

간호사와 요양보호사가 노인의 임종 때 존엄성 있는 간호를 제공하여 가족의 마음을 편안하게 도와줄 수 있다. 가족이 노인을 시설에 입소시킨 일에 양심의 가책을 계속 느끼고 있는 경우도 있으므로 그 선택에 대해 「자신의 선택은 올바르다」는 긍정적인 생각을 할 수 있도록 돕는다.

노인의 일상생활 상태나 에피소드를 가족에게 이야기하는 것도 가족이 노인의 죽음을 받아들이는 것에 도움이 된다.

4. 가족에게 좋은 여운을 남긴다-가족생활의 재구축

자연의 섭리로 보면, 노인은 죽음에 가까운 존재이다. 그러나 충분히 장수하였다고 해도 이별은 서운하고 슬픈 것이다.

노인의 간병 장소는 요양원이나 요양병원, 그룹홈 등으로 점점 확대될 것이다. 지역이나 급성기 병원 등의 의료기관, 노인 간호시설 등 어디에서든 간병하는 가족에게 좋은 여운을 남기는 일은 가족에 대한 좋은 간호가 된다. 가족이 간병한 노인의 「죽음」을 패배나 후회라고 생각하지 않고 얼마나 긍정적으로 받아들일 수 있느냐는 간호사의 일상적인 간호에 달려 있다.

간호는 언제 끝날지 예측하기 어렵다. 그러므로 가족은 보이지 않는 목표를 향하여 계속 간호하는 것이다. 심신이 피로하고 경제적인 불안을 안고 있는 가족도 적지 않다.

그와 같은 과정을 거쳐 임종을 맞은 가족에게 「편안한 죽음을 맞은 분이었다」, 「나도 죽을 때 이렇게 죽고 싶다」고 생각하도록 간호한다. 그와 같은 간호과정은 가족에게 훌륭한 비탄 간호가 되고, 간병이 끝난 가족의 생활을 재구축하는 데 큰 힘이 된다. 이러한 목적을 달성하기 위해 간호사는 노인과 가족의 입장에서 지원할 방법을 연구하고 가족과 신뢰관계를 구축하기 위해 대화하는 것이 중요하다.

가족은 노인이 원하는 인생을 살았다는 생각, 고통없는 죽음을 맞았다는 생각, 그리고 가족 구성원으로서 정성껏 간호에 동참했다는 생각에서 힘을 얻어 새로운 생활을 재구축하게 된다.

컬럼 | 간병하는 가족의 여러 가지 생각 |

김씨는 90세 여성으로 뇌졸중 후유증으로 의사소통 장애가 있었다. 아들이 매일 면회하러 내원하여 산책을 하거나 마사지를 해 주었다. 김씨 담당 간호사인 T는 "아들이 환자에게 온갖 정성을 들여 간호한다"고 생각했다. 김씨는 상태가 서서히 나빠져 사망하였는데 이후에 아들로부터 편지가 왔다. 편지에는 다음과 같이 쓰여 있었다.

『어머니가 아셨다면 나의 행동을 달갑지 않게 생각했을 것입니다. 그러나 나는 1분 1초라도 어머니가 더 사셨으면 하고 바랬습니다. 그러한 나의 생각에 부응해준 어머니와 최후까지 어머니를 한 사람의 인간으로 인정해주고 간호해 준 병동의 여러분에게 감사한 마음을 전합니다.』

T 간호사는 편지를 읽고 "대단히 정성을 다하는 아드님"이라고 평가를 하였다. 가족의 생각은 여러 가지이다. 사망한 김씨가 자신의 생각을 언어로 할 수 있었다면 『네가 좋아하는 대로 유감없이 해서 좋았다』고 아들에게 말할지 모른다.

5. 연습문제

연습문제 ⑤ 종말기 노인과 가족 간호

E씨는 95세 남성으로 9년 전에 알츠하이머병으로 진단되었다. 1명의 딸이 자택에서 간호하고 있었으나 6개월 전에 폐렴으로 입원하였다.

입원 후부터 서서히 식사량이 증가하고, 활동에도 참가하였으나 1개월 전부터 섭식과 저작에 어려움이 있어 식사섭취량이 감소하고 있다. 또한 보행도 불가능하여 침상에서 주로 생활한다.

의사가 장녀(65세)에게 「위관영양 방법도 있다」는 설명을 하였으나 장녀는 최후까지 이렇게 보내고 싶다고 희망하고 있다.

Q1 E씨는 위관영양을 하지 않고 이 병동에서 보내기로 하였다. 이후 E씨에게 가장 중요한 간호는 무엇인가?

Q2 신체 쇠약이 진행하여 E씨는 거의 온종일 자고 있는 상태이다. 이전보다도 관절의 움직임이 딱딱해져, 신체도 움직이기 어려운 상태이다. 이 시기의 간호에서 주의해야 할 사항은 무엇인가?

Q3 병실 방문 시 E씨의 장녀가 부친의 추억을 이야기하면서 눈물을 흘렸다. 수면도 거의 취하지 못하고 있다. 장녀를 어떻게 도울 수 있을까?

학습과제

1. 간병 장소에 따른 가족의 지원에 대해 설명해 보자.
2. 노인을 간병하는 가족에 대한 지원을 설명해 보자.
3. 노인을 간병하는 가족에게 제공할 비탄 간호에 대해 설명해 보자.
4. 간병이 끝난 가족에게 좋은 여운을 남길 수 있는 관계에 대해 설명해 보자.

⊙참고문헌

1）桑田美代子：認知症高齢者のケアマネジメント一終末期における諸問題と支援．認知症高齢者の看護（中島紀恵子責任編集），122-137ページ，医歯薬出版，2007
2）坂田三允編：日本人にふさわしい看護をめざすために．シリーズ生活をささえる看護 日本人の生活と看護，157-171ページ，中央法規出版，1998
3）渡辺裕子：看取りにおける家族ケア，医学書院，2005

제9장

활기찬 지역사회 형성

이 장의 학습목표

1. 개호에는 노인 본인이나 가족의 힘과 행정기관의 서비스에 지역사회의 관계자 간의 상호 협력이 필요하고, 이를 위한 지역 조성이 요구하는 것을 이해한다.
2. 노인이 지역에 살면서 서로 상호작용하여 지역을 보람차게 할 수 있도록 지역을 조성하는 것은 무엇이며, 간호자가 지역을 조성하기 위하여 무엇을 하여야 하는가를 이해한다.
3. 노인의 위치를 확보할 수 있는 여러 현장에서 환경 조성과 지역 조성의 중요성을 이해하고, 그를 위한 지원방법이나 다직종 협동의 자세에 대해서 배운다.

제1절 안전한 환경 조성

학습목표

1. 노인들이 안심하고 희망을 갖고 살 수 있는 안전한 지역에 관해 설명한다.
2. 초고령 사회에서는 노인도 지역 구성원의 한 사람으로서 지역 조성에 기여할 수 있음을 이해한다.
3. 노인에게 필요한 환경을 설명한다.

1. 안전한 지역이란?

초고령 사회에 있어서「안전」이란 다양한 생활태도나 필요한 서비스를 선택할 수 있고, 심신의 건강상태나 경제상황, 가족의 유무에 관계없이 누구든지 개인으로서 존중받고 보람 있는 삶을 살며, 자신이 가진 지혜와 힘을 활용할 수 있는 것을 의미한다(그림 9-1).

노인에게 있어서 안전한 지역이란 노인 스스로 타인과 유대관계를 가지고 서로 간에 상부상조하면서 살아갈 수 있는 지역이다. 이를 위해서는 지역내 관계자 간 상호협력이 필요하고(그림 9-2), 이러한 구조의 조성이 급선무이다.

초고령 사회에서는 노인도 사회의 지주 · 담당자가 되기를 기대한다. 간호직 종사자는 노인들이 자신의 능력이나 경험을 발휘할 수 있도록 지원하고, 그들이「요구하고 있는 것」,「할 수 있는 것」을 연결하고, 선진사례를 지역의 특성으로 활용하는 등 노인들로 하여금 활기찬 지역조성에 기여할 수 있도록 상호작용하기를 바란다.

2. 지역과 환경

1) 지역

지역이란「이해 · 직업 · 종교 · 문화 · 민족 · 기후 등을 같이하는 사람의 집단이나 공동체」로서 활기찬 지역사회를 형성하는 일상생활의 장으로서의 개념을 의미한다.

각각의 지역에는 지리 · 역사 · 문화적 특징이 있고, 사람들은 그곳에서 여러 요소로 구성되는 다양한 관계성 속에서 그 영향을 받으며 생활하고 있다. 매슬로우(Maslow AH)는 "사람은 누구든지 안전하고 안심이 되는 환경을 기반으로 하여, 모든 재능과 능력을 충분히 발휘하고 싶은 자기실현 욕구가 있다"고 기술하고 있다. 결국 자기실현 욕구는 노인뿐 아니라 누구나 동일하게 가지고 있는 것이기에, 지역의 여러 가지 활동에 참여하여 자기다운 생활을 보낼 수 있는 지역조성을 지향할 필요가 있다. 따라서 지역에 사는 모든 사람이 건강하게 늙고 자기실현을 할 수 있도록 활기찬 지역사회를 형성하는 것이 필요하다.

2) 환경

환경이란 「주변을 둘러싼 주위의 상태나 세계, 인간 또는 생물에 직접 · 간접으로 영향을 주는 외계」(대사천, 1995)라는 넓은 개념이다. 나이팅게일(Nightingale F)은 "간호는 생명력의 소모를 최소한으로 하도록 작용하는 것으로, 건강의 회복을 위해서는 환경(신선한 공기, 태양광, 조용함 등)을 조정하는 기술 제공이 필요하다"고 기술하였다. 이와 같이 인

안심과 희망의 개호 비전(2005): 초고령 사회를 맞이하여 장래의 불안을 극복하고 안심과 희망을 갖고서 생활할 수 있는 사회를 만들기 위하여 노인이-스스로 안심과 희망이 있는 지역 만들기에 공헌할 수 있는 환경 만들기-

1. 노인이 스스로 안심과 희망이 있는 지역 만들기에 공헌할 수 있는 환경 만들기
노인과 요개호자가 마지막까지 살아가는 방법을 선택하고, 사람과 관계를 갖고서 살아가는 사회를 만듬

① 지역사회 · 일 · 코디네타(가칭)의 배출
지역사회 노인이 「원하는 것」과 「할수 있는 것」을 연결하여 의욕 있는 노인이 주체적 · 적극적으로 참가 – 지역사회 · 사업이나 영농사업 등을 육성하는 주요 인물이 되어 의욕있는 지역사회 노인이 주민 「지역사회 · 일 · 코디네이터(노인 지역활동 추진자)」(가칭)을 지역에서 모집하여 선진적 사례나 다양한 노하우를 습득할 수 있는 기회 제공

② 지역포함 지원센터의 지역사회 지원기능의 강화

2. 노인이 살아왔던 익숙한 재택이나 지역에서 계속 살 수 있게 하여 개호의 질 향상 도모
예를 들면, 개호가 필요하면 익숙한 집이나 지역에서 계속 살게 하기 위하여

① 재택생활을 지원하는 서비스의 기반 정비
방문개호 · 방문간호의 네트워크 정비, 가족에게 적절한 개호정보 제공 등

② 재택생활 지원 재활 강화
재활의 거점 정비와 질향상을 위한 조직 추진 등

③ 의료와 개호의 연계 강화
개호자가 필요한 연수를 받아서 의사나 간호사와 연계하여 시설 입소 노인에게 경관영양이나 기관지 흡인을 범위 내에서 안전하게 할 수 있도록 업무 정비와 완화 간호를 적극적으로 추진 등

④ 치매 대책 확보
치매 케어의 표준화, 성인 후견제도 활용 등

⑤ 지역 특성을 반영한 노인주택 정비
지역 특성을 고려한 주택 · 시설정비 · 다세대 교류 기능을 가진 소규모 주택 정비 등

3. 개호자가 안심과 희망을 갖도록
개호자가 일하기 쉽고, 긍지와 보람을 갖고 개호의 업무를 계속 일하게 하기 위하여

① 각종 기관에서 개호자의 처우에 대한 정보를 적극적으로 알림

② 개호자가 긍지와 보람을 갖고 일할 수 있는 환경 정비
개호자의 처우개선에 대하여 개호보수의 결정, 직장생활 균형 배려, 자격이나 경력에 대한 경력산정 구축, 개호 로보트의 연구개발 추진 등

③ 개호자 확보 · 육성
쉬고 있는 개호자 등을 발굴하거나 현장 복귀를 위한 연수 실시, 개호 미숙자의 취업지원 등

그림 9-1 안심과 희망의 개호 비전
〈출처〉 厚生労働省 : 안심과 희망의 개호 비전, 2008년에서 인용. http://www.mhlw.go.jp/shingi/2008/11/s1121_8.html에서 2011년 2월 7일 검색.

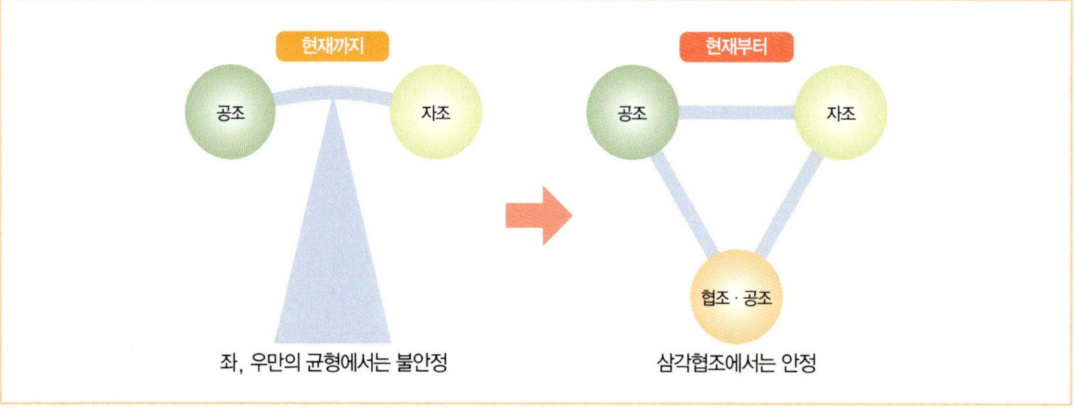

그림 9-2 활기찬 지역사회 만드는 방향

간과 환경은 서로 영향을 미치므로 이들간의 균형을 이룰 때 건강이 유지될 수 있다. 따라서 간호직 종사자는 보다 좋은 환경을 조성하는 것이 중요하다.

3. 환경 사정

노인을 위한 환경에는 물적 환경과 인적 환경이 있다. 물적 환경에는 일상생활을 지원하는 여러 가지 복지, 일상생활을 안전하고 쾌적하게 보낼 수 있는 주거, 안심하고 살 수 있는 지역 등이 있다. 인적 환경에는 내적자원으로 노인 자신, 가족, 지역의 관계자(친척, 친구 · 지인, 가까운 이웃, 자원봉사자), 사회 자원인 보건의료복지기관의 전문 인력들이 있다.

간호를 제공할 때에는 노인의 심리적 · 신체적 기능뿐만 아니라 이들을 둘러싼 환경

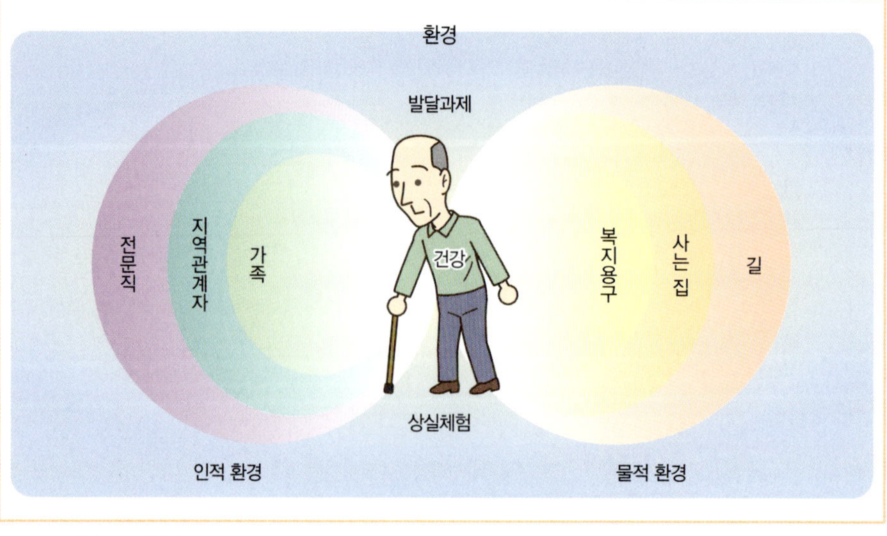

그림 9-3 환경 파악방법

을 충분히 사정한 다음 목표를 설정하여 간호를 실시하는 것이 노인의 활동성을 높여 사회적 참여를 유도하는 데 도움이 된다. 이를 위해서는 물적 환경과 인적 환경의 관점에서 살펴보는 것이 필요하다(그림 9-3).

1) 물적 환경

(1) 일상생활을 지원하는 여러 가지 복지용구

복지용구란 「심신의 기능저하로 인해 일상생활을 영위하는 데 지장이 있는 노인 또는 심신장애자의 일상생활상 편의를 도모하고, 기능훈련을 돕기 위한 용구 및 보장구」를 말한다. 복지용구를 활용하여 식사나 배설, 목욕, 이동 등의 일상생활을 보완할 수 있도록 하기 위해서는 여러 가지 복지용구의 목적이나 적응, 사용법, 종류와 사용상의 유의점을 알아둘 필요가 있다.

일상생활 활동이 힘들게 된 노인의 대부분은 장기요양보험제도의 서비스 이용 대상자이다. 간호직 종사자에게는 장기요양보험서비스인 복지용구 대여*와 특정 복지용구 판매** 품목이나 범위를 알고, 노인 본인의 활동과 참여를 촉진하고 돌봄 제공자의 부담을 경감시키기 위해 서비스 혜택을 받을 수 있는 복지용구를 활용하여 일상생활환경을 정비하는 것이 요구된다.

(2) 일상생활을 안전 · 쾌적하게 지낼 수 있는 주거

노인의 대부분은 자기집에서 생활하는 경우가 많다. 그러나 이제까지 오래 살아서 정이 든 주거라 하더라도 「주거가 구식으로 되어 있다」, 「주택의 구조나 장식이 사용하기에 불편하게 되어 있다」, 「주방, 화장실, 욕조 등의 설비가 사용하기 어렵다」 등의 문제로 현재의 주거형태에서는 노인들이 주거하기에 어려움이 있다. 신체 기능이 저하되면 구식 주거형태로는 거주하기가 어렵고, 정원, 현관, 거실, 복도, 계단 등 모든 장소에서 낙상사고의 우려가 있다.

일상생활 활동이 어려운 노인 역시 다소 불편하더라도 현재의 주택에 계속 살고 싶다고 희망하는 자가 많다. 그러나 난간의 설치나 단차의 해소 등 노인을 위한 설비가 이루어지지 않은 주택이 아직도 많이 있다. 안전하고 쾌적한 주거지원 방법으로 간호직 종사자는 노인이나 가족에게 주택 개 · 보수의 필요성 설명, 개 · 보수의 조정 및 생활활동에 맞는 구체적인 개 · 보수 부분에 대해서 전문가들(건축가나 복지용구 상담원 등)과의 조정이 필요하다.

---

* 복지용구 대여 : 신체기능을 보충하기 위한 휠체어, 보행기, 보행보조 지팡이나 개호부담의 경감을 위한 이동용 리프트, 특수침대 등 12종류가 대여된다

** 특정 복지용구 판매 : 개호보험제도에서는 복지용구는 원칙대여이지만 목욕이나 배설에 사용하는 용구(목욕용 의자나 특수뇨기 등) 등 대여에 익숙치 않은 5종류에 대해서는 구입비의 9할(한도액 있음)이 지급된다.

(3) 안심하고 살 수 있는 지역

노인이 안심하고 살 수 있는 지역이 되도록 하기 위해서는 여러 가지 「지역 조성」이 필요하다.

노인복지체계로서의 지역 조성은 노인이나 장애자 등을 포함한 모든 사람이 정든 지역에서 건강하게 안심하며 살 수 있는 사회를 실현하는 것을 목표로 하고 있다. 그것은 모든 사람이 개인으로서 존중되고, 개성과 가능성을 발휘할 수 있는 여러 가지 교류나 만남의 장으로서 지역활동에 참가할 수 있도록 하기 위함이다. 이를 위해서는 도로정비, 배리어프리*, 유니버설디자인** 등의 하드웨어 지향적 방법과 방재, 방범, 독거생활노인 지원, 쓰레기 문제, 상부상조 및 지역 조성 등 소프트웨어 지향적 방법이 있다. 간호직 종사자는 전문직의 관점에서 뿐만 아니라 주민의 입장에서 지역 조성에 관심을 갖고 참여하는 것이 바람직하다.

2) 인적 환경

(1) 가족

사회의 고령화, 출생률 저하, 다양한 가치관 등으로 인해 자식들과 동거하는 세대가 감소하고 독거세대나 부부세대의 가족형태가 증가하고 있다.

간호직 종사자는 노인의 건강관리뿐만 아니라 노인을 돌보는 가족의 심신 건강 및 안전하게 간호를 시행할 수 있도록 기술을 제공하고, 상담이나 조정 및 가족이 주체적으로 제공된 정보를 적절히 선택할 수 있도록 하는 것이 필요하다. 이를 위해서는 심신기능의 지식 · 간호기술을 익히는 것은 물론 지역에 있는 상담창구나 노인 및 그 가족을 지원하는 관계자를 알아두는 것이 필요하다.

(2) 지역의 관계자

노인을 지원하는 비공식 사회자원체계로서 지역의 관계자에는 친척, 친구 · 지인, 가까운 이웃, 자원봉사자가 있다. 지역의 특성상 낙도(외딴 섬)나 산간벽지 등의 지역에서는 사람들의 유대관계가 넓고 깊기 때문에 친척, 친구, 지인, 가까운 이웃과 관계성을 조성하기 쉬운 반면, 도회라고 하는 도시지역에서는 유대관계가 약하고 지역의 관계자와의 관계성을 조성하기가 어렵다.

간호직 종사자는 노인의 「관계성」을 파악하고, 관계를 지지하거나 새로 만들기 위한

* 배리어프리 : 배리어프리의 용어는 1974년의 국제연합이 내놓은 국제연합장애자 생활환경 전문가회의 보고서 「Barrier Free Design」으로 널리 알려질 수 있게 되었다. 배리어프리란 장애자를 포함한 노인 등의 사회적 약자가 사회생활에 참가하는 면에서 주거, 교통, 공공시설 등의 생활환경에 있어서 보통으로 참가하는 것을 거부하고 있는 장벽(배리어)이 제거된 상태이다.

** 유니버설디자인 : 사회적 약자뿐 만 아니라 모든 사람에게 가능한 한 최대한으로 사용하기 쉬운 제품이나 환경 등의 디자인을 하는 것이다.

지원을 할 필요가 있다. 일상적으로 관계를 만들어 두면 돌봄을 받아야 될 상황이 되었을 때 지역 관계자의 지원을 받기가 쉬워진다. 또한, 친척, 친구, 지인, 가까운 이웃뿐만 아니라 자원봉사자를 육성하고 있는 지역은 인적 자원이 풍부하고, 지역의「관계성」이 강화되어 노인이 살기 좋은 지역이 된다.

(3) 노인을 지원하는 전문직

노인을 지원하는 보건의료복지 전문직에는 간호사, 간호조무사, 의사, 치과의사, 약사, 물리치료사, 작업치료사, 언어청각사, 영양사, 사회복지사, 요양보호사. 요양관리자 등이 있다. 노인의 식사나 배설, 목욕 등 일상생활 활동의 도움은 지역 관계자의 도움을 받고, 간호직 종사자는 노인들이「할 수 있는 기능」을 살리는 데 중점을 두는 것이 필요하다. 간호직 종사자는 간호전문직으로서 사회보장제도의 변천이나 시대가 요구하는 가치를 감안하면서 노인의 요구를 파악하고 이에 따라 적절하게 지원하는 것이 바람직하다.

학습과제

1. 노인에게 안전하며, 안심하고 살 수 있는 지역이란 어떠한 지역인가 설명해 보자.
2. 물적 환경과 인적 환경으로 나누어서 노인의 환경을 열거해 보자.
3. 2.에서 열거한 환경에 대해서 그 환경이 조성되지 않은 경우, 노인에게 어떠한 간호문제가 생기는지 생각해 보자.

⊙인용문헌

1) 厚生労働省：安心と希望の介護ビジョン，2008
http://www.mhlw.go.jp/shingi/2008/11/s1121-8.html より 2011年2月7日検索
2) フローレンス・ナイチンゲール：看護覚え書，第4版(湯槇ます，薄井坦子，小玉香津子ほか訳)，1-8ページ，現代社，1983
3) 川口孝泰：ベッドまわりの環境学，4-6ページ，医学書院，1998
4) 内閣府：平成17年度高齢者の住宅と生活環境に関する意識調査結果(全体版)，2005
http://www8.cao.go.jp/kourei/ishiki/h17_sougou/index2.html より 2011年2月1日検索
5) 内閣府：平成19年度高齢者の健康に関する意識調査結果(全体版)
http://www8.cao.go.jp/kourei/ishiki/h19/kenko/zentai/index.html より 2011年2月1日検索

⊙참고문헌

1) 田中恒夫, 岡田晃：健康管理論, 南江堂, 1972
2) 社会保険研究所：介護保険制度の解説, 平成18年10月版
3) 東京商工会議所：福祉住環境コーディネーター検定試験3級公式テキスト, 2007
4) 東京商工会議所：福祉住環境コーディネーター検定試験2級公式テキスト, 2007
5) 厚生労働省：平成19年度　高齢者虐待の防止, 高齢者の養護者に対する支援等に関する法律に基づく対応状況等に関する調査結果, 2008
http://www.mhlw.go.jp/houdou/2008/10/h1006-1.html より2011年2月1日検索
6) 厚生省：社会保障構造改革の方向(中間まとめ), 1996
http://www1.mhlw.go.jp/shingi/s1119-3.html より2011年2月1日検索
7) 世界保健機関 (WHO)：ICF国際生活機能分類—国際障害分類改訂版 (日本語版), 中央法規出版, 2002

제2절 장소에 따른 환경 조성

학습목표

1. 환경 조성은 요양생활의 장이나 일상생활의 장과 연결성이 있어야 함을 이해한다.
2. 요양생활 환경 조성은 집단 간호를 받는 환경의 특징을 알고, 노인의 일상생활의 장과 연계성이 있어야 함을 이해한다.
3. 일상생활 환경 조성은 노인이 살아온 친숙한 자택이나 지역에서 안심하고 생활을 계속할 수 있도록 하는 것임을 이해한다.

1. 병원의 환경 조성

1) 치료의 장의 환경 조성

병원의 환경 조성은 요양시설이나 가정과 연계성이 있어야 한다. 의료법에는 「의료를 받는 자에게 의료에 관한 적절한 선택을 지원하는 것」, 「병원, 조산소의 개설 및 관리에 관한 것」, 「시설의 정비에 관한 것」, 「의료제공시설 간의 기능 분담에 관한 것」, 「업무의 제휴 추진에 관한 것」 등 의료를 받기 위한 환경에 관한 법률이 있다. 의료를 받는 자의 이익을 보호하고, 양질의 적절한 의료제공 체제의 확보를 도모하며, 국민의 건강유지에 기여하는 것을 목적으로 하는 의료법은 의료문제나 시대의 변천 등에 따라 수시로 개정되고, 그에 수반하여 병원 환경은 변화하고 있다.

입원은 전문인에 의한 치료행위나 일상생활상의 원조(식사, 목욕, 생활리듬 등)가 우선시되는 반면, 노인의 일상생활 활동과 동떨어진 비일상적인 생활이 강조된다. 또한 의료전문인, 다른 입원환자나 그 관계자 등과 같은 낯선 사람들과 모니터나 인공호흡기 등의 낯선 의료기기에 둘러싸인 특수한 환경이다. 특히 노인은 변화에 대한 적응력이 저하되어 있기 때문에 자택이나 살던 지역에서 병원으로의 환경변화는 섬망에 의한 낙상 · 골절이나 스트레스에 의한 인지기능의 저하 등을 일으키기 쉽다. 환경 변화에 의해 발생한 문제는 기존의 질환을 악화시키거나 새로운 합병증을 유발하여 입원이 장기화 되는 일도 있다. 입원이 장기화되면 지금까지 살았던 정든 자택이나 지역으로 돌아오기가 어려워진다.

병원은 자택이나 살던 지역이 아니고, 마지막 생애를 마칠 집도 아니다. 노인이 살던 정든 장소로 되돌아오려면, 여러 직종들 간의 협력을 통해 적절한 치료를 행하여 조기 퇴원하도록 하는 것이 필요하다.

2) 물적 환경 조성

병원은 의료법에 의한 적절한 치료를 제공하기 위하여 정비된 물적인 환경이다. 그러므로 개별적인 일상생활을 배려한 환경을 조성하는 것은 용이하지 않다. 그러나 병동 환경 조성으로 식사, 배설, 목욕, 이동 등을 할 때의 복지용구나 의료기기의 사용에 의한 일상생활동작의 지원, 병동이나 침대 주변의 안전 확보와 청결의 유지, 노인의 즐거움이나 사는 보람을 감안한 병실 주변을 조성하는 것은 가능하다. 노인의 병력이나 기왕력뿐만 아니라 생활력이나 인생력을 사정하여 간호직 종사자로서 노인의 개별적인 일상생활을 배려한 물적 환경 조성이 요구된다.

3) 인적 환경 조성

인적 환경 조성으로서 전문직 종사자, 가족 및 지역 관계자 등을 들 수 있다.

(1) 전문직 종사자의 환경 조성

노인이 치료를 받기 위한 적절한 전문직 종사자의 인적 환경 조성은 전문직의 종류나 인원배치 등 의료법에 의해 규정되어 표준화되어 있다. 그러나 각각의 전문성 발휘와 다 직종 간의 협력에 의한 의료행위의 질은 다르기 때문에 간호 전문직으로서 의료행위의 질을 향상시키는 노력을 게을리 해서는 안 된다.

의료 전문직 종사자는 의료지식에 근거한 의료기술 제공뿐만 아니라 개개의 의료행위를 행할 경우에는 개인의 의사를 존중하기 위하여 동의서를 받는 것이 필요하다. 특히 노화에 따른 건망증이나 치매를 동반하는 노인의 동의서에 대해서는 몇 번이든지 확실한 말과 문자로 충분한 설명을 하거나 가족과 함께 설명을 듣도록 하는 등 간호직 종사자가 지원할 수 있는 환경 조성이 중요하다.

(2) 가족이나 지역 관계자의 환경 조성

병원에서는 면회나 수발이 제한되어 있는 일도 있기 때문에 가족이나 지역의 관계자가 노인의 입원생활을 항상 지원하기는 어렵다. 그러나 이들은 치료행위에는 참여할 수 없더라도 입원생활에서 중요한 역할을 수행한다. 예를 들면, 노인에게 동의서를 받기 어려운 상황에서 가족으로부터의 지원, 치료에의 협력이나 고지할 때 성격이나 가치관 등을 고려한 협력, 독거노인이 입원 중 자택관리 소홀에 대한 불안을 호소할 때 이를 해결할 수 있도록 하는 지원 등 전문직 종사자가 할 수 없는 것들을 가족이나 지역 관계자들이 할 수 있도록 환경을 조성하는 것이 필요하다.

4) 일상생활의 장으로 돌아오는 환경 조성

노인이 살아서 입원 전의 정든 일상생활의 장으로 돌아오기 위해서는 적절한 치료, 다 직종간의 협력에 의한 지원이 필요하고, 간호직 종사자는 노인에게 병원은 특수한 장소라는 것을 인식시키고, 매일 개별적으로 구체적인 지원을 하지 않으면 안 된다.

예를 들면, 노인이 입원 중에 할 수 있는 것을 자택에서도 동일하게 할 수 있도록 병원과 일상생활의 장을 연결하는 물적인 환경 조성이 필요한 경우가 있다. 또한 자택에서의 요양이 계속될 수 있도록 가족이나 지역의 관계자, 재택요양에 관계하는 전문직 종사자에게 적절한 정보 제공을 통해 노인 개개인에게 알맞은 환경을 조성하는 것이 필요하다.

2. 요양시설의 환경 조성

1) 요양시설의 환경 조성

요양시설은 요양 관리 및 기타 필요한 의료를 행하는 장소이다. 요양시설에 있는 노인의 특징은 질병이 만성화되어 있거나 장애가 남아 있어 간호직 종사자에게는 일상의 건강관리나 의료처치, 응급 시 대응 및 임종 간호 등에 관한 높은 지식과 기술이 요구된다. 노인에게 일어나기 쉬운 질병이나 장애는 심부전, 고혈압, 폐렴, 뇌혈관장애, 기관지 천식, 파킨슨병, 골절, 피부소양증, 치매 등 다양하다. 이 밖에도 노인에게 많은 질병으로는 영양부족, 탈수, 호흡부전, 욕창, 폐용증후군 등이 있다.

요양생활이 장기화되면 일상생활로 돌아오기 어렵게 된다. 또한, 요양시설은 노인이 생애를 마치는 곳이 될 수도 있기 때문에 되도록이면 노인의 평소 일상생활과 유사한 활동들이 이루어질 수 있도록 환경 조성이 필요하다.

(1) 물적 환경 조성

요양시설은 24시간 · 365일, 의료나 간호 전문직 종사자가 상주하고, 응급 시에도 대응할 수 있기 때문에 안심할 수 있는 이점이 있다. 그러나 집단생활 속에서 간호를 제공하기 때문에 획일적인 간호를 받기 쉽다는 것이 단점이다. 따라서 일본의 경우 노인의 개성과 생활리듬을 존중한 개별간호를 시행하기 위한 하나의 방법으로 「유니트 간호」가 노인복지시설에서 실시되었다. 유니트 간호는 입소자를 적은 수의 몇 개의 유니트로 나누고, 유니트 내에서 각자 독실 및 거실 같은 공유공간을 가진다.

(2) 인적인 환경 조성

가. 전문직의 환경 조성

요양시설 내 인적환경의 특징은 의료 전문직이 적고 요양 관련직이 많다는 것이다. 의료 전문직으로서 간호사는 개별간호를 수행하기 위하여 병원과는 다른 요양시설에 적합한 지식과 기술 및 다직종간의 협력이 필요하다(그림 9-4).

전문직 환경 조성으로서 간호사는 다직종간의 협력을 추진하는 역할을 담당한다. 간호사는 의료와 복지 등 양 기관과 관계하기 위하여 복지 전문가와 의료 전문가의 제휴

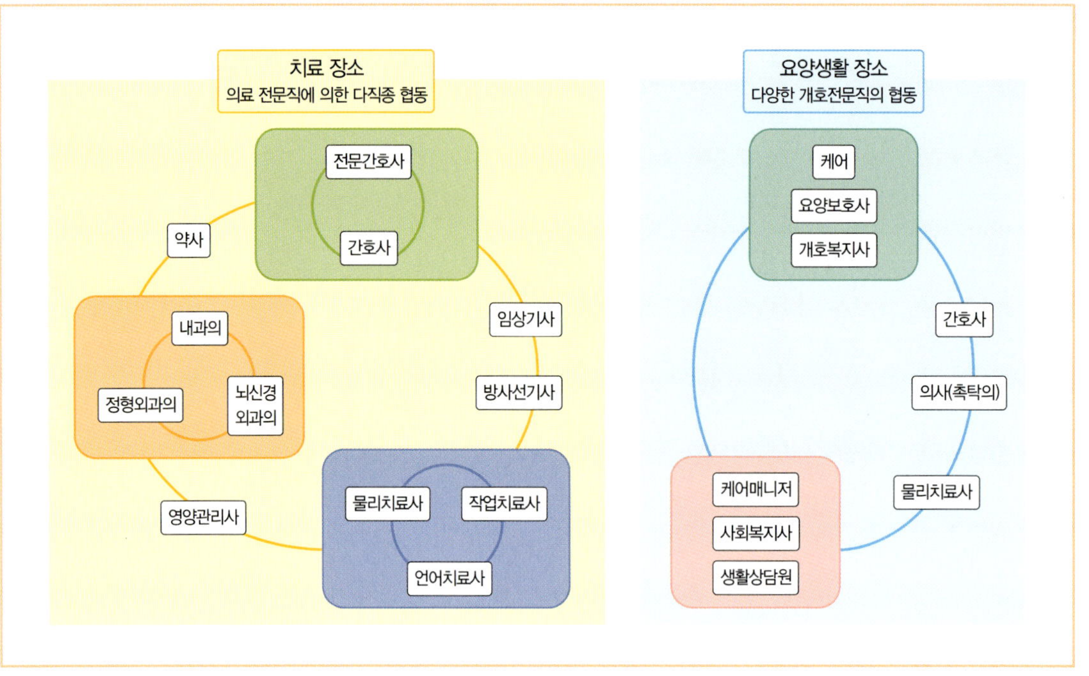

그림 9-4 병원과 요양시설의 다직종간 협동(뇌경색의 예)

를 원활하게 하고, 보다 좋은 간호로 연결하는 일이 요구된다. 이를 위해서는 집담회(conference) 등의 상담 기회를 많이 가지는 것, 복지 전문가를 위해 노인의 신체 변화의 관찰점 등에 대한 워크숍을 개최하는 것, 긴급 시 대응방법에 대한 매뉴얼을 작성하여 평상시 연습하도록 하는 것 등 직장 내 교육환경을 조성하는 것이 필요하다.

나. 가족이나 지역 관계자의 환경 조성

요양시설은 병원에 비하여 면회시간의 제약이 엄하지 않고, 노인이 가족이나 지역 관계자와 교류할 수 있도록 되어 있다. 그러나 가족에게 있어 요양시설 이용은 노인의 기능회복을 위한 목적뿐만 아니라, 재택에서의 요양에 따른 피로 때문에 이용하는 경우도 있고, 또 전문가에게 맡기고 있다는 것에 대한 안도감 때문이기도 하다. 하지만 그런 점 때문에 가족이 시설을 방문하지 않게 되는 일도 있다. 그래서 노인과 가족과의 교류를 두절시키지 않도록 하는 것이 필요하다. 노인이 요양시설에 입소할 때에는 가족면담시 노인이 요양생활에 의욕을 가지고 지내기 위해서는 가족의 면회가 중요하다는 것을 정확하게 전할 필요가 있다. 또 이용 목적과는 달리 가족관계를 사정하고, 가족의 역할, 예를 들면, 일상생활용품의 지참, 좋아하는 간식의 조달, 책이나 취미재료의 구입, 이야기 상대, 목욕이나 식사에 참가 등 일상생활에 관계되는 다양한 역할을 확인하고 가족과 상담하여 그들이 할 수 있는 범위 내에서 요양생활에 참여하도록 촉구하는 것이 중요하다.

지역 관계자와의 교류는 노인의 요양시설 입소로 인해 두절되기 쉽다. 그러나 지역

행사나 전통행사에의 참가, 친구와 평상시 쓰는 말투로 하는 의사소통 등이 노인에게 행복감을 줄 수 있다는 보고도 있다. 요양시설이 있다하더라도 지역축제에 참가하고, 혹은 지역의 게이트볼 서클의 멤버로부터 입소자에게 게이트 볼에 참가하도록 권유해 주는 등 시설과 지역과의 연결, 노인과 지역과의 연결을 의식적으로 실천하는 것이 필요하다.

(3) 일상생활 공간의 환경 조성

노인이 요양시설에서 자택이나 예전 거주지로 돌아오기 위해서는 독거생활인지 아니면 가족과의 동거생활인지 등에 따라 환경 조성은 달라진다. 자택에서 가족과 동거할 경우, 퇴실에 대한 가족의 의견을 확인한 후 가족과의 합의에 의해서 준비를 할 필요가 있다. 일부 시설에서는 자택과 유사한 모델하우스를 만들어 목욕이나 배설 등의 훈련을 하거나, 가족이 안심하고 돌볼 수 있도록 가족 요양교실을 개최하기도 한다. 또 입소 중에 건강관리자가 물리치료사 등과 함께 노인의 자택을 방문하여 자택의 화장실이나 욕실, 거실 등을 조사하고, 가구 배치나 단차 조절 및 난간 설치 등 노인의 신체기능에 맞추어서 주택환경을 정비하는 일도 있다.

퇴실이 결정되면 노인에게 필요한 의료나 간호 · 돌봄, 가족의 돌봄능력을 양 · 질적 측면에서 구체적으로 사정한다. 노인이 시설에 입소 중일 때 가족과 상담을 갖고, 자택에서의 방문서비스를 포함한 의료서비스 소개, 돌봄 가족대상자에게 필요한 지식이나 기술 지도, 돌봄 서비스를 확보하기 위한 상담창구 등을 소개함으로써 노인뿐 아니라 가족도 안심하고 집으로 돌아올 수가 있다. 일본의 경우 일상생활에서의 상담창구로는 요양보험제도에 의한 재택 서비스의 조정 역할을 하는 거택개호지원사업소의 간호매니

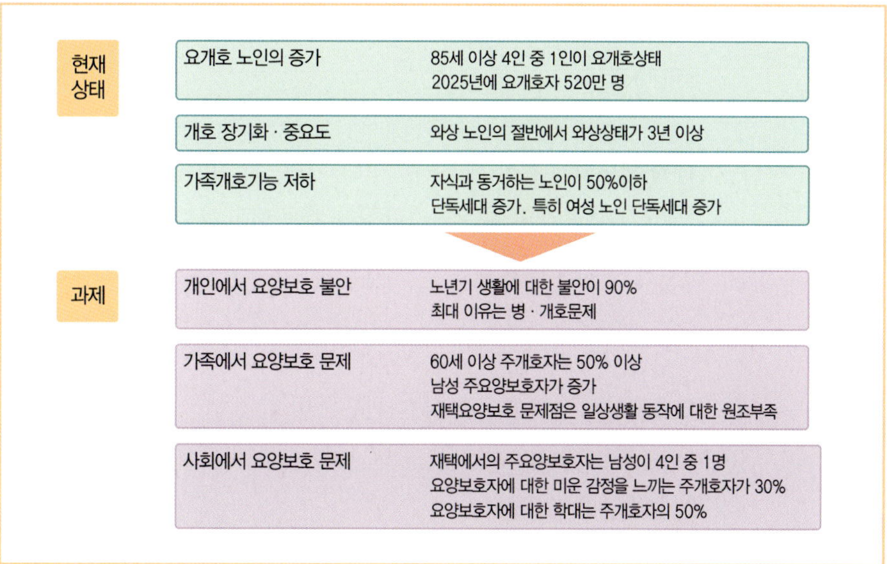

그림 9-5 일본 노인의 요양을 둘러싼 상황

저, 지역포괄지원센터의 보건사나 주임간호 매니저, 시 · 정 · 촌의 보건사 등이 있다.

간호사는 노인이 요양시설에서 퇴소하여 집으로 돌아오더라도 시설에서 받던 의료와 간호 · 돌봄 혜택을 계속해서 받으면서 안심하고 일상생활로 복귀할 수 있는 환경 조성을 하는 것이 필요하다.

3. 가정 및 지역의 환경 조성

1) 일상생활 환경 조성

일상생활 공간은 친숙한 사람이나 물건에 둘러싸여 자유롭고 자기다운 생활을 계속할 수 있는 곳이다. 자신의 생활리듬이 있고, 좋아하는 식사나 사랑하는 가족, 함께 자라 온 친구나 이웃사람들에게 둘러싸인 생활은 대부분의 노인이 바라는 생활이다. 노인이 오래 살아온 정든 자택이나 지역에서 자기다운 삶을 계속하기 위해서는 자택 · 지역에서 시설간호와 같이 안심하고 간호를 제공받을 수 있도록 하는 것이 필요하다. 요양이 필요함에 따라 오랫동안 쌓아왔던 생활리듬이 깨지지 않도록 하고, 가족이나 지역 관계자와의 인간관계가 깨지는 일이 없도록 하며, 가정이나 지역에서 간호를 받을 수 있도록 하는 것이 앞으로의 노인 간호의 방향이고, 이를 제도적으로 정비하기 위해 진행 중에 있다(그림 9-6).

간호사는 자택이나 지역이라는 일상생활 공간에서의 노인 간호에 관한 제도 정비 · 강화가 진행되고 있다는 것을 알고, 앞으로도 간호 전문직으로서의 역할을 담당할 수 있도록 일상생활 환경 조성에 관해 더 한층 관심을 가지는 일이 요구된다. 인간다운 생활을 하기 위해서는 시설간호와 마찬가지로 안심할 수 있는 재택 서비스가 필요하다. 간호사는 노인이 오랫동안 살아 온 자택이나 지역에서 될 수 있는 한 오래 그리고 최후까지 그 사람답게 살 수 있도록 다른 전문직과 제휴하면서 보다 좋은 간호를 실천할 필요가 있다.

(1) 물적인 환경 조성

일상생활 공간은 친숙한 사람들과 손에 익은 물품에 둘러싸여 오랫동안 생활해 왔기 때문에 생활의 계속성이 유지되는 곳이다. 이러한 환경은 요양 대상자인 노인에게는 다소 이용하기 어려운 환경이나 낙상의 위험이 있을 수 있으므로, 단차의 해소나 난간의 설치, 주거의 정비 등 누구든지 이용하기 쉬운 보편적인 디자인을 통해 마음과 마음이 교류하는 지역 조성을 목표로 하고 있다.

(2) 인적인 환경 조성

가. 전문직의 환경 조성

일상생활 공간은 병원이나 요양시설과 달라서 전문직 종사자가 항상 노인 곁에 있을

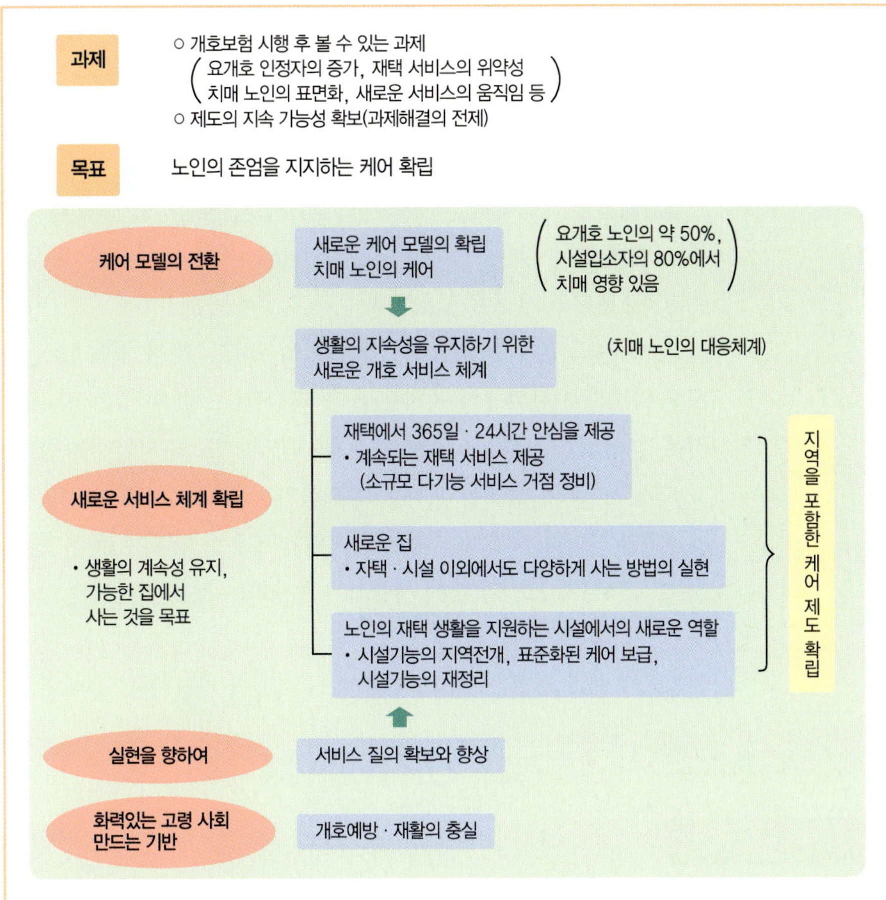

그림 9-6 일본의 노인 간호의 방향성

〈출처〉 후생노동성 : 「2015년의 노인개호」의 개념도. 2015년의 노인개호–노인의 존엄을 지원하는 간호의 확립을 위하여–, 2003년에서 인용. http://www.mhlw.go.jp/topics/kaigo/kentou/15kourei/4.html (2011년 2월 4일 검색)

수는 없다. 노인은 가족이나 지역의 관계자와 지내는 일이 더 많다. 의료 전문인으로서 간호사는 노인 개인의 가치관과 주체성을 존중하고, 안전하고 안심할 수 있는 환경 속에서 살 수 있도록 지식과 기술을 제공하며, 다른 전문직이나 가족 또는 지역의 관계자를 포함시켜 협동하는 것이 요구된다. 요양시설과 마찬가지로 필요한 지식이나 기술은 일상의 건강관리, 의료처치, 긴급 시의 대응이나 간병 등이 있다.

노인이 자택이나 지역에서 안전하고 안심하며 생활하도록 하기 위해서 간호사는 노인의 요구를 정확하게 사정하여 필요한 서비스를 소개하고, 본인이나 가족의 결정에 의해 선택된 서비스를 지원하며 서비스를 평가할 수 있는 관리능력이 요구된다.

나. 가족이나 지역 관계자의 환경 조성

노인은 가족과 함께 일상생활을 하기 때문에, 노인과 마찬가지로 가족에 대해 다면적으로 사정하는 것이 필요하다. 가족의 사정은 가족 구성, 가족의 건강상태, 가족의 돌봄에 대한 의향이나 돌봄능력, 가족관계(의사소통, 가족간의 감정, 가족의 역할 · 힘관계), 가족의 가치관 등을 면밀하게 조사하여 가족의 힘이 발휘될 수 있는 환경을 조성한다. 또한 노인이 건강하고 활기찬 생활을 하기 위해서는 지역 관계자와의 교류도 필요하다.

(3) 일상생활을 계속하기 위한 환경 조성

일상생활을 계속하기 위해서는 노인 자신의 자가간호 능력의 유지 및 향상, 생활에 좀 더 영향력이 있는 가족과의 양호한 관계, 지역 내에서 함께 생활을 공유하고 있는 관계자로부터의 지원이 필요하다.

간호사는 노인이 자신의 건강상태를 의식하고, 무리 없이 일상생활을 계속할 수 있도록 자가간호 능력을 유지하는 것을 지원한다.「할 수 있는 것」을 「하고 있는 것」으로 하여, 본인의 자가간호 능력을 유지 및 향상시키도록 지원해야 한다.

노인과 가족이 양호한 관계를 유지하기 위해서 간호사는 앞에서 언급한 바와 같이 노인뿐만 아니라 가족도 사정하여 지원할 필요가 있다. 가족은 노인을 돌보기 위해 있는 것이 아니라 노인과 함께 생활하는 존재라는 것을 잊어서는 안 된다. 가족은 돌봄과정을 통하여 자신들의 인생을 돌이켜보고 보다 나은 노년기를 대비할 수 있는 등 돌봄행위의 플러스 측면을 인식하도록 하여 그들이 가진 힘을 끌어낼 수 있도록 하는 지원도 요구된다.

4. 연습문제

연습문제 ⑥ F씨의 거동보조를 위한 환경 조성

F씨(76세, 여성)는 2개월 전, 밭일을 끝내고 귀가도중에 발이 걸려 낙상하였고 왼쪽 하지의 통증을 호소하여 내원하였다. 좌측 대퇴골 경부골절로 진단되어 외과적 정복고정술을 받았다. 1개월 후 퇴원을 목표로 하였으나 「지금 상태에서 퇴원하여 집으로 들어가는 것은 불안」하다고 호소하였다. 과거력으로 심부전이 있어 이뇨제 등을 복용하고 있으나 그 영향으로 10회/일 이상(야간은 2회 정도) 소변을 보기 위해 화장실을 가야 하며, 의사소통은 가능하다.

병동 내에서의 이동 수단은 휠체어이고, 매일 30분의 재활치료실에서만 1개의 지팡이를 사용하고 있다. 침대에서 휠체어로의 이동은 침대난간을 붙잡고 자력으로 가능하다. 휠체어를 타고 화장실까지 5m 정도 이동할 때, 코너를 돌아 좁은 화장실 입구를 통과할 때, 또 휠체어에서 변기나 침대로 이동할 때 브레이크를 걸지 않고 이동하여 낙상하는 회수가 증가하고 있다.

Q1 F씨가 병원에서 집으로 돌아올 때 거동에 필요한 물적인 환경 조성 시 요구되는 사정 항목은 무엇인가?

Q2 「지금의 상태에서 자택으로 돌아오는 것은 불안」하다고 호소하고 있는 F씨의 불안을 경감하고, 안심하고 집으로 돌아올 수 있도록 하는 인적인 환경 조성이란 어떠한 것인가?

연습문제 ⑦ 요양시설에서의 G씨 환경 조성

G씨(70세)는 딸 2명이 시집간 후, 1년 전에 남편을 여의고 독거생활을 하고 있었다. 경도의 인지장애가 있고, 수년전부터 같은 말을 반복하여 이야기하는 일이 있었다. 잘보살펴주는 성격 때문에 G씨 집에는 부인회의 친구들이 매일 수다를 떨기 위하여 모이고 있었다.

2개월 전에, 옷장의 이불을 꺼내려다 엉덩방아를 찧어 움직이지 못하는 모습을 본 이웃의 친구가 G씨를 발견하여 병원으로 후송하였다. 요추 압박골절로 입원하게 되었고, 골절치유 후 병원에서는 요통 때문에 거의 움직일 수가 없었으며, 하지근력이 저하되었기 때문에 요양시설에 입소하게 되었다. 입소한 지 1주일이 경과한 G씨는 「내 이불은 어디에 있습니까?」「집에 돌아가고 싶다」고 호소하는 일이 많고, 「친구가 오기 때문에 차를 준비하지 않으면 안 된다」고 휠체어에서 허둥대는 등 침착하지 못한 행동을 반복하고 있다.

Q1 G씨가 침착할 수 있는 환경 조성이 필요한데 그 이유는 무엇인가?

Q2 G씨가 안심하고 요양생활을 하기 위한 물적 · 인적인 환경 조성에 필요한 것은 무엇인가?

연습문제 ⑧ H씨가 식사를 즐기기 위한 환경 조성

H씨(81세)는 아내(78세)와 둘이서 생활을 하고 있다. 같은 시내에 아들과 며느리가 있고, 주말에는 손자를 데리고 찾아온다. H씨는 화장실 개조가 필요하지만 보행이 가능하고 지시나 감시에 의해 자력으로 할 수 있는 일이 많았기 때문에 일상생활에 문제는 없었다.

그러나 뇌경색이 발병하여 우측 편마비가 남았다. 입원 중에 연하능력은 회복되었으나 스스로 밥을 먹으려고 하지 않고, 식사수발을 하여도 적은 양만 섭취하였다. 그 때문에 위루를 설치하여 경관영양을 하였다. 그 후, 영양상태가 개선되어 퇴원하게 되었고, H씨 본인의 희망에 의해 아내가 주 돌봄 제공자가 되어 자택에서 요양생활을 하게 되었다. 장기요양으로 인정되어 아내가 식사수발(잘게 다진 음식, 위루로부터의 수분 주입), 기저귀교환 등을 하고, 요양보험에 의한 재택서비스는 방문간호(1회/주), 방문요양(3회/주), 통원재활치료(3회/주)를 이용하기로 하였다. 자택요양을 시작하기는 하였으나 여전히 H씨는 스스로 밥을 즐겨 먹지 않아 아내는 몹시 곤란을 겪고 있었다.

Q1 H씨가 스스로 밥을 먹으려고 하지 않는 것에 대해서 어떠한 점을 사정하여야 하는지?

Q2 H씨가 식사를 즐기기 위한 물적 · 인적인 환경 조성의 지원은 무엇이라 생각하는가?

학습과제

1. 병원, 요양시설, 자택은 노인에게 있어서 어떠한 차이가 있는가를 설명해 보자.
2. 병원과 요양시설에 필요한 환경 조성을 물적 · 인적 환경이라는 관점에서 설명해 보자.
3. 노인이 그동안 살았던 자택이나 지역에서 안전하게 안심하며 생활할 수 있는 환경 조성에 대해서 설명해 보자.

⊙인용문헌

1) Brown EL：患者ケアの問題点と新しい方向（1)（小林富美栄，宇川和子訳)，10ページ，医学書院，1967
2) 医療経済研究機構：介護保険施設における個室化とユニットケアに関する研究報告書，2001
3) 厚生労働省：補論 ユニットケアについて．2015年の高齢者介護～高齢者の尊厳を支えるケアの確立に向けて～，2003
http://www.mhlw.go.jp/topics/kaigo/kentou/15kourei/3.html より2011年2月4日検索
4) 厚生労働省：平成20年人口動態統計(確定数)の概況，2009
http://www.mhlw.go.jp/toukei/saikin/hw/jinkou/kakutei08/index.html より2011年2月4日検索
5) 大湾明美，佐久川政吉，大川嶺子ほか：離島における施設入所高齢者の生きがいづくりに関する研究―「ふるさと訪問」事業化への取り組みのプロセスと事業評価・課題―．沖縄県立看護大学紀要 **4**：37-47，2003
6) 下地敏洋：高齢者の地域文化行動が幸福感に及ぼす影響に関する研究―宮古出身者の地域文化行動を通して．沖縄県立看護大学大学院博士学位論文，1-33ページ，2006

⊙참고문헌

1) 小野幸子，古川直美，坪井桂子ほか編：岐阜県における介護老人保健施設の看護活動の充実に向けた研修(平成16～18年度の看護実践研究指導事業報告)，岐阜県立看護大学看護研究センター
2) 厚生省高齢者ケアサービス体制整備検討委員会監修：介護支援専門員基本テキスト 第1巻，長寿社会開発センター，1998
3) 厚生労働省：安心と希望の介護ビジョン，2008
http://www.mhlw.go.jp/shingi/2008/11/s1121-8.html より2011年2月4日検索
4) 社会保険研究所：介護保険制度の解説(解説編)平成21年5月版，社会保険研究所，2009
5) 杉山孝博，高橋誠一編：小規模多機能サービス拠点の本質と展開―認知症高齢者が住み慣れた地域で生きることを支援する，全国コミュニティライフサポートセンター，2005
6) 外山義：自宅でない在宅―高齢者の生活空間論，医学書院，2003
7) 永田久美子：痴呆症の人にとっての環境―環境ケアの重要性．精神看護 **1**(6)：22-26，1998
8) 三浦文夫編：図説高齢者白書2004年度版，全国社会福祉協議会，2004
9) 林崎光弘，末安民生，永田久美子：痴呆性老人グループホームケアの理念と技術―その人らしく最期まで，バオバブ社，1996

제 10 장

노인간호학의 과제

이 장의 학습목표

1. 보건의료복지제도의 변화와 노인 간호의 과제를 생각한다.
2. 노인 간호를 전망한다.
3. 노인간호학 연구의 발전방안을 생각한다.

제1절 보건의료복지제도 변화와 노인 간호의 과제

학습목표

1. 노인을 간호하는 환경과 제도, 노인의 현상을 이해한다.
2. 바람직한 노인 간호를 설명한다.

1. 노인 간호의 과제

1) 병원에서 노인 간호의 과제

현재 요양병원뿐만 아니라 고도의 선진의료를 행하는 병원에서도 노인입원 환자의 비율이 높아지고 있다. 그 중에서도 80세 이상 노인의 수술건수나 검사, 입원 등도 증가하고, 그에 수반한 간호의 곤란함에 직면하고 있는 병원도 적지 않다. 급성기 의료를 행하는 중 · 대규모 병원에 노인 간호의 어려움을 조사한 결과, 섬망이나 불안행동, 낙상 · 전락, 치매환자에 대한 대응, 순조롭지 않은 회복, 퇴원을 희망하지 않음, 가족협조의 어려움 등이 있다. 노인에 있어서 입원은 비 일상적인 일로써 입원하여 치료를 받는 것 뿐으로 환자 역할행동을 철저하게 이해할 수 없다. 따라서 치료를 원활하게 받고 병원환경 속에서 원활한 생활을 할 수 있는 대책이 요구된다.

대부분의 노인은 적극적인 치료는 필요 없지만, 만성질환이나 노화에 수반한 기능장애, 그에 관련된 생활장애를 갖고 있어서 장기요양을 필요로 한다. 노인의 장기간호를 생활기능에 주목하여 종합적인 기능평가 및 이를 위한 여러 가지 척도가 개발되어 있으므로 종합적인 간호사정 속에서 개별적인 인격을 존중하여 활용하는 것이 요구된다.

치료와 안전을 우선시 하는 환경에서 신체 구속의 문제는 억제 대상인 노인과 가족, 억제를 하는 의료인 서로 간에 심리적인 갈등을 초래하고 있다.

노인병원에서 요시오카(吉岡)[2]는 다음의 5가지 기본적 간호의 필요성을 강조하며, 「억제가 필요하게 될지도 모르는 상태」에서는 억제하지 말 것을 당부한다. 그 내용은 ① 기동 : 와상의 예방, 각성자극, 인간다움, ② 섭취 : 탈수예방, 경구섭취, 사는 것, ③ 배설 : 화장실 유도와 수시 교환, ④ 청결 : 피부의 청결, 쾌적함, 상태의 관찰, ⑤ 활동(activity) : 좋은 자극, 그 사람다움 등이다.

또한 다나카(田中)[3]는 실제 간호방법으로서 앞의 「5가지 기본적 간호」에 추가하여 다음의 3가지 검토사항을 열거하고 있다. 즉 ① 신체 질환 : 심질환, 호흡기질환, 소화기

질환, 신장질환, 감염증 등, ② 직원과의 관계: 위압적인 관계, 직원 위주, 인권이나 존엄을 무시한 태도 등, ③ 환경 : 소음, 기온이나 실온, 구조물이나 물품의 배치 등이다. 이들은 기본적인 일상생활을 정비하는 것과 관계 및 생활환경을 조정 · 연구하는 것으로 문제해결을 촉진할 수 있다.

의학적 치료가 우선시 되는 병원환경에서는 노인의 존엄이 반드시 지켜질 수 없는 것이 현실이지만 타 직종도 참여시키면서 「노인의 존엄을 지키는 생존의 권리」를 유지하여야 할 것이다.

2) 요양시설에서 노인 간호의 과제

2001년, 일본 후생노동성의 「신체 구속 제로 작전추진회의」에서 신체 구속 폐지가 제안된 이래, 각 요양시설은 그 지침을 준수하였다(표 10-1). 지침이행은 시행착오의 연속이었으나, 신체 구속을 하지 않는 간호의 실현에 간호인력들이 긍지와 보람을 갖고 참여하게 되었다. 이것은 사고방지 대책인 신체 구속에 대하여 「간호의 본질이 무엇인가?」를 질문하고, 사고의 전환을 강요하는 과정이 되었다.

노인 요양시설은 신골드 플랜에 따라 정비되어 그 시설 수는 대폭적으로 증가하고 있다. 또한 치매 노인 그룹홈이나 소규모 다기능형 주택간호 등 새로운 노인 요양시설도 출현하여 시설의 형태나 운영방법도 다양해지고, 공통의 과제와 함께 시설의 특징에 따른 고유의 과제도 명확해지고 있다.

요양시설의 수요가 높아짐에 따라 앞으로 질적인 간호의 표준화를 위한 대처가 필수적으로 요구된다. 그 중 노인 간호에서 간호직의 전문성 확립이 신속하게 요구되고 있다.

표 10-1 간호보험지정 기준에 의한 신체 구속금지의 대상으로 되는 구체적인 행위

① 배회하지 않도록 휠체어나 의자, 침대에 몸통이나 사지를 끈 등으로 묶는다.
② 낙상하지 않도록 침대에 몸통이나 사지를 끈 등으로 결박한다.
③ 마음대로 내려가지 않도록, 침대를 사이드 레일로 둘러친다.
④ 정맥주입 · 경관영양 등의 튜브를 뽑지 않도록 사지를 끈 등으로 결박한다.
⑤ 정맥주입 · 경관영양 등의 튜브를 뽑지 않도록 또는 피부를 마구 긁지 않도록 손가락의 기능을 제한하는 벙어리장갑형의 장갑 등을 끼운다.
⑥ 휠체어나 의자로부터 미끄러져 떨어지거나 일어서거나 하지 않도록 Y자형 구속띠나 허리벨트, 휠체어 테이블을 붙인다.
⑦ 일어설 능력이 있는 사람이 일어서기를 방해받지 않는 의자를 사용한다.
⑧ 탈의나 기저귀 벗기를 제한하기 위하여 환의(끈으로 매는 옷)를 입힌다.
⑨ 타인에게 폐가 되는 행위를 방지하기 위하여 침대 등에 몸통이나 사지를 끈 등으로 결박한다.
⑩ 과격한 행동을 방지하기 위해 향정신제를 과잉으로 복용시킨다.
⑪ 자신의 의사로 열 수 없는 거실 등에 격리한다.

〈출처〉 후생노동성 「신체 구속 제로 작전추진회의」: 신체 구속 제로에의 지침 – 노인 간호에 관여하는 모든 사람에게, 2001년에서 인용

표 10-2 노인 학대의 종류

학대의 종류	학대의 내용
신체적 폭력에 의한 학대	구타하거나, 걷어차거나, 꼬집거나 하는 등의 폭행을 받고 있는 것
성적 폭력에 의한 학대	배우자나 돌보미에 의해 본인의 의사에 반하여 성적인 접촉을 받는 것
심리적 장애를 주는 학대	언어나 태도로 모욕하거나 협박하여 인간성을 부정하는 것
경제적 학대	연금이나 생활비 등 금전적 · 물질적으로 착취되는 것
일상생활상의 돌봄 포기, 거부, 태만에 의한 학대	노인의 건강유지, 일상생활상 필요한 돌봄이 소홀해지는 것

3) 재택에서 노인 간호의 과제

핵가족화 진행 등에 따라 노인의 독거생활 및 노부부 세대가 증가하고 있고, 향후에 더 증가할 것으로 예측되고 있으나 그 실태 파악이나 지원대책은 충분하지 않은 상황이다. 노인이 노인을 돌보는 노노돌봄도 돌봄 부담에 의한 돌보미의 심신의 건강상태가 악화되는 문제를 내포하고 있다.

시설 간호뿐만 아니라 재택 간호에 있어서도 노인 학대가 문제되고 있다. 2003년에 일본노인학대방지학회가 설립되고, 노인의 인권을 생각한 학대방지 대처가 강조되고 있다. 노인 학대의 종류는 표 10-2와 같이 분류되고 있으나, 가해자가 가족인 경우는 외부에 도움을 요청하기가 어렵고 표면화되기도 어렵다. 또한 노인 학대가 일어나는 배경은 노인의 심신의 쇠약에 더하여, 장년의 가족관계가 좋지 않거나 경제적인 어려움, 적절하지 않은 환경 등 여러 요인이 복합되어 정확한 파악이 어렵다. 노인돌봄의 필요정도나 돌보미의 스트레스 정도와 요인 등을 종합적으로 파악하여 학대의 징후가 의심되면 지원체제를 구축하거나 계속적으로 관계하여 대처하거나 예방하는 것이 중요하다. 또한 「노인 학대의 방지, 노인 돌보미에 대한 지원 등에 관한 법률」이 2006년 4월 1일부터 시행되고 있다.

치매 노인의 증가에 수반하여 재산관리나 유산상속을 둘러싼 친족 간의 문제도 증가하고 있다. 2000년에 개정된 성년후견제도는 판단능력이 있을 때 희망하는 후견인을 지정하여 내용을 계약하여 두는 임의후견제도와 가정재판소가 지원하는 사람을 선임하는 법정후견제도가 있다. 노인의 인권옹호를 위해 제도들을 알고, 노인의 자기결정을 존중하는 대응방안이 요구된다.

4) 지역에서 노인 간호의 과제

경찰청의 자료에 의하면, 2010년의 일본의 자살 사망자 수는 31,690명이고, 특히 60세 이상의 노인의 자살 사망률이 높아지고 있다. 노인층은 연령의 상승과 함께 심신의 건강장애가 자살의 요인이라고 밝히고 있다. 1950년의 자살 사망자 수는 16,311명이고, 이후 50년간 그 수는 배로 증가하였다. 노인 이외의 다른 연령층의 자살예방도 큰 과제이다. 한편 경찰청의 조사에 의하면, 배회에 의한 사망 · 행방불명자가 연간 300명

이상으로 보고되어 배회하는 노인에 대한 지역사회의 대책도 요구되고 있다.

노인돌봄연구회는 지역사회에서 노인을 종합적으로 지원하는 지역포괄간호 시스템을 제시하였다. 돌봄이 요구되는 노인의 생활을 지원하는 관점에서, 재택 서비스의 조정, 재택 서비스 이용으로부터 시설입소까지 서비스의 연속성 확보, 시설로부터 퇴소 · 퇴원자의 재택 서비스 연계성 확보 등 여러 서비스를 계속적 · 포괄적으로 제공하여 가는 것, 재택에서 간병이 가능한 통증완화 등의 적절한 재택의료 · 간호에 의한 지원, 인근 주민이나 자원봉사자 등의 주민활동을 포함한 지역의 다양한 자원을 통합한 포괄적인 간호의 필요성 등을 열거하고 있다.

간호사는 직접 간호의 제공자일 뿐만 아니라 돌봄 조정자로서 시설 · 재택 전체를 통한 돌봄의 관리를 담당하거나 건강증진의 수행자로서 지역 속에서 사람들의 삶의 질 유지 · 향상에 공헌할 수 있다. 이와 같은 역할기능을 수행하기 위하여 건강장애의 예방이나 삶의 질 향상의 관점을 가지고, 노인의 존엄한 생활이 유지되도록 지원하는 능력이 요구된다.

2. 바람직한 노인 간호

21세기는 간호의 시대라고 할 수 있다. 특히 일본의 급속한 고령화 현상 때문에 정부를 비롯하여 여러 기관이나 단체가 노인 간호에 적극적인 참여를 전개하고 있다. 간호사는 전문적 면허취득 때부터 간호의 대상으로서 노인을 간호하고 있지만 노인 간호의 전문성이 충분하다고는 볼 수 없다. 대부분의 간호사는 병원이라는 치료환경 속에서 질병의 치료과정에 중점을 둔 활동을 하고 있기 때문이다. 이와 같은 상황에서 노인 간

표 10-3 노인을 위한 국제연합 원칙

1. 자립 (independence)	· 수입이나 가족 · 공동체 및 자조 노력을 통하여 충분한 식품, 주거, 의료 등에의 접근성 확보 · 일을 얻을 기회나 적절한 교육이나 직업훈련에 참가할 기회 확보 · 가능한 한 자택에 생활할 수 있는 것 등
2. 참여 (participation)	· 자기에게 직접 영향을 미치는 정책결정에 적극적으로 참여하여 젊은 세대와 자신의 경험과 지식을 서로 나누 것 · 자원봉사자로서 공동체에 봉사할 기회 확보 · 집회나 운동을 조직할 수 있는 것 등
3. 돌봄 (care)	· 가족 및 공동체의 돌봄과 보호를 향유할 수 있는 것 · 의료를 받는 기회나 시설 이용의 확보 · 자기의 돌봄과 생활의 질을 결정할 권리 등 기본적 인권의 향유 등
4. 자아실현 (self-fulfilment)	· 자신의 잠재력을 발전시킬 기회 추구 · 사회의 교육적 · 문화적 · 정신적 · 오락적 자원을 이용할 수 있는 것 등
5. 존엄 (dignity)	· 존엄 및 보장을 가지고 육체적 · 정신적 학대로부터 해방된 생활을 보내는 것 · 어떠한 경우도 공평하게 대우받고 존중되는 것 등

〈출처〉 후생성 : 후생백서에서

호를 담당하려면 발상의 전환이 필요하다. 즉 의료 모델로부터 탈바꿈하여 식사나 배설 등 매일의 생활을 정비하고, 노인의 잠재력을 충분히 발휘할 수 있도록 환경을 조정하고, 관계를 구축하면서 지원하는 것이다.

1991년 국제연합 총회는「노인을 위한 국제 연합 5원칙」을 결의하였다. 즉「자립의 원칙」,「참여의 원칙」,「돌봄의 원칙」,「자아실현의 원칙」,「존엄의 원칙」이다(표 10-3). 이와 같은 원칙이 나온 배경을 생각하면 제창된 원칙과 다른 현실이 있다는 것을 추측할 수 있다. 그리고 현실은 간호사의 대화나 간호의 행위에서 나타난다. 사람의 존엄이란 무엇인가? 치매 노인의 존엄을 지원한다는 것은 어떠한 것인가? 돌봄의 과정에서 항상 의식하고 반성하면서 실천하는 것이 중요하다. 또한 노화와 죽음에 대하여 근원적인 의미를 묻고, 노화하여 돌봄을 받는 상태에 대하여 공감할 수 있는 사회문화적 의미를 창출하지 않으면 안 된다.

학습과제

1. 현재 노인 돌봄의 과제를 병원, 시설, 재택, 지역으로 나누어 설명하자.
2. 의료 모델로부터 탈바꿈한 노인 돌봄이 어떤 것인가 설명하자.

⊙인용문헌

1) 厚生労働省：高齢者介護研究会報告書「2015年の高齢者介護―高齢者の尊厳を支えるケアの確立に向けて」，2003
2) 吉岡充，田中とも江編著：縛らない看護，20-23ページ，医学書院，1999
3) 前掲書2)，30-31ページ

제2절 노인 간호의 전망

학 습 목 표

1. 노년기 말 간호를 이해한다.
2. 치매 간호를 이해한다.
3. 노인 간호사의 역할 확대를 이해한다.

프랑스의 작가이자 사상가인 보봐르(Simone de Beauvoir)는 「사회는 부모에게 버림받은 아이들, 불량화된 젊은이나 신체 장애자, 노인들에 대해 무관심한데, 그 중 노인에 관한 사회의 무관심은 언어도단일 정도로 놀라운 것이다. 노인들의 사회적 처우를 결정하는 것은 지배계급이지만, 현재의 대중 전체가 이에 공모하고 있는 것[1]」이라고 하였다. 고령화 사회가 직면한 요양시대의 도래에 대하여, 국가는 사회제도를 정비하는 것이 아니라, 전통이라는 이름하에 가족에게 돌봄의 부담을 주고 있지만, 그와 같은 제언에 비판을 하지 않는 국민은 암암리에 그 정책을 인정하여 추진하는 것과 같다고 볼 수 있는 것이다. 이미 돌보미의 동반자살 사건이나 가족붕괴 등의 다큐멘트 기사가 보도되고 있지만, 노인 요양에 대한 체계적인 정책이 부족한 상황에서 최초로 행한 체계적 사업이 「전국 재택와상노인 실태조사」[2]였다.

1975년에 WHO/UNICEF가 제창한 일차보건의료의 개념이 1979년의 WHO의 개념에서 보다 발전되어 「주민의 건강향상과 보다 좋은 생활을 목표로 질병예방, 건강증진, 치료 · 사회복귀, 지역개발의 전부를 포괄한 주민 주체의 활동」의 필요성을 강조하였다[3]. 또한 「2000년까지 의학의 발달-경험적 시대로부터 정책보건학의 시대로」라는 표제하에 1850년 이후의 변천을 표로 정리하고 있다[4]. 요약하면 임상의학적인 실천이나 교육에 국한하지 않고 넓은 의미에서 과학적인 관리나 경험의 지혜를 살리는 성인학습을 추진하고 사회문화적 요인을 고려한 문제해결형 학습교육이 요구된다. 또한 연구에서는 건강지표, 삶의 질에 대한 주체적 지표의 개발이나 분야 간의 협동, 네트워크 등의 액션 리서치*나 기획 등의 방법개발이 강조되고 있다.

국가는 상하의 종속적인 종합행정에 따른 노인요양의 불합리를 해소하고 시책을 종합적으로 전개하기 시작했다. 그 최초의 일이 요양시설의 확충과 요양시설에 있는 서

* 액션 리서치(action research) : 문제의 특정, 분석, 계획, 행동, 평가와 반성을 반복하면서 목표의 실현을 지향하는 실천적인 조사방법

비스 메뉴를 지역에 제공하는 시스템 조성으로, 노인 돌보미 인재양성이 그것이다. 1987년에 제정한 「사회복지사 및 요양복지사법」은 요양기반 정비를 위한 요양시설 맨파워의 확보와 그 질적 수준을 보전할 수 있는 국가자격을 가진 사회복지사의 교육을 의도한 것이었다. 1988년에는 「보건사 조산사 간호사 학교양성소 지정규칙」의 개정에 의해 간호 기초 교육과정에 「노인간호학」 교육이 의무화되었다. 또한 1992년에는 「간호사 등의 인재확보의 촉진에 관한 법률」이 제정되어 간호계 대학 교육과 대학원 교육의 확충이 진행되었다. 이는 교육연구를 담당하는 교육연구자의 확보와 질 향상에 대한 사회의 요구에 부응하는 것이고, 이것을 지원하는 연구회나 학술학회 설립도 활발해졌다.

일본 노년간호학회의 설립은 1995년이지만, 그 준비기간 중에 대학원 교육으로 노인 전문간호사(노인 간호CNS) 교육과정을 개발하였고, 이 연구 멤버가 중심이 되어 학회 설립이 추진되었다. 또한 학회는 치매(치매)간호 인정간호사 교육과정 개발의 프로젝트 연구에 착수하여 2004년에는 일본간호협회 인정간호사 제도위원회에 교육과정 설치 신청을 하였다. 이렇게 하여 2005년에는 일본간호협회 간호연수학교에 치매 간호 인정간호학과(정원 30명)를 탄생시켰다.

고령화 · 저출산 및 핵가족화의 빠른 진행에 의해 향후 10년 후(2020년 이후) 매년 150만명의 사람이 사망하는 시대가 찾아온다. 한편, 최근 10여 년 전부터 노인의 약 80%가 병원에서 사망하고 있지만, 이 정도의 노인을 간호하는 수용력은 병원에도 요양시설에도 없다. 더구나 재택간호가 확충되지 않으면 가족 생활주기의 약화를 피할 수 없을 뿐 아니라 오랜 시간에 걸쳐서 구축해온 지역문화도 단기간에 파괴되어갈 것이다. 가족의 유대나 지역의 유대를 지키는 재택간호의 확충과 성숙은 지역의 활력 회복과도 깊은 관계가 있다.

1. 노년말기 간호

노년말기 간호(end-stage care)라고 하는 말이 먼저인지 좋은 간호가 먼저인지, 또 누구에 의해서 제안된 것인지 확실하지 않으나 『시경(大雅)』에서는 "유종(有終)"을 「모든 일을 최종적으로 마감하는 것」이라고 하였다.

노년말기 간호는 질병회복 모델로는 해결하기 어렵다. 또 중증기는 돌봄을 임종 간호와 동의어로 생각한다 하더라도 노인이 살아가는 그 기간은 질이 좋은 일상생활 기능을 지원하기 위한 원조 역할이 요구된다. 노년말기 간호는 장기화되어 일상생활 기능을 거의 할 수 없는 약점을 가진 생명의 "불안정"을 지켜보는 간호이다. 게다가 가까이 있는 돌봄 가족도 매일 진폭이 큰 "생명"과 마주 대하면서 돌봄시간과 생활시간의 조정을 해야 하는 괴로움과 피로를 동반하는 어려움이 연속된다.

간호사는 이 기간의 상황 전체를 지켜보면서 최선의 완화간호를 위한 준비를 하지 않으면 안 된다. 그렇게 하려면 의학 · 의료정보와 신체동작 · 행위를 종합적으로 평가하여 우선해야 할 치료 관리와 억제해야 할 치료 관리에 대하여 「대화」, 「참가」, 「행동」을 할 수 있는 「장」을 조직화할 필요가 있다. 그 역할에는 노인전문간호사(Clinical Nurse Specialist)가 가장 적합한 것 같다.

간호사는 노인의 퇴원 등에 의해 생활장소를 변경할 때 생기는 여러 가지 어려움에 대하여 병리적, 신체 기능적, 정신적, 사회적인 측면에서 종합적으로 사정할 수 있는 능력을 더 많이 훈련할 필요가 있다. 이와 관련하여 노인의 일상생활에 관계하는 기능의 평가와 그 기능저하에 관계하는 항목의 사정 및 중재방법과 그 간호의 자세 · 진행방법의 표준이 되는 간호 프로토콜 개발이 우선적으로 필요하다.

2. 치매 간호

치매 간호는 치매 노인의 존엄성과 자발성을 이끌어내는 환경 조성과 환경 그 자체가 치매환자를 자극하는 중재방법에 관한 실천적 개발연구를 촉진할 것으로 기대한다. 이는 급성기 병동, 일반병동, 돌봄시설, 데이케어, 방문간호 등 간호의 장소를 불문하고 요구되는 것이다. 연구와 그 검증을 통하여 치매환자에게 확실히 잠재해 있는 기억채널에 대한 적절한 간호 기법을 적용할 수 있으면 BPSD(☞242쪽, 치매에 수반하는 행동장애와 정신증상)의 출현을 방지할 수 있다. 이와 같은 간호에 적합한 병동 · 병실에 대한 환경조성에 관한 실천적 연구가 중요한 과제이다.

보건복지부의 제2차(2013~2015) 국가치매관리 종합계획에 의하면, 노인인구가 17.4%('08 : 5,016천명→'12: 5,890천명) 증가하는 동안 치매 노인은 26.8%(421천명 → 534천명) 증가하였고, 2025년에는 100만명 초과할 것으로 예상된다(표 10-4).

치매로 인한 연간 총 진료비는 '10년 8,100억 원(노인성 질환 중 2위), 1인당 진료비는 연간 310만원으로 5대 만성질환보다 높은 수준이다. 1인당 연간 총 비용(1,851만원)은 치매 중증도가 높아질수록 증가, 중증 치매환자(2,341만원)는 경증치매환자(1,351만원)의 2배 이상 비용이 소모되며, 치매의 사회적 비용은 암, 심장질환, 뇌졸중 세 가지 질병을 모두 합한 비용을 초과(Alzheimer Disease International world Alzheimer Report 2009)한다(표 10-5).

표 10-4 치매 노인의 증가 추이 및 전망 (단위 :천명)

구분 \ 연도	'08년	'10년	'12년	'20년	'25년	'30년	'40년	'50년
65세 이상 인구 수	5,016	5,357	5,890	8,084	10,331	12,691	16,501	17,991
65세 이상 치매 노인 수	421	469	534	794	1,033	1,221	1,851	2,379
치매 유병률(%)	8.4	8.8	9.1	9.8	10.0	9.6	11.2	13.2

표 10-5 OECD 주요국 치매 관련 법과 예산 현황 (단위: 억원)

	근거		예산		
	법/사업	연도	총액	치매비용대비(%)	GDP 대비(%)
미국	NAPA	2013	1,719	0.05	0.0007
영국	NDS	2011	1,700	0.39	0.0064
프랑스	NPARD	2012	9,177	0.20	0.0237
한국	NDMA	2012	112	0.12	0.0010

〈출처〉 2012. 7 보건복지부 제2차(2013~15) 국가치매관리 종합계획 참조

해외동향으로 WHO 치매보고서(Dementia : A Public Health Priority, 1912.4.11)에 의하면 세계 치매 인구는 3,560만 명(인구대비 0.5%, 1910년 기준), 2050년엔 3배(1억명)로 추정된다. 치매 조기발견을 위한 효과적 진단법 개발과 치매환자의 건강과 생활을 돕는 사회 시스템 구비를 위한 OECD 주요국의 치매정책 수립현황은 다음과 같다(표 10-6).

표 10-6 OECD 주요국의 치매정책 수립 현황

OECD 주요국의 치매정책 수립 현황

◇ 미 국 : 세계 최초의 국가 치매 대책 법안 「National Alzheimer's Project Act」('11.1)에 따라 'National Plan' 발표 ('12.5.15)
→ (예산) 동 계획 실행('12~'15)을 위해 156백만 달러(1,716억원)
→ (내용) 치매 예방 · 치료, 간호의 질과 효율성 강화, 환자와 가족에 대한 지원 확대, 대중의 치매에 대한 인식 제고 · 교육 · 참여 등

◇ 프랑스: '08년 1월 제3차 국가 계획 발표(사르코지 정부) 'National Plan for Alzheimer and Related Disease 2008–2012'
→ 치매환자 의료비 전액을 건강보험에서 지원('01 1차, '04 2차)
→ (예산) 5년간 16.7억 유로(2조5천억원)
→ (내용) 진단 및 부양자에 대한 접근성 개선, 서비스 질 향상, 인지도 향상을 위한 정보 제공, 연구 및 역학조사 등

◇ 영 국: '06년 치매에 대한 포괄적 지침 발표 후 국가치매전략 'National Dementia Strategy'('09.2) 발표
→ '09년 ~ '14년까지 실행계획으로 17개의 권고사항으로 구성(대중 · 의료종사자의 인식 · 이해 증진, 치매 환자를 위한 중간 부양자의 증진, 생애말기 부양자의 증진, 인력양성 등)

◇ 호 주: 'National Framework for Action on Dementia 2006–2010'
→ 치매를 국가 건강의 우선과제로 선정하여 연방정부 예산에 반영

◇ 일 본: '09년 치매의 의료와 생활의 질을 높이는 긴급 프로젝트'
→ 적절한 간호의 제공, 환자 및 가족 지원, 치매질환 의료센터 150개 설치 등

보건복지부 제2차(2013~2015) 국가치매관리 종합계획에 의하면 정책목표 세 가지로, ① 치매예방, 발견, 치료, 보호를 위한 체계적 기반 구축, ② 치매환자와 가족의 삶의 질 향상 및 노년의 불안감 해소, ③ 치매에 대한 올바른 이해 및 사회적 관심 제고 등을 들고 있다. 추진과제로 4가지를 제시하였는데 ① 조기발견 및 예방강화, ② 맞춤형 치료 · 보호 강화, ③ 인프라 확충, ④ 가족지원 및 사회적 소통 확대 등이다(그림 10-1).

목표 및 추진과제

정책 목표

- 치매의 예방-발견-치료-보호를 위한 체계적 기반 구축
- 치매 환자와 가족의 삶의 질 향상 및 노년의 불안감 해소
- 치매에 대한 올바른 이해 및 사회적 관심 제고

추진과제

1. 조기발견 및 예방강화
① 치매 검진 내실화 · 진단을 제고
② 치매 발생 위험요인 사전관리 강화

2. 맞춤형 치료 · 보호강화
① 치료지원 강화
② 장기요양 대상자 확대
③ 가족의 돌봄 지원
④ 치매 거점병원 지원 · 운영

3. 인프라 확충
① 치매관리 전달체계 확립
② 치매환자 종합 DB 고도화
③ 치매 전문인력 양성
④ 치매 연구개발 강화

4. 가족지원 및 사회적 소통 확대
① 치매 케어 상담 등 가족지원 강화
② 치매 인식 개선 및 정보 제공

그림 10-1 국가 치매관리 목표 및 과제
〈출처〉 2012. 7 보건복지부 제2차(2013~2015) 국가치매관리 종합계획 참조

3. 노인 간호사의 역할 확대

간호사의 역할 확대 움직임은 눈부신 속도로 진행되고 있다. 고파쓰(小松)[8]에 의하면 역할 확대의 논점은 2개의 분야로 요약할 수 있다. 하나는 연장(extension)으로, 다른 전문직의 역할을 담당하여 환자 간호에 포괄적으로 접근하는 것이며, 다른 하나는 확장(expansion)으로, 간호학을 토대로 간호 실천을 보다 높은 수준으로 추진하는 것이라고 기술하고 있다.

노인 간호 분야에서도 요양시설의 중증자에 대해 객담의 흡인(인두 내 바로 앞까지)이나 위관 등의 경관영양(영양튜브 등의 접속 · 주입개시를 제외)에 간호사와 요양보호사가 제휴 · 협동하여 의료적 간호에 종사하도록 할 것이다. 요양보호사 측에서 보면 직능의 역할 확대의 기회이며, 간호사는 요양시설에서 자신의 확장을 강하게 자각해야 할 때라고 본다. 앞으로 간호사와 요양보호사 각자의 역할이나 배치를 재검토하기 위한 법률이나 교육의 질에 관계되는 제도개혁이 대두될 것이다. 요양시설뿐만 아니라 의료시설에 있어서 노년 간호의 연장과 확장을 높이기 위하여 많은 검토를 서두르지 않으면 안 된다.

한편, 2025년에는 세대주가 65세 이상인 세대 전체에서 단독세대의 비율은 약 37%가 될 것으로 추정된다. 이 단독세대와 부부만의 세대를 합하면 약 70%가 1인 또는 2인세대일 것으로 예상된다[9]. 또 「2005년 국민생활기초조사」[10]로부터 성 · 연령계급별로 본 노인의 단독세대의 구성비율을 보면 남성은 65~69세가 33.6%, 70~74세가 26%, 75~79세가 20.9%, 80~84세가 10.8%, 85세 이상은 8.7%이다. 한편 여성은 65~69

세가 20.3%, 70~74세가 24.7%, 75~79세가 24.8%, 80~84세가 18.7%, 85세 이상은 11.5%였다. 단독세대에 있어서 연령계급의 특징을 살펴 보면, 남성의 약 60%가 75세 미만층이다. 이에 대하여 여성의 비율은 45%이다. 그러나 보다 놀라운 것은 75세 이상 남성이 40.4%, 여성이 55%라고 하는 점이다. 반드시 단독세대가 독거생활이라고는 할 수 없지만 이 숫자로부터 늙어서 아들 가족과 동거하는 가족형태는 매년 감소하는 경향으로 사회문화가 움직이고 있다고 할 수 있다.

다만, 이들 데이터에서도 '노노돌봄'이나 '원거리돌봄' 등이 현실적으로 직면한 문제임을 추측할 수 있다. 간호사가 일하는 직장은 항상 데이터로 넘치므로, 데이터를 읽는 힘이 개별간호와 정책상 간호의 과제를 연결하고, 자신의 역할을 확실하게 하는 실마리가 된다. 간호사는 지역에서 노인들이 생명력에 만족한 상태로 생활할 수 있도록 적극적인 관심과 지지 발언에 자발적으로 참여하기 바란다.

학습과제

1. 노년말기 간호의 개념을 생각한다.
2. 급성기 병동에서 가장 중요한 간호실천 과제를 조사한다.
3. 각종 통계 데이터를 소재로 한 노인 간호의 과제를 생각한다.

⊙인용문헌

1) シモーヌ・ド・ボーヴォワール：老い 上巻(朝吹三吉訳), 251ページ, 人文書院, 1972
2) 全国社会福祉協議会：居宅寝たきり老人実態調査. 厚生白書 昭和45年版, 厚生省, 1968
3) 新井宏朋, 中島紀惠子編：これからの老人保健活動―住民・行政・専門家集団の共生を目指して, 11-12ページ, 医学書院, 1994
4) 丸地信弘：国際医療協力と保健民主主義. 国際保健医療 **7**(増刊号)：29-30ページ, 1992
5) 厚生省保健医療局企画課監, 痴呆性老人対策推進本部事務局編：痴呆性老人対策推進本部報告・解説・全資料―これからの痴呆性老人対策, 中央法規, 1988
6) 厚生労働省：介護対策検討委員会報告書, 1989
7) 内閣府共生社会政策統括官：高齢者のための国連原則. 高齢化に関する国際的な取組 http://www8.cao.go.jp/kourei/program/iyop_1.htm より2011年2月15日検索
8) 小松浩子：看護師の役割拡大, そのベクトル. 日本看護科学会誌 **30**(3)：1, 2010
9) 国立社会保障・人口問題研究所：日本の世帯数の将来設計―平成15年10月推計― http://www.ipss.go.jp/pp-ajsetai/j/Hprj2003/hprj2003.pdf より2011年2月15日検索
10) 厚生労働省：平成17年国民生活基礎調査の概況 http://www.mhlw.go.jp/toukei/saikin/hw/k-tyosa/k-tyosa05/index.html より2011年2月15日検索
11) 外山　義：自宅でない在宅―高齢者の生活空間論, 17-33ページ, 医学書院, 2003
12) 「2008년 전국 치매 유병률 조사, 2009」, 「2010년 인구센서스」
13) 2012. 7 보건복지부 제2차(2013~2015) 국가치매관리 종합계획

제3절 노인간호학 연구의 발전

학습목표

1. 간호 연구의 특징을 이해하고 간호현상을 연구하는 관점을 배운다.
2. 노인간호학 연구에 있어서, 노화의 다양성과 공통성에 착안하는 것을 배운다.

1. 노인 간호영역에 있어서 임상연구

다양한 학문 분야에서 노인 간호에 대하여 여러 가지 연구를 하고 있지만, 노인 간호를 어떻게 발전시킬 것인가에 대한 진지한 연구가 필요하다. 노구치(野口)[1]는 『노인간호학 연구의 추진』에서 앞으로의 연구는 각종 규제에도 불구하고 간호의 대상자인 노인을 주체로 한 노인을 위한 연구인지를 스스로 자문해보는 것이 가장 중요하다고 강조한다.

1) 간호연구의 특징

간호는 노인의 신체 등 개별적인 현상에 근본을 두므로, 현상이나 상황에 대한 간호사의 이해가 간호실천 방향을 결정하게 한다.

간호와 그 효과의 인과관계를 증명하기 어려운 이유로 간호의 특징을 들 수 있다. 즉 간호는 다의적이고, 간호사례는 각자의 고유세계를 가지며, 간호는 신체성을 수반하는 행위로써 행위하는 자와 받는 자 사이에서 「관계」가 생기고, 그것이 행위의 과정으로 변화하는 역동적인 현상이다. 또한 간호의 대상자가 간호의 효과를 의식하기 어려운 점도 함께 한다. 예를 들면, 노인의 건강 악화를 방지하는 예방적인 관계는 간호에서 중요한 의미를 갖지만, 그 효과는 악화되지 않는 것이며 「변화하지 않는 것」이기 때문에 언뜻 보아 조금도 효과가 없는 것처럼 보이는데, 그 곳에 전문 간호중재가 있는 점을 간과해서는 안 된다.

2) 복잡한 간호현상을 연구하는 시점

키노시타(木下)[2]는 노화와 간호의 순환하는 현상을 이해하기 위하여 이제까지의 연구와 간호에 대한 관점에서 변화가 요구된다고 하였다. 근본적인 문제는 노인에 대한 체계적인 이해를 넘어서 개별성을 존중하고, 노화하는 인간을 존중하여 이해할 수 있는 인간의 능력이 요구된다.

노인 간호의 연구에서 이 복잡한 현상을 파악하려고 하는 시도가 중요한 데, 앞으로 어떻게 연구하는 것이 가능할 것인가?

가와구치(川口)는 복잡한 간호현상을 연구하기 위해 「인간-환경」 관계를 세 가지 관점에서 파악한 것을 참조하여 간호연구를 할 것을 제안하였다. 첫 번째는 결정론으로, 환경이 일방적으로 인간에게 영향을 주고 있다는 관점으로, 이 경우 인간은 항상 수동적인 상태이고 환경의 변화에 따라서 변화하는 존재이다. 두 번째는 상호작용론으로, 인간과 환경은 상호작용하고 있다는 관점으로 환경은 인간에게 영향을 미치지만 인간도 또한 환경을 변화시키는 존재라고 한다. 세 번째는 상호 침투론으로, 인간과 환경은 일체이고 상호에게 영향을 주며 서로 손을 맞잡으면서 공통 목표를 향해서 공통의 수단으로 대처하는 존재라는 관점이다.

이 세 가지의 관계성을 통해 「노인」을 어떠한 위치에서 연구의 대상으로 정할 것인지 생각해 볼 수 있다.

2. 노인간호학 연구의 전망

세계적으로 여러 학문영역에서 노화에 관한 연구 결과를 발표하고 있지만, 부분적인 노화가 노화 전체를 설명할 수 없고, 오히려 부분의 변화와 전체의 변화가 불연속적인 노화의 특징으로, 「노화」의 본질에 직면하는 연구는 적다고 할 수 있다. 생물학적으로 예정된 성장에 비해 쇠퇴는 그 사람이 살아온 개인적인 생활이나 사건의 영향을 받아서 매우 다양하게 진행되고 있다. 또한 그것을 받아들이는 주체도 극히 개성적이다. 그런데도 그곳에 작용하는 공통점은 인생의 최후를 자각하지만 언제인지는 알 수 없다는 것, 생활에서 남의 원조를 필요로 한다는 것, 개인에게 불쌍히 성찰될 수 있는 긴 인생이 있다는 것이다[5].

간호사의 매일의 간호가 개개의 노인에게 어떻게 받아들여지고, 영향을 주는지에 대한 연구에 근거하여 노인간호학이 체계화되기를 기대한다.

학습과제

1. 간호 연구의 특징을 설명한다.
2. 「노화」의 본질에 직면하는 연구에 대해 생각해 본다.

⊙인용문헌

1）野口美和子：老年看護学研究のススメ．老年看護学 **2**(1)：4-5，1997
2）木下康司：老いと文化—老衰のケア的解釈をめぐって—．老年社会科学 **20**(1)：9-15，1998
3）川口孝泰：看護における環境調整技術のエビデンス．臨床看護 **29**(13)：1880-1886，2003
4）正木治恵：高齢者看護領域における臨床研究の現状と展望．Geriatric Medicine **44**(8)：1069-1072，2006
5）野口美和子：看護基礎教育における老人看護学．日本看護学教育学会誌 **6**(1):1-9，1996

제4절 전문간호사 현황

학습목표

1. 미국의 진료간호사(NP)를 이해한다
2. 일본의 전문간호사(CNS)를 이해한다
3. 우리나라의 전문간호사를 이해한다.

병원은 요양을 주로 하는 곳에서 고도의 기술을 요구하는 중증환자를 치료하는 시설로 변화하여, 경증의 환자는 재활시설이나 자택으로 옮겨지고 있다. 이 때문에 방문간호나 노인시설 등 병원 이외에도 간호사의 활동장소가 많아졌다. 이곳에서는 의견을 경청할 의사가 없기에, 간호사 혼자서 환자의 자택에서 피부질환을 관찰하여 전화로 보고하거나, 요양시설에서 환자가 의사의 진찰을 받아야 할지를 결정하는 등 간호사는 상당히 독립적인 판단을 하게 되었다. 예를 들면, 빈뇨의 환자에게 방광염이나 당뇨병을 의심하는 것은 진단행위에 가깝지만, 필요한 검사를 예측하여 의사와 서로 확인하여 환자에게 도움을 주는 것을 들 수 있다.

앞으로 「간호」와 「의학」의 경계는 점점 희미해져 갈 것이며, 간호와 약학, 간호와 간병 등 많은 분야에서 중복되는 부분이 점점 증가하여갈 것이다. 그 중에서 「의료 전체에 있어서 간호사의 역할이란 무엇인가?」라는 정의도 환자의 요구에 따라 변화하여 간다고 생각할 수 있다.

한편, 일본의 법적인 간호사 역할은 1948년에 제정된 보건사 조산사 간호사법에서, 간호사는 「진료의 보조」가 직무이고, 진료행위는 허용되지 않고 있는데, 반세기 전에 만들어진 이 법률이 현대의 의료에 적절한 것인지는 의문이다. 우리들의 간호는 현재, 어디를 향하고 있는 것일까? 세계 전체의 동향을 보면, 특히 최근 10년 정도, 보다 높은 수준의 교육과 재량권을 간호사에게 주는 경향이 있고 미국, 영국, 오스트레일리아, 한국을 비롯하여 각국에서 간호사가 보다 큰 역할을 하도록 되어가고 있다.

1. 미국의 전문간호사

미국에서는 석사학위나 그 이상의 교육을 받고 임상현장에서 고도의 지식을 활용하여 일하는 간호사에는 「고급실무간호사(Advanced Practice Nurse; APN)」, 임상 전문간호사

(Clinical Nurse Specialist; CNS), 전문간호사(Nurse Practitioner; NP), 마취간호사(Certified Registered Nurse Anesthetist; CRNA), 간호조산사(Certified Nurse Midwife; CNM) 등의 직종이 포함된다. 이들 중, CNS와 NP에 대하여 상세하게 살펴본다.

1950년대 이전에는 미국에서 간호사가 지식을 보다 깊게 하려고 석사학위를 취득하여도 교육자나 관리자가 되는 2가지 길밖에 없었다. 이에 따라 임상에서 간호의 전문가(expert)로서 CNS라고 하는 직종이 생겨났다. CNS는 석사학위를 취득한 후, 인정시험을 통과하고, 주마다의 면허를 취득하여 비로소 활동할 수 있다. 현재로는 암간호, 정신간호, 노인 간호, 소아간호 등의 분야가 있고, ① 임상, ② 간호 직원의 교육 · 훈련, ③ 의료기관 전체나 시스템 전체를 변화시키는 세 가지의 영역에서 환자 간호의 개선에 참여하고 있다[1]. 미국에서는 현재 약 7만 명의 간호사가 CNS의 자격을 가지고 있다[2].

또한, 1965년에는 간호사인 포드(Ford Loretta) 씨와 소아과의사인 실버(Silver Henry) 씨가 협력하여 간호사를 위한 졸업 후 교육강좌를 창설하고, 독립하여 진료적 판단을 내리는 NP라고 하는 새로운 간호직을 발족시켰다. 포드 씨에 의하면, 당시의 의사부족과 빈곤에 고민하는 콜로라도 주에서는 간호사가 환자를 위한 건강상담에 합류하거나, 진단에 가까운 일을 하고 있었고, 이들 간호사에게 전공과 관련하여 고도의 훈련이나 교육이 필요하다고 하여 만들어진 것이었다. 결국 미국에서 NP란 이미 필요에 의해 실행하고 있던 간호사의 진료행위에 대하여 안전성을 증가시키기 위해 법적으로 정당화하는 제도였던 것이다.

NP 제도는 당초 의사들에게 반대를 받은 것은 물론 간호사들에게도 「간호를 버리고 단순한 의사의 조수가 되려고 한다」고 비판을 받았다(포드씨 담, 필자로서의 인터뷰). 그러나 독립하여 임상적인 판단을 할 수 있는 NP야말로 조수적인 입장을 탈피한 것이라는 지적도 있었다. 그 후 수십 년에 걸쳐서 「간호철학에 입각한 진료행위」라는 독특한 정체성을 NP들은 확립하였고, 주로 일차진료를 담당하는 활약을 하고 있다. NP에 의한 의료의 질이나 안전성을 뒷받침하는 연구가 발표됨과 동시에 국가시험의 제정, 교육과정의 통일 및 면허제도를 확립함으로써 NP의 질 관리를 도모하는 것이 각 분야에서의 활약으로 연결되고 있다.

현재, NP에는 성인, 노인, 신생아집중치료, 정신과 등의 전문이 있고, NP 석사학위나 NP 박사학위를 취득하고, 인정시험을 통과한 후, 주마다의 면허를 신청하도록 되어 있다. 약 14만 명이 NP 자격을 가지고 있고, 현재로는 50개의 모든 주에서 진단하고 약을 처방하는 권리가 주어져 있다. 일부 주에서는 의사의 감독없이 진료행위를 할 수 있고 개업을 할 수도 있다[3].

미국 NP의 구체적인 근무의 예

- 의사와 별도의 진료실에서 별도의 환자를 독립하여 진료하고 있고, 의원에서 약을 처방하기도 하지만, 환자교육이나 생활지도에 특히 중점을 두고 진찰하고 있다. 어려운 증례는 의사에게 상담하면서 치료의 방향을 결정한다. 의사도 마찬가지로 NP에게 상담한다(성인 NP, 코네티커트 주).
- 요양시설에서 의사가 없는 동안 진찰에 임한다. 예를 들면, 70대의 남성으로 기침을 호소하는 환자가 있다면 진찰하고 흉부 X선을 처방한다. 결과를 판독하고 폐렴이라고 진단하여 항균제를 처방하고, 후에 의사에게 전화로 보고한다(노인 NP, 조지아 주).

2. 일본의 전문간호사

일본의 전문간호사(Certified Nurse Specialist; CNS) 제도는 1994년에 발족하였다. 전문간호사 교육과정을 수료한 후, 실무연수를 쌓고, 「탁월한 간호실천 능력을 가진 것으로 인정된 간호사」에게 자격을 인가하고 있다. 만성질환 간호, 감염증 간호, 급성 · 중증환자 간호, 정신 간호, 노인 간호 등의 전문으로 나누어져 있으나 2011년 2월 1일 현재, CNS의 자격을 가지고 활약하고 있는 간호사는 600명 정도에 머물고 있다[4]. CNS는 환자 간호를 실천할 뿐만 아니라, 다른 간호사의 교육, 조직내 조정, 윤리적 문제의 해결에 참여하는 등, 조직 전체의 개선도 목표로 하는 것이 특징이다[5].

일본 CNS의 구체적인 근무의 예

- 위암 선고 후, 「자연사」를 희망하고 있는 90대 남성. CNS가 가족과 협의 후, 환자의 신체 부담을 경감하기 위하여 의사에게 정맥주입을 줄일 것을 상담하고, 고통완화와 청결유지에 중점을 둔 간호로 전환(노인 간호 CNS).
- 뇌경색 후유증의 80대 여성. 자택에서 간병을 희망하는 가족에 대하여 간호사는 왜 위관을 희망하지 않는 것인지 이해할 수 없어 CNS에게 상담. 결국 환자와 가족의 희망에 따르는 유형의 임종을 실현하였다. 병원 전체 간호사에게 노인의 임종 간호를 생각하는 「간호교육」을 실시(노인 간호 CNS).

[참고자료 : 「간병하는 사람에의 길」, 일본노년간호학회 제14회 학술집회]

또한, 일본에서도 최초의 NP 석사학위 코스가 2008년에 개강되어, 현재 몇 개의 대학원에서 교육이 행해지고 있으며, 이런 특별한 교육을 받은 간호사가 요양시설, 중환자실, 산과, 응급실, 수술전후 등 현장에서 의사와 협력하고 있다. 어느 정도 독립적으로 진찰할 것인지를 간호사, 의사, 저널리스트, 정책결정자 등의 사이에서 진지하게 검토되기 시작하였다.

한편, 석사학위가 아니라서 「고급 실무간호사」라고 하기는 어렵지만, 인정간호사라는 제도가 1995년에 시작되었다. 일부의 경험이 있는 간호사가 특별한 교육을 받고 시험에 합격한 후, 고도의 간호를 제공할 수 있는 것으로 2011년 2월 1일 현재 7,334명이 있다[6]. 섭식 · 연하장애 간호, 피부 · 배설 간호, 당뇨병 간호 등 여러 종류의 인정간호사가 존재하고 있으며, 일부에서는 인정간호사가 환자에게 실시하는 간호에 대하여 진료수가 가산이 지불될 수 있도록 하였다. 이것은 간호가 환자의 건강증진이나 질병의 회복에 있어서 유효함이 인정되고 있음을 시사하는 것이다.

현재 일본 간호사의 역할 확대가 요구되고 있으며, 재량권도 확대되고 있다고 할 수 있다. 지금 인원수가 적은 CNS도 가까운 장래에 환자에 대한 효과와 비용효과가 인정되면 진료수가를 받을 수가 있고 고용이 확대될 것으로 본다. 또한 2010년에는 일부 지역을 충족한 간호사에게 일부의 의료행위를 인정하는 특정 간호사를 만드는 일이 후생노동성에 의해서 제안되었다[7]. 의사의 지시하에서, 일정한 교육을 받은 특정 간호사는 봉합 등의 처치나 변비 등의 약제 사용에 대한 판단을 하게 한다. 그 경우, 최종 책임은 누구에게 있는가? 누가 특정 간호사를 교육할 것인가? 「의사가 아니고서는 진료행위를 해서는 안 된다」고 하는 법률은 어떻게 바꿀 것인가? 등 해결해야 할 과제는 많지만, 재택, 요양시설, 급성기 등 폭넓은 분야에서 특정 간호사에 대한 기대가 고조되고 있다.

「백의의 천사」라고 부르는 나이팅게일이지만, 사실은 통계학의 선구자이고 위생학 발전에 대단히 크게 공헌한 것은 별로 알려져 있지 않다. 객관적인 해석까지 더하면 많은 생명을 구할 것이다.

환자나 환자 가족의 입장에서 생각하면 「간호인가, 의학인가?」라고 하는 선을 그어 구분하는 것은 그다지 중요하지는 않다. 앞으로 간호철학과 엄격한 교육에 뒷받침된 지식과 기술, 두 가지를 겸비한 간호사만이 요구되고 활약하게 될 것이다.

3. 우리나라의 전문간호사

우리나라는 2002년 의료법 개정으로 전문간호사 분야가 13개 분야로 확대되어 대학원 과정으로 개설하게 되었다. 현재는 의료법 제78조, 보건복지부령 제50호에 준하고 있으며, 구체적인 분야는 보건, 마취, 정신,가정, 감염관리, 산업, 응급, 노인, 호스피스, 중환자, 종양, 임상, 아동 등이다. 한국간호평가원은 보건복지부의 위촉을 받아 2003년부터 전문간호사 과정의 교육기관을 신청받아 평가한 후 지정함으로써 인가해 주고 있다. 전문간호사 교육기관은 3차 진료기관을 가진 4년제 간호대학 및 간호학과, 3차 진료기관을 가진 간호학 전공이 있는 대학원으로 한다. 교수요원은 전공영역별 전임교수 1인 이상과 실습지도 전문간호사 3인 이상을 갖춰야 한다. 실습기관은 대한 간호협회가 인정하는 기관이다.

전문간호사 과정은 전국 105개 대학에서 정원 814명(2013년 기준)의 대학원 과정으로 운영하는데, 입학기준은 간호사면허를 소지하고 해당 분야의 간호 실무경력이 최근 10년이내에 3년 이상이 되어야 한다. 재학기간 중 이론 22학점 이상, 실습 11학점 이상, 총 33학점을 이수한 후 보건복지부의 위임을 받은 한국간호평가원에서 실시하는 국가

자격시험을 통과하면 '전문간호사' 자격증을 취득하게 된다. 자격인정은 보건복지부 장관이며, 5년마다 자격을 갱신해야 하고 매년 간호사 보수교육을 받아야 한다. 보수교육 미이수자는 자격시험 재시험에 응시해야 한다. 간호평가원은 2006년부터 전문간호사 자격시험을 1차 전문 분야별 종합시험(필기), 2차 시험은 실기시험 및 면접으로 시행하고 있다.

전문간호사들은 임상간호사뿐만 아니라 전문분야의 관련 지식이 뛰어난 실무자로 간호 대상자에게 안전하고 질적이며 효과적인 간호를 제공한다. 이를 위한 전문간호사의 구체적인 역할은 다음과 같다. 전문가적 간호실무 수행자, 교육자 및 상담자, 자문 협동 조정자, 연구자, 지도자, 변화촉진자, 윤리적 의사결정자, 일반간호사의 역할 모델 등의 역할을 한다.

학습과제

1. 미국에서 NP의 활약이 확대된 배경을 생각하자.
2. 「간호사의 역할 확대」 등 키워드로 인터넷을 검색해보자.
3. 간호사가 일부의 의료행위를 할 수 있게 된다면, 환자나 의사나 주위의 간호사로부터 어떠한 찬성이나 반대 의견이 나올지 토의하자. 예를 들면, 재택현장에서 방문간호사가 의사와 전화로 연락하면서 변비약이나 진통제를 줄 수 있게 된다고 한다면 어떠할까?

⊙인용문헌

1) Stanley JM: Advanced Practice Nursing. 2nd ed, F.A.Davis Company, 2005
2) National Association of Clinical Nurse Specialists: Frequently Asked Questions http://www.nacns.org/AboutNACNS/FAQs/tabid/109/Default.aspx より2011年2月8日検索
3) Pearson L: The pearson report. The American Journal for Nurse Practitioners **13**(2): 8-82, 2009
4) 看護協会ホームページ：専門看護師登録者一覧 http://www.nurse.or.jp/nursing/qualification/senmon/touroku.html より2011年2月8日検索
5) 宇佐美しおり：CNSが考える看護職の役割拡大. インターナショナルナーシングレビュー **31** (1)：21-23, 2009
6) 看護協会ホームページ：認定看護師登録者一覧 http://www.nurse.or.jp/nursing/qualification/nintei/touroku.html より2011年2月8日検索
7) 厚生労働省：チーム医療について(チーム医療の推進に関する検討会 報告書), 2010 http://www.mhlw.go.jp/shingi/2010/03/dl/s0319-9a.pdf より2011年2月8日検索

부록

평가도구 · 사정도구

〈표 1〉 Modified Barthel Index

항목	수행불가	상당한 도움 필요	중간정도의 도움 필요	최소한의 도움 필요	완전히 독립적
몸치장하기 (personal hygiene)	0	1	3	4	5
목욕하기 (bathing self)	0	1	3	4	5
식사하기 (feeding)	0	2	5	8	10
화장실이동과사용 (toilet)	0	2	5	8	10
계단 이용 (stair climbing)	0	2	5	8	10
옷 입기 (dressing)	0	2	5	8	10
대변조절 (bowel control)	0	2	5	8	10
소변조절 (bladder control)	0	2	5	8	10
걷기 (ambulation)	0	3	8	12	15
혹은 휠체어* (or wheelchair)	0	1	3	4	5
의자/침대이동 (chair/edtransfers)	0	3	3	12	15

※ 다음의 표는 독립성을 산출한 표이다.

분류	MBI 점수합계	독립수준	주당 필요로 되는 도움의 시간
1	0 – 24	Total	27.0
2	25 – 49	Severe	23.5
3	50 – 74	Moderate	20.0
4	75 – 90	Mild	13.0
5	91 – 99	Minimal	<10.0

〈표 2〉 Katz Index

항목		질문 내용
목욕하기	자립	욕조 출입, 샤워, 입욕 시 도움 필요 없거나 신체 일부 씻을 때 도움 필요
	의존	욕조 출입, 샤워, 입욕 시 도움 필요
옷 입기	자립	옷을 꺼낼 경우도 스스로 하나 구두끈 사용 시 도움 필요
	의존	옷을 꺼낼 경우와 옷갈아 입을 경우 도움이 필요하며 일부는 하지 못함
화장실 가기	자립	화장실가기, 변기의자 앉기와 일어서기, 의복내리기, 변기조작 가능
	의존	항상 침대에서 변기 사용하거나 화장실 사용 시 도움 필요
이동하기	자립	스스로 침대나 의자에서 일어나기 가능(자조구 사용하지 않음)
	의존	침대나 의자에서 일어나는 경우 도움 필요
배설과 배변 조절	자립	스스로 배설과 배변 조절 가능
	의존	실금있고 하제나 카테터 사용, 배뇨와 배변 시 도움 필요
식사하기	자립	접시에서 입으로 음식물 가능(빵에 버터를 바른 경우 또는 고기르자른 경우)
	의존	도움 필요 경관영양

판정	
A	목욕하기, 옷 입기, 화장실 가기, 이동하기, 배변조절, 식사 등에서 독립적인 것
B	모든 항목에서 독립적이나 이중 하나는 제외
C	모든 항목에서 독립적이나 목욕하기와 그 외 한 가지의 기능이 제외
D	모든 항목에서 독립적이나 목욕하기, 옷 입기와 그 외 한 가지 기능이 제외
E	모든 항목에서 독립적이나 목욕하기, 옷 입기, 화장실가기, 그리고 그 외 한 가지 기능 제외
F	모든 항목에서 독립적이나 목욕하기, 옷 입기, 화장실가기, 이동하기 그리고 그 외 한 가지 기능 제외
G	여섯 가지 항목 모두에서 의존적인 것
기타	최소한 2개 항목 이상에서 독립적이나 C, D, E, F로 분류할 수 없을 때

※ 이 도구는 완전히 독립적인 "A"에서 완전히 의존적인 "G"까지 점수를 주는 6개의 주요 기능범주로 분류되어 있으며, 다른 사람의 도움 없이 동작을 수행하는 환자의 능력에 따라 점수를 부여한다. Katz Index는 "한 시점에서 한 집단에 동시에 나타나는 특정한 변수들의 상호관계를 조사하고, 장애가 되는 만성상태의 임상과정을 평가" 하기 위해 사용할 수 있다. 이 도구로 측정한 6개의 특수한 일상생활 동작들은 목욕하기, 옷 입기, 화장실가기, 이동, 배설, 식사하기 등이다.

〈표 3〉 IADL 척도

구분	점수	내용	점수		
			상	중	하
전화 사용	① ② ③ ④	자신이 스스로 전화번호를 눌러 전화를 거는 등 전화기를 사용한다. 몇몇의 잘 아는 전화번호에만 전화를 건다. 전화를 받을 수 있으나 전화를 걸지는 못한다. 자신이 스스로는 전화를 사용하지 못한다.			
물건 사기	① ② ③ ④	모든 물건을 독자적으로 구입할 수 있다. 제한된 수의 물건만 독자적으로 구입할 수 있다. 어떤 물건 구입도 도와주어야만 할 수 있다. 물건 구입을 전혀 할 수 없다.			
식사 준비	① ② ③ ④	독자적으로 실시를 계획하고 준비하고 적절하게 상을 차릴 수 있다. 음식 재료를 주면 적절하게 음식을 준비할 수 있다. 다른 사람이 식사를 준비해 주고 상을 차려 주어야 한다. 적용대상이 아님, 음식 준비를 해본 적이 없음			
가사	① ② ③ ④	가사일을 혼자 할 수 있고 때로 힘든 일인 경우는 가족의 도움을 받기 한다. 간단한 일을 할 수 있으나 깨끗하게 하기는 힘들어 한다. 모든 가사일에 다른 사람의 도움을 필요로 한다. 적용대상이 아님 가사일을 해본 적이 없음			
세탁	① ② ③ ④	적용대상이 아님, 세탁일을 해본 적이 없음 자신의 세탁은 완벽하게 할 수 있다. 작은 물건, 예컨대 양말이나 스타킹은 세탁할 수 있다. 모든 세탁은 다른 사람이 해주어야 한다.			
교통수단 이용	① ② ③ ④	혼자서 대중 교통수단을 이용하거나 직접 운전할 수 있다. 스스로 택시를 이용할수 있으나 다른 교통수단을 이용하지는 못한다. 다른 사람이 동반하거나 도와주면 대중 교통수단을 이용할 수 있다. 다른 사람의 도움을 받아야만 택시나 다른 제한된 교통수단을 이용할 수 있다.			
약물 복용의 자율성	① ② ③ ④	스스로 책임지고 정확한 시간에 정확한 용량의 약을 복용할 수 있다. 각각의 약을 미리 준비해주면 책임지고 복용할 수 있다. 각각의 약을 준비해 주고 일러주면 혼자서 약을 복용할 수 있다. 전적으로 다른 사람의 도움을 받아 약을 보관할 수 있다.			
재산 관리 능력	① ② ③ ④	적용 대상이 아님, 재산을 관리해본 적이 없다. 재산을 스스로 관리할 수 있고, 수입을 모을 수 있다. 그날 그날의 물건 구입은 할 수 있으나, 은행 일이나 큰돈 관리는 다른 사람의 도움을 필요로 한다. 돈을 관리할 수 있다.			

〈표 4〉 노연식 활동능력지표

※ 매일 생활에 대한 질문입니다. '예' 또는 '아니오'로 답해주십시오.

번호	질문	예	아니오
1	버스나 전철을 타고 혼자서 외출이 가능합니까		
2	생활용품을 구입이 가능합니까		
3	혼자서 식사준비가 가능합니까		
4	물품 구입 시 돈을 낼 수 있습니까		
5	은행이나 우체국에서 입출금이 가능합니까		
6	연금 등 서류를 작성할 수 있습니까		
7	신문을 읽을 수 있습니까		
8	책이나 잡지를 읽을 수 있습니까		
9	건강에 대한 기사와 프로그램에 대해 관심이 있습니까		
10	친구집을 방문한 적이 있습니까		
11	가족이나 친구에게 상담을 한 적이 있습니까		
12	환자 방문이 가능합니까		
13	젊은 사람과 이야기할 수 있습니까		

〈표 5〉 FIM(Functional Independent Measurement)

일상생활	기능수준(1~7)	일상생활	기능수준(1~7)
식사		이동(침대, 의자, 휠체어)	
개인위생		이동(욕실)	
목욕		운동(걷기/휠체어)	
상의 입기		이해	
하의 입기		표현	
배변 1(도움 정도)		사회적 상호작용	
배변 2(실금 횟수)		문제 해결	
배뇨 1(도움 정도)		기억	
배뇨 2(실금 횟수)			
총 점			________ 점

* 기능수준
  - 1점 : 완전 의존, 2인 이상 도움
  - 2점 : 50~74% 의존
  - 3점 : 25~49% 의존
  - 4점 : 25% 이하 의존
  - 5점 : 간접 도움
  - 6점 : 독립적이나 불안전함
  - 7점 : 독립적으로 완전하게 수행

〈표 6〉 PPT(The Physical Performance Test)

신체 기능	신체 수행 검사		점수
	시간	점수 산출기준	
1. 문장을 쓴다(고래는 바다에 산다).	_______ 초*	≤ 10초 = 4 10.5~15초 =3 15.5~20초 = 2 ≥ 20초 = 1 수행 못함 = 0	
2. 먹는 시늉을 해 본다.	_______ 초	≤ 10초 = 4 10.5~15초 = 3 15.5~20초 = 2 ≥ 20초 = 1 수행 못함 = 0	
3. 책을 집어 들고 선반 위에 놓는다.	_______ 초	≤ 2초 = 4 2.5~4초 = 3 4.5~6초 = 2 >6초 = 1 수행 못함= 0	
4. 재킷을 입고 벗는다.	_______ 초	≤ 10초 = 4 10.5~15초= 3 15.5~20초= 2 ≥ 20초 = 1 수행 못함 = 0	
5. 바닥에 있는 동전을 줍는다.	_______ 초	≤ 2초 = 4 2.5~4초 = 3 4.5~6초 = 2 >6초 = 1 수행 못함 = 0	
6. 360도 돈다.	걸음을 걷지 못한다. 0 걸음을 계속 걷는다. 2 불안정하다(비틀거린다). 0 안정적이다. 2		
7. 50보 걷기 검사	_______ 초	≤15초 = 4 15.5~20초 = 3 20.5~25초 = 2 >25초 = 1 수행 못함 = 0	
8. 계단을 한층 오르고 내려온다.	_______ 초	≤5초 = 4 5.5~10초= 3 10.5~15초= 2 >15초 = 1 수행 못함= 0	
9. 계단 오르기	계단을 오르고 내려온 수(최고 4)		
총점 (9항목은 36점, 7항목은 28점) 7개 항목에서는 생략되는 점수 *측정에 걸린 시간, 대략 0.5초 간격	9항목 7항목		_______________ _______________

〈표 7〉 K-MMSE(한국형 간이지능평가도구)

<table>
<tr><th colspan="3">항목</th><th>반응</th><th>점수
(총 30점)</th></tr>
<tr><td rowspan="5">시간 지남력
총 5점</td><td>년</td><td></td><td></td><td></td></tr>
<tr><td>월</td><td></td><td></td><td></td></tr>
<tr><td>일</td><td></td><td></td><td></td></tr>
<tr><td>요일</td><td></td><td></td><td></td></tr>
<tr><td>계절</td><td></td><td></td><td></td></tr>
<tr><td rowspan="5">장소 지남력
총 5점</td><td>나라</td><td></td><td></td><td></td></tr>
<tr><td>시 · 도</td><td></td><td></td><td></td></tr>
<tr><td>무엇하는 곳</td><td></td><td></td><td></td></tr>
<tr><td>현재 장소명</td><td></td><td></td><td></td></tr>
<tr><td>몇 층</td><td></td><td></td><td></td></tr>
<tr><td rowspan="3">기억등록
총 3점</td><td>비행기</td><td></td><td></td><td></td></tr>
<tr><td>연필</td><td></td><td></td><td></td></tr>
<tr><td>소나무</td><td></td><td></td><td></td></tr>
<tr><td rowspan="5">주의집중 및 계산
총 5점</td><td>100−7</td><td></td><td></td><td></td></tr>
<tr><td>−7</td><td></td><td></td><td></td></tr>
<tr><td>−7</td><td></td><td></td><td></td></tr>
<tr><td>−7</td><td></td><td></td><td></td></tr>
<tr><td>−7</td><td></td><td></td><td></td></tr>
<tr><td rowspan="3">기억연상
총 3점</td><td>비행기</td><td></td><td></td><td></td></tr>
<tr><td>연필</td><td></td><td></td><td></td></tr>
<tr><td>소나무</td><td></td><td></td><td></td></tr>
<tr><td rowspan="9">언어 및
시 · 공간 구성
총 9점</td><td rowspan="2">이름대기</td><td>시계</td><td></td><td></td></tr>
<tr><td>볼펜</td><td></td><td></td></tr>
<tr><td rowspan="3">명령시행</td><td>1) “종이를 뒤집으세요.”</td><td></td><td></td></tr>
<tr><td>2) “반으로 접으세요.”</td><td></td><td></td></tr>
<tr><td>3) “저에게 주세요.”</td><td></td><td></td></tr>
<tr><td>따라 말하기</td><td>예: “백문이 불여일견”</td><td></td><td></td></tr>
<tr><td>오각형</td><td>2개를 겹쳐 그리세요.</td><td></td><td></td></tr>
<tr><td>읽기</td><td>“눈을 감으세요.”</td><td></td><td></td></tr>
<tr><td>쓰기</td><td>“오늘 날씨가 어떤가요?”</td><td></td><td></td></tr>
<tr><td colspan="4">총 점</td><td></td></tr>
</table>

〈표 8〉 K-GDS(한국형 우울척도도구)

문항	문항 내용	응답	
1	쓸데없는 생각들이 자꾸 떠올라 괴롭다.	예	아니오
2	아무것도 할 수 없을 것처럼 무기력하게 느껴진다.	예	아니오
3	안절부절못하고 초조할 때가 자주 있다.	예	아니오
4	밖에 나가기보다는 주로 집에 있다.	예	아니오
5	앞날에 대해 걱정할 때가 많다.	예	아니오
6	지금 내가 살아 있다는 것이 참 기쁘다.	예	아니오
7	인생은 즐거운 것이다.	예	아니오
8	아침에 기분 좋게 일어난다.	예	아니오
9	예전처럼 정신이 맑다.	예	아니오
10	건강에 대해 걱정하는 일이 별로 없다.	예	아니오
11	내 판단력은 여전히 좋다.	예	아니오
12	내 나이에 다른 사람들 못지않게 건강하다.	예	아니오
13	사람들과 잘 어울린다.	예	아니오
14	정말 자신이 없다.	예	아니오
15	즐겁고 행복하다.	예	아니오
16	내 기억력은 괜찮은 것 같다.	예	아니오
17	미쳐버리지 않을까 걱정된다.	예	아니오
18	별일 없이 얼굴이 화끈거리고 진땀이 날 때가 있다.	예	아니오
19	농담을 들어도 재미가 없다.	예	아니오
20	예전에 좋아하던 일들을 여전히 즐긴다.	예	아니오
21	기분 좋은 편이다.	예	아니오
22	앞날에 대해 희망적으로 느낀다.	예	아니오
23	사람들이 나를 싫어한다고 느낀다.	예	아니오
24	나의 잘못에 대하여 항상 나 자신을 탓한다.	예	아니오
25	전보다 화가 나고 짜증이 날 때가 많다.	예	아니오
26	전보다 내 모습(용모)이 추해졌다고 생각한다.	예	아니오
27	어떤 일을 시작하려면 예전보다 힘이 더 많이 든다.	예	아니오
28	무슨 일을 하든지 곧 피곤해진다.	예	아니오
29	요즈음 몸무게가 많이 줄었다.	예	아니오
30	이성에 대해 여전히 관심이 많다.	예	아니오

*진단기준(예, 아니오의 2점 척도) 14~18점 : 경한 지적손상 19~21점 : 보통 지적손상 22점 이상 : 심한 지적손상	총 점	________

〈표 9〉 OARS (다영역 기능사정 질문지)

1	당신은 가까운 거리를 벗어난 장소에 _______ 갈 수 있습니까?	
	1	도움 없이 버스, 택시를 이용해서 혼자서 또는 자신이 운전해서 이동할 수 있습니까?
	0	약간의 도움으로 이동시 누군가의 도움이 필요하다 또는 앰뷸런스와 같은 특수 장비가 응급상황을 대비해 준비되어 있지 않으면 이동할 수 없습니까?
	–	응답 없음
2	식료품이나 옷을 구입하기 위해 _______ 쇼핑을 할 수 있습니까?(이동 수단을 가지고 있다고 가정한다)	
	1	도움 없이(모든 쇼핑 항목들을 스스로 구입할 수 있습니까)?
	0	약간의 도움으로(쇼핑을 위해 누군가의 도움이 필요하다) 또는 어떤 것이라도 완전하게 쇼핑 할 수 없습니까?
	–	응답 없음
3	자신의 식사를 _______ 준비할 수 있습니까?	
	1	도움 없이(스스로 모든 식사를 만들고 계획할 수 있습니까)?
	0	약간의 도움으로(어떤 것을 만들 수는 있으나 혼자서 모든 식사를 준비할 수는 없다) 또는 어떤 식사라도 완전히 만들 수 없습니까?
	–	응답 없음
4	당신 집안일을 _______ 할 수 있습니까?	
	1	도움 없이(바닥닦기 등등)
	0	약간의 도움으로(가벼운 집안일은 할 수 있으나 힘든 일은 도움이 필요하다) 또는 당신은 어떤 집안일이라도 완전히 할 수 없습니까?
	–	응답 없음
5	당신은 금전을 _______ 관리할 수 있습니까?	
	1	도움 없이(수표를 사용하고 청구서를 처리하는 등)
	0	약간의 도움으로(하루하루 일상적인 것들은 처리할 수 있으나 수표책을 사용하거나 청구서에 나온 돈을 지불할 때에는 도움이 필요하다) 또는 당신은 완전히 돈을 관리할 수 없습니까?
	–	응답 없음

〈표 10〉 가족 부담감 사정

※ 현재 노인 대상자를 돌보면서 경험하거나 느끼는 부담감을 사정하여 표시(V)한다.

	시간 의존적 부담	전혀 아니다	대체로 아니다	그렇다	매우 그렇다
1	나는 노인이 일상생활을 하는 데 필요한 많은 부분을 도와주어야 한다.				
2	노인은 나에게 의존하고 있다.				
3	나는 노인에게서 눈을 뗄 수가 없다.				
4	나는 노인이 가장 기본적인 기능을 수행하는 것을 도와야 한다. (예: 화장실 가기, 식사하기, 목욕하기)				
5	나는 노인을 돌보는 일에서 잠시라도 벗어날 수가 없다.				

	신체적 부담	전혀 아니다	대체로 아니다	그렇다	매우 그렇다
1	나는 잠을 충분히 잘 수가 없다.				
2	나의 건강은 노인 보호로 인해 나빠졌다.				
3	나는 노인 보호로 인해 병이 들었다.				
4	나는 신체적으로 지쳐 있다.				

	사회적 부담	전혀 아니다	대체로 아니다	그렇다	매우 그렇다
1	나는 다른 가족 구성원들과 이전만큼 잘 어울릴 수 없다.				
2	내가 노인을 돌보느라 힘든 것이 다른 가족들에게 인정받지 못한다.				
3	노인 보호로 인해 나의 부부관계에 심각한 문제가 생겼다.				
4	나는 노인 보호로 인해 이전만큼 (직장 또는 가사)일을 잘 하지 못한다.				
5	나는 도와줄 수 있는 가족이 도움을 주지 않는 것이 원망스럽다.				

	정서적 부담	전혀 아니다	대체로 아니다	그렇다	매우 그렇다
1	나는 노인의 행동으로 인해 당혹스럽다.				
2	나는 아픈 노인이 있다는 것이 부끄럽다.				
3	나는 노인이 원망스럽다.				
4	나는 친구들이 집에 놀러오면 노인 때문에 불편하다.				
5	나는 노인과 대화나 감정을 주고받을 때 화가 난다.				

	개인적 부담	전혀 아니다	대체로 아니다	그렇다	매우 그렇다
1	나의 개인적인 삶을 잃어버리고 있는 것 같다.				
2	나는 이 상황으로부터 도망치고 싶다.				
3	나의 사회생활을 가질 수가 없다.				
4	노인 보호로 인해 내 몸이 병들었다(예: 신경통, 위장병).				
5	이제부터 내 생활이 달라지기를 기대한다.				

〈표 11〉 가족의 우울 및 불안 사정

※ 지난 1주 동안 느낀 가족의 감정을 사정하여 표기(V)한다.

	우울 상태	전혀 아니다	대체로 아니다	그렇다	매우 그렇다
1	나는 강하다.				
2	나는 우울하다.				
3	나는 건강하다.				
4	나는 낙담스런 상태이다.				
5	나는 생동감을 느낀다.				
6	나는 슬프다.				
7	나는 안전함을 느낀다.				
8	나는 침울하다.				
9	나는 비참하다.				
10	나는 미래가 희망적이라고 생각한다.				

	불안 상태	전혀 아니다	대체로 아니다	그렇다	매우 그렇다
1	나는 차분한 상태였다.				
2	나는 긴장해 있었다.				
3	나는 편안한 상태였다.				
4	나는 불행한 일이 생길까봐 두려웠다.				
5	나는 불안한 상태였다.				
6	나는 신경이 과민해 있었다.				
7	나는 느긋했다.				
8	나는 근심에 차 있었다.				
9	나는 한결같았다.				
10	나는 겁에 질려 있었다.				

〈표 12〉 가족의 주관적인 삶의 질 사정

※ 양쪽의 반대되는 개념에 대해 가족이 어느 정도로 동의하는지를 사정하여 표기(V)한다.

		1	2	3	4	5	6	7	
1	재미있는								지루한
2	즐거운								비참한
3	가치 있는								쓸모 없는
4	우호적인								외로운
5	가득찬								텅빈
6	희망적인								비관적인
7	보람 있는								실망스러운
8	행운이 따르는								운이 없는

찾아보기

기타

5가지 측면 152
ADL 225
ICF 208

ㄱ

가란타민 238
가령과 노화 25
가령의 사회학적 이론 28
가령의 사회학적 이론의 개요 28
가령의 세 가지 단계 25
가령의 심리학적 이론 27
가족 간호 263
가족 간호의 사정 276
가족과의 관계성 유지 254
가족 돌봄 제공자에 대한 간호사 관점 273
가족 돌봄 제공자의 건강과 간호력 276
가족 상실에 대한 불안 263
가족생활의 재구축 288
가족에 의한 노인학대 10
가족에 의한 요양보호의 형태 09
가족주기의 변화 07
간호 문제에 직면하는 가족 273
간호연구의 특징 321
간호하는 가족의 스트레스 278
개별성과 다양성 153
개인력 72
건강 112
건강력의 청취방법 105
건강지표 40
건강지향적 접근법 123
건강 프론티어 전략 52
건강한 노년과 평온한 임종 지원 64
검사 시의 간호 235
관찰법 186
국민건강보험의 실현 42
국민건강증진법 51
권리옹호(advocacy) 16
그 사람다운 노화 17
그 사람다움 17
급성기 병원의 간호 285
급성기 재활 229
급속한 고령화 35
기본적 일상생활동작(BADL) 182
기억장애 242

ㄴ

나이팅게일(Nightingale F) 293
노년기의 발달과제 24
노년기의 연령구분 22
노년말기 간호 316
노년증후군 206
노인 간호를 하는 가족의 사정 내용 275
노인 간호사의 역할 확대 319
노인 간호의 목표 64
노인 간호 장소 259
노인간호학 연구의 전망 322
노인과 가족이 지내는 장소의 환경 조정 263
노인과 보호자에 대한 대응 시스템 55
노인과의 관계 형성 252
노인복지법 43
노인복지법에 따른 보건 · 복지 조치 44
노인사정 173
노인 생활리듬의 다양성 90
노인 세대의 증가 07
노인에 대한 간호사의 태도 250
노인에 대한 인식 개선 168
노인을 위한 국제연합 원칙 313
노인의 가족 · 세대구성 84
노인의 경제활동 13
노인의 관계 79

노인의 관계 파악방법 82
노인의료의 확보 43
노인의 마음 상태에 영향을 미치는 요인 75
노인의 마음을 이해하는 방법 77
노인의 만성질환 유병률 40
노인의 사망 원인 258
노인의 사망 현황 256
노인의 사회 참가 14
노인의 상실체험과 적응 스타일 32
노인의 생활 사정방법 92
노인의 신체 기능간 상호 관련성 69
노인의 의사에 대한 존중 및 지원 251
노인의 자아발달 특징과 간호 62
노인의 존엄성 유지와 요양보호 65
노인의 종말기 간호 269
노인의 죽음 256
노인의 환경 163
노인인구의 고령화 36
노인장기요양보험법의 목적 45
노인장기요양보험제도의 특징 46
노인장기요양제도의 배경 45
노인종합기능평가 229
노인 친화적인 지역 조성 65
노인학대 방지를 위한 법률 54
노화를 향한 태도 03
노화에 대한 새로운 가치관의 탄생 05
노화와 가족구조 05
노화와 생활사 16
노화의 격차 12
노화의 연장 02
노화현상의 공통 기준 26
노후생활 08
뇌혈관장애 238

ㄷ

단기간 요양 244
대행판단 221
도네페질 238
돌봄 제공자의 생과 죽음에 대한 관점 269
동의 구하기 251

ㄹ

레비(Lewy)소체형 치매 238
레빈손의 인생의 사계 22

ㅁ

매슬로우(Maslow AH) 292
메만틴 238
몸, 마음, 관계, 삶, 보람 152
문화 · 가치관 106
문화적인 존재 156
물리적 생활환경 조성 지원 268
물적 환경 295
물적 환경 조성 300
미국의 전문간호사 324

ㅂ

병원에서 노인 간호의 과제 310
복용이행도(adherence) 214
복잡한 간호현상을 연구하는 시점 321
부양가족 230
불균형한 구조 11
불안 240

ㅅ

사는 보람 94
사는 보람 사정방법 99
사전동의서 261
사전지시 221
사전지시와 존엄사 261
사회와 노인에 대한 차별(노인 차별, ageism) 15
사회의 방향성 11

상호작용하는 인간 166
생리적 노화와 병적 노화 25
생리적 노화와 특징 68
생리학적 관점 72
생물학적 노화이론 26
생애말기 간호 260
생활기능 113
생활기능평가(ICF) 175
생활기능평가 모델 208
생활기반 13
생활사 102
생활을 지지하는 수입 · 생계 88
생활의 장 문제 11
생활의 장 : 주택과 환경 86
생활 지원 266
섬망 222, 239
성공적인 노화 117
성년후견제도 56
성별(gender)과 노화 09
성 · 연령별 기대여명 39
쇠퇴 및 상실을 경험하는 세대 76
쇠퇴의 방향성과 성숙의 방향성을 함께 가진 존재 76
수단적 일상생활동작(IADL) 182
수술 218
수술 전 간호 222
수술 중 간호 222
수술 후 간호 223
신뢰관계 200
신체 기능 간 상호 관련성 70
신체 기능의 노인성 변화 30
신체 기능이 외적 자극으로부터 받는 영향 71

ㅇ

안위 간호 266
안위지향적 접근법 127
안전한 지역 292
알츠하이머(Alzheimer)병 238
약물대사 213
약물동태 213
약물배설 214
약물분포 214
약물요법 212
약물흡수 213
약역학 214
에릭슨(Erikson EH) 192
역할수행 모델 112
영성지향적 접근법(spirituality) 143
영적 간호 147
영적 사정 147
오늘날의 노화에 대한 가치관 04
오랜 인생의 역사를 가진 존재 76
완화 간호 260
외래진료 235
요양보호예방 49
요양보호예방사업 50
요양시설에서 노인 간호의 과제 311
요양시설의 환경 조성 301
우리나라의 전문간호사 327
우울증 239
위탁받은 과제 19
유지기 재활 230
의사결정 능력 220
의사결정 능력의 판단기준 221
인간의 환경 163
인생사 접근법 133
인적 환경 296
인적 환경 조성 300
인적 환경조성 지원 268
인지기능 사정도구 184
인지장애 242
일본의 전문간호사 326
일상생활 공간의 환경 조성 303
일상생활 환경 조성 304
임상 모델 112
임파워먼트 접근법 137
입원 시 간호 233

ㅈ

자가간호 199
자기결정권 202
자녀 가치관의 변화 05
자신과의 대치 18
자아성찰과 방향 설정 155
자존심 241
장기요양급여 서비스 47
장기요양 대상자 46
장기요양보험 노인의 출현율과 동향 48
장기요양인정 46
재가 간병과 가족 지원 282
재가 간호를 위한 준비 282
재활(rehabilitation) 225
적응 모델 112
적절한 정보 제공 263
전두측두형 치매 238
전통적인 노화에 대한 가치관 04
정보의 정리 264
존엄사와 안락사 261
종말기 262
종말기 간호 259
종말기의 정의 260
주관이나 직감 72
주변증상 242
죽음에 가까운 존재 77
중핵증상 242
지역 292
지역에서 노인 간호의 과제 312
지역제휴 임상경로 234
지역지원사업 49
지역포괄지원센터 50
지원 팀 접근법의 중요성 264
직장과 지역으로 분화된 제도 42
진료를 받는 상황 41

ㅊ

총체적 인간 160
최선의 이익판단 221
치료 · 간호계획 233
치료의 장의 환경 조성 299
치매 237
치매 간호 317

ㅌ

타인과의 관계성 154
터미널 간호 259
퇴원계획 234
팀 구성원의 상호 지원 264

ㅍ

파킨소니즘 207
파킨슨병 207
페크(Peck R) 194
평균수명 및 건강수명 추이 39
평생건강관리체계 51
폐용성 변화 202
포괄적 노인평가(CGA) 180
포지티브 에이지즘(positive ageism) 16

ㅎ

행복론 모델 112
환경 293
환경 사정 294
환경을 보는 관점 164
환경의 일부로서의 간호사 165
환경적응 201
회복기 재활 229

역자와의
협의로
인지생략

노년기간호학

발행일 2014년 8월 20일 초판 인쇄
2014년 8월 30일 초판 발행

저자 마사키 하루에 · 사나다 히로미

역자 유광수 강경숙 강지숙 고영숙 공은숙 김현경
노영희 문명자 선정주 안혜란 오미성 임현숙
장미영 장수정 정미영 정지영 홍세화

발행인 김재민

발행처 J M K
서울특별시 마포구 백범로 104, 봉화빌딩 4층

출판등록 2011년 1월 19일 제313-2011-35호

전화 02)713-0421~3

팩스 02)704-6265

전자우편 jungmunk@unitel.co.kr

홈페이지 www.jungmunkag.co.kr

정가 **30,000원**

ISBN 979-11-85210-30-8 93510